# Zusatzweiterbildung Notfallmedizin

1000 kommentierte Prüfungsfragen

**Herausgegeben von**
**Berthold Bein, Jan-Thorsten Gräsner**
**Patrick Meybohm, Jens Scholz**



Unter Mitarbeit von
Birgitt Alpers
Stefan Beckers
Michael Bernhard
Andreas Bohn
Jörg Braun
Claas Buschmann
Erol Cavus
Harald Farnik
Michael Fries
Mathias A. Gerth
Imola Gräsner
Matthias Grünewald
Leonie Hannappel
Axel R. Heller
Stefan Hofer
Michael Hoffmann
Alexander Jatzko
Vivienne Keding
Maximilian Kippnich
Christian Klein
Nikolaus Kreitz
Hans Lemke
Holger Maurer
Bernd Mitzlaff
Simon Orlob
Britta Raitschew
Florian Reifferscheid
Jochen Renner
Jan Patrick Roesner
Markus Roessler
Annette Rogge
Robert Schiewe
Ulrich Stock
Alexander Strauss
Jochen Thiele
Jan Wnent
Frank Worthmann

Frühere Bearbeitung
Tido Bajorat
Holger Hauch
Jan Höcker
Hans-Jürgen Kaatsch
Wolfgang Lotz
Christian Madler
Michael Rust

5., aktualisierte Auflage

48 Abbildungen

Georg Thieme Verlag
Stuttgart • New York

*Bibliografische Information der Deutschen Nationalbibliothek*
Die Deutsche Nationalbibliothek verzeichnet diese Publikation in der Deutschen Nationalbibliografie; detaillierte bibliografische Daten sind im Internet über http://dnb.d-nb.de abrufbar.

Ihre Meinung ist uns wichtig! Bitte schreiben Sie uns unter:
**www.thieme.de/service/feedback.html**

1. Auflage 2011
2. Auflage 2014
3. Auflage 2016
4. Auflage 2019

**Wichtiger Hinweis:** Wie jede Wissenschaft ist die Medizin ständigen Entwicklungen unterworfen. Forschung und klinische Erfahrung erweitern unsere Erkenntnisse, insbesondere was Behandlung und medikamentöse Therapie anbelangt. Soweit in diesem Werk eine Dosierung oder eine Applikation erwähnt wird, dürfen die Lesenden zwar darauf vertrauen, dass Autor*innen, Herausgeber*innen und Verlag große Sorgfalt darauf verwandt haben, dass diese Angabe dem Wissensstand bei Fertigstellung des Werkes entspricht.
Für Angaben über Dosierungsanweisungen und Applikationsformen kann vom Verlag jedoch keine Gewähr übernommen werden. Jede*r Benutzende ist angehalten, durch sorgfältige Prüfung der Beipackzettel der verwendeten Präparate und gegebenenfalls nach Konsultation eines/r Spezialist*in festzustellen, ob die dort gegebene Empfehlung für Dosierungen oder die Beachtung von Kontraindikationen gegenüber der Angabe in diesem Buch abweicht. Eine solche Prüfung ist besonders wichtig bei selten verwendeten Präparaten oder solchen, die neu auf den Markt gebracht worden sind. **Jede Dosierung oder Applikation erfolgt auf eigene Gefahr des Benutzenden.** Autor*innen und Verlag appellieren an alle Benutzenden, ihnen etwa auffallende Ungenauigkeiten dem Verlag mitzuteilen.
Marken, geschäftliche Bezeichnungen oder Handelsnamen werden nicht in jedem Fall besonders kenntlich gemacht. Aus dem Fehlen eines solchen Hinweises kann nicht geschlossen werden, dass es sich um einen freien Handelsnamen handelt.


Georg Thieme Verlag KG
Rüdigerstraße 14, 70469 Stuttgart, Germany
www.thieme.com

Covergestaltung: © Thieme
Bildnachweis Cover: © DRF Luftrettung, Filderstadt
Zeichnungen: Heike Hübner, Berlin
Redaktion: Michaela Mallwitz, Mühlhausen
Cartoons: www.medi-learn.de/cartoons
Satz: Druckhaus Götz GmbH, Ludwigsburg
Druck: Westermann Druck Zwickau GmbH, Zwickau

DOI 10.1055/b000 000 754

ISBN 978-3-13-244744-8 1 2 3 4 5 6

Auch erhältlich als E-Book:
eISBN (PDF) 978-3-13-244745-5
eISBN (epub) 978-3-13-244746-2


Wo datenschutzrechtlich erforderlich, wurden die Namen und weitere Daten von Personen redaktionell verändert (Tarnnamen). Dies ist grundsätzlich der Fall bei Patient*innen, ihren Angehörigen und Freund*innen, z. T. auch bei weiteren Personen, die z. B. in die Behandlung von Patient*innen eingebunden sind.
Thieme Publikationen streben nach einer fachlich korrekten und unmissverständlichen Sprache. Dabei lehnt Thieme jeden Sprachgebrauch ab, der Menschen beleidigt oder diskriminiert, beispielsweise aufgrund einer Herkunft, Behinderung oder eines Geschlechts. Thieme wendet sich zudem gleichermaßen an Menschen jeder Geschlechtsidentität. Die Thieme Rechtschreibkonvention nennt Autor*innen mittlerweile konkrete Beispiele, wie sie alle Lesenden gleichberechtigt ansprechen können. Die Ansprache aller Menschen ist ausdrücklich auch dort intendiert, wo im Text (etwa aus Gründen der Leseleichtigkeit, des Text-Umfangs oder des situativen Stil-Empfindens) z. B. nur ein generisches Maskulinum verwendet wird.

# Vorwort

Es ist den Herausgebern eine große Freude, die nunmehr 5. Auflage der „Zusatzweiterbildung Notfallmedizin" mit einem Vorwort versehen zu dürfen. Der große Erfolg des Werkes und die aktualisierten Leitlinien zur Reanimation des European Resuscitation Council (ERC) sowie die aktuelle Leitlinie zur Schwerverletztenversorgung machten eine komplett überarbeitete und erweiterte Neuauflage notwendig. Für die Bereiche, bei denen sich Behandlungsalgorithmen verändert haben, erfolgte ebenfalls eine Aktualisierung. Wie schon in den vorangegangenen Auflagen wurden modifizierte und neu erstellte Fragen mit aufgenommen und basierend auf den Rückmeldungen unserer Leserinnen und Leser missverständliche Formulierungen und Druckfehler korrigiert. Die ungebrochene Nachfrage nach unserem Buch zur Prüfungsvorbereitung oder aber auch für ein regelmäßiges Update verdeutlicht, dass die Notfallmedizin in Deutschland nach wie vor als interdisziplinäres Fach begriffen und für sehr viele Kolleginnen und Kollegen als Bestandteil ihrer ärztlichen Tätigkeit gesehen wird. Konsequent haben wieder Autorinnen und Autoren aus vielen unterschiedlichen Fachdisziplinen bei der Erstellung der Fragen mitgewirkt.

Wenn man die ERC-Leitlinien der vergangenen Jahre miteinander vergleicht wird deutlich, dass Änderungen in der Diagnostik und Therapie notfallmedizinischer Krankheitsbilder eher evolutionär als revolutionär verlaufen. Neue therapeutische Möglichkeiten, wie z. B. die präklinisch durchgeführte extrakorporale Kardiopulmonale Reanimation (eCPR), eine technisch anspruchsvolle Therapiealternative bei refraktärem Herz-Kreislauf- Stillstand, müssen die in sie gesetzten Erwartungen im Praxisalltag erst noch rechtfertigen und sind häufig noch weit davon entfernt, in der täglichen präklinischen Routine einen wahrnehmbaren Stellenwert zu haben. Insofern haben Herausgeber und Autoren bei der Berücksichtigung neuer notfallmedizinischer Methoden im Fragenkatalog kritisch hinterfragt, ob in naher Zukunft von einer Implementierung dieser Methoden in die Praxis ausgegangen werden kann. Die Erfahrung lehrt, dass Optimierungen im Bereich der Rettungskette und der Team-Performance für das Outcome der Patientinnen und Patienten effektiver sind als einzelne Methoden und/oder Medikamente. Daher nimmt auch das Thema Zusammenarbeit im Team und Crisis Resource Management immer breiteren Raum in den aktuell im Buch enthaltenen Fragen ein. Bloßes Faktenwissen ohne Einbindung in ein funktionierendes Team und optimierte rettungsdienstliche Strukturen wird den Anforderungen an eine moderne Notfallmedizin nicht mehr gerecht.

Wie bei den vorherigen Auflagen gilt unser Dank dem Thieme Verlag für die professionelle und angenehme Begleitung der Neuauflage und insbesondere unseren Leserinnen und Lesern für die zahlreichen konstruktiven Anmerkungen. Wir wünschen Ihnen eine unterhaltsame und erfolgreiche Prüfungsvorbereitung!

Ihre

Berthold Bein
Jan-Thorsten Gräsner
Patrick Meybohm
Jens Scholz

# Abkürzungen

| | |
|---|---|
| **4 E** | Expertise – Equipment – Environement – elapsed Time |
| **4 H** | Hypoxie – Hypovolämie – Hypothermie – Hypo- bzw. Hyperkaliämie |
| **4-DMAP** | 4-Dimethylaminophenol |
| **5F** | female, forty, fat, fertile, fair |
| **A4C** | apikaler 4-Kammer-Blick |
| **A-aDCO2** | alveolo-arterielle $CO_2$-Differenz |
| **ABCDE** | Airway – Breathing – Circulation – Disability – Exposure/Examination |
| **ACE** | Angiotensin-konvertierendes Enzym |
| **ACS** | akutes Koronarsyndrom oder Asherman Chest Seal (je nach Zusammenhang) |
| **ADP** | Adenosindiphosphat |
| **AED** | automatisierter externer Defibrillator |
| **AF** | Atemfrequenz |
| **AHA** | American Heart Association |
| **AHA + A + L** | im Alltag Maske tragen + regelmäßig lüften + Corona-Warn-App nutzen |
| **AIS** | Abbreviated Injury Scale |
| **ALS** | amyotrophe Lateralsklerose *oder* Advanced Life Support *(je nach Zusammenhang)* |
| **AMI** | akute Myokardischämie |
| **AOD** | atlantookzipitale Dissoziation |
| **ARDS** | Acute Respiratory Distress Syndrome (akutes Lungenversagen) |
| **ASB** | assisted spontaneous Breathing |
| **ASC-Thoraxpflaster** | Asherman Chest Seal Thoraxpflaster |
| **ASS** | Azetylsalizylsäure |
| **ATLS** | Advanced Trauma Life Support |
| **ATP** | Adenosintriphosphat |
| **AV** | arteriovenös |
| **AZV** | Atemzugvolumen |
| **b.B.** | bei Bedarf |
| **BfArM** | Bundesinstitut für Arzneimittel und Medizinprodukte |
| **BGA** | Blutgasanalyse |
| **BGB** | Bürgerliches Gesetzbuch |
| **BLS** | Basic Life Support |
| **BMI** | Body Mass Index |
| **BMV** | Beutel-Maske-Beatmung |
| **BOS** | Behörden und Organisationen mit Sicherheitsaufgaben |
| **BURP** | backward-upward-sideward Pressure |
| **BWS** | Brustwirbelsäule |
| **BZ** | Blutzucker |
| **cABCDE** | critical Bleeding + Airway – Breathing – Circulation – Disability – Exposure/Examination |
| **CBF** | zerebraler Blutfluss |
| **CCS** | Canadian Cardiovascular Society |
| **CCT** | kraniale Computertomografie |
| **CDH** | congenital Diaphragm Hernia |
| **CO** | Kohlenmonoxid |
| **CO-Hb** | Kohlenmonoxid-Hämoglobin |
| **COPD** | chronisch-obstruktive Lungenerkrankung |
| **COVID-19** | Coronavirus Disease 2019 |
| **COVRIIN** | Fachgruppe Intensivmedizin, Infektiologie und Notfallmedizin |
| **CPAP** | continuous positive Airway Pressure |
| **CPC** | Cerebral Performance Category |
| **CPP** | cerebral Perfusion Pressure (zerebraler Perfusionsdruck) |
| **CPR** | kardiopulmonale Reanimation |
| **CPU** | Chest Pain Unit |
| **CRB-65** | Confusion – Respiratory Rate – Blood Pressure – Alter > 65 Jahre |
| **CRT-D** | kardiale Resynchronisationstherapie mit Defibrillator |
| **CT** | Computertomografie |
| **CURB-65** | Confusion – Urea – Respiratory Rate – Blood Pressure – Alter > 65 Jahre |
| **CVR** | zerebraler Gefäßwiderstand |
| **DDD-Schrittmacher** | Zweikammerschrittmacher, duale Stimulation, Detektion und Betriebsart |
| **DGAI** | Deutsche Gesellschaft für Anästhesiologie und Intensivmedizin |
| **DGU** | Deutsche Gesellschaft für Unfallchirurgie |
| **DGV** | Deutsche Gesellschaft für Verbrennungsmedizin |
| **DIC** | disseminierte intravasale Gerinnung |
| **DIVI** | Deutsche Interdisziplinäre Vereinigung für Intensiv- und Notfallmedizin |
| **DOPES** | Dislokation – Obstruktion – Pneumothorax, Equipment – „Stomach“ (Magen) |
| **ECLS** | extracorporal Life Support |
| **ECMO** | extracorporel Membrane Oxygenation (extrakorporale Membranoxygenierung) |
| **eCPR** | extrakorporale kardiopulmonale Reanimation |
| **EF** | Ejektionsfraktion |

Thieme

| | |
|---|---|
| **eFAST** | extended focused Assessment with Sonography for Trauma |
| **ELW** | Einsatzleitwagen |
| **EMA** | Europäische Arzneimittel-Agentur |
| **EMD** | elektromechanische Dissoziation |
| **EMD** | elektromechanische Dissoziation |
| **EPALS** | European Pediatric Advanced Life Support |
| **ERC** | European Resuscitation Council |
| **ET** | Endotrachealtubus |
| **$etCO_2$** | endtidales Kohlendioxid |
| **EUG** | Extrauteringravidität |
| **FASt** | Face-Arm-Speech test |
| **FAST** | Focused Assessment with Sonography for Trauma |
| **FATE** | Focused Assessed Transthoracic Echocardiography |
| **FBAO** | Fremdkörperaspiration |
| **FEEL** | Focused Echocardiography in Emergency Life support |
| **FFP** | fresh frozen Plasma (gefrorenes Frischplasma) |
| **FFP2/3** | Filtering Face Piece (Klasse 2/3) |
| **$F_iO_2$** | inspiratorische Sauerstofffraktion |
| **FoCUS** | Focused Cardiac Ultrasound |
| **FRC** | funktionelle Residualkapazität |
| **GABAA** | γ-Aminobuttersäure A |
| **G-BA** | Gemeinsamer Bundesausschuss |
| **GCS** | Glasgow Coma Scale |
| **GG** | Grundgesetz |
| **GMP** | Guanosinmonophosphat |
| **GRACE-Risikoscore** | Global Registry of Acute Coronary Events |
| **GRC** | German Resuscitation Council |
| **GW San BUND** | Gerätewagen Sanität |
| **HAE** | hereditäres angioneurotisches Ödem |
| **HAnNo** | (Haus-)Ärztliche Anordnung für den Notfall |
| **Hb** | Hämoglobin |
| **HBO** | hyperbare Sauerstofftherapie/Druckkammerbehandlung |
| **HDM** | Herzdruckmassage |
| **HE** | hepatische Enzephalopathie |
| **HELLP-Syndrom** | Haemolysis – Elevated Liver Enzyme Levels – Low Platelet Count |
| **HEMS** | Helicopter Emergency Medical Services (HEMS-Einsatz) |
| **HES** | Hydroxyethylstärke |
| **HF** | Herzfrequenz |
| **Hib** | Haemophilus influenzae Serotyp b |
| **HITS** | Herzbeuteltamponade – Intoxikation – Thrombembolie – Spannungspneumothorax |
| **Hkt** | Hämatokrit |
| **HME** | Heat and Moisture Exchanger (Wärme- und Feuchtigkeitsaustauscher) |
| **HOCM** | familiäre hypertrophe Kardiomyopathie |
| **HRST** | Herzrhythmusstörung |
| **hs-cTn** | hochsensitives kardiales Troponin |
| **HSM** | Herzschrittmacher |
| **HWS** | Halswirbelsäule |
| **HZV** | Herzzeitvolumen |
| **I:E** | Inspiration:Exspiration-Verhältnis |
| **IAP** | instabile Angina pectoris |
| **ICB** | intrazerebrale Blutungen |
| **ICD** | implantierbarer Kardioverter-Defibrillator |
| **ICD-10** | International Statistical Classification of Diseases and Related Health Problems (10th revision) |
| **ICP** | intracranial Pressure (intrakranieller Druck) |
| **ICR** | Interkostalraum |
| **IFR** | Instrumentenflug |
| **ILCOR** | International Liaison Committee on Resuscitation |
| **ILMA** | Intubationslarynxmaske |
| **INR** | International Normalized Ratio |
| **ISS** | Injury Severity Score |
| **ITD** | Impedance Threshold Device |
| **ITH** | Intensivtransporthubschrauber |
| **ITW** | Intensivtransportwagen |
| **KCN** | Kaliumsalz der Blausäure |
| **KHK** | koronare Herzkrankheit |
| **KIT** | Kriseninterventionsteam |
| **KOF** | Körperoberfläche |
| **KTW** | Krankentransportwagen |
| **LAE** | Lungenarterienembolie |
| **LDH** | Laktatdehydrogenase |
| **LebEL** | lebensbedrohliche Einsatzlage |
| **LNA** | Leitender Notarzt |
| **LSD** | Lysergsäurediethylamid |
| **LV** | linksventrikulär |
| **LVAD** | left ventricular Assist Device (Linksherzunterstützung) |
| **MANI** | Massenanfall von Infizierten |
| **MANV** | Massenanfall von Verletzten oder Erkrankten |
| **MAP** | mean arterial Pressure (mittlerer arterieller Druck) |
| **MCL** | Medioklavikularlinie |

| | |
|---|---|
| **MedProdG** | Medizinprodukterecht-Durchführungsgesetz „Medizinproduktegesetz“) |
| **MEES** | Mainz Emergency Evaluation Score |
| **Met-Hb** | Methämoglobin |
| **MI** | Myokardinfarkt |
| **MILS** | manuelle In-Line-Stabilisierung |
| **MIND** | Minimaler Notfalldatensatz (auch: Minimale Notfalldokumentation) |
| **M-NACA** | Münchener NACA-Score |
| **MNS** | Mund-Nasen-Schutz |
| **MPS** | Methylprednisolon |
| **MSBP** | Münchhausen-by-Proxy-Syndrom |
| **mSTaRT** | Primäres Ranking zur Initialen Orientierung im Rettungsdienst |
| **NACA Score** | National Advisory Committee for Aeronautics Score |
| **NAW** | Notarztwagen |
| **NEF** | Notarzteinsatzfahrzeug |
| **NFS** | Notfallsanitäter |
| **NHAP** | Nursing Home-acquired pneumonia |
| **NIBP** | non-invasive continuous Blood Pressure |
| **NIH** | National Institutes of Health (USA) |
| **NISS** | New Injury Severity Score |
| **NIV** | nichtinvasive Beatmung/Ventilation |
| **NLÖ** | naloxoninduziertes Lungenödem |
| **NMDA** | N-Methyl-D-Asparaginsäure *bzw.* N-Methyl-D-Aspartat |
| **NMH** | niedermolekulares Heparin |
| **NNR** | Nebennierenrinde |
| **NO** | Stickstoffmonoxid |
| **NotSanG** | Notfallsanitäter-Gesetz |
| **NSE** | neuronenspezifische Enolase |
| **NSTE-ACS** | akutes Koronarsyndrom ohne ST-Streckenhebung |
| **NSTEMI** | Nicht-ST-Hebungsinfarkt |
| **NYAH** | New York Heart Association |
| **OELM** | optimierte externe laryngeale Manipulation |
| **OGT** | oberer Gastointestinaltrakt |
| **OrgL** | Organisatorischer Leiter Rettungsdienst |
| **p.m.** | post mortem |
| **PAD-Programme** | Public Access Defibrillation Programme |
| **PAH** | Pulmonalarterielle Hypertonie |
| **PALMA** | Patientenanweisung für lebenserhaltende Maßnahmen |
| **pAVK** | periphere arterielle Verschlusskrankheit |
| **pBLS** | pädiatrischer Basic Life Support |
| **Pc.** | Perzentile |
| **PCI** | perkutane Koronarintervention |
| **PCP** | Phencyclidin |
| **PCR** | Poymerase Chain Reaction (Polymerasekettenreaktion) |
| **PDE 5** | Phosphodiesterase 5 |
| **PEA** | pulslose elektrische Aktivität |
| **PEEP** | positive endexpiratory Pressure (positiver endexspiratorischer Druck) |
| **PESI Score** | Pulmonary Embolism Severity Index |
| **PI** | Pulsindex |
| **PICU** | pediatric Intensive Care Unit (Kinderintensivstation) |
| **PLAX** | parasternaler Schnitte in langer Achse |
| **PLS** | Pediatric Life Support |
| **POCUS** | Point of Care-Sonography |
| **PPSB** | Prothrombinkomplex-Konzentrat |
| **PRIOR** | modified Simple Triage and Rapid Treatment |
| **PSA** | persönliche Schutzausrüstung |
| **PSAX** | parasternalen Schnitte in kurzer Achse |
| **PSVT** | paroxysmale supraventrikuläre Tachykardie |
| **PTEF** | Polytetrafluorethylen |
| **PV** | Patientenverfügung |
| **pVK** | peripherer Venenkatheter |
| **pVT** | pulslose Kammertachykardie |
| **qSOFA Score** | Quick Sequential Organ Failure Assessment |
| **RA** | Rettungsassistent |
| **RACA Score** | ROSC after Cardiac Arrest Score |
| **RACE Score** | Rapid Arterial Occlusion Evaluation Score |
| **Rekap-Zeit** | Rekapillarisierungszeit |
| **RKI** | Robert Koch-Institut |
| **RLS** | Rettungsleitstelle |
| **ROSC** | Return of spontaneous Circulation (Wiedereinsetzen des Spontankreislaufes) |
| **RR** | Blutdruck |
| **RSB** | Rechtsschenkelblock |
| **RSI** | Rapid Sequence Induction |
| **RSV** | Respiratory Syncytial Virus |
| **RTH** | Rettungshubschrauber |
| **rt-PA** | Tssue-Type Plasminogen Activator (gewebespezifischer Plasminogenaktivator) |
| **RTW** | Rettungswagen |
| **RV** | rechtsventrikulär |
| **SAB** | Subarachnoidalblutung |
| **SAMPLE-/ Sempler-** | Symptome – Allergien – Medikamente – Patientenvorgeschichte – letzte |

| | |
|---|---|
| **Schema** | Mahlzeit, Lebensgewohnheiten – Ereignis: Was ist neu? – Risikofaktoren |
| **$S_aO_2$** | arterielle Sauerstoffsättigung |
| **SAPV** | Spezialisierte Ambulante Palliativversorgung |
| **SARS-CoV-2** | Severe Acute Respiratory Syndrome-Coronavirus 2 |
| **SC 4C** | subkostaler 4-Kammer-Blick |
| **SE** | Status epilepticus |
| **SGA** | supraglottische Atemwegshilfe |
| **SHT** | Schädel-Hirn-Trauma |
| **SID** | sudden Infant Death (plötzlicher Kindstod) |
| **SIRS** | systemic inflammatory Response Syndrome |
| **SK** | Sichtungskategorie |
| **SOP** | Standard Operating Procedure |
| **sPESI Score** | simple Pulmonary Embolism Severity Index |
| **$SpO_2$** | pulsoxymetrisch gemessene Sauerstoffsättigung |
| **SPoC** | Single Point of Contact |
| **SSN** | suprasternale Anlotung |
| **SSW** | Schwangerschaftswoche |
| **STE-ACS** | akutes Koronarsyndrom mit ST-Streckenhebung |
| **STEMI** | ST-Hebungsinfarkt |
| **StGB** | Strafgesetzbuch |
| **StPO** | Strafprozessordnung |
| **SVT** | supraventrikuläre Tachykardie |
| **TAA** | Tachyarrhythmia absoluta |
| **TAH** | Thrombozytenaggregationshemmer/-hemmung |
| **TAPSE** | tricuspid annular Plane systolic Excursion |
| **TC** | Technical Crew Member |
| **TCA** | traumatisch bedingter Kreislaufstillstand |
| **TEE** | transösophageale Echokardiografie |
| **TEP** | Totalendoprothese |
| **TIA** | transitorisch ischämische Attacke |
| **TIMI Score** | Thrombolysis in Myocardial Infarction |
| **t-PA** | Tissue Plasminogen Activator |
| **TTE** | transthorakale Echokardiografie |
| **TTM** | Targeted Temperature Management |
| **TXA** | Tranexamsäure |
| **UFH** | unfraktioniertes Heparin |
| **Ü-MANV** | überörtliches MANV-Konzept |
| **V. a.** | Verdacht auf |
| **v.v.** | venovenös |
| **VEF** | Verlegungsarzteinsatzfahrzeug |
| **VES** | ventrikuläre Extrasystole |
| **VF** | ventrikuläre Fibrillation |
| **vfdb** | Vereinigung zur Förderung des Deutschen Brandschutzes e. V. |
| **VFR** | Visual Flight Rules (Sichtflugregeln) |
| **VSD** | Ventrikelseptumdefekt |
| **VT** | ventrikuläre Tachykardie |
| **ZAS** | zentrale anticholinerge Symptomatik |
| **ZNA** | Zentrale Notaufnahme |
| **ZNS** | zentrales Nervensystem |
| **ZOPS** | (Orientierung zu) Zeit, Ort, Person, Situation |

# Inhaltsverzeichnis


## 1 Grundlagen und Basisversorgung ........ 17

**1.1 Organisation und Rechtsgrundlagen des Rettungsdienstes** .... 17
*Birgitt Alpers, frühere Bearbeitung: Jan-Thorsten Gräsner**

**1.2 Rechtsmedizinische Aspekte der Leichenschau im Notarztdienst** . 18
*Claas T. Buschmann, frühere Bearbeitung: Hans-Jürgen Kaatsch**

**1.3 Qualitätsmanagement und Dokumentation** ........ 24
*Simon Orlob, frühere Bearbeitung: Jan-Thorsten Gräsner**

**1.4 Besonderheiten der Luftrettung** 25
*Britta Raitschew, Jörg Braun*

**1.5 Taktisches Vorgehen am Unfallort** ........ 29
*Jan Wnent, Jan-Thorsten Gräsner*

**1.6 Erstversorgung unter erschwerten Bedingungen** ..... 32
*Patrick Meybohm*

**1.7 Ausrüstung und Fahrzeuge im Rettungsdienst** ........ 33
*Florian Reifferscheid*

**1.8 Transport und Übergabe des Patienten** ........ 37
*Patrick Meybohm*

**1.9 Patientenverfügung in der Notfallmedizin** ........ 38
*Mathias A. Gerth*

**1.10 Koordination von medizinischer und taktischer Rettung** ........ 41
*Jochen Thiele, frühere Bearbeitung: Wolfgang Lotz**

**1.11 Einsatztaktik bei einem Massenanfall von Verletzten bzw. akut Erkrankten** ........ 43
*Axel R. Heller*

**1.12 Ethik in der Notfallmedizin** ..... 46
*Annette Rogge, frühere Bearbeitung: Wolfgang Lotz**

**1.13 Zusammenarbeit mit Notfallsanitätern** ........ 49
*Andreas Bohn*

## 2 Airway Management, Narkose, Reanimation ........ 53

**2.1 Atemwegsmanagement im Rettungsdienst** ........ 53
*Michael Bernhard*

**2.2 Analgesie, Sedierung, Narkose und Beatmung im Rettungsdienst** ........ 61
*Frank Worthmann, Vivienne Keding, frühere Bearbeitung: Frank Worthmann*, Patrick Meybohm**

**2.3 Reanimation – Basic Life Support und Advanced Life Support** ..... 73
*Michael Fries, Stefan Beckers*

## 3 Internistische Notfälle ........ 94

**3.1 Kardiale Notfälle** ........ 94
*Jochen Renner, Christian Klein, frühere Bearbeitung: Jochen Renner*, Patrick Meybohm**

**3.2 Leitsymptom thorakaler Schmerz** ........ 124
*Matthias Grünewald*

**3.3 Respiratorische Notfälle** ........ 131
*Maximilian Kippnich, frühere Bearbeitung: Tido Bajorat*, Jan Höcker**

**3.4 Leitsymptom Dyspnoe** ........ 143
*Maximilian Kippnich, frühere Bearbeitung: Tido Bajorat**

**3.5 Gastroenterologische Notfälle** ........ 150
*Harald Farnik*

**3.6 Stoffwechselstörungen** ........ 152
*Maximilian Kippnich, frühere Bearbeitung: Jan Höcker**

**3.7 Geriatrische Patienten** ........ 155
*Jan-Thorsten Gräsner*

## 4 Traumatologie ........ 162

**4.1 Schädel-Hirn- und Wirbelsäulentrauma** ........ 162
*Markus Roessler*

**4.2 Thorax- und Abdominaltrauma** ........ 180
*Robert Schiewe, frühere Bearbeitung: Michael Rust**

**4.3 Extremitäten- und Beckentrauma** ........ 195
*Michael Hoffmann, Nikolaus Kreitz, frühere Bearbeitung: Nikolaus Kreitz**

**4.4 Polytrauma** ........ 204
*Markus Roessler*

**4.5 Leitsymptom Schock** ........ 220
*Holger Maurer*

**4.6 Thermische Schädigungen, Stromunfall** ........ 225
*Hans Lemke*

**4.7 (Beinahe-)Ertrinken, Tauchunfälle** ........ 229
*Jan Patrick Roesner*

## 5 Sonstige Notfälle ........ 234

**5.1 Intoxikationen und Drogennotfälle** ........ 234
*Jan-Thorsten Gräsner*

**5.2 Neurologische Notfälle** ........ 242
*Andreas Bohn*

**5.3 Psychiatrische Notfälle** ........ 251
*Alexander Jatzko, Stefan Hofer, Christian Madler, frühere Bearbeitung: Alexander Jatzko*, Christian Madler**

**5.4 Psychosoziale Notfälle, Krisenintervention** ........ 255
*Alexander Jatzko, Stefan Hofer, frühere Bearbeitung: Alexander Jatzko*, Christian Madler**

**5.5 Leitsymptom Bewusstseinsstörungen** ........ 258
*Jan Patrick Roesner*

**5.6 Notfälle Augenheilkunde, HNO und MKG** ........ 265
*Erol Cavus*

**5.7 Urologische Notfälle** . . . . . . . . . . . 270
*Erol Cavus*

**5.8 Notfälle bei terminal niereninsuffizienten Patienten** . . 274
*Imola Gräsner*

**5.9 Notfälle aus den Bereichen Geburtshilfe und Gynäkologie** . . 279
*Alexander Strauss*

**5.10 Pädiatrische Notfälle (Neugeborenen-Erstversorgung)** 288
*Bernd Mitzlaff, frühere Bearbeitung: Holger Hauch**

**5.11 Notfälle bei Patienten mit COVID-19-Infektion** . . . . . . . . . . . . 300
*Leonie Hannappel*

**5.12 Sonstige Notfälle – Cardiac-Assist-Systeme, Notfall bei Patienten mit Kunstherz** . . . . . . . 305
*Ulrich Stock*

# Herausgebende

Prof. Dr. med. Berthold **Bein**
https://orcid.org/0009-0000-2670-3204

Prof. Dr. med. Jan-Thorsten **Gräsner**
https://orcid.org/0000-0001-8143-0376

Prof. Dr. med. Patrick **Meybohm**
https://orcid.org/0000-0002-2666-8696

Prof. Dr. med. Jens **Scholz**
https://orcid.org/0000-0002-0568-1867

## Mitarbeitende

Birgitt **Alpers**
https://orcid.org/0000-0002-8056-2665

Prof. Dr. med. Stefan **Beckers**
https://orcid.org/0000-0002-2896-7948

Prof. Dr. med. Michael **Bernhard**

Prof. Dr. med. Andreas **Bohn**
https://orcid.org/0000-0001-6219-7732

Dr. med. Jörg **Braun**
https://orcid.org/0009-0007-8133-7375

Prof. Dr. med. Claas **Buschmann**
https://orcid.org/0000-0002-6161-3009

PD Dr. med. Erol **Cavus**
https://orcid.org/0000-0003-1861-250X

PD Dr. med. Harald **Farnik**

PD Dr. med. Michael **Fries**

Dr. med. Mathias A. **Gerth**, DESA

Imola **Gräsner**

Prof. Dr. med. Matthias **Grünewald**

Leonie **Hannappel**
https://orcid.org/0009-0006-9529-8584

Prof. Dr. med. Axel R. **Heller**, MBA
https://orcid.org/0000-0001-6144-3874

Prof. Dr. med. Stefan **Hofer**
https://orcid.org/0000-0001-8939-7689

Prof. Dr. med. Michael **Hoffmann**
https://orcid.org/0000-0002-6769-3038

Dr. med. Alexander **Jatzko**

Dr. med. Vivienne **Keding**
https://orcid.org/0009-0004-9320-5079

Dr. med. Maximilian **Kippnich**
https://orcid.org/0000-0003-1530-9548

Christian **Klein**
https://orcid.org/0009-0001-6948-8425

Dr. med. Nikolaus **Kreitz**
https://orcid.org/0009-0009-6766-5115

Dr. med. Hans **Lemke**

Dr. med. Holger **Maurer**

Dr. med. Bernd **Mitzlaff**
https://orcid.org/0009-0006-9605-934X

Dr. med. univ. Simon **Orlob**
https://orcid.org/0000-0001-7799-4822

Dr. med. Britta **Raitschew**
https://orcid.org/0009-0003-1661-957X

Dr. med. Florian **Reifferscheid**

Prof. Dr. med. Jochen **Renner**

Prof. Dr. med. Jan Patrick **Roesner**
https://orcid.org/0000-0003-0249-3016

Prof. Dr. med. Markus **Roessler**
https://orcid.org/0000-0001-5768-427X

PD Dr. Annette **Rogge**
https://orcid.org/0000-0002-5989-0744

Dr. med. Robert **Schiewe**

Prof. Dr. med. Ulrich **Stock**
https://orcid.org/0000-0002-2497-258X

Prof. Dr. med. Alexander **Strauss**

Dr. med. Jochen **Thiele**

PD Dr. med. Jan **Wnent**
https://orcid.org/0000-0002-8685-858X

Dr. med. Frank **Worthmann**
https://orcid.org/0009-0006-7173-6359

## *Autoren der Vorauflage

Tido **Bajorat**
Holger **Hauch**
Jan **Höcker**
Hans-Jürgen **Kaatsch**
Wolfgang **Lotz**
Christian **Madler**
Michael **Rust**

MEDI LEARN

MEDI-LEARN.net GbR
Hamburger Chaussee 345
24113 Kiel

# Kapitel 1

## Grundlagen und Basisversorgung


1.1 Organisation und Rechtsgrundlagen des Rettungsdienstes 17

1.2 Rechtsmedizinische Aspekte der Leichenschau im Notarztdienst 18

1.3 Qualitätsmanagement und Dokumentation 24

1.4 Besonderheiten der Luftrettung 25

1.5 Taktisches Vorgehen am Unfallort 29

1.6 Erstversorgung unter erschwerten Bedingungen 32

1.7 Ausrüstung und Fahrzeuge im Rettungsdienst 33

1.8 Transport und Übergabe des Patienten 37

1.9 Patientenverfügung in der Notfallmedizin 38

1.10 Koordination von medizinischer und taktischer Rettung 41

1.11 Einsatztaktik bei einem Massenanfall von Verletzten bzw. akut Erkrankten 43

1.12 Ethik in der Notfallmedizin 46

1.13 Zusammenarbeit mit Notfallsanitätern 49

# 1 Grundlagen und Basisversorgung

## 1.1 Organisation und Rechtsgrundlagen des Rettungsdienstes

*Birgitt Alpers, frühere Bearbeitung: Jan-Thorsten Gräsner**

### Frage 1

Wo ist der Rettungsdienst rechtlich geregelt?

**In den Rettungsdienstgesetzen der Länder**

*Der Rettungsdienst fällt nach Art. 30 und 70 Abs. 1 GG in die alleinige Gesetzgebungs- und Verwaltungskompetenz der Länder. Hier stellen die Rettungsdienstgesetze entweder eigene Gesetze dar oder werden kombiniert mit Brand- und Katastrophenschutzgesetzen. Die Regelungen der Rettungsdienstgesetze umfassen u. a. die Hilfsfrist, eingesetzte Rettungsmittel sowie die Qualifikation der Besatzung und die Besetzung der Fahrzeuge.*

### Frage 2

Was sind die Aufgaben des Rettungsdienstes?

**Aufgabe des Rettungsdienstes ist die Sicherstellung einer bedarfsgerechten und flächendeckenden Versorgung der Bevölkerung mit Leistungen der Notfallrettung und des Krankentransports.**

*Zur Aufgabe gehört außerdem die Einrichtung und der Betrieb von Rettungswachen sowie von Rettungsleitstellen. Hiermit verbunden ist die Ausstattung mit Personal und Material. Die Aufgaben des Rettungsdienstes werden durch den Rettungsdienstträger wahrgenommen. Träger des Rettungsdienstes sind in den Rettungsdienstgesetzen benannt und sind häufig die Kreise und kreisfreien Städte. Im Bereich der Stadtstaaten ist der Rettungsdienst entweder Landesaufgabe (Berlin, Hamburg) oder der Kommune zugeordnet (Bremen).*

*Rettungsdienstträger können sich zur Erfüllung ihrer Aufgaben zu zusammenschließen (z. B. Rettungsdienstzweckverband). Träger können den Rettungsdienst entweder eigenständig durchführen oder an Leistungserbringer wie z. B. Hilfsorganisationen oder private Unternehmen übertragen.*

### Frage 3

Welche Qualifikationen haben die Mitarbeiter der präklinischen Notfallversorgung?

- **Rettungssanitäter**
- **Rettungsassistenten**
- **Notfallsanitäter**
- **Notärzte**

*Die Mindestqualifikation der Mitarbeiter auf den Rettungsmitteln wird durch die verschiedenen Landesrettungsdienstgesetze geregelt. Rettungssanitäter werden in der Krankenbeförderung eingesetzt und unterstützen im Bereich der Notfallrettung den Notfallsanitäter oder Notarzt bei der Versorgung des Patienten. Notfallsanitäter können eigenverantwortlich Maßnahmen bis zur Übergabe an den Notarzt oder das Krankenhaus durchführen.*

*In Zusammenarbeit mit Notfall- und Rettungssanitätern führen Notärzte lebensrettende Maßnahmen durch, stellen die Transportfähigkeit her und begleiten Patienten in geeignete Krankenhäuser. Die Mindestqualifikation für Notärzte ist i. d. R. die Fachkunde Rettungsdienst oder die Zusatzbezeichnung Notfallmedizin. Die Voraussetzungen werden durch die Landesärztekammern festgelegt. Diese umfassen eine Mindestweiterbildungszeit inkl. Zeiten auf der Intensivstation, den Besuch eines „Notarztkurses" sowie praktische Einsatzerfahrung.*

### Frage 4

Gibt es im Notarztdienst eine Fortbildungspflicht?

**Ja.**

*Um den aktuellen medizinischen und technischen Anforderungen des Rettungsdienstes gerecht werden zu können, ist in allen Landesrettungsdienstgesetzen die Fortbildung für im Rettungsdienst Tätige geregelt. Häufig wird jedoch zwischen der Fortbildungspflicht der ärztlichen und nichtärztlichen Beschäftigten unterschieden. Während die Dauer sowie ggf. auch Inhalte der Pflichtfortbildung für nichtärztliche Beschäftigte vorgeschrieben ist, beziehen sich die Regelungen der Fortbildungen der ärztlichen Beschäftigten auf die Vorgaben zur Fortbildung der jeweils zuständigen Ärztekammer*

Frage 5

Gibt es im Notarztdienst eine Hilfs- bzw. Behandlungspflicht?

**Ja.**

*Die Hilfs- bzw. Behandlungspflicht ergibt sich durch die Garantenstellung des Rettungsdienstpersonals gegenüber dem Notfallpatienten. Die Garantenstellung beruht auf § 13 StGB – Begehen durch Unterlassen. Werden Maßnahmen zur Abwehr von Schaden des Patienten durch das Rettungsdienstpersonal nicht durchgeführt, fällt dies nicht unter § 323c StGB – Unterlassene Hilfeleistung –, sondern kann aufgrund der Garantenstellung zu rechtlichen Konsequenzen wegen Körperverletzung oder Tötung führen.*

*Die Hilfs- bzw. Behandlungspflicht endet, wenn keine Hilfe mehr möglich oder notwendig ist. Dies kann beispielsweise eine rechtswirksame Weigerung des Patienten, sich untersuchen oder behandeln zu lassen, oder eine vorliegende Patientenverfügung sein.*

## 1.2 Rechtsmedizinische Aspekte der Leichenschau im Notarztdienst

*Claas T. Buschmann,*
*frühere Bearbeitung: Hans-Jürgen Kaatsch**

Frage 6

Sie werden als Notarzt zu einem Einsatz mit der Stichwort „nicht ansprechbare Person" gerufen. Wie gehen Sie vor?

**Sie prüfen zunächst die Vitalparameter. Fehlen diese, d. h. die Person ist „leblos", muss umgehend mit einer Reanimation begonnen werden – es sei denn, es liegen sichere Todeszeichen vor. Dann ist die Person „verstorben".**

**Eine Reanimation sollte über mindestens 30 min durchgeführt werden, muss lege artis, d. h. leitliniengerecht, erfolgen und – soweit in der Notfallsituation möglich – die Adressierung der potenziell reversiblen Ursachen des Herz-Kreislauf-Stillstandes („4 H + HITS") beinhalten.**

*Die klassischen sicheren Todeszeichen sind:*

- *Totenflecke,*
- *Totenstarre,*
- *Fäulnis.*

*Daneben gelten auch „nicht mit dem Leben zu vereinbarende Verletzungen" und der „Hirntod" als sichere Todeszeichen. Der „Hirntod" ist in der rettungsdienstlichen Praxis irrelevant. Das Erkennen eines „nichtüberlebbaren Verletzungsmusters" kann v. a. nach stumpfem Trauma eine Herausforderung darstellen. Vor/während einer Reanimation ist daher ein orientierender „Bodycheck" zu fordern, um einen Traumapatienten als solchen auch sicher zu erkennen – mit entsprechenden therapeutischen Konsequenzen!*

*Fehlen sichere Todeszeichen, birgt das Unterlassen einer Reanimation das Risiko des strafrechtlichen Vorwurfs der unterlassenen Hilfeleistung. Da der Notarzt sich in einer Garantenstellung befindet, kann ihm theoretisch auch fahrlässige Tötung durch Unterlassung vorgeworfen werden, wenn nachgewiesen werden kann, dass eine Reanimation „mit der für ein Strafverfahren erforderlichen Sicherheit" (i. d. R. 99,9 %) erfolgreich gewesen wäre. Dies wird nur bei genau dokumentierten zeitlichen Abläufen, fehlenden Vorerkrankungen und insgesamt sehr günstigen Voraussetzungen (z. B. im Eis eingebrochenes Kind) denkbar sein.*

Frage 7

Was sind „unsichere Todeszeichen"?

- **Blässe der Haut**
- **Abnahme der Körperwärme**
- **Atemstillstand**
- **Herz-Kreislauf-Stillstand**
- **fehlende Pupillenreaktion**
- **fehlende Reflexe**
- **Muskelatonie**

*Diese typischen Zeichen des klinischen Todes berechtigen einzeln oder in Kombination nicht zur Feststellung des Todes – der gravierendsten Diagnose, die einen Menschen treffen kann und jeden Menschen auch treffen wird. Sie sind vielmehr Indikationen für Reanimationsmaßnahmen oder ggf. auch Ausdruck vorbestehender Erkrankungen (z. B. Tumoranämie, Glasauge, neurologische Zustände etc.).*

## Frage 8

Was versteht man unter dem sog. Scheintod, und welche Ursachen gibt es hierfür?

**Der sog. Scheintod oder „Vita minima" bzw. „Vita reducta" sind Phänomene einer zunehmenden Verminderung der Herz-Kreislauf-Funktionen, die sich einer oberflächlichen Untersuchung entziehen und so zu einer falsch-positiven Todesfeststellung führen können.**

**Die Ursachen hierfür sind in der sog. Vokalregel zusammengefasst:**

- **A – Alkoholintoxikation, Anämie, Anoxämie (z. B. CO-Einatmung)**
- **E – Elektrizität, Epilepsie**
- **I – Injury (= Schädel-Hirn-Trauma)**
- **O – Opiate (und andere zentral wirksame Stoffe)**
- **U – Unterkühlung, Urämie (und andere Stoffwechselkomata)**

*Die häufigste Kombination ist hierbei „O" und „U", d. h. der unterkühlte Intoxikierte. Auch werden (offene) Schädel-Hirn-Traumata gelegentlich falsch-positiv als initial tödlich eingeschätzt. Im Zweifel muss suffizient reanimiert werden!*

## Frage 9

Wie entstehen Totenflecke?

**Nach Sistieren des Kreislaufs sammelt sich das Blut schwerkraftbedingt in den Kapillargefäßen im Bereich der abhängigen Körperpartien, wobei die Aufliegestellen ausgespart bleiben (bei Rückenlage in Form einer „Schmetterlingsfigur" im Schulterbereich bzw. flächig über dem Gesäß). Zunächst lassen sich Totenflecke (*Livores*) mit Daumendruck wegdrücken; sie blassen ab und kehren zunächst rasch, dann nur langsam wieder zurück (vergleichbar der Kapillarprobe bei vorliegendem Trauma).**

**Das erste Auftreten von Totenflecken – in Form „kleinfleckiger" Ausprägung – ist ca. 20–30 min nach dem Herz-Kreislauf-Stillstand zu erwarten. Eine flächige Ausprägung (Konfluierung) tritt nach ca. 2–3 h post mortem (p.m.) ein.**

**Eine vollständige Wegdrückbarkeit der Totenflecke lässt sich i. d. R. 8–12 h nach dem Herz-Kreislauf-Stillstand beobachten, manchmal auch bis zu ca. 20 h. Die Einschränkung der Wegdrückbarkeit ist zunächst durch eine „Eindickung" des Blutes erklärbar, später (etwa ab dem 3. Tag p.m.) kommt es dann zur Hämolyse.**

*Die Lokalisation von Totenflecken lässt Rückschlüsse auf die Körperposition zum Zeitpunkt des Herz-Kreislauf-Stillstandes zu, ggf. auch auf postmortale Veränderungen der Lage des Leichnams. Sind z. B. Totenflecke gleichzeitig an der Körpervorderseite und -rückseite vorhanden, spricht dies dafür, dass die Leiche in einem Zeitraum von etwa 6–12 h nach dem Tod in ihrer Lage verändert wurde (partielle Umlagerbarkeit der Totenflecke). Regelmäßig ist dies bei aus dem Wasser geborgenen Leichen der Fall, die in sich verändernden Positionen im Wasser treiben („doppeltes Totenflecksystem").*

*Bei entsprechendem hydrostatischem Druck kann es zu intrakutanen Berstungsblutungen im Totenfleckbereich kommen (sog. Vibices, z. B. im Gesicht bei Kopftieflage oder an den Unterschenkeln bei Tod durch Erhängen) und freier Suspension der Leiche.*

## Frage 10

Welches ist die typische Farbe von Totenflecken?

**Aufgrund des postmortal fehlenden Sauerstoffs im Hämoglobin sind Totenflecke normalerweise von „livider", d. h. bläulicher bzw. dunkelrotvioletter Farbe.**

*Sind Totenflecke hingegen homogen hell- oder kirschrot, muss stets an eine Kohlenmonoxidvergiftung gedacht werden, insbesondere in geschlossenen Räumen. Aufgrund der hohen Affinität von CO an das Hämoglobin bleibt die Bindung auch postmortal erhalten, und die Farbe des Blutes – und damit der Totenflecke – erscheint hellrot. Wird mehr als eine Leiche in einem geschlossenen Raum vorgefunden, ist CO die erste Differenzialdiagnose, vor allem unter Eigenschutzaspekten!*

*Auch in kalter Umgebung ist die Farbe der Totenflecke hellrot. Aufgrund der erhöhten Permeabilität der Haut für Sauerstoff kommt es zu einer postmortalen transkutanen Aufsättigung des Hämoglobins mit Sauerstoff, da sich temperaturbedingt die Sauerstoffbindungskurve nach links verschiebt. Dies betrifft jedoch in aller Regel nicht die Nagelbetten (diese bleiben violett bzw. dunkel verfärbt). So kann theoretisch zwischen Kältetotenflecken und einer CO-Vergiftung unterschieden werden. In der Praxis ist v. a. bei schlechter Beleuchtung diese Differenzierung jedoch nicht immer sicher möglich.*

## Frage 11

Was bedeutet „Totenstarre"?

**Die Totenstarre ist die postmortale Erstarrung der glatten und quergestreiften Muskulatur. Nach Eintritt des Todes erschlafft zunächst die Muskulatur. Durch Mangel an Adenosintriphosphat (ATP, wird in der Muskelzelle nach dem Tod nicht mehr synthetisiert) kommt es zu einer zunehmenden Vernetzung der Aktin- und Myosinfilamente. Dies führt zu einer Starre der Muskulatur *(Rigor mortis)*, die etwa 2–3 h p.m. beginnt (typischerweise im Kiefergelenk) und nach ca. 6–10 h in allen Gelenken voll ausgeprägt ist. Die Totenstarre löst sich je nach Umgebungstemperatur nach 2–4 Tagen durch Autolyse/Fäulnis.**

*Nach der Nysten-Regel breitet sich die Totenstarre von oben nach unten über die großen Gelenke aus und löst sich auch in dieser Reihenfolge wieder. Bei bereits ante mortem bestehendem ATP-Mangel (z. B. bei starker muskulärer Beanspruchung) kann sich die Totenstarre sehr rasch nach Todeseintritt ausbilden, da die ATP-Speicher schnell erschöpft sind. Generell tritt Totenstarre zuerst in den Gelenken auf, die zuerst ATP-depletiert sind (z. B. sog. Totenstarre vom „Läufertyp" in der Unterschenkelmuskulatur bei Tod nach Langstreckenlauf).*

*Wird die Totenstarre zu einem frühen Zeitpunkt (bis zu 10 h p.m.) gebrochen, kann sie sich erneut bilden, da nicht alle Muskelfasern gleichzeitig versteifen.*

## Frage 12

Welche Einzelschritte sind bei der Durchführung einer vollständigen Leichenschau nötig?

- **sichere Feststellung des Todes, ggf. Abbruch von lege artis durchgeführten Reanimationsmaßnahmen nach mindestens 30 min**
- **(zumindest orientierende) Inaugenscheinnahme des Ereignisortes**
- **Entkleiden der Leiche**
- **Eingrenzung der Todeszeit anhand der Leichenerscheinungen (nach frustraner Reanimation: Zeitpunkt des Abbruchs der Reanimation = minutengenauer Todeszeitpunkt!)**
- **Wenden der Leiche und Inspektion aller Körperöffnungen**
- **systematische Untersuchung der Leiche von Kopf bis Fuß, insbesondere hinsichtlich Stauungszeichen im Kopf- und Halsbereich**
- **Benennung von medizinischer Todesursache und Grunderkrankungen (falls möglich)**
- **Benennung der Todesart (falls möglich)**
- **Feststellung der Identität des Verstorbenen (falls möglich – prinzipiell ist die Identitätsfeststellung aber eine polizeiliche Aufgabe!)**
- **Feststellung von übertragbaren Erkrankungen nach dem Infektionsschutzgesetz (falls möglich), ggf. Beachten von Meldepflichten**

*Die Durchführung einer Leichenschau ist der letzte ärztliche Dienst am Patienten.*

*Da im Rettungsdienst eine sorgfältige Durchführung oft nicht gewährleistet werden kann (Zeitdruck, anwesende Angehörige, Öffentlichkeit, andere ungünstige Umgebungsbedingungen, schlechte Beleuchtung etc.), ist in vielen Bundesländern die Ausstellung einer „vorläufigen Todesbescheinigung" durch Notärzte möglich. Hierbei wird „nur" eine Dokumentation der sicheren Todeszeichen und ggf. der Umstände angefertigt. Die Durchführung einer ausführlichen Leichenschau mit sorgfältiger Untersuchung des gesamten Leichnams, Angaben zu Todesart, -ursache und Grunderkrankungen etc. erfolgt zu einem späteren Zeitpunkt durch den behandelnden Arzt/Hausarzt bzw. auch im Einzelfall durch die Rechtsmedizin.*

## Frage 13

Wie kann ein natürlicher Tod definiert werden?

**Eine natürlicher Todesart liegt vor, wenn eine Person an einer sicher zu bezeichnenden, ggf. sogar mittels ICD-10 codierbaren Krankheit *aus innerer Ursache* verstorben ist.**

**Der Tod muss völlig unabhängig von rechtlich bedeutsamen äußeren Faktoren eingetreten und kausal auf diese (Grund-)Erkrankung zurückzuführen sein, wobei der Zeitraum zwischen dem Auftreten der (Grund-)Erkrankung und einer etwaigen darauf beruhenden todesursächlichen Komplikation vollkommen unerheblich ist.**

*Für die Attestierung eines natürlichen Todes muss ein hoher Grad an diagnostischer Sicherheit vorliegen. Da äußere Leichenschaubefunde bei zahlreichen inneren Erkrankungen meist (wenn überhaupt) dis-*

*kret bzw. nur unspezifisch sind, wird i. d. R. ein natürlicher Tod nur vom behandelnden Arzt bescheinigt werden können, der eigene sichere Kenntnisse von den Vorerkrankungen des Verstorbenen besitzt.*

*Die gängige Vorstellung „unversehrte Leiche = natürlicher Tod" ist falsch!*

*Wird eine natürliche Todesart attestiert, erfolgt keine weitere Kontrolle mehr, d. h. der Leichnam wird bestattet. Ausnahme: die sog. Feuerbestattungsleichenschau vor Kremation durch Amtsärzte/Rechtsmedizin (in allen Bundesländern außer in Bayern gesetzlich vorgeschrieben).*

## Frage 14

? Was sind Anhaltspunkte für einen nichtnatürlichen Tod?

! **Ein nichtnatürlicher Tod liegt vor, wenn der Tod unabhängig von inneren Faktoren auf äußere Einflüsse zurückzuführen ist. Dies gilt z. B. für:**

- **jede äußere Gewalteinwirkung durch fremde Hand (auch ärztliche Maßnahmen!)**
- **Intoxikationen**
- **Unfälle**
- **Suizide**
- **Tod nach unfallbedingtem Krankenlager**
- **unterlassene Maßnahmen (z. B. Tod durch Verhungern, Verdursten)**

**Der Verdacht auf ein nichtnatürliches Geschehen besteht auch dann, wenn der Verstorbene relativ jung ist und keine den Tod erklärenden Vorerkrankungen bekannt sind, ferner bei aufgrund Fäulnis durch Augenschein nicht sicher zu identifizierenden Leichen.**

i *Bei Tod nach unfallbedingtem Krankenlager – egal ob der Unfall selbst- oder fremdverschuldet war – ist auch dann eine nichtnatürliche Todesart zu bescheinigen, wenn die finale Todesursache eine per se innere Erkrankung wie eine Pneumonie oder eine Lungenembolie ist, die aber medizinisch kausal auf das unfallbedingte Krankenlager zurückzuführen ist (ggf. versicherungsrechtliche Aspekte!).*

*Alle nichtnatürlichen Todesfälle und entsprechende Verdachtsfälle sind sofort der Polizei zu melden.*

*In einigen Bundesländern gibt es die „ungeklärte", „unklare" oder „nicht aufgeklärte" Todesart. Hier ist wie bei nichtnatürlichen Todesfällen zu verfahren und die Polizei einzuschalten. Wenn die Todesart ungeklärt ist, muss auch die medizinische Todesursache ungeklärt sein.*

## Frage 15

? Welche Befunde können bei oberflächlicher Leichenschau übersehen werden?

! 
- **Stauungsblutaustritte im Kopfbereich, insbesondere in der Haut der Augenlider, in den Augenbindehäuten, hinter den Ohren oder in den Schleimhäuten des Mundvorhofs**
- **Schürfungen oder Hautvertrocknungen am Hals (Würgemale, Drosselmarken, Hämatome)**
- **Fremdkörper in den Körperöffnungen**
- **Abwehrverletzungen an den oberen Extremitäten**
- **alte Narben als Hinweise auf frühere Suizidversuche (sog. Pulsaderschnitte)**
- **Verschmutzungen bzw. Anhaftungen, wie z. B. Tablettenreste in der Umgebung von Mund und Nase**

i *Für die Durchführung einer korrekten Leichenschau müssen optimale Untersuchungsbedingungen vorliegen, v. a. suffiziente Lichtverhältnisse. Die systematische Untersuchung der komplett entkleideten Leiche von Kopf bis Fuß an Vorder- und Rückseite ist unabdingbar. Der Versuch, Tastbefunde an Hals und Nacken zu erheben, sollte generell unterlassen werden. Die Leichenschau darf nicht unter Zeitdruck erfolgen oder von Erwartungshaltungen, z. B. der Polizei oder Angehörigen („Das muss doch aufgrund des hohen Alters ein natürlicher Tod sein") beeinflusst werden.*

*Relevant sind ferner die Untersuchung der Bekleidung und des Leichenfundortes/Ereignisortes.*

*Alle Befunde sowie insbesondere selbst durchgeführte Veränderungen an Leiche oder Ereignisort sind zu dokumentieren.*

## Frage 16

? Welche Rechte und Pflichten hat der Leichenbeschauer?

! 
- **Zur sorgfältigen, standardgemäßen Durchführung der Leichenschau ist jeder approbierte Arzt berechtigt und in einigen Bundesländern auch verpflichtet.**
- **Die Leiche darf bis zum Eintreffen des Leichenbeschauers nicht verändert werden.**

- Der Leichenbeschauer ist befugt, den Ort zu betreten, an dem sich die Leiche befindet.
- Der Leichenbeschauer kann den behandelnden Arzt hinsichtlich relevanter Angaben zum Todesfall befragen. Es besteht keine Schweigepflicht des vorbehandelnden Arztes, vielmehr sogar eine Auskunftspflicht gegenüber dem Leichenbeschauer.
- Bei Anzeichen oder Verdachtshinweisen auf einen nichtnatürlichen Tod und bei unbekannten bzw. nicht zu identifizierenden Verstorbenen ist unverzüglich die Polizei zu informieren.

Dem Leichenbeschauer muss im Interesse der Aufrechterhaltung der öffentlichen Sicherheit und Ordnung eine gewisse hoheitliche Befugnis übertragen werden, damit er alle für eine ordnungsgemäße Leichenschau erforderlichen Angaben erlangen kann.

Die in vielen Bundesländern festgelegte Pflicht zur Durchführung der Leichenschau für Hausärzte, behandelnde Ärzte und Krankenhausärzte an ihren Patienten erscheint zunächst sinnvoll. Allerdings wäre eine Trennung von Todesfeststellung (durch Hausarzt, Notarzt etc.) und Leichenschau (durch entsprechend spezialisierte Ärzte) wünschenswert, um etwaige Interessenskonflikte aufgrund eigener vorheriger Behandlung des Verstorbenen gar nicht erst aufkommen zu lassen. In einigen Bundesländern bzw. Regionen existieren bereits derartige Leichenschaudienste.

Ebenso sinnvoll ist auch die Entlastung des Notarztes von der Pflicht zur Durchführung einer vollständigen Leichenschau und die Beschränkung lediglich auf die Todesfeststellung, was zu einer rascheren Wiederherstellung der Einsatzbereitschaft führt.

## Frage 17

Unterliegt der Leichenbeschauer der ärztlichen Schweigepflicht?

- **Natürlicher Tod:**
  - **Von der auch postmortal fortbestehenden Schweigepflicht kann nur der Patient den Arzt entbinden, nicht aber Verwandte oder Freunde. Da der Verstorbene sich aber nicht mehr artikulieren kann, muss der Leichenbeschauer den mutmaßlichen Willen des Patienten eruieren und sich entsprechend verhalten. Er kann also bei natürlichem Tod im Einzelfall durchaus Angehörigen Auskunft über seine Feststellungen geben.**
  - **Es dürfte regelmäßig dem Willen und Interesse des Verstorbenen entsprechen, wenn der Leichenbeschauer den Angehörigen Fragen nach der Todesursache oder sonstigen Umständen, wie z. B. Leidenszustand/ Schmerzen etc. beantwortet. Die medizinischen Angaben im sog. „Vertraulichen Teil" der Todesbescheinigung sind jedoch in einem verschlossenen Umschlag dem Gesundheitsamt zuzuleiten.**
- **Nicht-natürlicher Tod:**
  - **Besteht der Verdacht eines nichtnatürlichen Todes und wurde daher die Polizei eingeschaltet, wird der Leichnam beschlagnahmt. Der Leichenbeschauer nimmt dann im Auftrag der Polizei die Leichenschau vor und ist gegenüber seinem Auftraggeber auskunftspflichtig – die ärztliche Schweigepflicht besteht dann nicht.**

*Bei nichtnatürlichen Todesfällen dürfen Informationen aus der Leichenschau nur an die Polizei bzw. Staatsanwaltschaft weitergegeben werden, nicht aber an Dritte, auch nicht an Familienangehörige – es sei denn, die Ermittlungsbehörden stimmen ausdrücklich zu.*

## Frage 18

Ist ein iatrogener Todesfall immer als nichtnatürlich zu deklarieren?

**Der iatrogene Todesfall, also der Todeseintritt in zeitlichem oder ursächlichem Zusammenhang mit einer (invasiven) ärztlichen Maßnahme, sollte per se als „nichtnatürlich" bzw. „ungeklärt" klassifiziert und entsprechend gemeldet werden, insbesondere, wenn der Verdacht auf eine Fehlbehandlung oder eine fehlerhafte Unterlassung besteht – auch unter dem Gesichtspunkt der eigenen Entlastung.**

*Aus Gründen der Qualitätssicherung und auch des Selbstschutzes ist es ratsam, alle sog. iatrogenen Todesfälle, insbesondere bei Mors in tabula oder während eines diagnostischen Eingriffs, durch die Meldung des Verdachts eines nichtnatürlichen Todes an die Polizei im Wege einer gerichtlichen Obduktion aufklären zu lassen. Hat sich die Schwere einer vorbestehenden Erkrankung komplizierend ausgewirkt oder ist eine nicht vermeidbare Komplikation eingetreten, wird sich dies i. d. R. durch eine gerichtliche Obduktion bestätigen lassen.*

*Die Durchführung einer klinisch-pathologischen Obduktion (nur bei natürlichem Tod möglich!) innerhalb einer Klinik kann den Vorwurf der Parteilichkeit oder Befangenheit mit sich bringen.*

*Die offensive Aufklärung von iatrogenen Todesfällen verhindert auch ggf. erst später aufkommende Vorwürfe, die dann meist ohne umfangreiche Gutachten, vor allem bei komplexen Krankheitsverläufen, nicht zu widerlegen sind.*

## Frage 19

? Welche Todesart ist natürlich?
- Lungenentzündung bei Bettlägerigkeit aufgrund Schenkelhalsfraktur nach Sturz
- postoperative Lungenembolie nach plastisch-ästhetischer Operation
- Retentionspneumonie bei stenosierendem Lungenkarzinom
- Suizid bei infauster Tumorprognose
- Aspirationspneumonie nach Betäubungsmittelintoxikation
- Sepsis infolge eines ausgedehnten Dekubitus bei V. a. Pflegemangel

! **Nur bei der Retentionspneumonie bei stenosierendem Lungenkarzinom handelt es sich um eine natürliche Todesart. Alle anderen Todesarten sind nichtnatürlich.**

i *Auch wenn sich ein „normales" bzw. eingriffsimmanentes Risiko wie eine Thrombose mit folgender Lungenarterienembolie aufgrund des postoperativen Krankenlagers verwirklicht, liegt prinzipiell ein nichtnatürlicher Tod vor, da eine medizinische Kausalität besteht. Wenn kein Behandlungsfehler vorliegt, der Patient über das Thromboserisiko aufgeklärt war und eine entsprechende Thromboseprophylaxe durchgeführt wurde, liegt allerdings kein Fremdverschulden vor! Der Patient hat die Entstehung einer Lungenembolie als Verwirklichung eines typischen Risikos nach eindeutiger Aufklärung akzeptiert und dokumentiert.*

## Frage 20

? Die rettungsdienstliche Meldung eines Todesfalls bei der Polizei entfällt, wenn
- die Identität der Leiche bekannt ist,
- der Tod offensichtlich im Bett eingetreten ist,
- die Leiche bekleidet ist,
- aus der Vorgeschichte ernste Erkrankungen bekannt sind,
- keine Hinweise für einen nichtnatürlichen Tod vorliegen.

! **Meldepflichten an die Polizei gibt es nur, wenn es sich um die Leiche eines Unbekannten handelt oder Hinweise auf ein nichtnatürliches oder ungeklärtes Geschehen vorliegen.**

**Trotz 16 unterschiedlicher Bestattungsgesetze ist dieses Vorgehen überall in Deutschland verpflichtend, da es in der Strafprozessordnung (§ 159 StPO), einem übergeordneten Bundesgesetzt, normiert ist.**

i *Nur bei Anhaltspunkten für einen nichtnatürlichen Vorgang im Zusammenhang mit dem Todesfall, auch bei unklaren Abläufen oder Unkenntnis einer zum Tode führenden Erkrankung, ist eine Meldung an die Polizei erforderlich. Dies gilt insbesondere bei „relativ jugendlichem" Alter (relativ jugendlich verschiebt sich heutzutage deutlich nach hinten) sowie bei fortgeschrittenen Fäulnisveränderungen, die eine sichere Befundung erschweren bzw. unmöglich machen. In der Praxis kann eine Leichenschau regelmäßig bereits bei* ***Anhaltspunkten*** *dafür, dass der/die Verstorbene eines nichtnatürlichen Todes gestorben oder die Todesart ungewiss ist, beendet und mit dieser Feststellung die Polizei verständigt werden (z. B. § 6 Bestattungsgesetz Berlin).*

## 1.3 Qualitätsmanagement und Dokumentation

*Simon Orlob, frühere Bearbeitung: Jan-Thorsten Gräsner**

### Frage 21

Wie sollten Notarzteinätze dokumentiert werden?

**Mit dem Notfall-Einsatzprotokoll.**

*Seit 1988 gibt die Deutsche Interdisziplinäre Vereinigung für Intensiv- und Notfallmedizin (DIVI) eine Empfehlung zu einer bundeseinheitlichen Dokumentation von Notfalleinsätzen (vormals Notarztprotokoll) heraus und überarbeitet diese regelmäßig.*

*Die größtenteils vordefinierten Felder sollen im Einsatz eine im Umfang praktikable und rechtssichere Dokumentation ermöglichen und sind mit den gängigen Registern abgestimmt. Der zugrundeliegende Datensatz ist darüber hinaus so aufbereitet, dass er in digitale Dokumentationssysteme implementiert werden kann.*

### Frage 22

Ist es rechtlich verpflichtend, Notarzteinsätze zu dokumentieren?

**Ja.**

*Die Verpflichtung zur Dokumentation ergibt sich aus dem § 10 (Muster-)Berufsordnung der Bundesärztekammer. So sind erhoben Befunde und getroffene Maßnahmen zu dokumentieren und diese Aufzeichnungen für mindestens 10 Jahre zu archivieren.*

*Darüber hinaus verpflichten auch die jeweiligen Landesrettungsdienstgesetzte zur Dokumentation der relevanten Befunde und Maßnahmen.*

### Frage 23

Wofür steht die Abkürzung MIND?

- **vormals: Minimaler Notarztdatensatz**
- **nun: Minimaler Notfalldatensatz**
- **aber auch: Minimale Notfalldokumentation**

*Alle Begriffe beschreiben dasselbe Projekt der DIVI, nämlich einen standardisierten Kerndatensatz zur Beschreibung von Rettungsdiensteinsätzen zu schaffen.*

*Die einheitliche Definition der erfassten Merkmale und ihrer Ausprägungen schafft die Möglichkeit des Datenexports z. B. zu Registern ohne redundanten Dokumentationsaufwand, sie ermöglicht darüber hinaus den Vergleich unterschiedlicher Rettungsdienstbereiche miteinander.*

*Im Notfall-Einsatzprotokoll der DIVI ist der aktuelle MIND 4.0 vollständig implementiert.*

### Frage 24

Welche drei Dimensionen von Qualität gibt es nach Donabedian?

- **Strukturqualität**
- **Prozessqualität**
- **Ergebnisqualität**

*Die Strukturqualität beschreibt die Rahmenbedingungen, in denen medizinische Leistungen erbracht werden. Im Rettungsdienst umfasst dies z. B. die Ausstattung der Fahrzeuge, die Ausbildungen des eingesetzten Personals oder die Einhaltung von Ruhezeiten.*

*In der Prozessqualität wird die eigentliche medizinische Leistungserbringung erfasst. Beispiele in der Notfallmedizin sind die Durchführung von Telefonreanimation, die Anwendung der Kapnometrie bei Intubation oder die Messung des Blutzuckers bei Bewusstseinsstörung.*

*Mit der Ergebnisqualität wird das Resultat der Leistungserbringung betrachtet. Neben der subjektiven Zufriedenheit der Patientin und des Patienten ist dies z. B. die erreichte ROSC-Rate. Um bei heterogenen Patienten*innenkollektiven Vergleichbarkeit zu schaffen, berechnet das Deutsche Reanimationsregister z. B. den RACA-Score. Dieser gibt die zu erwartende ROSC-Rate bei dem jeweiligen Kollektiv an.*

### Frage 25

Wie wird die Einsatzschwere erfasst?

**Mit dem NACA-Score.**

**Tab. 1.1** NACA-Score zur Beschreibung der Erkrankungs- und Verletzungsschwere.

| NACA | Definition | Voraussichtliche Behandlung | Beispiele |
|---|---|---|---|
| I | geringfügige Störung | | Bagatellverletzung |
| II | leichte Störung | ambulante Abklärung | periphere Fraktur, Exsikkose |
| III | mäßige Störung | stationäre Aufnahme | Commotio cerebri, exazerbierte COPD |
| IV | Lebensgefahr nicht auszuschließen | Aufnahme über Schockraum | Contusio cerebri, Kardiale Dekompensation |
| V | akute Lebensgefahr | Transport in Reanimationsbereitschaft zur unmittelbaren Intervention | Compressio cerebi, kardiogener Schock |
| VI | Reanimation | | Kammerflimmern |
| VII | Tod | | Dekapitation, frustrane Reanimation |

**Abkürzungen:**
COPD = chronisch-obstruktive Lungenerkrankung

*Ursprünglich wurde der NACA-Score entwickelt, um Verletzungen nach Unfällen in der Luftfahrt zu beschreiben. Die Einschätzung der Verletzungs- und Erkrankungsschwere der Patientinnen und Patienten erfolgt in 7 Kategorien, die mit römischen Ziffern angegeben werden (s. ► Tab. 1.1).*

*Um der Subjektivität des Scores zu begegnen, wurde der Münchener NACA-Score (M-NACA) entwickelt. Diese Variante kann automatisiert aus Merkmalen des MIND berechnet werden.*

## 1.4 Besonderheiten der Luftrettung

*Britta Raitschew, Jörg Braun*

### Frage 26

Welche Indikationen für einen RTH-Einsatz gibt es?

- **Notarztzubringer/Versorgungsfunktion**
  - **bei Notarztindikation, wenn das Luftrettungsmittel das gegenüber dem bodengebundenen System schneller verfügbare arztbesetzte Rettungsmittel ist**
  - **auf Nachforderung durch ein arztbesetztes bodengebundenes Rettungsmittel**
- **Transportfunktion**
  - **Alarmierung: wenn anhand des Meldebildes erkennbar ist, dass der Notfallpatient vom bodengebundenen Rettungsdienst nicht innerhalb der durch Fachgesellschaften oder Leitlinien vorgegebenen Zeiten in eine geeignete Zielklinik verbracht werden kann.**
  - **auf Nachforderung durch ein arztbesetztes bodengebundenes Rettungsmittel**
- **spezielle Indikationen (zum Beispiel MANV)**

*Ein Luftrettungsmittel kann unabhängig von einer Notarztindikation sinnvoll einsetzt werden, wenn Hilfe oder Transport innerhalb vertretbarer Zeit nur mit einem Rettungshubschrauber erreichbar ist. Dies gilt bei:*

- *Rettung aus besonderen Gefahrenlagen (z. B. Wasser-, Berg- oder Höhenrettung)*
- *wenn die Notfallstelle mit bodengebunden Rettungsmitteln nicht oder nur schwer erreichbar ist (z. B. unwegsames Gelände, Waldgebiete, vereiste, verschüttete, überschwemmte Straßen etc.).*

*Luftrettungsmittel können auch Vorteile bei der Ortung unzugänglicher oder unbekannter Orte mit Notfallpatienten aufweisen; reine Sucheinsätze sind allerdings nicht Aufgabe der Luftrettung.*

### Frage 27

Welche Vorteile hat die Luftrettung?

- **Zeitgewinn durch Schnelligkeit**
- **Überwindung großer Distanzen**
- **weitgehend erschütterungsfreier Transport**
- **Rettung aus besonderen Gefahrenlagen, unwegsamem Gelände**

*Die einsatztaktischen Vorteile des RTH ergeben sich weitestgehend aus der Überwindung großer Distanzen in kurzer Zeit (Reisegeschwindigkeit ca. 250 km/h, Flug in „Luftlinie"). Der RTH hat somit einen überregionalen Versorgungsauftrag. Er dient allein oder in Kombination mit bodengebundenen Rettungsmitteln der Unterstützung der bodengebundenen Vorhaltung, der Einhaltung präklinischer Zeitintervalle bei zeitkritischen Verletzungs- und Krankheitsbildern, und er sichert den Transport in dafür geeignete, ggf. auch weiter entfernte Kliniken.*

*Darüber hinaus bietet der RTH einen weitgehend erschütterungsfreien Transport, was bei instabilen Frakturen z. B. der Halswirbelsäule (HWS) Vorteile bieten kann.*

## Frage 28

Welche Faktoren können den Einsatz eines Rettungshubschraubers erschweren/verunmöglichen?

- **tageszeitliche Verfügbarkeit**
- **Witterungsverhältnisse**
- **Landemöglichkeiten am Einsatzort**

*Die meisten RTH sind von ca. 7 Uhr morgens bis Sonnenuntergang verfügbar und fliegen nach Sichtflugregeln (VFR). Bei eingeschränkter Sicht (Nebel, aufliegende Wolken, Schneetreiben, etc.) sind andere Luftfahrzeuge, Bodenhindernisse und Leitungen schlechter zu erkennen. Daher gelten für den Sichtflug am Tag im single-pilot-Betrieb Wetterminima von 1000 ft vertikaler und 1,5 km horizontaler Abstand zu Wolken, Flugsicht 5 km. Über die Durchführbarkeit eines RTH-Einsatzes entscheidet der Pilot.*

*An fast 20 Standorten besteht ein 24-h-Einsatzbetrieb. Durch die Anwesenheit von Pilot und Co-Pilot in der Nacht ergeben sich geringere Wetterminima und damit verbesserte Einsatzmöglichkeiten. Zusätzlich besteht die Möglichkeit des Einsatzes von restlichtverstärkenden Nachtsichtgeräten sowie Flug nach Instrumentenflugregeln (IFR). An einigen Standorten wird derzeit eine erweiterte Randzeitenvorhaltung (6–22 Uhr) praktiziert. Hierzu wird das technical crew member HEMS in das Arbeiten mit Nachtsichtgeräten eingewiesen (HEMS-NVIS).*

*Nicht immer sind Landemöglichkeiten direkt am Einsatzort gegeben.*

## Frage 29

Was versteht man unter einem sog. „Dual-Use"-Einsatz?

**Die Durchführung von Notfalleinsätzen und Intensivtransporten.**

*Die Hubschrauber sind von ihrer medizinisch-technischen Ausstattung und der Ausbildung der medizinischen Crew in der Lage, Primär- und Sekundäreinsätze (sog. HEMS-Einsätze, Helicopter Emergency Medical Services) regelhaft durchzuführen. In diesem Sinne werden sie von der Rettungsleitstelle für Notfalleinsätze wie zur Durchführung von Intensivtransporten eingesetzt.*

## Frage 30

Was ist bei der Annäherung an einen RTH zu beachten?

**Bei Annäherung an einen RTH hat die Eigensicherung oberste Priorität!**

**Die Annäherung an den RTH erfolgt nur von vorn, allenfalls schräg vorn, nur mit Blickkontakt und nach eindeutigem Zeichen des Piloten (Sitz vorne rechts).**

*Das Gefährdungspotenzial ergibt sich weitgehend durch die drehenden Heck- und Hauptrotoren:*

- *Heckrotor: Die größte Gefahr geht vom schlecht sichtbaren, senkrecht drehenden Heckrotor aus (insbesondere bei nicht ummantelten Systemen). Dieser kann leicht den Kopfbereich eines Erwachsenen erreichen, ein Annähern von hinten ist daher besonders gefährlich.*
- *Hauptrotor: Die Annäherung darf i. d. R. nur bei stehendem Hauptrotor erfolgen, bei an- bzw. auslaufendem Hauptrotor können die Rotorblätter die Kopfhöhe eines Erwachsenen erreichen. Besonders gefährlich ist das Herantreten in abschüssigem Gelände auf der „Bergseite".*

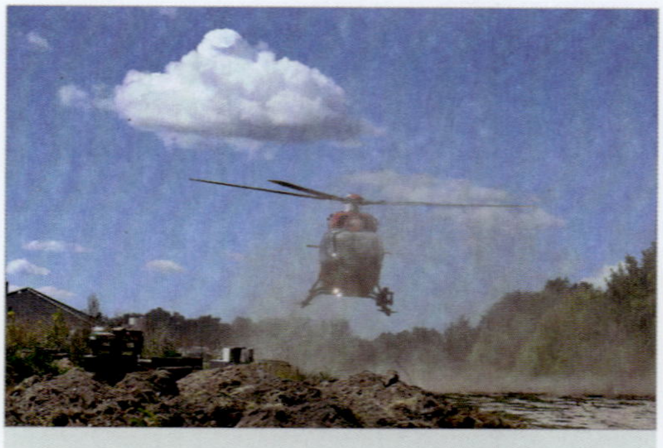

**Abb. 1.1 Downwash.** Rettungshubschraubereinsatz. Der Downwash des RTH wirbelt Staub, Schnee und ggf. lose Gegenstände auf, beeinträchtigt die Sicht und gefährdet möglicherweise Umstehende. (Quelle: DRF Luftrettung)

## Frage 31

? Was ist bei Start und Landung eines RTH zu beachten?

! **Die Einhaltung eines ausreichenden Sicherheitsabstandes ist wichtig!**

i *Hubschrauber erzeugen durch den sog. Downwash des drehenden Hauptrotors erhebliche Luftmassenbewegungen im Umfeld bei Start und Landung (▸ Abb. 1.1). Hierdurch können lose oder nicht sicher befestigte Gegenstände aufgewirbelt und herumfliegend zu einer ernsthaften Gefahr für umstehende Personen, Fahrzeuge und Gebäude werden. Die Einhaltung eines ausreichend großen Sicherheitsabstandes zu startenden oder landenden Luftfahrzeugen ist daher wesentlich. Fahrzeugtüren und -fenster sollten immer fest verschlossen bleiben.*

***Cave:*** *Das Unterqueren eines landenden oder startenden Luftfahrzeuges ist lebensgefährlich!*

## Frage 32

? Welche Anforderungen werden an eine geeignet Landefläche gestellt?

!
- **Fläche ca. 30 × 30 m (Nacht mindestens 50 × 50 m)**
- **ebene Fläche**
- **fester Untergrund, keine losen Gegenstände**
- **Hindernisfreiheit**
- **wünschenswert: gute Zuwegung**

i *Die Größe eines Landeplatzes sollte etwa den doppelten Rotordurchmesser aufweisen. Dies ergibt je nach Typ eine Fläche von ca. 30 × 30 m. Neben einer möglichst ebenen Fläche (Abrutschen des Hubschraubers) sind fester Untergrund (Einsinken der Kufen) und Freiheit von losen Gegenständen (Aufwirbelung) wesentliche Rahmenbedingungen. Besonders essenziell ist jedoch die möglichst weiträumige Hindernisfreiheit (Leitungen, Straßenbeleuchtungen, Bäume, Kräne etc.).*

*Die endgültige Entscheidung über die Eignung trifft der Pilot; im Regelfall wird hierzu die Einsatzstelle mindestens einmal überflogen (▸ Abb. 1.2).*

*Bei Nacht ist eine entsprechende Ausleuchtung durch die bodengebundenen Einsatzkräfte sinnvoll. Die Besatzungen der 24-h-Hubschrauber sind jedoch auch in der Lage, Landeplätze mit Bordmitteln autark ausleuchten zu können.*

*Insbesondere wenn der Patient mit dem RTH transportiert werden soll, ist eine gute Zuwegung wichtig.*

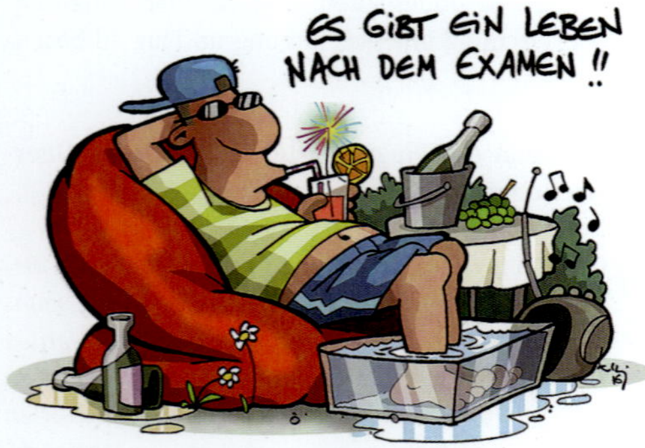

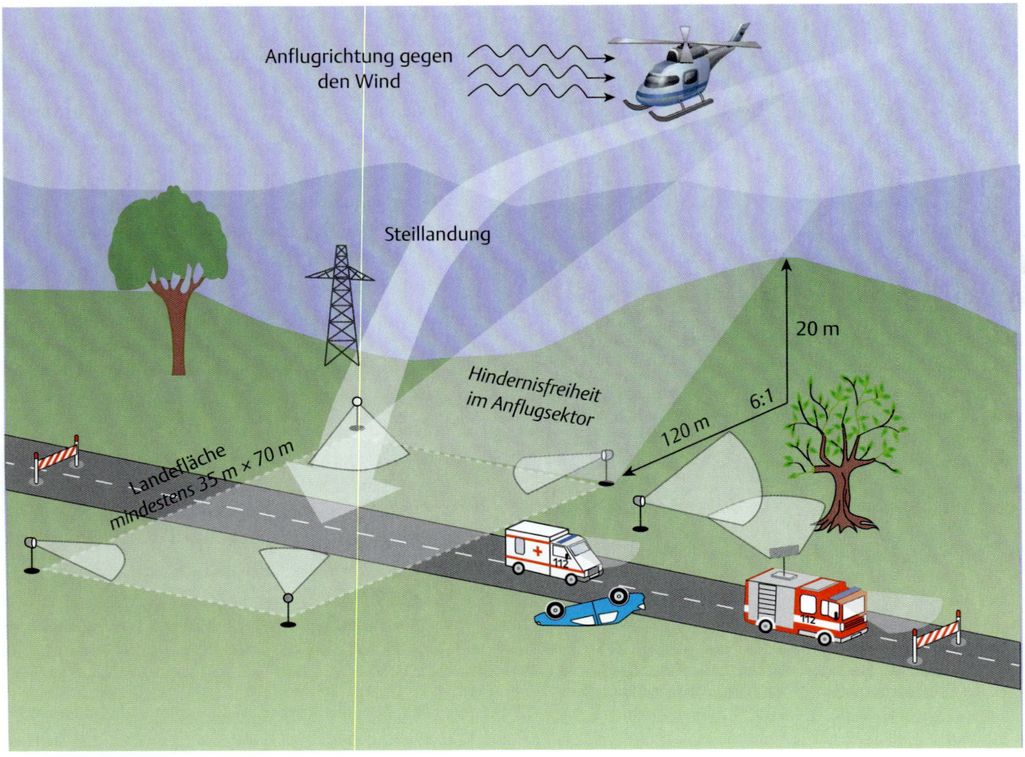


**Abb. 1.2 Geeignete Landefläche bei Rettungshubschraubereinsatz.** Schematische Darstellung einer primären Nachtlandung im Gelände mit Landefläche.

## Frage 33

Welche Besonderheiten sind bei der Patientenüberwachung und -versorgung im Flug zu beachten?

**Während des Fluges bestehen reduzierte Überwachungs- und Behandlungsmöglichkeiten.**

*Hohe Umgebungsgeräusche und schlechtere Beleuchtung schränken die diagnostischen und kommunikativen Möglichkeiten ein: In der Regel werden Helme zum Eigenschutz vor Verletzungen und Lärm getragen. Dies beeinträchtigt die Kommunikation mit dem Patienten und erschwert die Wahrnehmung akustischer Alarme an Medizingeräten. Durch die veränderte Beleuchtungssituation ist die klinische Beurteilung des Patientenzustandes schwieriger, insbesondere bei Nacht. Zu berücksichtigen sind zudem Adipositas, Compliance und psychischer Zustand des Patienten. Es kann aufgrund der räumlichen Enge weniger Personal gleichzeitig am Patienten arbeiten. Ein instabiler Patientenzustand erfordert die Antizipation möglicher Komplikationen.*

*Auch die Zugangsmöglichkeiten zum Patienten für therapeutische Maßnahmen sind im RTH deutlich begrenzt (▸ Abb. 1.3). Für invasive Maßnahmen wie Atemwegssicherung, Thoraxdrainage etc. muss daher eine großzügigere Indikation vor Transportbeginn gestellt werden. Der Einsatz mechanischer CPR-Systeme, Defibrillation/Kardioversion oder Schrittmacheranwendung an Bord ist grundsätzlich ohne Beeinträchtigung der Flugsicherheit möglich.*

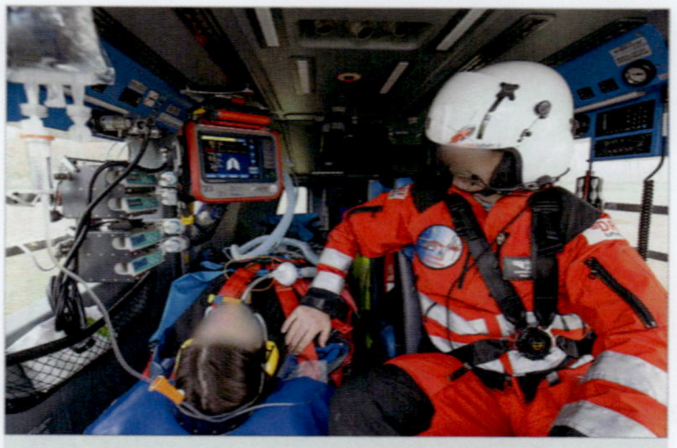

**Abb. 1.3 Patientenüberwachung im Flug.** Beengte Platzverhältnisse und Lärmschutz im Hubschrauber. (Quelle: DRF Luftrettung)

### Frage 34

Welche Besonderheiten sind bei einem Windeneinsatz zu beachten?

**Windeneinsätze finden hauptsächlich im (sub-)alpinen unwegsamen Gelände, zur Wasser-/Eisrettung oder Offshore statt. Windeneinsätze verlangen ein ausgeprägtes Zusammenspiel erfahrener Einsatzkräfte im RTH und am Boden. Während des Winchvorgangs muss der Pilot die Maschine im Schwebeflug auf Anweisung des Winchoperators in exakter Position halten.**

**Wesentlich ist neben Beachtung der Windverhältnisse die Hindernisfreiheit für das Windenseil.**

**Zum Patiententransport kommen i. d. R. Rettungsschlinge, Rettungssitz oder ein Bergesack zum Einsatz. Beim Winchen mit Patientenbergesack kommen Anti-Rotationsleine oder Anti-Rotationssegel zur Vermeidung eines Rotationstraumas zum Einsatz.**

*Nur wenige RTH verfügen über eine Rettungswinde. Die Seillänge beträgt je nach Windentyp 50–90 m.*

### Frage 35

Welche Gasgesetze spielen beim Patiententransport mit Flächenflugzeugen eine wesentliche Rolle?

**Gesetz von Dalton**
**Gesetz von Boyle-Mariotte**

*Das Gesetz von Dalton beschreibt die Abnahme des Sauerstoffpartialdruckes mit Abnahme des barometrischen Druckes. Hierdurch entsteht für die Patienten eine Hypoxiegefährdung. Bei Aufstieg in größere Höhen muss daher vor und während des Transports der respiratorischen Situation des Patienten besondere Aufmerksamkeit geschenkt werden.*

*Das Gesetz von Boyle-Mariotte beschreibt die proportionale Ausdehnung von Gasen mit abnehmendem Luftdruck. Nicht drainierte Luftansammlungen im Körper, wie z. B. ein Pneumothorax, können sich so zum Spannungspneumothorax ausweiten und müssen vor dem Flug suffizient drainiert werden. Bei beatmeten Patienten ist ein Cuffdruck-Monitoring obligat.*

## 1.5 Taktisches Vorgehen am Unfallort

*Jan Wnent, Jan-Thorsten Gräsner*

### Frage 36

Welche Aufgaben hat der Notarzt im Einsatz?

- **medizinische Leitung**
- **Durchführung von medizinischen Maßnahmen**
- **Kommunikation mit anderen Rettungskräften**
- **Transportbegleitung**

*Der Notarzt ist – auch bei Individualeinsätzen – der medizinisch verantwortliche Einsatzleiter. Er ist somit für die Diagnose, die Therapie und alle weiteren den Patienten betreffenden Maßnahmen verantwortlich. Er kann bestimmte Tätigkeiten an das Rettungsdienstpersonal delegieren (z. B. Venenpunktion).*

### Frage 37

Welches sind die ersten organisatorischen Aufgaben im zeitlichen Verlauf eines Notarzteinsatzes?

- **Annahme des Einsatzes**
- **Organisation der Anfahrt mit dem Notfallsanitäter**
- **Lagebeurteilung**
- **ggf. Rückmeldung an die Leitstelle**

*Die notfallmedizinische Versorgung kann in einem breiten Spektrum von unterschiedlichen Notfallsituationen erforderlich sein. Daher hat sich eine „Checkliste" für das eigene Vorgehen bewährt. Primär gilt es, nach einem Alarm möglichst schnell gemeinsam mit dem Rettungsdienstpersonal den Einsatzort zu erreichen. Hierzu sind unter Umständen Navigationshilfen, Kartenunterstützung etc. notwendig. Je nach Meldebild (Verkehrsunfall, internistischer Notfall) sind ggf. weitere Vorbereitungen, wie z. B. das Anlegen von Schutzkleidung und Schutzhelm nötig, bevor der Weg aus dem Fahrzeug angetreten wird.*

## Frage 38

Was fällt unter den Begriff der Lagebeurteilung/Lagemeldung bei einem Notarzteinsatz?

- **kurze Erfassung der Gesamtsituation**
- **ggf. notwendige Rückmeldung an die Einsatzleitstelle**

*Eine Lagebeurteilung ist meist bereits innerhalb weniger Sekunden möglich. In der Regel verschafft man sich bei der Anfahrt oder beim Betreten des Einsatzortes einen Überblick über die Situation (Lageübersicht auf Sicht). Handelt es sich um einen Verkehrsunfall, stehen zunächst Fragen zur Absicherung, eingeklemmten Patienten oder weiteren Gefahren im Vordergrund. Im Weiteren muss man sich zügig einen Überblick über die Vitalfunktionen jedes Notfallpatienten verschaffen.*

*Sind weitere Einsatzkräfte für die Bewältigung der aktuellen Lage erforderlich, erfolgt schnellstmöglich eine Rückmeldung an die Leitstelle.*

## Frage 39

Was gehört zur persönlichen Schutzausrüstung des Notarztes?

- **Einsatzjacke**
- **Sicherheitsstiefel**
- **Kopfschutz**
- **ggf. weitere Infektionsschutzausrüstung**

*Für die Bekleidung für den Einsatz im Rettungsdienst gelten die Anforderungen nach GUV-R 2106, den Regeln für Sicherheit und Gesundheitsschutz. Demnach muss die Jacke über einen Warnschutz nach EN 471 der Klasse 3 verfügen (s. ▸ Abb. 1.4).*

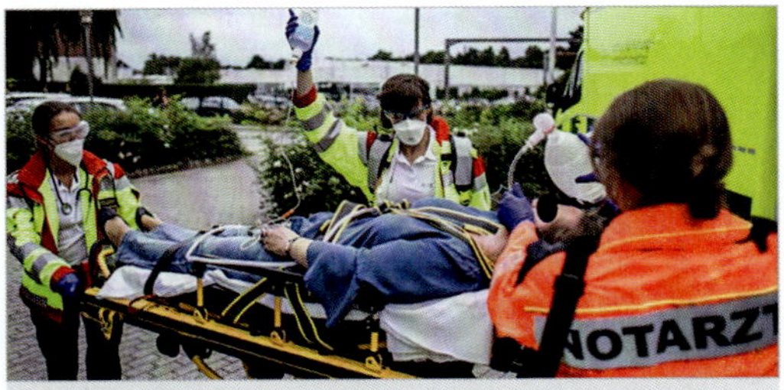


**Abb. 1.4 Rettungsteam in Schutzkleidung.** (Quelle: Universitätsklinikum Schleswig-Holstein, Institut für Rettungs- und Notfallmedizin)

*Zum Schutz vor Verletzungen durch Umknicken, Ausrutschen, Vertreten oder gegen mechanische oder chemische Einwirkungen soll die Besatzung von Krankenkraftwagen Sicherheitsschuhe tragen – mindestens der Kategorie S 2 Typ B (mit Zehenschutzkappen, rutschhemmender Sohle, knöchelhohem Schaft der Form „B"), besser S 3 (höhere Durchtrittsicherheit gegen Stichverletzungen der Fußsohle).*

*Zum Schutz des Kopfes gegen Anstoßen, pendelnde, herab- bzw. umfallende oder wegfliegende Gegenstände ist für jedes Mitglied der Fahrzeugbesatzung ein Schutzhelm nach DIN EN 443 („Feuerwehrhelme" mit Kinnriemen, Gesichts- und Nackenschutz) zur Verfügung zu stellen.*

*Durch die SARS-CoV-2-Pandemie ist die persönliche Schutzausrüstung zum Infektionsschutz mehr in den Fokus gerückt. Hierzu gehören Schutzkittel/Overall, medizinischer Mundschutz (unterschiedlicher Filterstufe), Handschuhe und ein Gesichtsschutz bzw. eine entsprechende Schutzbrille.*

## Frage 40

Wie soll im Anschluss an die Lagebeurteilung/Rückmeldung im Notarzteinsatz vorgegangen werden?

**Durchführen von lebensrettenden Sofortmaßnahmen.**

*Nach der Lagebeurteilung und dem Ausschluss von Gefahren für das Rettungsdienstpersonal, stehen lebensrettende Sofortmaßnahmen im Vordergrund. Parallel zur Bereitstellung von Material aus den Notfallkoffern/Notfallrucksäcken, der Diagnostik mittels EKG und Pulsoxymetrie sowie weiterer notwendiger Maßnahmen, muss auf akute Lebensgefahr durch starke Blutungen, Luftnot oder Kreislaufstillstand reagiert und mit den notwendigen Maßnahmen begonnen werden. Dabei darf der Eigenschutz nicht außer Acht gelassen werden.*

## Frage 41

Welche Informationen sind in einer Notfallanamnese zu erheben?

- **aktuelle Beschwerden**
- **zeitlicher Verlauf**
- **Vorerkrankungen**
- **Dauermedikation**
- **Allergien**
- **letzte Nahrungsaufnahme**

*Bei der Diagnostik im Notarzteinsatz kommt der kurzen, zielgerichteten und auf die Situation angepassten Anamnese eine Schlüsselrolle zu. Ziel der Anamnese ist es, akute Beschwerden und Symptome sowie deren zeitlichen Verlauf zu erfassen. Relevante Vorerkrankungen, die für die aktuelle Notfallsituation bedeutend sind, sind ebenfalls zu erfragen. Da Notfälle für den Patienten i. d. R. Ausnahmesituationen sind, können aufgeregte Patienten oder Angehörige wichtige Aspekte oft nicht direkt berichten. Gerade im Hinblick auf Vorerkrankungen haben sich Fragen nach vorangegangenen Krankenhausaufenthalten sowie der aktuellen Medikation des Patienten bewährt. Aus den Medikamentenangaben kann der Notarzt auch Rückschlüsse auf Vorerkrankungen ziehen, ohne dass eine genaue Angabe seitens des Patienten notwendig ist. Hilfreich ist auch das Vorgehen nach dem SAMPLE-Schema.*

## Frage 42

Was versteht man unter einer SAMPLE-Anamnese im Rettungsdienst?

- **S – Symptome**
- **A – Allergien**
- **M – Medikamente**
- **P – Patientenvorgeschichte**
- **L – letzte Mahlzeit, Lebensgewohnheiten**
- **E – Ereignis: Was ist neu?**

*Das **SAMPLE-Schema** setzt sich zusammen wie folgt:*

- *Symptome: aktuelle Beschwerden, Begleitsymptomatik, Beschwerdebeginn, Beschwerdeverlauf, Schmerzbeurteilung (Ort, Qualität und Dauer)*
- *Allergien: alle bekannten Allergien des Patienten, besonders auf Medikamente, Latex (Handschuhe des Rettungsdienstpersonals)*
- *Medikamente: welche, wie oft, wann, Dosisplan?*
- *Patientenvorgeschichte: vorhergehende Krankenhausaufenthalte, Voroperationen, chronische Erkrankungen (Hypertonus, Diabetes, KHK [koronare Herzkrankheit]), regelmäßige Hausarztbesuche (Wer ist der Hausarzt?)*
- *letzte Mahlzeit/Lebensgewohnheiten: Information über Flüssigkeitsaufnahme, Alkohol/Drogenkonsum, Nikotinabusus*
- *Ereignis: Was ist direkt vor dem Eintritt des Notfalls passiert?*

## Frage 43

Welche Untersuchungsschritte sind nach der Anamnese im Notarzteinsatz sinnvoll?

- **körperliche Untersuchung**
- **apparatives Monitoring und Diagnostik** (z. B. 12-Kanal-EKG, Sonografie etc.)

*Zur Vorgehensweise bei der körperlichen Untersuchung gibt es unterschiedliche Schemata: Entweder wird ein einmaliger Ganzkörpercheck von Kopf bis Fuß an der anatomischen Vorgabe abgearbeitet; oder man beginnt mit einem Check der Vitalfunktionen Bewusstsein, Atmung und Puls und schließt dann die weitere Diagnostik an. Das Ziel: zeitnah lebensbedrohliche Zustände zu erfassen und keine Verletzungen oder Erkrankungen zu übersehen.*

*Das apparative Monitoring umfasst als Basismonitoring bei jedem Notfallpatienten:*

- *eine nichtinvasive Blutdruckmessung*
- *ein EKG (3/6 Ableitungen)*
- *die Pulsoxymetrie*
- *eine Blutzuckerbestimmung*

*Derzeit erhält auch die Notfallsonografie immer mehr Einzug in der präklinische Notfallmedizin. Durch die Verfügbarkeit kleiner, portabler Geräte mit einer sehr guten Bildqualität und dem Einzug steigenden Expertise aus der klinischen Tätigkeit wird diese Technik immer mehr auch im Rettungsdienst angewandt und erhöht die Diagnosesicherheit deutlich.*

### Frage 44

? Was versteht man bei der Untersuchung eines Patienten unter dem ABCDE-Algorithmus?

! **Einen Ablaufplan zur Untersuchung, meist aus Konzepten wie z. B. dem Advanced Trauma Life Support (ATLS) übernommen.**

i *Das **ABCDE-Schema** orientiert sich sowohl an der Diagnostik als auch an direkten Maßnahmen, sobald pathologische Zustände erkannt werden.*

- *A – Airway: Sicherung der Atemwege unter HWS-Schutz*
- *B – Breathing: Sicherstellung einer adäquaten Ventilation. Hierzu sind nach der Diagnostik ($S_pO_2$, Auskultation, Hautkolorit, Atemfrequenz) direkte Maßnahmen wie Sauerstoffinhalation mit mindestens 8 l $O_2$ und der Ausschluss lebensbedrohender Zustände wie einem Spannungspneumothorax vorgesehen. Ein erkannter Spannungspneumothorax muss direkt und ohne Zeitverzug entlastet werden, bevor das Schema weiter abgearbeitet wird.*
- *C – Circulation: Schockbehandlung und Blutungskontrolle. Venöse Zugänge schaffen, Blutungen stillen.*
- *D – Disability: Vigilanzstörungen und neurologischen Status erfassen. Hierzu zählen GCS, Pupillenreaktionen, Paresen oder Plegien.*
- *E – Exposure/Environment: Bodycheck, Schutz vor Umwelteinflüssen. Dazu gehört neben der Suche nach offensichtlichen Verletzungen am unbekleideten Patienten auch der Wärmeerhalt.*

*Eventuell offensichtliche, lebensbedrohliche Blutungen sind als Erstes, im Sinne eines cABCDE, zu stoppen, bevor im ABCDE-Scheme weiter vorgegangen wird. Wichtig ist, dass dieses Schema im Sinne eines Re-Assessments zeitnah wiederholt wird.*

### Frage 45

? Welche Schritte schließen sich an die Patientenversorgung am Notfallort an?

!
- **Vorbereitung des Transports**
- **Herstellung der Transportfähigkeit**
- **Auswahl der Zielklinik**
- **Transportbegleitung**
- **Patientenübergabe**
- **Dokumentation**

i *Nach Abschluss der notwendigen lebensrettenden Maßnahmen gilt es, den Patienten in ein geeignetes Krankenhaus zu transportieren. Grundsätzlich sollte dies besonders bei internistischen Patienten nach einer Stabilisierung erfolgen, da sowohl der Transport zum Fahrzeug als auch die eigentliche Fahrt mit dem Rettungsmittel zu erneuten medizinischen Problemen führen kann. Die Zielklinik ist nach der Erreichbarkeit sowie den dort vorhandenen therapeutischen Möglichkeiten auszuwählen und bei notärztlich begleiteten Transporten grundsätzlich vorab zu informieren. Hier hat sich ein direktes Arzt-Arzt-Gespräch als vorteilhaft erwiesen, um im Zielkrankenhaus entsprechende Vorbereitungen (z. B. Besetzung des Herzkatheter-Labors) treffen zu können.*

*Die Dokumentation ist ein Bestandteil der ärztlichen Tätigkeit und gehört auch in der Notfallmedizin zur Vervollständigung einer Behandlung bzw. eines Einsatzes.*

## 1.6 Erstversorgung unter erschwerten Bedingungen

*Patrick Meybohm*

### Frage 46

? Sie werden als Notarzt zu einem Unfall in einem Chemiewerk mit ca. 5 Brandverletzten alarmiert. Welche erschwerten Bedingungen erwarten Sie?

! **Eigensicherung!**

i *Die Eigensicherung muss bei Bränden und Unfällen, insbesondere in Kombination mit chemischen Gefahrstoffen, unbedingt beachtet werden. Teilweise trifft der Rettungsdienst vor der Feuerwehr an der Einsatzstelle ein, sodass das Rettungsteam besondere Aufmerksamkeit auf die mögliche Ausbreitung von Rauch und Gefahrstoffen sowie die Windrichtung richten muss.*

### Frage 47

? Sie werden zu einem Pkw-Unfall gerufen. Der Fahrer ist bereits am Unfallort verstorben, die ca. 65-jährige Beifahrerin ist eingeklemmt und wird zunehmend respiratorisch instabil. Wie gehen Sie vor?

**Insgesamt muss hier von einem Hochrasanztrauma ausgegangen werden. Die Patientin ist vital bedroht. Insofern muss die Rettung aus dem Fahrzeug so schnell als möglich erfolgen. Bei respiratorischer Instabilität steht die Sicherung des Atemwegs im Vordergrund. Start der Sauerstoffinsufflation und parallel Vorbereitung der endotrachealen Intubation, wobei mit einem potenziell schwierigem Atemweg zu rechnen ist.**

*Die Patientin sollte so schnell wie möglich aus dem Pkw befreit werden. Die endotracheale Intubation in einem Pkw ist i. d. R. schwierig. Ist eine endotracheale Intubation unumgänglich, sollten nach Präoxygenierung und Einleitung der Narkose bereits nach dem 1. frustranen Intubationsversuch alternative Wege zur Atemwegssicherung gesucht werden. Hierzu bieten sich für die endotracheale Intubation die Videolaryngoskopie sowie alternative Atemwegshilfen wie Larynxmaske, Larynxtubus oder Combitubus an. Die erfolgreiche Intubation wird am ehesten über die $CO_2$-Kurve mittels Kapnometrie überprüft, da bei lauten Umgebungsgeräuschen oder potenziellem Thoraxtraumas die Auskultation schwierig sein kann.*

### Frage 48

Welche alternativen Atemwegshilfen sollten im Rettungsdienst mitgeführt werden?

**Larynxmaske, Larynxtubus oder Combitubus, Videolaryngoskopie.**

*Probleme beim Atemwegsmanagement und eine potenzielle Fehlintubation stellen weiterhin ein unterschätztes Problem in der präklinischen Notfallmedizin dar. Neben dem normalen Equipment zur endotrachealen Intubation sollten, zumindest im NEF/NAW/RTH, alternativen Atemwegshilfen zur Verfügung stehen. Am weitesten verbreitet sind Larynx- und Combituben sowie Larynxmasken.*

*Für die endotracheale Intubation sollte die Videolaryngoskopie im Rettungsdienst der neue Standard sein.*

### Frage 49

Sie werden als Notarzt zu einem Einsatzort gerufen, bei dem ein Baugerüst eingestürzt ist und dabei einen Bauarbeiter mit Sturz aus ca. 5 m Höhe begraben hat.

Von welchem Verletzungsmuster sollten Sie ausgehen? Wie würden Sie den Patienten bergen?

**Sturz aus großer Höhe mit potenziell vital bedrohlichen Mehrfachverletzungen und instabilem Wirbelsäulentrauma. Die Rettung des Patienten darf erst nach Immobilisierung der Wirbelsäule erfolgen. Hierfür können prinzipiell Schaufeltrage, Vakuummatratze und/oder Spineboard genutzt werden.**

*Patienten können mit allen o. g. Rettungsgeräten am Einsatzort geborgen, transportiert und immobilisiert werden. Für die initiale Bergung bietet sich am ehesten die Schaufeltrage an, die zweigeteilt von rechts und links schonend unter den Patienten geschoben werden kann, ohne dass dieser dafür gedreht werden muss. Potenzielle Probleme sind das Zusammenführen und Verschließen beider Hälften. Für den Transport in die Klinik sollte der Patient mit einem Wirbelsäulentrauma nach Bergung auf der Trage mittels Vakuummatratze weiter immobilisiert werden. Der Vorteil hierbei ist, dass sich die Vakuummatratze den Konturen des Patienten und potenzieller Frakturen anpassen kann und damit die Fahrt weniger traumatisch macht. Alternativ kommt in einigen Ländern das Spineboard als Rettungs- und Transportmittel zum Einsatz. Hierbei wird der Patient am Unfallort zunächst auf das glatte Brett gezogen und für den Transport dann mit Schnüren bis zur Übergabe in der Klinik immobilisiert.*

## 1.7 Ausrüstung und Fahrzeuge im Rettungsdienst

*Florian Reifferscheid*

### Frage 50

Welches Verfahren zum sicheren Nachweis einer endotrachealen Tubuslage können Sie präklinisch einsetzen?

**Die Kapnometrie/Kapnografie.**

*Die Kapnometrie gehört nach DIN 75 079 in das Lastenheft eines jeden Notfalleinsatzfahrzeugs. Sie ist das einzige präklinisch verfügbare apparative Verfahren zur Verifizierung der korrekten Tubuslage und muss daher bei jeder Intubation zum Einsatz kommen.*

*Die Messung des endtidalen Kohlendioxids kann sowohl invasiv über Haupt- oder Nebenstromverfahren bei intubierten als auch nichtinvasiv bei spontan atmenden Patienten erfolgen. Die Kapnografie liefert dabei neben der korrekten Tubuslage auch Hinweise auf die respiratorische Situation des Patienten und kann zur Steuerung und zum Monitoring von Atmung und Beatmung genutzt werden.*

***Cave:** Kohlendioxidsensoren benötigen häufig eine Aufwärmphase und sollten daher bereits in Rahmen der Vorbereitung einer Intubation eingeschaltet werden!*

## Frage 51

Sie kommen als Notarzt zu einem verunglückten Motorradfahrer. Nach einer 1. Untersuchung haben Sie den V.a. ein Wirbelsäulentrauma. Welche Hilfsmittel nutzen Sie, um den Patienten schonend auf die Trage zu lagern und zu immobilisieren?

**Schaufeltrage und Vakuummatratze.**

*Die Schaufeltrage besteht aus dünnen Kunststoff- oder Aluminium blättern, die durch einen Rahmen verbunden sind und am Kopf- und Fußende geteilt werden können. Beide Hälften können nacheinander unter den Patienten geschoben werden, ohne dass dieser bewegt werden muss. Nach dem Verschließen der Verbindungsstücke kann der Patient auf der Schaufeltrage fixiert und angehoben werden. Neben der Schaufeltrage wird v. a. im angloamerikanischen Raum das Spineboard zur Rettung und Immobilisation verwendet.*

*Die Immobilisation für den Transport sollte dann mittels einer Vakuummatratze durchgeführt werden, auf die der Patient schonend mit der Schaufeltrage verbracht wird. Nach Entfernen der Schaufeltrage kann die Vakuummatratze so an den Patienten anmodelliert und evakuiert werden, dass sich das Patientengewicht großflächig auf die Auflage verteilt und sowohl Körper als auch Kopf und Hals transportstabil immobilisiert werden.*

## Frage 52

Sie haben einen polytraumatisierten Patienten mit der Schaufeltrage gerettet. Wie halten Sie die Immobilisation während des Transports ins Krankenhaus aufrecht?

**Durch Lagerung und Transport auf der Vakuummatratze.**

*Die Vakuummatratze ist mit kleinen Plastikkügelchen gefüllt und lässt sich daher gut an die Körperform des Patienten anmodellieren. Durch das vollständige Absaugen der Luft aus der Matratze werden die Kügelchen fest aneinander gepresst, und die Matratze wird hart, sodass der Patient immobilisiert ist. Vakuummatratzen sind i. d. R. durchlässig für Röntgenstrahlen.*

## Frage 53

Welche Maßnahme ist bei Akzelerations- bzw. Dezelerationstraumata sowie bei Verletzungen des Schädels anzustreben?

**Die Schienung der HWS.**

*Bei entsprechendem Unfallmechanismus muss von einer Verletzung der HWS ausgegangen werden. Diese soll bereits vor der technischen Rettung immobilisiert werden. Die Immobilisierung wird dabei aktuell kritisch diskutiert. Ihr Umfang ist abhängig von der Verletzungsschwere und der Bewusstseinslage des Patienten. Schwerverletzte nach stumpfem Trauma, bewusstseinsgetrübte und Patienten mit behandlungsbedürftigem Wirbelsäulenschmerz sollen vollständig immobilisiert werden. Handelt es sich um einen Sturz aus > 3 m Höhe, eine schwere Rumpf- oder supraklavikuläre Verletzung oder Seniorität (> 65 Jahre), soll eine Immobilisation erwogen werden.*

*Zur Schienung der HWS werden auf allen Rettungsmitteln Zervikalstützen vorgehalten. Sie können zu einer Erhöhung des Hirndrucks führen, da sie zirkulär um den Hals angelegt werden. Auch die Atemwegssicherung kann erschwert sein, da Zervikalstützen die Nackenbeweglichkeit und die Mundöffnung einschränken.*

## Frage 54

Mit welchen Hilfsmitteln können Sie bei einer Beutel-Masken-Beatmung einen möglichst hohen Sauerstoffanteil ($F_iO_2$) in der Inspiration erzielen?

- **Sauerstoffschlauch**
- **Reservoirbeutel**
- **Demand-Ventil an den Beatmungsbeutel**

Tab. 1.2 Durch verschiedene Beatmungstechniken erreichbare inspiratorische Sauerstoffkonzentrationen ($FiO_2$).

| Beatmungstechnik | Inspiratorische $O_2$-Konzentration |
|---|---|
| Mund-zu-Mund-Beatmung (Ausatemluft) | 17 % |
| Beutel-Masken-Beatmung (Raumluft) | 21 % |
| Beutel-Masken-Beatmung mit Sauerstoffanschluss, 10 l/min Flow | bis 40 % |
| Beutel-Masken-Beatmung mit Reservoirbeutel, 10–15 l/min Flow | bis 95 % |
| Beutel-Masken-Beatmung mit Demandventil | 100 % |

*Durch den Anschluss eines Sauerstoffschlauches, eines Reservoirbeutels oder eines Demand-Ventils an den Beatmungsbeutel lässt sich eine hohe inspiratorische Sauerstoffkonzentration erreichen (s. ► Tab. 1.2).*

## Frage 55

Der Disponent in einer Rettungsleitstelle erhält den Notruf eines Patienten, der über thorakale Schmerzen mit Ausstrahlung in den linken Arm und Dyspnoe klagt. Welche Rettungsmittel sollten für diesen Einsatz alarmiert werden?

**Ein RTW und ein arztbesetztes Rettungsmittel.**

*Bei Einsätzen, bei denen das Meldebild eine lebensbedrohliche Situation und damit eine Notarztindikation vermuten lässt, werden i. d. R. 1 RTW und 1 arztbesetztes Rettungsmittel, also NEF, NAW oder RTH eingesetzt. Der Einsatz erfolgt im Rendezvoussystem, d. h., Notarzt und RTW treffen sich erst am Einsatzort. Neben der größeren Personalstärke zur Versorgung und Rettung des Patienten am Einsatzort besteht so der Vorteil, dass der Notarzt den Patiententransport bei Bedarf begleiten oder sich wieder freimelden kann. Er steht so ggf. früher für Folgeeinsätze zur Verfügung.*

## Frage 56

Welche arztbesetzten, bodengebundenen Rettungsmittel kennen Sie?

**NEF, NAW, VEF und ITW.**

*Notarzteinsatzfahrzeuge (NEF) sind i. d. R. mit einem Notarzt und einem Notfallsanitäter (NFS) besetzt. Der Notarzt kann für seinen Dienst dabei ausschließlich im Rettungsdienst eingesetzt sein (Aufenthalt auf der Rettungswache) oder im Krankenhaus tätig (z. B. Intensivstation, Notaufnahme) und nur bedarfsweise auf dem NEF anwesend sein. Die Anforderungen an das NEF und seine Ausstattung sind in der DIN 75 079 beschrieben.*

*Notarztwagen (NAW) sind heute nur noch vereinzelt im Einsatz. Sie sind im Gegensatz zum NEF auch zum Transport des Patienten geeignet.*

*Im Bereich der Sekundärtransporte kommen sogenannte Verlegungsarzteinsatzfahrzeuge (VEF) oder Intensivtransportwagen (ITW) als arztbesetzte Rettungsmittel bodengebunden zum Einsatz.*

## Frage 57

Sie sind Stationsarzt auf der Intensivstation eines Krankenhauses und wollen einen Ihrer Patienten, mit einem ausgeprägtem ARDS zur Anlage einer ECMO intubiert, beatmet und katecholaminbedürftig in ein Zentrum verlegen. Welches Rettungsmittel fordern Sie von der Rettungsleitstelle für den Transport an?

**Einen ITW oder einen ITH.**

*Intensivtransportwagen (ITW) sind Sekundärrettungsmittel, die zum Interhospitaltransfer intensivüberwachungs- und behandlungspflichtiger Patienten eingesetzt werden (► Abb. 1.5). Sie sind mit*

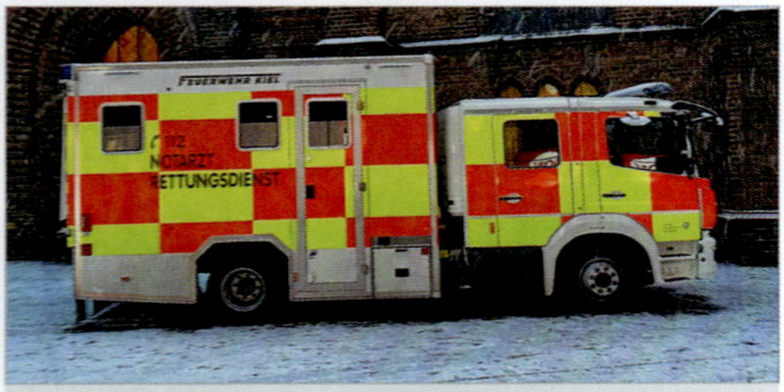


**Abb. 1.5 Intensivtransportwagen.** Ausgerüstet mit mindestens 6 Perfusoren und einem transportablen Intensivrespirator.

*einem Notarzt (DIVI-Empfehlung: 3 Jahre klinische Weiterbildung, zusätzlich 6 Monate Vollzeittätigkeit auf einer Intensivstation, aktiver Notarzt mit mindestens 1-jähriger Einsatzerfahrung als Notarzt und zusätzlich 20-stündiger Kurs Intensivtransport) und 2 Notfallsanitätern besetzt. Neben einem großen Sauerstoff- und Medikamentenvorrat sind sie mit mindestens 6 Perfusoren und einem transportablen Intensivrespirator ausgerüstet. Die Anforderungen an Fahrzeug und Ausstattung sind in der DIN 75 076 beschrieben.*

*Alternativ kann ein Intensivtransport auch in einem Intensivtransporthubschrauber (ITH) durchgeführt werden. Die Anforderungen an dessen Ausstattung sind in den DIN EN 13 718–1 und -2 beschrieben. ITH sind in der Regel neben Pilot und ggf. Co-Pilot mit einem Notarzt und einem Notfallsanitäter (HEMS TC) besetzt.*

## Frage 58

? Welche Beatmungsmodi bietet das Beatmungsgerät eines modernen, arztbesetzten Rettungsmittels?

! **Automatische Beatmungsgeräte bieten volumen- und druckgesteuerte Modi sowie die Möglichkeit zur nichtinvasiven Beatmung (NIV).**

i *Nach DIN 75 079 müssen NEF mit einem automatischen Beatmungsgerät ausgestattet sein, das nicht nur volumen- oder druckgesteuerte Beatmungsmodi für die invasive Beatmung von Notfallpatienten zulässt. Es muss auch eine Option zur NIV bieten (▸ Abb. 1.6).*

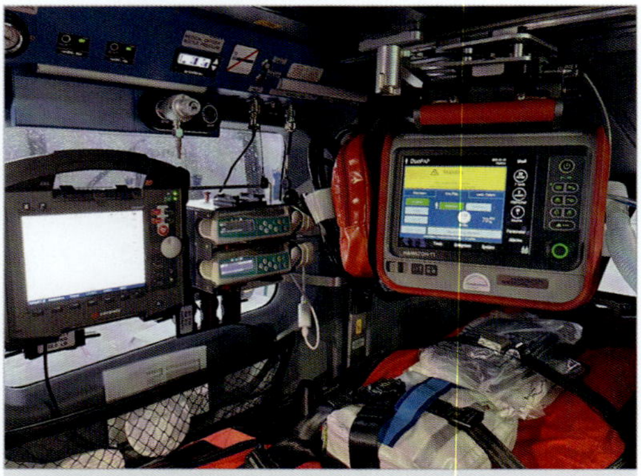

**Abb. 1.6 Automatisches Beatmungsgerät.** Zur kontrollierten und assistierten sowie zur invasiven und nichtinvasiven Beatmung (NIV).

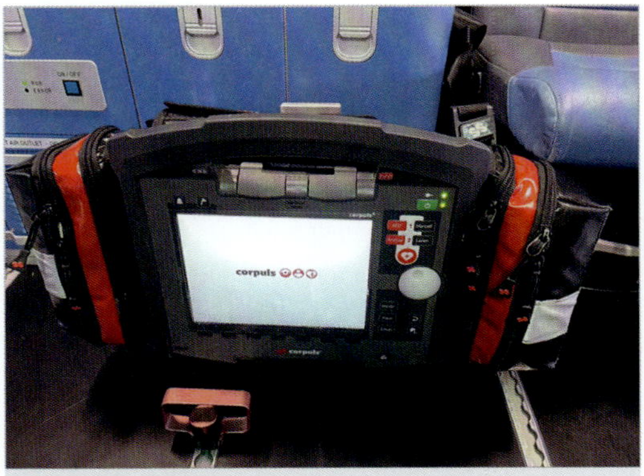


**Abb. 1.7 Defibrillator.** Moderne Defibrillatoren bieten vielfältige Messalgorithmen und Überwachungsfunktionen.

## Frage 59

? Welche Funktionen sollte ein auf RTW oder arztbesetzten Rettungsmitteln eingesetzter Defibrillator bieten?

! 
- **Defibrillation im AED-Betrieb oder manuell**
- **EKG-Überwachung**
- **12-Kanal-EKG**
- **transkutaner Herzschrittmacher**

i *Der Defibrillator (▸ Abb. 1.7) dient nicht nur der elektrischen Therapie durch Kardioversion, Defibrillation oder transkutane Stimulation; er ist ein vielseitiger Überwachungsmonitor, mit dem neben einem Standard-EKG auch ein 12-Kanal-EKG zum Ausschluss eines akuten Koronarsyndroms (ACS) abgeleitet werden kann. Optional sind nichtinvasive Blutdruckmessung und Pulsoxymetrie sowie Kapnometrie oder Kapnografie, invasive Druckmessungen und eine Temperatursonde möglich.*

## Frage 60

? Der Disponent einer integrierten Rettungsleitstelle bearbeitet einen Anruf aus einer Arztpraxis. Der Arzt fordert für einen kreislaufstabilen Patienten mit einer isolierten Extremitätenfraktur ein Fahrzeug zum Transport in die nächstgelegene chirurgische Klinik an. Welches Fahrzeug sollte mindestens für diesen Transport eingesetzt werden?

! **Ein KTW.**

Tab. 1.3 Fahrzeugtypen für den Transport, die Überwachung und Behandlung von Patienten nach DIN EN 1789

| Typ | Englische Bezeichnung | Deutsche Bezeichnung | Zweck |
|---|---|---|---|
| A1 | patient transport ambulance | Krankentransportwagen (KTW) | qualifizierter Krankentransport (einzelner Patient) |
| A2 | patient transport ambulance | Krankentransportwagen (KTW) | qualifizierter Krankentransport (mehrere Patienten) |
| B | emergency ambulance | Notfallkrankenwagen | Transport, Erstversorgung und Überwachung von Patienten |
| C | mobile intensive care unit | Rettungswagen (RTW) | Transport, erweiterte Behandlung und Überwachung von Notfallpatienten |

*KTW sind für Patienten geeignet, die einer Betreuung durch medizinisches Fachpersonal bedürfen, ohne vital gefährdete Notfallpatienten zu sein. Sie kommen zu disponiblen Transporten kreislaufstabiler Patienten innerhalb der ambulanten oder stationären Therapie zum Einsatz (s. ▸ Tab. 1.3).*

*Die personelle Besetzung besteht aus 2 Personen, deren Qualifikation bundesweit nicht einheitlich geregelt ist; mindestens wird ein Rettungssanitäter gefordert. Die Anforderungen an nichtarztbesetzte Fahrzeuge und die Ausstattung im Rettungsdienst werden in der DIN EN 1789 geregelt.*

## 1.8 Transport und Übergabe des Patienten

*Patrick Meybohm*

### Frage 61

Sie werden als Notarzt von einem RTW-Team zur Analgesie bei einem 90-jährigen Patienten nach Sturz aus dem Bett im Pflegeheim nachalarmiert. Wie bringen Sie den Patienten in die Klinik? Welche weiteren Transportmittel gibt es prinzipiell?

**Der Patient kann bei stabiler Herz-Kreislauf-Funktion nach suffizienter Analgesie mit/oder ohne Notarztbegleitung vom RTW-Team in die Klinik transportiert werden.**

- **KTW: Patient ohne vitale Bedrohung**
- **RTW: (potenziell) vital bedrohte Patienten ohne Notarzt**
- **NAW/RTH: (potenziell) vital bedrohte Patienten mit Notarzt**
- **ITW/ITH: geplante/zeitnahe Verlegungen von Intensivpatienten/Sekundärtransporte**

*Prinzipiell stehen in Deutschland folgende Rettungs-/Transportmittel (S. 35) zur Verfügung.*

- *KTW: Patient ohne vitale Bedrohung im Liegen, Sitzen oder per Tragestuhl, zeitunkritisch (Beispiel Dialysefahrt).*
- *RTW: Beförderung von (potenziell) vital bedrohten Patienten mit Überwachung durch qualifiziertes Personal, allerdings ohne ärztliche Begleitung (Beispiel: Patient mit akuter Oberschenkelhalsfraktur).*
- *NAW/RTH: Beförderung von (potenziell) vital bedrohten Patienten mit ärztlicher Überwachung (Beispiel Polytrauma, Reanimation).*
- *ITW/Intensivtransporthubschrauber (ITH): geplante/zeitnahe Verlegungen von Intensivpatienten/Sekundärtransporte. Ist eine lange Transportstrecke zu überwinden oder liegen Verletzungen vor, die durch Erschütterungen während eines Transportes verschlechtert werden können, so ist ein Lufttransport zu bevorzugen (Beispiel: Patient mit akutem Myokardinfarkt zur Koronarintervention; Polytrauma mit Wirbelsäulentrauma).*

### Frage 62

Sie versorgen als Notarzt einen Patienten nach Sturz aus ca. 3 m Höhe. Der Patient ist nach 1000 ml Infusionslösung und Analgesie spontanatmend kreislaufstabil. Der Bodycheck ergab außer einer offenen Unterschenkelfraktur links keinen Anhalt für weitere Verletzungen. Das nächstgelegene Krankenhaus der Grundversorgung ist ca. 5 km entfernt, ein Krankenhaus der Schwerpunktversorgung mit Traumaversorgung 20 km.

In welches Zielkrankenhaus würden Sie den Patienten transportieren?

**In das Krankenhaus der Schwerpunktversorgung mit Traumaversorgung. Der Notarzt, der den Patienten betreut, muss die Entscheidung über die Zielklinik treffen.**

*Aufgrund des Unfallmechanismus (Sturz aus Höhe) kann der Patient weitere potenziell vital bedrohliche Verletzungen haben, sodass ein Transport in ein Traumazentrum angestrebt werden sollte. Nur wenn die Entfernung zu weit wäre bzw. der Transport zu lange dauern würde (z. B. > 30 min), sollten das nächstgelegene Krankenhaus für die Erstversorgung angefahren oder ein RTH angefordert werden. Der Notarzt ist für die Wahl des Transportmittels und für das Zielkrankenhaus verantwortlich.*

### Frage 63

Bei zunehmender Krankenhausbettenreduktion und v. a. in Ballungszentren mit knappen Intensivkapazitäten melden sich zunehmend Krankenhäuser aller Versorgungsstufen bei der Leitstelle ab. Ist das erlaubt?

**Streng genommen „Nein".**

*Patienten müssen zumindest für die Erstversorgung aufgenommen werden. Wenn das Krankenhaus einen Patienten aus organisatorisch-logistischen Gründen (z. B. knappes Personal, fehlende Intensivbettkapazitäten) nicht definitiv aufnehmen kann, muss dann sekundär eine Alternative für die Weiterversorgung des Patienten organisiert werden.*

### Frage 64

Sie bringen einen polytraumatisierten Patienten in den Schockraum eines Krankenhauses. Wie sollte die Übergabe des Patienten erfolgen?

- **Nennung von Unfallhergang**
- **Rettung und erhobene Verletzungsmuster**
- **Verdachtsdiagnosen**
- **Alter**
- **Vitalstatus**
- **eingeleitete Therapie**

**Die Umlagerung des Patienten erfolgt als Team, bei dem der Anästhesist am Kopf das Kommando gibt. Anschließend können weitere Detailfragen gestellt und beantwortet werden.**

*Bei der Übergabe an das Team im Schockraum informieren Sie als Notarzt zunächst über den Unfallhergang, die Rettung und das von Ihnen erhobene Verletzungsmuster mit Verdachtsdiagnosen; zusätzlich nennen Sie Alter, Vitalstatus sowie die bisher eingeleitete Therapie. Die Umlagerung des Patienten erfolgt als Team, bei dem der Anästhesist am Kopf das Kommando gibt. Parallel zur Erstdiagnostik nach dem ABCDE-Schema können beteiligte Fachabteilungen dem Notarzt weitere Detailfragen stellen.*

## 1.9 Patientenverfügung in der Notfallmedizin

*Mathias A. Gerth*

### Frage 65

Sie werden zu einem 60-jährigen Patienten mit metastasiertem Tumorleiden gerufen.

In seiner aktuellen Patientenverfügung (PV) hat er eine Reanimation unter allen Umständen abgelehnt. Halten Sie dies für bindend, auch wenn er sich noch nicht im unmittelbaren Sterbeprozess befindet?

**Ja, eine PV gilt unabhängig vom Stadium der Erkrankung.**

*Laut Patientenverfügungsgesetz ist eine PV bindend, wenn sie sich auf die aktuelle Lebens- und Behandlungssituation bezieht. Sie gilt unabhängig von Art und Stadium der Erkrankung.*

### Frage 66

Sie werden zu einem 52-jährigen Patienten mit ALS (= amyotrophe Lateralsklerose) gerufen, der im fortgeschrittenen Erkrankungsstadium akute Dyspnoe hat. Er hat in einer aktuell verfassten Patientenverfügung (PV) eine Intubation und invasive Beatmung bei Fortschreiten seiner Erkrankung ausdrücklich abgelehnt. Wie gehen Sie vor?

- **Kommunikation mit dem Patienten, wenn möglich; sonst evtl. mit Bevollmächtigtem (entspricht PV dem aktuellen Willen?)**
- **bei Bestätigung des Willens: keine Intubation!**
- **evtl. Versuch mit NIV, um Akutsituation zu verbessern**

- **Morphingabe zur Linderung der Atemnot**
- **ggf. Weiterbetreuung auf einer Palliativstation**

*Wichtig ist bei einem ansprechbaren Patienten zunächst immer die Feststellung des aktuellen Patientenwillens! Auch bei Erstickungsgefahr darf man sich nicht automatisch über den Patientenwillen bzw. die Vorgaben einer PV hinwegsetzen, wenn diese auf die aktuelle Lebens- und Behandlungssituation zutrifft. Man darf dabei besonders im Kontext von ALS annehmen, dass sich der Verfasser ausführlich mit der Thematik beschäftigt hat.*

*Wünschenswert wäre allerdings bei diesem Patienten die vorausschauende Therapieplanung und Palliativversorgung (z. B. über die SAPV) – ohne die Beteiligung des Rettungsdienstes (Risiko von Fehlentscheidungen durch unbekannten Notarzt).*

## Frage 67

Sie werden in ein Seniorenheim zu einer 85-jährigen Patientin mit schwerer Demenz gerufen, die nach Aspiration und Hypoxie pulslos aufgefunden wurde. Das EKG zeigt eine Asystolie. Eine Standard-Patientenverfügung (PV) liegt vor, in der lebenserhaltende Maßnahmen bei schlechter Prognose abgelehnt werden. Wie gehen Sie vor?

**Keine Reanimationsmaßnahmen durchführen!**

*Sie leiten entsprechend dem Patientenwunsch keine Reanimationsmaßnahmen ein.*

*Die eher allgemein formulierte Standard-PV ist als gültig zu erachten, da eine besonders schlechte Prognose bei hypoxisch bedingtem Herz-Kreislauf-Stillstand anzunehmen ist. Auch bei fehlender PV wäre die medizinische Indikation für lebensverlängernde Maßnahmen in diesem Falle besonders streng zu stellen (primäre Asystolie/hypoxischer Herzstillstand).*

## Frage 68

Sie werden zu einer 70-jährigen, schwer herzinsuffizienten Patientin gerufen mit Lungenödem bei hypertensiver Krise. Eine Patientenverfügung (PV) liegt vor, in der lebenserhaltende Maßnahmen bei aussichtsloser Prognose (Hirnschädigung/irreversible Bewusstlosigkeit) abgelehnt werden. Wie gehen Sie vor?

- **Kommunikation mit der Patientin (aktueller Behandlungswille?), ggf. mit Bevollmächtigtem**
- **Im Zweifel Behandlung nach medizinischer Indikation, da sich die PV hier auf eine aussichtslose Prognose bezieht und somit nicht auf die aktuelle Situation zutrifft**
- **Übergabe der PV im Krankenhaus (ggf. Reevaluation bei Verschlechterung)**

*Der Notarzt kann hier in einen Konflikt geraten: Es liegt eine schwere, lebensbedrohliche Erkrankung mit schlechter Langzeitprognose vor, die einer Akutbehandlung aber evtl. gut zugänglich ist. Die PV bezieht sich jedoch auf eine zweifelsfrei aussichtslose Prognose (schwere Hirnschädigung/irreversible Bewusstlosigkeit), ist somit nicht wörtlich zutreffend. Diese einschränkende Formulierung ist leider oft in einer Standard-PV anzutreffen.*

*Ein zeitlich begrenzter Therapieversuch (z. B. mit NIV) erscheint möglich und sinnvoll.*

*Bei weiterer Verschlechterung während des Einsatzes (kardiogener Schock, Reanimation) oder im Krankenhaus (prolongierte Intensivtherapie) könnte die vorliegende Verfügung dann wirksam werden (wichtig: entsprechende Übergabe im Krankenhaus).*

## 1.9.1 Rechtliche Grundlagen der Patientenverfügung

Für die Durchführung einer ärztlichen Behandlung, auch in der Notfallmedizin, müssen stets sowohl die medizinische Indikation als auch die Einwilligung des Patienten vorliegen (sog. Zwei-Säulen-Modell). In der präklinischen Notfallsituation kann dabei manchmal nur ein mutmaßlicher Patientenwille ermittelt werden.

Eine bestehende Patientenverfügung (PV), die auf die aktuelle Lebens- und Behandlungssituation zutrifft, ist zu berücksichtigen, und zwar unabhängig von Art und Stadium der Erkrankung. Da über die Hälfte der älteren Bevölkerung mittlerweile eine PV besitzt, werden diese Dokumente immer häufiger auch in der Notfallsituation angetroffen. Eine auf die Notfallsituation angepasste, spezielle Notfallverfügung (z. B. Palliativkrisenbogen, „PALMA-Notfallverfügung", „HAnNo-Notfallverfügung") hätte noch eine höhere Verbindlichkeit, ist aber derzeit nur gering verbreitet.

Zusätzlich muss der Notarzt immer auch die medizinische Indikation der Maßnahme prüfen.

Eine hierarchische Abstufung der verschiedenen Verbindlichkeiten des Patientenwillens zeigt ▶ Abb. 1.8.

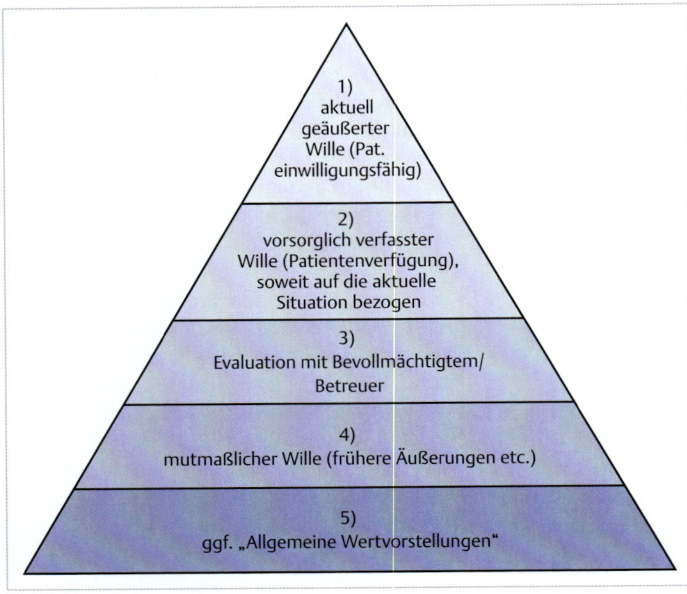


**Abb. 1.8 Hierarchie des Patientenwillens für Therapieentscheidungen.** Zur Feststellung des Patientenwillens wird in der Hierarchie bei der Idealform 1) begonnen, dem aktuell geäußerten Willen. Bei Nichtzutreffen wird die nächstniedrigere Stufe gewählt. So hangelt man sich zu 5), der Basis der Pyramide vor. Ohne Betreuer und ohne aktuellen oder mutmaßlichen Patientenwillen müssen als letzte Möglichkeit allgemeine Wertvorstellungen 5) bemüht werden, die sozusagen die Basis der Pyramide bilden.

## BGB § 1827 Patientenverfügung; Behandlungswünsche oder mutmaßlicher Wille des Betreuten

(1) Hat ein einwilligungsfähiger Volljähriger für den Fall seiner Einwilligungsunfähigkeit schriftlich festgelegt, ob er in bestimmte, zum Zeitpunkt der Festlegung noch nicht unmittelbar bevorstehende Untersuchungen seines Gesundheitszustands, Heilbehandlungen oder ärztliche Eingriffe einwilligt oder sie untersagt (Patientenverfügung), prüft der Betreuer, ob diese Festlegungen auf die aktuelle Lebens- und Behandlungssituation zutreffen. Ist dies der Fall, hat der Betreuer dem Willen des Betreuten Ausdruck und Geltung zu verschaffen. Eine Patientenverfügung kann jederzeit formlos widerrufen werden.

(2) Liegt keine Patientenverfügung vor oder treffen die Festlegungen einer Patientenverfügung nicht auf die aktuelle Lebens- und Behandlungssituation des Betreuten zu, hat der Betreuer die Behandlungswünsche oder den mutmaßlichen Willen des Betreuten festzustellen und auf dieser Grundlage zu entscheiden, ob er in eine ärztliche Maßnahme nach Absatz 1 einwilligt oder sie untersagt. Der mutmaßliche Wille ist aufgrund konkreter Anhaltspunkte zu ermitteln. Zu berücksichtigen sind insbesondere frühere Äußerungen, ethische oder religiöse Überzeugungen und sonstige persönliche Wertvorstellungen des Betreuten.

(3) Die Absätze 1 und 2 gelten unabhängig von Art und Stadium einer Erkrankung des Betreuten.

(4) Der Betreuer soll den Betreuten in geeigneten Fällen auf die Möglichkeit einer Patientenverfügung hinweisen und ihn auf dessen Wunsch bei der Errichtung einer Patientenverfügung unterstützen.

(5) Niemand kann zur Errichtung einer Patientenverfügung verpflichtet werden. Die Errichtung oder Vorlage einer Patientenverfügung darf nicht zur Bedingung eines Vertragsschlusses gemacht werden.

(6) Die Absätze 1 bis 3 gelten für Bevollmächtigte entsprechend.

## § 1828 Gespräch zur Feststellung des Patientenwillens

(1) Der behandelnde Arzt prüft, welche ärztliche Maßnahme im Hinblick auf den Gesamtzustand und die Prognose des Patienten indiziert ist. Er und der Betreuer erörtern diese Maßnahme unter Berücksichtigung des Patientenwillens als Grundlage für die nach § 1827 zu treffende Entscheidung.

(2) Bei der Feststellung des Patientenwillens nach § 1827 Absatz 1 oder der Behandlungswünsche oder des mutmaßlichen Willens nach § 1827 Absatz 2 soll nahen Angehörigen und sonstigen Vertrauenspersonen des Betreuten Gelegenheit zur Äußerung gegeben werden, sofern dies ohne erhebliche Verzögerung möglich ist.

(3) Die Absätze 1 und 2 gelten für Bevollmächtigte entsprechend.

## 1.10 Koordination von medizinischer und taktischer Rettung

*Jochen Thiele, frühere Bearbeitung: Wolfgang Lotz**

### Frage 69

Wer ist Hauptansprechpartner für das rettungsdienstliche Personal am Einsatzort bei einem vermuteten terroristischen Anschlag?

**Die örtliche Einsatzleitung der nichtpolizeilichen Gefahrenabwehr, also von Feuerwehr oder Rettungsdienst.**

*Die Zusammenarbeit der unterschiedlichen Einsatzkräfte von Polizei, Feuerwehr und Rettungsdienst im Rahmen einer terroristischen Einsatzlage ist komplex und anspruchsvoll. Um diese Zusammenarbeit möglichst optimal zu gestalten, ist die Etablierung einer Führungsstruktur vor Ort wesentlich, die Führung wird einerseits durch den Einsatzleiter der Feuerwehr und andererseits durch den Einsatzleiter der Polizei übernommen. Beide Einsatzleiter müssen sich eng und in direkter Kommunikation austauschen, um den Einsatz möglichst sicher abarbeiten zu können.*

### Frage 70

Welches ist die höchste Prämisse für das rettungsdienstliche Personal bei einem Einsatz mit Waffengebrauch am Einsatzort?

**Bei einem Einsatz mit (auch nur vermuteter) Nutzung von Waffen gilt der Grundsatz „Eigenschutz geht vor Fremdrettung".**

*Nur wenn keine Eigengefährdung besteht, kann die medizinische Versorgung eingeleitet werden. Diese Einsatztaktik fordert Disziplin und Konsequenz beim eingesetzten Personal, da diese Taktik dem Anspruch, den Opfern schnell die bestmögliche Hilfe zukommen zu lassen, widerspricht.*

### Frage 71

In wie viele Zonen wird der Einsatzort bei einer Gefährdungslage eingeteilt, und wie werden diese benannt?

**Bei einer Gefährdungslage werden drei Zonen unterschieden; die Raumordnung unterscheidet**
- **die rote Zone,**
- **die gelbe Zone und**
- **die grüne Zone.**

*In der roten Zone – oder auch dem unsicheren Bereich – besteht eine direkte Bedrohung bzw. Täterwirkung. Die gelbe Zone – oder der teilsichere Bereich – liegt in unmittelbarer Nähe der Bedrohung, es ist jedoch keine direkte Wirkung zu erwarten. In den beiden genannten Bereichen ist in aller Regel polizeiliches Personal eingesetzt. Nur im Ausnahmefall und auf ausdrückliche Weisung des polizeilichen Einsatzleiters kann der gelbe Bereich durch Rettungsdienstpersonal betreten werden. Der grüne – oder sichere – Bereich liegt außerhalb der Täterwirkung. Hier kann eine rettungsdienstliche Versorgung nach allgemeinen Standards stattfinden.*

### Frage 72

Wer legt die unterschiedlichen Zonen im Rahmen einer Gefährdungslage fest?

**Die drei Zonen der Raumordnung werden durch die Einsatzleitung der Polizei festgelegt und an den Einsatzleiter der Feuerwehr bzw. des Rettungsdienstes kommuniziert.**

*Die Aufgaben der Polizei beinhalten die Abwehr von Gefahren für Leib und Leben, das Verhindern einer weiteren Schadensausweitung und die Gewährleistung eines ungehinderten Einsatzes der weiteren Fachkräfte. In diesem Rahmen werden auch ein Bereitstellungsraum und ein Patientenübergabepunkt definiert.*

## Frage 73

Welche Verletzungsmuster sind im Rahmen von Amok- oder Terrorlagen am ehesten zu erwarten?

**Patienten, welche bei Terrorlagen versorgt werden müssen, erleiden am häufigsten Schuss- oder Explosionsverletzungen.**

*Explosionsverletzungen sind insbesondere Amputationsverletzungen, schwere Blutungen, Perforation der großen Körperhöhlen, Frakturen und Verbrennungen.*

## Frage 74

Welche grundlegenden Versorgungsprinzipien sind bei der Versorgung von Schuss- oder Explosionsverletzungen anzustreben?

**Bei der Versorgung von Patienten mit Schuss- oder Explosionsverletzungen sind die schnelle Herstellung der Transportfähigkeit und ein zügiger Transport in eine geeignete Klinik wesentlich für den Behandlungserfolg.**

*Die schnelle Rettung vital bedrohter Patienten aus der roten und gelben Zone, die Übergabe an den Rettungsdienst und die Weiterversorgung und Stabilisierung bis zur Herstellung der Transportfähigkeit sind oberstes Ziel der Behandlung. Die Nutzung des cABCDE-Schemas und die die Prämissen der allgemeinen Traumaversorgung („Treat first what kills first!") sind hilfreich, um dieses Ziel zu erreichen. Auch der Auswahl der geeigneten Zielklinik kommt ein hoher Stellenwert zu.*

## Frage 75

Welche Hilfsmittel stehen Ihnen zur Stillung lebensbedrohlicher Blutungen zur Verfügung?

**Um lebensbedrohliche Blutungen zu stillen, kommen Druckverbände, Tourniquets und Verbände mit Hämostyptika zum Einsatz.**

*Unter der Prämisse, einen schnellstmöglichen Transport zur definitiven Versorgung im Krankenhaus zu ermöglichen, kommt einer zügigen und suffizienten Blutstillung große Bedeutung zu. Sofern die klassischen Maßnahmen des Druckverbandes nicht ausreichend sind, ist die Anlage von Tourniquets (auch mehrere) und/oder die Nutzung von hämostyptischen Verbänden indiziert.*

*Wichtig ist die Kenntnis der korrekten Anwendung dieser Hilfsmittel, diese sollte im Rahmen von Fortbildungen oder Trainings erworben werden.*

## Frage 76

Was beschreibt der Begriff des Second Hit bei einem Einsatz im Rahmen einer Terrorlage?

**Ein Second Hit ist ein geplanter, zweiter Anschlag auf ein Ziel an welchem sich voraussichtlich eine Vielzahl an Menschen bzw. Einsatzkräften aufhalten werden.**

*Die Täterstrategie des Second Hit verfolgt das Ziel, nach einem ersten Anschlag einen zweiten Anschlag, möglicherweise auf die hinzueilenden Einsatzkräfte, zu verüben, um möglichst viele Opfer zu töten oder zu verletzen und weiter Chaos zu stiften. Für die Einsatzkräfte bedeutet dies, immer wachsam zu sein und die Aufenthaltsdauer, auch im vermeintlich sicheren Bereich, nach Möglichkeit zu minimieren.*

*Auch Krankenhäuser können Ziele eines Second Hit sein, auch hier sind Schutzmaßnahmen bei Bekanntwerden einer Terrorlage sinnvoll.*

## Frage 77

Wie verhalten Sie sich in Bezug auf die Nutzung von Sondersignalen (Blaulicht und Horn) bei der Anfahrt zu einem Einsatz mit potenzieller Bedrohung?

**Die Nutzung von Sondersignalen in der Nähe einer Einsatzstelle mit potenzieller Bedrohungslage ist auf ein Minimum zu reduzieren.**

*Die Nutzung von Sondersignalen ist im Regeleinsatz geeignet, das Risiko für die Einsatzkräfte zu reduzieren. Im Gegensatz hierzu sind die eingesetzten rettungsdienstlichen Kräfte im Rahmen einer taktischen Lage dazu angehalten, die Grundsätze von Licht- und Geräuschdisziplin einzuhalten. Die bedeutet, sich im Umfeld des Einsatzes möglichst leise und unauffällig zu verhalten, um die Aufmerksamkeit des oder der Täter möglichst nicht auf die Einsatzkräfte zu lenken.*

## Frage 78

Welche Einsatzkräfte sind geeignet, um eine medizinische Versorgung von Verletzten im unsicheren oder teilsicheren Bereich zu gewährleisten und den Transport in den sicheren Bereich durchzuführen?

**Eine primäre medizinische Stabilisierung und der Transport in den sicheren Bereich unter taktischen Einsatzbedingungen kann durch speziell ausgebildete Kräfte der Spezialeinsatzkommandos der Polizei erfolgen.**

*Im Rahmen von polizeilichen Lagen mit Amok oder Terrorverdacht werden immer auch speziell ausgebildete Polizeieinheiten eingesetzt. In Deutschland nehmen diese Aufgabe die Spezialeinsatzkommandos (SEK) oder die mobilen Einsatzkommandos (MEK) der Polizei wahr.*

*Teile dieser Einsatzkräfte verfügen neben der polizeilichen auch über eine rettungsdienstliche Ausbildung mit besonderem Fokus im Bereich der taktischen Medizin.*

# 1.11 Einsatztaktik bei einem Massenanfall von Verletzten bzw. akut Erkrankten

*Axel R. Heller*

## Frage 79

Beschreiben Sie die Charakteristika eines Massenanfalles von Verletzten oder Erkrankten (MANV/MANI).

**Ein MANV ist i. d. R. ein kleinflächiges Schadensereignis mit vielen exponierten Personen (= Patienten + betroffene Personen). In der Frühphase ist es gekennzeichnet durch einen Mangel an Kräften und Mitteln.**

*Aufgrund der variablen regionalen Vorhaltung von Kräften und Mitteln kann kein allgemeingültiger Schwellenwert für die Patientenzahl angegeben werden. In der Spätphase wandelt sich der anfängliche Personalmangel in eine komplexe Situation, mit einer Vielzahl zu koordinierender Kräfte und Einheiten.*

*Die DIN 13 050 definiert MANV als: „einen Notfall mit einer größeren Anzahl von Verletzten oder Erkrankten sowie anderen Geschädigten oder Betroffenen, der mit der vorhandenen und einsetzbaren Vorhaltung des Rettungsdienstes aus dem Rettungsdienstbereich nicht versorgt werden kann." Die 8. Sichtungskonsensuskonferenz fasst den Personenkreis aus „Patienten" und „Betroffene" als „exponierte Personen" zusammen.*

*Eine Katastrophe ist darüberhinausgehend definiert über die „wesentliche Zerstörung oder Schädigung der örtlichen Infrastruktur" bzw. der übergreifenden Koordinierungsbedürftigkeit des Ereignisses zwischen den Behörden und Organisationen der Gefahrenabwehr.*

## Frage 80

Welche 4 Phasen können bei der Bewältigung eines MANV unterschieden werden?

- **Sichtungsprozess**
  - **Ersteinschätzung (im Gefahrenbereich durch Polizei/Feuerwehr)**
  - **Vorsichtung (Rettungsdienst – nichtärztlich)**
  - **Sichtung (ärztlich)**
- **prioritätsgerechte Erstversorgung**
- **Abtransport kritischer Patienten (SK I)**
- **Abtransport nichtkritischer Patienten (SK II und III)**

*In der Phase des Ressourcenmangels ist eine Behandlungspriorisierung der betroffenen Patienten vorzunehmen. Hierzu wird in einem 1. Schritt eine algorithmenorientierte Vorsichtung der Patienten (z. B. mSTaRT, PRIOR etc.) durch nichtärztliches Rettungsdienstfachpersonal durchgeführt.*

*Im 2. Schritt erfolgt in spontan gebildeten oder strukturiert auf- oder umgebauten Patientenablagen eine Erstversorgung der Patienten entsprechend den festgelegten Behandlungsprioritäten.*

*Sobald entsprechende Transportmittel zur Verfügung stehen, müssen im 3. Schritt Soforttransporte der akut vital bedrohten Patienten in geeignete Krankenhäuser durchgeführt werden.*

*Im 4. Schritt erfolgt dann der Transport der verbliebenen Patienten entsprechend ihrer Priorisierung in hierzu geeignete Behandlungseinrichtungen.*

## Frage 81

Wie erfolgen der organisatorische Aufbau bzw. die Aufgabenverteilung in Großschadenslagen?

**Der Einsatzabschnitt medizinische Rettung wird medizinisch geführt vom LNA und taktisch von einem organisatorischen Leiter Rettungsdienst (OrgL). Unabhängig von den Hierarchieebenen soll die Aufteilung in medizinische (LNA) und operativ-taktische (OrgL) Belange der Ereignisbewältigung arbeitsteilig in gemeinsamer Abstimmung dienen. Die genauen Regelungen sind lokal zu treffen.**

*Die Aufgaben des LNA sind:*

- *Erkundung, Beurteilung, und Rückmeldung der Lage aus medizinischer Sicht*
- *Festlegung der medizinischen Einsatzschwerpunkte und -prioritäten mit der Zuordnung bzw. Verteilung von Kräften und Mitteln (Verletztenablagen, Behandlungsplätze)*

*Des Weiteren liegen die Delegation der Sichtung und Organisation lebensrettender Sofortmaßnahmen sowie die Veranlassung des prioritäts- und zeitgerechten Transports in geeignete Krankenhäuser mit geeigneten Transportmitteln in der Verantwortung des LNA; diese Aufgaben können lageabhängig delegiert werden.*

*Die zum LNA komplementären Aufgaben des OrgL sind:*

- *Feststellung und Beurteilung der Schadenslage aus taktisch-organisatorischer Sicht*
- *Zuweisung von Einsatzaufträgen an eingesetzte Einheiten*
- *Raumordnung des Abschnitts medizinische Rettung in Absprache mit der Gesamteinsatzleitung und LNA*
- *Transportorganisation und Dokumentation nach Vorgaben des LNA*

## Frage 82

Wie wird die Behandlungs- bzw. Transportpriorität der Patienten festgelegt?

**Die Behandlungs- bzw. Transportpriorität wird nach festgelegten Sichtungskategorien (SK, s. ▸ Tab. 1.4) festgelegt.**

*Die Aufgabe der eintreffenden Rettungskräfte ist die Festlegung der patientenindividuellen Behandlungs- und Transportpriorität. Hierzu dient die Sichtung, die nach DIN 13 050 definiert ist als: „ärztliche Beurteilung und Entscheidung über die Priorität der Versorgung von Patienten hinsichtlich der Art und Umfang der Behandlung sowie Art und Ziel des Abtransports".*

*Eine ausschließlich ärztliche Sichtung verzögert aufgrund mangelnder ärztlicher Ressourcen vor Ort die Identifikation der Schwerstverletzten und damit lebensrettender ärztlicher Maßnahmen.*

*Neben der mit der SK definierten Behandlungspriorität kann zusätzlich eine Transportpriorität für Patienten vergeben werden, die der unmittelbaren, lebensrettenden klinischen Intervention bedürfen.*

## Frage 83

Mit welcher Verteilung der Verletzungs-/Erkrankungsschwere ist bei einem MANV zu rechnen?

- **Sichtungskategorie I: 20 %**
- **Sichtungskategorie II: 30 %**
- **Sichtungskategorie III: 50 %**

**Tab. 1.4** Sichtungskategorien nach 8. Konsensuskonferenz 2019 (Quelle: Bundesamt für Bevölkerungsschutz und Katastrophenhilfe. Protokoll 8. Sichtungs-Konsensus-Konferenz 2019 (28.10.–30.10.2019). Im Internet: https://www.bbk.bund.de/SharedDocs/Downloads/DE/Gesundheit/Sichtung/protokoll-8sikokon-download.pdf?__blob=publicationFile&v=430; Stand: 31.05.2023).

| | SK | Patientenzustand | Behandlungspriorität |
|---|---|---|---|
| Sichtungskategorien | I (rot) | akute, vitale Bedrohung | Sofortbehandlung |
| | II (gelb) | schwer verletzt/erkrankt | dringende Behandlung |
| | III (grün) | leicht verletzt/erkrankt | nicht dringliche Behandlung |
| | IV (blau) | ohne Überlebenschance | Palliative Versorgung |
| Kennzeichnung | EX (schwarz) | Tote | Kennzeichnung/Registrierung |
| | B (weiß) | Betroffene | Betreuung |

**Abkürzung:**
SK = Sichtungskategorie

*Bis ins Jahr 2017 wurden Annahmen aus den 1960er-Jahre mit weit höheren Schwerverletztenanteilen fortgeschrieben. Mit der 7. Sichtungskonsensuskonferenz wurden erstmalig Registerdaten als Grundlage für die Einsatzplanung herangezogen. Dementsprechend wird heute von der oben angegebenen Planungsverteilung ausgegangen. Dies gilt nicht für Terror MANV/LebEL; hier muss je nach Art der eingesetzten Waffen mit gleichen Größenordnungen der SK I/II/III gerechnet werden. Bisher haben nur einzelne Bundesländer ihre Bewältigungskonzepte hieran ausgerichtet.*

*Analysen vergangener Großschadensereignisse zeigen zudem eine ähnliche Inzidenz traumatologischer und nichttraumatologischer Diagnosen. Die bisherige traumatologische Schwerpunktsetzung in der Ausrichtung der Bewältigungskonzepte muss daher revidiert werden.*

## Frage 84

Welche Einsatztaktik ist geeignet, bei der Bewältigung einer MANV-Lage das bestmögliche Outcome für die meisten Patienten zu gewährleisten?

**In der Abwicklung einer MANV-Lage ist von der Einsatzleitung sicherzustellen, dass die richtigen Kräfte und Mittel zum richtigen Zeitpunkt am richtigen Ort zur Verfügung stehen. Patienten dürfen nicht wegen organisatorischer Versäumnisse zu Schaden kommen.**

*Zur Rettung möglichst vieler Patienten können in der durch Ressourcenmangel gekennzeichneten Frühphase des Einsatzes individualmedizinische Standards nicht durchgehend aufrechterhalten werden. Ziel ist hier die konzentrierte Erstversorgung aller vital bedrohten Patienten durch lebensrettende Sofortmaßnahmen sowie der zielgerichtete Soforttransport von Patienten, die nur durch eine klinische Intervention am Leben erhalten werden können. Eine Rückkehr zu individualmedizinischen Standards ist frühestmöglich anzustreben.*

## Frage 85

Beschreiben Sie die Einsatzstellenstruktur bzw. Raumordnung, die eine zweckmäßige Bewältigung von MANV-Lagen erlaubt.

**Bildung von Unterabschnitten:**
- **Patientenablage(n)**
- **Bereitstellungsraum**
- **Transportorganisation aus Ladezone und Dokumentation**
- **Einsatzleitwagen mit Führungsunterstützungstrupp**

*Aktuelle Bewältigungskonzepte nutzen spontan gebildete oder strukturiert auf- oder umgebaute Patientenablagen. Die Raumordnung der logistisch vor- und nachgelagerten Abschnitte ist dabei erfolgskritisch.*

*DIN 13 050 definiert die Patientenablage als „eine Stelle an der Grenze des Gefahrenbereiches, an der Patienten gesammelt und soweit möglich erstversorgt werden. Von dort werden sie weiterführenden medizinischen Versorgungseinrichtungen oder Behandlungsplätzen zugeführt“.*

*Der Bereitstellungsraum ist „eine Stelle, an der Einsatzkräfte und Einsatzmittel für den unmittelbaren Einsatz gesammelt, gegliedert und bereitgestellt oder in Reserve gehalten werden“ (DIN 13 050).*

*Sind Sichtung und lebensrettende Erstversorgung sichergestellt, hat die „Transportorganisation“ als Outcome-relevantes Nadelöhr den Patientenabfluss prioritäts- und fachabteilungsgerecht zu gewährleisten.*

## Frage 86

Welche Einsatzmittel und -kräfte stehen für MANV-Lagen zur Verfügung?

- **Regelrettungsdienst**
- **überregionale Nachbarschaftshilfe**
- **Schnelleinsatzgruppen**
- **medizinische Task Forces**

*In jedem Rettungsdienstbereich existiert ein variables Spektrum an speziellen Ressourcen, wie z. B. Schnelleinsatzgruppen mit unterschiedlichster Ausrichtung. Einige Bundesländer haben ein überörtliches (Ü)MANV-Konzept mit definierten und schnell verfügbaren medizinischen Versorgungs- bzw. Transportkomponenten aus der Regelrettung der jeweiligen Nachbarlandkreise.*

*Zudem existieren medizinische Task Forces, die mit Gerätewagen Sanität (GW San BUND) Kräfte und Mittel oder auch weitere Patiententransportkomponenten heranführen können. Damit ist es unverzichtbar, sich mit Art, Verfügbarkeit und dem Einsatzwert der diesbezüglichen Ressourcen im eigenen Rettungsdienstbereich vertraut zu machen.*

### Frage 87

Welche Aspekte müssen bei einem MANV mit terroristischem Hintergrund beachtet werden?

- **Freigabe durch Polizei und Feuerwehr abwarten**
- **schnelle Rettung der Patienten unter minimiertem Personaleisatz vom Tatort in abgesetzte geschützte Bereiche**

*Bombenattentate bieten für die Täter ein „günstiges" Aufwand-Nutzen-Verhältnis. Insbesondere auch deshalb, weil es nach der Detonation zur Konzentration von Hilfskräften am Tatort kommt, die ein „weiches Ziel" für einen Zweitschlag darstellen.*

*Erst nach Freigabe durch die eingesetzten Strafverfolgungsbehörden und die Feuerwehr haben die Rettungskräfte unter möglichst vollständiger Schutzkleidung (Helm!) eine schnelle Rettung der Verletzten aus dem Gefahrenbereich, hinein in räumlich abgesetzte Patientenablagen (in ausreichender Deckung) durchzuführen. Erst hier findet die Erstversorgung statt.*

*Um eine Konzentration von Kräften im Gefahrenbereich zu vermeiden, wird nur das notwendigste Personal am Anschlagsort eingesetzt. Entsprechend sind auch die Bereitstellungsräume abgesetzt von der Lage einzurichten. Aufgrund der Gefahr, Zweitbomben durch Funkgeräte und Mobiltelefone auszulösen, haben diese Einrichtungen außerhalb des Gefahrenbereichs zu verbleiben. Ebenso soll die Mitnahme von Gegenständen, wie Rucksäcken von Patienten etc., nicht gestattet werden.*

### Frage 88

Welche Unterschiede bestehen hinsichtlich der Einsatzführung bei biologischen/infektiösen Einsatzlagen?

**Bei biologischen/infektiösen Einsatzlagen ist der örtliche Leiter des öffentlichen Gesundheitsdienstes (Amtsarzt des Gesundheitsamtes) Einsatzleiter.**

*Die in der nichtpolizeilichen Gefahrenabwehr beschriebenen Zuständigkeiten der Feuerwehr in der Gesamteinsatzleitung enden bei biologischen/infektiösen Einsatzlagen (z. B. Ausbruch eines Norovirus im Pflegeheim). Gleichwohl kann der Amtsarzt als Führer der Einsatzlage im Rahmen eines Amtshilfeersuchens die Kräfte und Mittel der nichtpolizeilichen Gefahrenabwehr in der vorher beschriebenen Einsatzstruktur nutzen (LNA etc.). In der praktischen Umsetzung wird er Teil der Gesamteinsatzleitung.*

## 1.12 Ethik in der Notfallmedizin

*Annette Rogge, frühere Bearbeitung: Wolfgang Lotz**

### Frage 89

Welche 2 Bedingungen müssen vorliegen, damit Sie eine medizinische Handlung an einem Patienten vornehmen dürfen?

**Es muss eine medizinische Indikation bestehen, und der Patienten oder sein Vertreter müssen in die Maßnahme einwilligen.**

*Im akut lebensbedrohlichen Notfall eines nicht einwilligungsfähigen Patienten muss unter der Annahme eines Überlebenswillens und somit vermuteter Einwilligung umgehend gehandelt werden. Es gilt: „In dubio pro vita." Nach diesem Grundsatz darf jedoch nicht in allen Einsätzen blind agiert werden. Triftige gegenteilige Hinweise (z. B. Patientenverfügung) müssen berücksichtigt und abgewogen werden, sobald die medizinisch dringlichen Abläufe dies erlauben.*

*Bezüglich der medizinischen Indikation ist insbesondere für die Notfallmedizin, die oft auf algorithmische Handlungsempfehlungen setzt, wichtig: Die Indikationsstellung kann nicht auf die Frage nach dem medizinisch Machbaren reduziert werden. Vielmehr muss in jedem einzelnen Fall erwogen werden, ob die Maßnahme angemessen ist, um das Therapieziel zu erreichen.*

*Daraus wird deutlich, dass für beide Säulen Unsicherheiten bestehen können, die eine reflektierte Entscheidungsfindung erfordern.*

## Frage 90

Sie haben auf der Straße eine Person erfolgreich wiederbeleben können. In der Notaufnahme der Klinik stellt sich mit Eintreffen des gesetzlichen Betreuers heraus, dass aufgrund einer fortgeschrittenen Tumorerkrankung dies eindeutig nicht dem Willen des Patienten entsprochen hat. Dürfen bereits begonnene Maßnahmen (z. B. Beatmung) nun wieder beendet werden?

**Ja. Dies ist im Konsens mit dem Betreuer sowohl juristisch als auch ethisch erlaubt und geboten.**

*Unzureichende Informationen in der Notfallmedizin führen zwangsläufig zu derartigen Konstellationen. Wichtig ist, dass dann in der weiteren Versorgungskette Indikation und Einwilligung mit ausreichend Zeit erneut bewertet werden, indem die medizinische Vorgeschichte aufgearbeitet und der (mutmaßliche) Patientenwille eruiert wird.*

## Frage 91

Zur Bearbeitung einer ethischen Fragestellung findet das Modell der Prinzipienethik von Beauchamp und Childress besonders häufig Anwendung. Können Sie die 4 biomedizinischen Prinzipien nennen?

- **Respekt vor der Autonomie des Patienten**
- **Fürsorge/Nutzen**
- **Nicht-Schaden**
- **Gerechtigkeit**

*Diese 4 Prinzipien können helfen, in einer medizinisch schwierigen Entscheidungssituation zu der ethisch am besten zu begründenden Entscheidungsoption zu gelangen. Dazu müssen die Prinzipien in dem spezifischen Einzelfall gewichtet werden. Sie sind auch für die Notfallmedizin allgemein anerkannt, und verschiedene Modelle der ethischen Fallbesprechung basieren auf diesen 4 Prinzipien.*

## Frage 92

Entscheidungen in der Notfallmedizin sollen ethisch gut begründet sein. Können Sie Faktoren nennen, die eine Entscheidungsfindung in Notfallsituationen erschweren?

- **hoher zeitlicher Druck**
- **hoher emotionaler Druck**
- **fachliche, diagnostische und prognostische Unsicherheit**
- **Handeln unter öffentlicher Beobachtung**
- **begrenzte diagnostische und therapeutische Ressourcen**

*In der Notfallmedizin treten besonders häufig komplexe Entscheidungssituationen auf, die von multiplen Unsicherheitsfaktoren geprägt sind. Gleichzeitig sind insbesondere hier innerhalb kurzer Zeit Entscheidungen mit besonders hoher Tragweite für den Patienten zu treffen.*

*In der außerklinischen Notfallmedizin besteht aber keine Möglichkeit einer moderierten ethischen Fallbesprechung. In den Notaufnahmen sind Ethikberatungsangebote nicht überall verfügbar, oder die Dringlichkeit einer Entscheidung lässt diese Unterstützung nicht zu. Umso wichtiger sind die Vermittlung ethischer Aspekte in Aus-, Fort- und Weiterbildung und die Fallnachbesprechung schwieriger Fälle auch unter ethischen Gesichtspunkten.*

*Wenn die Dringlichkeit der Maßnahme es zulässt, ist für komplexe Entscheidungen unter Unsicherheit ein Team Time-out zu empfehlen. Interprofessionelle und interdisziplinäre Standardvorgehensweisen (SOP) können insbesondere in der Notfallmedizin die Kommunikation erleichtern.*

## Frage 93

Die Leitlinien des European Resuscitation Council (ERC) 2021 benennt im Ethikkapitel 3 eindeutige Kriterien für den Abbruch oder das Nichteinleiten von Wiederbelebungsmaßnahmen. Wie lauten sie?

**Kriterien für den Abbruch oder das Nichteinleiten von Wiederbelebungsmaßnahmen nach ERC:**

- **wenn die Sicherheit des Rettungsdienstpersonals nicht adäquat gewährleistet werden kann**
- **wenn offensichtlich tödliche Verletzungen oder der irreversible Tod vorliegen**
- **wenn eine gültige und relevante Patientenverfügung vorliegt, die die Durchführung von Reanimationsmaßnahmen verbietet**

*Darüber hinaus werden weitere Kriterien genannt, die nicht als einziger Faktor zur Entscheidungsbegründung herangezogen werden sollen, wie beispielsweise die Pupillengröße, die Dauer der Reanimation, der endtidale $CO_2$-Wert, der initiale Laktatwert, Begleiterkrankungen oder die Reanimation nach einem Suizidversuch.*

*Wichtig ist in jedem Fall die gute Dokumentation der Gründe, die zum Abbruch oder Nichteinleiten geführt haben.*

## Frage 94

Was ist unter dem Begriff „Slow Code“ zu verstehen?

**Mit „Slow Code“ oder auch verhaltener Reanimation wird umgangssprachlich die Durchführung von suboptimalen Reanimationsmaßnahmen bezeichnet, um den Anschein zu erwecken, man versuche, das Leben des Patienten zu retten, obwohl man diese Maßnahme medizinisch für sinnlos hält. Dies wird beispielsweise mit der Rücksichtnahme auf beistehende Angehörige begründet.**

*Ein derartiges Vorgehen ist als ethisch und medizinisch sehr problematisch einzustufen. Wenn ein „Slow Code“ in guter Absicht durchgeführt wird, spiegelt es die Ambivalenz und Unsicherheit in einer komplexen Entscheidungssituation wider, in der von innen und außen verschiedene Wertvorstellungen auf den Entscheider einwirken, die ihn letztlich zu dieser Entscheidung motiviert haben. Derartige Fallkonstellationen sollten daher immer im Team nachbesprochen werden, wenn möglich moderiert im Rahmen einer ethischen Fallnachbesprechung.*

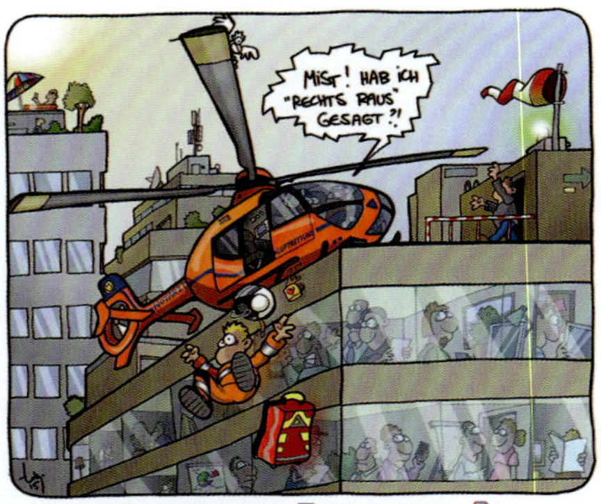


Mehr Cartoons unter: www.medi-learn.de/cartoons www.facebook.de/medilearn Instagram: medilearnde

*Die bereits erwähnte Leitlinie des ERC positioniert sich 2021 eindeutig, indem sie schreibt: Ärzte sollen nicht an „Slow Codes“ teilnehmen.*

## Frage 95

Welche Arten von Zwang kennen Sie, die im Rahmen von medizinischer Versorgung auf Patienten einwirken?

**Zum einen sind körperliche, freiheitsentziehende Maßnahmen wie beispielsweise Fixierung oder Festhalten zu nennen.**

**Aber auch ohne körperliche Einwirkung kann Zwang ausgeübt werden, z. B. durch Körpersprache, Drohungen oder Täuschung.**

*Zunächst sind jegliche Zwangsmaßnahmen ethisch abzulehnen. Es muss immer gelten: Kommunikation vor Zwang, was einen ernsthaften, mit dem nötigen Zeitaufwand und ohne Ausübung unzulässigen Drucks unternommenen Überzeugungsversuch voraussetzt. Eine detaillierte Dokumentation ist hier essenziell.*

*In begründeten Ausnahmesituationen und als Ultima Ratio kann Ausübung von Zwang jedoch gerechtfertigt sein. Ziel ist dann immer, einen größeren Schaden vom Patienten oder Dritten abzuwenden. Dies bedarf einer differenzierten Abwägung von potenziellem Schaden und Nutzen. Freiheitsentziehende Maßnahmen und medikamentöse Zwangsbehandlung unterliegen den gesetzlichen Vorgaben des BGB. Zwangsmaßnahmen zum Zwecke der Bewegungseinschränkung (§ 1906 BGB) bedürfen grundsätzlich der Genehmigung durch das Betreuungsgericht. Bei Gefahr im Verzug ist die Genehmigung unverzüglich (d. h. ohne jede vermeidbare Verzögerung) nachzuholen.*

*Zwang kann auch nur unbewusst eine Rolle spielen. Hilfreich, um diesen selbst zu erkennen, können die folgenden Reflexionsfragen sein:*

- *Persönliche Reflexionsfragen zum Erkennen informeller Zwangsmaßnahmen für medizinische Notfallsituationen.*
- *Könnte sich die Patientin durch unsere Ansprache (Inhalte, Gesten, Tonfall) bedrängt oder genötigt fühlen?*
- *Könnte sich die Patientin durch mich oder mein Team aufgrund von räumlicher Enge bedrängt fühlen?*
- *Wie würde ich die Situation an der Stelle der Patientin bewerten?*

### Frage 96

Sie haben bei einer 85-jährigen Patientin außerklinisch den Verdacht auf einen Myokardinfarkt gestellt. Die Familie hatte den Rettungsdienst gerufen. Die Patientin verweigert nun den von Ihnen bereits initiierten Transport in die Klinik. Es gehe ihr aktuell wieder gut, und sie wolle sich auf keinen Fall stationär behandeln lassen.

Wie gehen Sie vor?

**Richtigerweise fragen Sie sich, ob ein informiertes Einverständnis vorliegt.**

*Wie prüfen Sie, ob ein informiertes Einverständnis vorliegt? Sie prüfen die folgenden Voraussetzungen:*

- *Ist die Patientin einwilligungsfähig?*
- *Erfolgte eine verständliche Aufklärung über Risiken der Ablehnung?*
- *Hat die Patientin die Aufklärung verstanden?*
- *Wird/wurde Druck auf die Patientin ausgeübt?*

### Frage 97

Sie geraten als Notärztin in eine Situation, in der Sie medizinische Hilfe priorisieren müssen (Sichtung). Welche Kriterien sind dazu ethisch allgemein anerkannt?

**Dringlichkeit der medizinischen Behandlung und Erfolgsaussicht.**

*Situationen, in denen es nicht möglich erscheint, allen Patienten die individuell sinnvolle und notwendige Behandlung zukommen zu lassen, stellen eine große ethische und emotionale Herausforderung dar.*

*Ethisch am besten zu begründen und international anerkannt ist es, diejenigen Patienten vorrangig zu versorgen, die nach fachkundiger Einschätzung am dringlichsten medizinisch versorgt werden müssen und deren medizinische Behandlung die höchste Aussicht auf Erfolg hat. Bei mehreren lebensbedrohlich verletzten Personen ist damit die Wahrscheinlichkeit gemeint, die akute Situation zu überleben.*

*Problematisch ist es, die möglicherweise verbleibenden Einschränkungen der Lebensqualität, z. B. durch vermutete verbleibende Behinderung, in diese Entscheidungen einfließen zu lassen. Für Notfallsituationen gilt dies umso mehr, aus folgenden Gründen:*

- *Lebensqualität muss vom Patienten selbst eingeschätzt werden und korreliert nicht mit dem Ausmaß einer Behinderung. Derartige Diskussionen sind in der Sichtungssituation aber nicht möglich.*
- *Die Notfallmedizin ist von hoher prognostischer Unsicherheit geprägt, umso mehr, je genauer Sie versuchen, das langfristige Outcome abzuschätzen.*

### Frage 98

Sie geraten als Notärztin in eine Situation, in der Sie medizinische Hilfe priorisieren müssen (Sichtung). Können Sie Beispiele nennen, welche Kriterien dabei auf keinen Fall zur Anwendung kommen dürfen?

**Es verbietet sich eine Diskriminierung aufgrund von Alter, Geschlecht, sozialem Status; (ethnischer) Herkunft, Zugehörigkeit einer politischen oder Glaubensgruppe, Fremdsprachlichkeit, geistiger oder körperlicher Behinderung.**

*Das allgemeine Recht auf Gleichbehandlung und Diskriminierungsfreiheit ist im Art. 3 des Grundgesetzes verankert. Dies gilt somit auch über die hier beschrieben Situation hinaus immer. Insbesondere in Notsituationen benötigen einige Menschen mit Behinderung oder ältere Personen besonders intensive Zuwendung wie beispielsweise eine an ihre Situation angepasste Ansprache. Diesem Bedarf nicht nachzukommen, bedeutet ebenfalls eine Ungleichbehandlung.*

## 1.13 Zusammenarbeit mit Notfallsanitätern

*Andreas Bohn*

### Frage 99

Welche Qualifikationen für in der Notfallrettung eingesetztes Personal kennen Sie und welchen Ausbildungsumfang haben diese?

- **Rettungssanitäter: mehrwöchige Ausbildung über 520 h**

- **Rettungsassistent: Insgesamt 2-jährige Ausbildung, wobei es sich beim 2. Jahr um ein berufspraktisches Anerkennungsjahr handelt**
- **Notfallsanitäter: im Jahr 2014 eingeführte, 3-jährige Berufsausbildung**

*Die Zusammenarbeit mit dem nichtärztlichen Personal im Rettungsdienst ist eng. Eine aus dem Bereich des Krankenhauses bekannte klare Trennung ärztlicher Handlungen und Maßnahmen von Rettungsfachpersonal kann es aufgrund der Handlungszwänge in lebensbedrohlichen Situationen nicht geben. Vielfach werden Patienten zum Transport an Rettungsfachpersonal übergeben bzw. ärztliche Maßnahmen an dieses delegiert.*

## Frage 100

Beschreiben Sie die Ausbildung zum Notfallsanitäter. Was unterscheidet diese 2014 eingeführte Ausbildung von zuvor anerkannten Rettungsdienstqualifikationen?

**Der Notfallsanitäter hat eine 3-jährige Berufsausbildung und ist für den Fall der Nichtverfügbarkeit eines Notarztes zur Lebensrettung ausgebildet. Er erlernt in der Ausbildung Möglichkeiten der Atemwegssicherung und Beatmung, verfügt über die Kompetenz zur Schaffung von vaskulären Zugängen und zur Infusionstherapie. Der Notfallsanitäter erwirbt Kompetenzen in der Gabe unterschiedlicher Notfallmedikamente. Wenn in einem Notfall keine ärztliche Hilfe verfügbar ist, sind Notfallsanitäter zur Ausübung der Heilkunde zur Abwendung der bestehenden Gefährdung ermächtigt.**

**Ziel der Ausbildung ist die Betreuung von Notfallpatienten sowohl als Assistent des Notarztes wie auch – bis zum Eintreffen ärztlicher Hilfe – als alleiniger Notfallversorger.**

*Der Notfallsanitäter verbessert die Kompetenzen des Rettungsfachpersonals entscheidend. Der Gesetzgeber hat in einer gesetzlichen Nachbesserung im Jahr 2021 (§ 2a NotSanG) bekräftigt, dass Notfallsanitäter in besonderen Fällen (unmittelbare Gefahr, keine Verfügbarkeit ärztlicher Hilfe) zur selbstständigen Ausübung der Heilkunde im Rahmen ihrer Möglichkeiten berechtigt sind.*

## Frage 101

Welche ärztlichen Maßnahmen erlernt ein Notfallsanitäter, und wer hat diese festgelegt?

**Im NotSanG hat der Gesetzgeber als Ausbildungsziel festgeschrieben: „Durchführen medizinischer Maßnahmen der Erstversorgung bei Patientinnen und Patienten im Notfalleinsatz und dabei Anwenden von in der Ausbildung erlernten und beherrschten, auch invasiven Maßnahmen, um einer Verschlechterung der Situation der Patientinnen und Patienten bis zum Eintreffen der Notärztin oder des Notarztes oder dem Beginn einer weiteren ärztlichen Versorgung vorzubeugen, wenn ein lebensgefährlicher Zustand vorliegt oder wesentliche Folgeschäden zu erwarten sind (…).“ Eine konkrete Nennung von Maßnahmen erfolgte nicht.**

**Unter der Leitung des Bundesverbandes der Ärztlichen Leiter Rettungsdienst Deutschland e. V. wurde gemeinsam mit am Rettungsdienst beteiligten Institutionen und Experten ein Katalog der durch Notfallsanitäter zu erlernenden Maßnahmen erarbeitet (sog. Pyramidenprozess). Dieser Katalog zu erlernender Maßnahmen umfasst u. a.:**

- **die Medikamentenanwendung ausgewählter Notfallmedikamente:**
  - **Adrenalin**
  - **Amiodaron**
  - **Aspirin**
  - **Atropin**
  - **Benzodiazepine**
  - **$\beta_2$-Sympathomimetika**
  - **Furosemid**
  - **Glukose**
  - **Heparin**
  - **Ibuprofen oder Paracetamol**
  - **Ketamin**
  - **Glukokortikoide**
  - **Metamizol**
  - **Naloxon**
  - **Nitrate**
  - **Nitrendipin**
  - **Opioide**
- **Maßnahmen der Notfallversorgung:**
  - **periphervenöser und intraossärer Zugang**
  - **supraglottischer Atemweg**
  - **CPAP-Anwendung**
  - **tiefes endobronchiales Absaugen**
  - **Tourniquet-Anwendung**
  - **Frakturreposition**

- **Nadelthoraxpunktion**
- **manuelle Defibrillation und Kardioversion**
- **externe Schrittmacheranlage**

*Prinzipiell müssen alle (ärztlichen) Maßnahmen, die der Notfallsanitäter im Notfall ergreift, einerseits zur Notfallversorgung dringend erforderlich sein; andererseits muss es möglich sein, diese Maßnahmen dem Notfallsanitäter während seiner Ausbildung in ausreichender Tiefe zu vermitteln, um eine Beherrschung sicherzustellen. Das Beherrschen umfasst dabei immer auch die Beherrschung von möglichen Komplikationen.*

## Frage 102

Was versteht man unter Delegation ärztlicher Maßnahmen und wo liegen die Verantwortungen bei einer delegierten Maßnahme?

**Grundsätzlich ist es möglich, viele eigentlich ärztliche Tätigkeiten auf nichtärztliches Personal zu delegieren. Voraussetzung: Der Übernehmende beherrscht die Maßnahme. Der beauftragende Arzt ist für die Indikationsstellung der Maßnahme verantwortlich, die Verantwortung für das korrekte Durchführen liegt beim Übernehmenden.**

**Eine Delegation umfasst dabei immer eine ärztliche Kontrolle. Dies unterscheidet die Delegation von der Substitution, bei der der nichtärztliche Durchführende dauerhaft und in eigener Verantwortung an Stelle des Arztes tritt.**

*Nach Rechtsprechung sind einige Maßnahmen von der Delegation grundsätzlich ausgenommen. Hierzu gehören:*

- *die körperliche Untersuchung und Diagnosestellung*
- *die Erstellung eines Therapieplans*
- *Aufklärung*
- *Operation und Narkose*
- *weitere originär ärztliche Tätigkeiten*

*Zu Frage 102: Durch Änderung des BtMG hat der Gesetzgeber ab Sommer 2023 ermöglicht, die Gabe von BTM an Notfallsanitäter*innen zur Abwendung von Gefahren für die Gesundheit bzw. zur Beseitigung oder Linderung erheblicher Beschwerden zu delegieren. Der Gesetzestext nennt dafür allerdings zusätzliche Voraussetzungen, u. a. eine schriftliche Regelung im Rettungsdienst-Bereich. Die bundesweite Umsetzung erfolgt bei Drucklegung dieses Buches durch den Bundesverband der Ärztlichen Leitungen Rettungsdienst Deutschland e. V..*

## Frage 103

Ist der Notarzt im Einsatzfall gegenüber RTW-Besatzungen weisungsberechtigt und woraus ergibt sich ein ärztliches Weisungsrecht gegenüber dem eingesetzten Rettungsfachpersonal?

**Ein Weisungsrecht ergibt sich üblicherweise nur aus einer betrieblichen Stellung von Mitarbeitern (z. B. weist der Meister den Gesellen an). Im Rettungsdienst sind solche Weisungsverhältnisse innerhalb von Rettungsdienstorganisationen (innerbetrieblich) oder seitens des Trägers (für den gesamten Rettungsdienst) zu regeln. Bei der Überschreitung der Grenzen eines Rettungsdienstbereiches (i. d. R. Kreis oder kreisfreie Stadt) sind diese allerdings unwirksam. In vielen Bundesländen ist ein Unterstellungsverhältnis eingesetzten Rettungsfachpersonals gegenüber Notärzten daher gesetzlich festgeschrieben.**

*Eine Anweisung an Rettungsfachpersonal birgt für alle Beteiligten und für den Patienten ein Gefahrenpotenzial. Daher sollten die rechtlichen Rahmenbedingungen bekannt und geprüft sein.*

# Kapitel 2

## Airway Management, Narkose, Reanimation


2.1 Atemwegsmanagement im Rettungsdienst 53

2.2 Analgesie, Sedierung, Narkose und Beatmung im Rettungsdienst 61

2.3 Reanimation – Basic Life Support und Advanced Life Support 73

# 2 Airway Management, Narkose, Reanimation

## 2.1 Atemwegsmanagement im Rettungsdienst

*Michael Bernhard*

### Frage 104

? Bei welchen Patienten muss am häufigsten prähospital eine Atemwegssicherung durchgeführt werden?

! 
- **reanimationspflichtige Patienten**
- **Patienten mit akuten kardiopulmonalen Erkrankungen**
- **Patienten mit neurologischen Erkrankungen**
- **Traumapatienten**

i *Die häufigsten Indikationen im Notarztdienst für eine Atemwegssicherung sind:*

- *kardiopulmonale Reanimationen (CPR): rund 35 %*
- *Patienten mit akuten kardiopulmonalen Erkrankungen: rund 25 %*
- *Patienten mit neurologischen Erkrankungen: rund 15 %*
- *Traumapatienten: rund 10 %*

### Frage 105

? Welche Abstufungen der Dringlichkeit für die prähospitale Atemwegssicherung kennen Sie? Nennen Sie jeweils ein Beispiel.

! 
- **sofortige Intervention (z. B. Apnoe)**
- **unmittelbare Intervention (z. B. Hypoxämie, Bewusstseinsstörung)**
- **dringliche Intervention (z. B. rasch zunehmende Schwellungen im Bereich des Atemwegs)**

i *Apnoeische Patienten benötigen eine sofortige Atemwegssicherung und Beatmung.*

*Patienten mit Desaturierung bzw. Patienten mit Bewusstseinsverlust benötigen eine unmittelbare Atemwegssicherung: Es bleibt Zeit zur Präoxygenierung, orientierenden Evaluation auf einen schwierigen Atemweg und die Vorbereitung des Equipments.*

*Patienten mit rasch zunehmender Schwellung des Atemwegs haben eine dringliche Indikation zur Atemwegssicherung: Einsatztaktische Gründe (z. B. Nähe zum nächsten geeigneten Krankenhaus) und individuelle Kenntnisse in der Atemwegssicherung können den individuellen Entscheidungsprozess beeinflussen.*

### Frage 106

? Nennen Sie nichtinvasive Maßnahmen zum Freihalten des Atemwegs.

! 
- **Esmarch-Handgriff**
- **Entfernen von Fremdkörpern im Mund-Rachenraum**
- **Absaugen von Blut, Sekret oder Erbrochenem**
- **Wendl-Tubus**
- **Guedel-Tubus**

i *Mittels des Esmarch-Handgriffs erfolgt das aktive Anheben des Unterkiefers mit Mundöffnung zur Verhinderung eines Zurücksinkens des Zungengrundes gegen die Pharynxwand. Werden bei der Inspektion des Mund-Rachen-Raums oder einer Laryngoskopie oropharyngeale Fremdkörper sichtbar, müssen diese digital oder mittels Magill-Zange entfernt werden. Sichtbare Flüssigkeiten werden mittels Absaugkatheter entfernt.*

*Wendl-Tuben können als Luftbrücke nasopharyngeal eingeführt werden. Eine Kontraindikation für den Wendl-Tubus besteht aber bei Schädel-Hirn-Trauma mit dem V. a. eine frontobasale Verletzung.*

*Für die Einlage eines Guedel-Tubus muss der Patient eine ausgeprägte Bewusstseinsstörung oder Hypnose zur Toleranz aufweisen. Ansonsten können Würgen und aktives Erbrechen ausgelöst werden. Der Guedel-Tubus kann auch eine Maskenbeatmung erleichtern.*

### Frage 107

? Wie können Sie einem spontan atmenden Notfallpatienten Sauerstoff zuführen? Bewerten Sie die Höhe des zugeführten Sauerstoffs (inspiratorische Sauerstofffraktion, $F_iO_2$).

! 
- **Nasensonde: $F_iO_2$ ca. 0,4**
- **Gesichtsmaske ohne Reservoir: $F_iO_2$ ca. 0,5**
- **Gesichtsmaske mit Reservoir: $F_iO_2$ ca. 0,8**
- **Gesichtsmaske mit Demandventil: $F_iO_2$ ca. 1,0**

*Bei allen Notfallpatienten mit erhaltender, auch insuffizienter Spontanatmung wird Sauerstoff zugeführt. Hierbei unterscheiden sich die $F_iO_2$ in Abhängigkeit vom Hilfsmittel, dem Sauerstofffluss und der Verwendung eines Reservoirs bzw. eines Demandventils.*

## Frage 108

Zu welchen positiven Effekten führt eine nichtinvasive Beatmung (NIV)?

- **Erhöhung des transpulmonalen Druckes**
- **Vergrößerung des Lungenvolumens**
- **Rekrutierung von Lungenarealen**
- **Offenhalten von Lungenarealen**
- **Reduktion der Atemarbeit durch inspiratorische Druckunterstützung**

*Die NIV reduziert die Letalität, die Intensivstationsaufenthaltsdauer und die Intubationsrate bei bestimmten kritisch kranken Patienten. Darüber hinaus kann die NIV zur Präoxygenierung im Rahmen der Atemwegssicherung eingesetzt werden.*

## Frage 109

Nennen Sie Indikationen für die NIV in der prähospitalen Notfallmedizin.

- **Präoxygenierung des Patienten vor Narkoseeinleitung und Atemwegssicherung**
- **hyperkapnische akute respiratorische Insuffizienz (bei Patienten mit COPD)**
- **kardiogenes Lungenödem mit akuter respiratorischer Insuffizienz**
- **akutes respiratorisches Versagen bei immunsupprimierten Patienten**
- **palliativmedizinisch betreute Patienten mit Luftnot**

*Die NIV hat deutliche Vorteile bei akut hyperkapnischer respiratorischer Insuffizienz bei COPD-Patienten. Auch im Falle eines akuten Lungenödems und bei palliativen Patienten, bei denen eine Intubation vermieden werden soll, kann eine NIV sinnvoll eingesetzt werden.*

## Frage 110

Nennen Sie Voraussetzungen für die Anwendung einer NIV im Notarztdienst.

- **Abwesenheit von Kontraindikationen für eine NIV**
- **engmaschiges Monitoring des Patienten**
- **ständige Intubationsbereitschaft**
- **ausreichende Erfahrung mit der Technik**

*Absolute Kontraindikationen für eine NIV sind:*

- *fehlende Spontanatmung*
- *verlegter Atemweg*
- *gastrointestinale Blutung*
- *Ileus*

*Das Monitoring umfasst EKG, $S_pO_2$, Atemfrequenz, Kapnografie und Blutdruckmessung.*

## Frage 111

Beschreiben Sie die möglichen Vorteile einer endotrachealen Intubation im Vergleich zur Maskenbeatmung.

- **Applikation eines hohen inspiratorischen und endexspiratorischen Beatmungsdruck**
- **niedrige Leckage**
- **kein Risiko einer Luftinsufflation in den Magen und damit fehlende Induktion des Circulus vitiosus der Magenbeatmung**
- **effektivster Aspirationsschutz**
- **endotracheales und endobronchiales Absaugen**
- **hohe Effektivität bei ununterbrochenen (asynchronen) Thoraxkompressionen und Beatmung im Rahmen der CPR**

*Die endotracheale Intubation – insbesondere mittels Videolaryngoskopie – gilt (noch) als der Goldstandard der Atemwegssicherung in der Präklinik. Jedoch ist die endotracheale Intubation eine Fertigkeit, die trainiert werden muss. Die S 1-Leitlinie „Prähospitales Atemwegsmanagement" der Deutschen Gesellschaft für Anästhesiologie und Intensivmedizin (DGAI) schlägt 100 endotracheale Intubationen an Patienten unter Supervision zum Erlernen der Technik und 10 endotracheale Intubationen pro Jahr zum Aufrechterhalten der Fertigkeit vor.*

*Cave: Eine unerkannte ösophageale Intubation ist tödlich und muss immer ausgeschlossen werden (Kapnografie).*

## Frage 112

? Wie halten Sie die Maske bei der Beutelbeatmung?

! **Im C-Griff.**

i *Der C-Griff beschreibt die Handhaltung der Beatmungsmaske bei der Beutelbeatmung (▶ Abb. 2.1): Der kleine Finger erreicht das Kiefergelenk, Ring- und Mittelfinger umfassen den Unterkiefer, ohne das Submandibulargewebe in den Mundraum zu drücken. Der Zeigefinger umfasst den unteren Rand und der Daumen den oberen Rand der Beatmungsmaske.*

## Frage 113

? Gibt es Möglichkeiten, die Beatmung mittels Gesichtsmaske bei Problemen zu verbessern?

! **Ja.**

i
- *doppelter C-Griff (2. Helfer)*
- *Optimierung der Kopfposition des Patienten*
- *Überstrecken des Kopfes (unter Berücksichtigung einer ggf. vorliegenden HWS-Verletzung)*
- *Anheben des Unterkiefers*
- *Einlage von oro- (Guedel-) oder nasopharyngealem (Wendl-)Tubus*

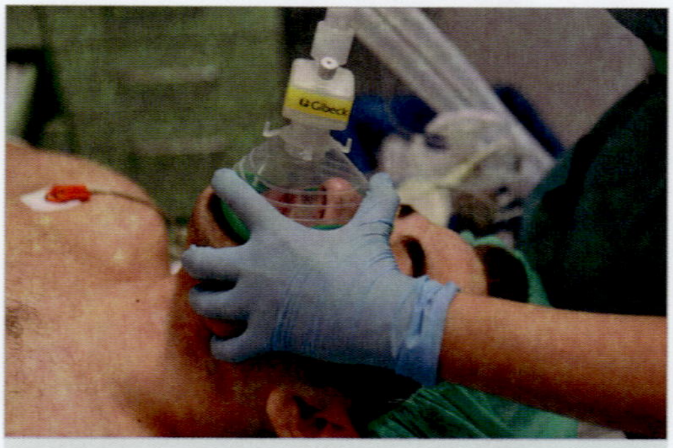


Abb. 2.1 **C-Griff.** Handhaltung der Beatmungsmaske bei der Beutelbeatmung. (Quelle: Knapp J, Popp E. Die endotracheale Intubation. Notf med up2date 2013; 8: 246-250)

## Frage 114

? Wann wird die Maskenbeatmung in der prähospitalen Notfallmedizin eingesetzt?

!
- **vor einer invasiven Atemwegssicherung**
- **bei gescheitertem Intubationsversuch bzw. bei Anwendung eines alternativen Atemwegshilfsmittels**
- **bei kurzzeitiger respiratorischer Insuffizienz**

i *Eine Maskenbeatmung kommt in der prähospitalen Notfallmedizin zum Einsatz:*
- *vor einer invasiven Atemwegssicherung, wenn das Equipment noch vorbereitet werden muss (z. B. apnoeischer Patient)*
- *bei Scheitern eines Intubationsversuchs bzw. der Anwendung eines alternativen Atemwegshilfsmittels – bis ein weiterer Versuch bzw. weitere Maßnahmen ergriffen werden können (z. B. Videolaryngoskopie)*
- *intermittierend bei kurzzeitiger respiratorischer Insuffizienz (z. B. iatrogener und kurzzeitiger Medikamentenüberdosierung)*

## Frage 115

? Wie erkennt man eine adäquate Maskenbeatmung?

!
- **kein Leckagegeräusch zwischen Maske und Gesicht**
- **sichtbare Thoraxexkursionen**
- **positiver Kapnografienachweis**
- **Anstieg der pulsoxymetrischen Sauerstoffsättigung bei vorangegangener Hypoxie**

i *Die Maskenbeatmung ist eine grundlegende Technik in der Atemwegssicherung, die aber nicht einfach in der Durchführung ist und ein vorangegangenes Training notwendig macht. Gelingt die Maskenbeatmung nicht, so muss rasch im Sinne einer Vorwärtsstrategie auf andere Möglichkeiten der Oxygenierung und Ventilation zurückgegriffen werden (z. B. supraglottische Atemwege, endotracheale Intubation).*

## Frage 116

Wie hoch sollte das Tidalvolumen pro Beutelbeatmungshub beim Erwachsenen sein?

**400–500 ml (6 ml/kg idealisiertes Körpergewicht)**

*Höhere Tidalvolumen können zu einer Magenbeatmung und damit durch Mageninsufflation zu steigenden Beatmungsdrücken bei der Maskenbeatmung führen.*

## Frage 117

Wie führen Sie eine adäquate Präoxygenierung bei einem spontanatmenden Patienten durch?

**Eine Präoxygenierung wird mit dichtsitzender Gesichtsmaske mit Reservoir und Sauerstofffluss von 12–15 l Sauerstoff/min oder einem Demandventil für einen Zeitraum von mindestens 3–4 min durchgeführt. Die Gesichtsmaske sollte das Gesicht dicht umfassen, damit keine Nebenluft eindringen kann, die die inspiratorische Sauerstofffraktion reduzieren würde. Bei geeigneten Patienten kann auch eine NIV zur Präoxygenierung erfolgen.**

*Um einen Abfall der Sauerstoffsättigung während der Einleitung der Notfallnarkose und der anschließenden Sicherung des Atemwegs zu verhindern und damit die Apnoetoleranz des Notfallpatienten zu verlängern (bei optimaler Präoxygenierung rund 6–8 min), ist eine Präoxygenierung des spontanatmenden Notfallpatienten obligat.*

*Eine länger als 4-minütige Präoxygenierung verbessert den arteriellen Sauerstoffpartialdruck nicht weiter. Trotzdem sollte bis zur Einleitung der Notfallnarkose eine Präoxygenierung – auch wenn diese länger als 4 min dauert – nicht unterbrochen werden.*

## Frage 118

Welches Equipment benötigen Sie für eine Atemwegssicherung im Notfall unter Berücksichtigung einer ggf. notwendigen Maskenbeatmung, Notfallintubation, Notfallbeatmung und alternativen Atemwegssicherung?

- **einsatzbereiter Beatmungsbeutel inkl. größengerechter Gesichtsmaske und Beatmungsfilter**
- **Laryngoskop oder Videolaryngoskop (inkl. verschiedener größengerechter Spatel)**
- **größengerechter Endotrachealtubus mit Führungsstab und aufgesetzter Blockerspritze**
- **Magill-Zange**
- **Fixierungsmaterial**
- **einsetzbereite Absaugeinheit und Absaugkatheter**
- **Stethoskop/Kapnografie zur Lagekontrolle**
- **Beatmungsgerät inkl. Sauerstoffflasche**
- **Standardmonitoring (EKG, RR, $S_pO_2$)**
- **supraglottische Atemwegshilfsmittel (für den „Plan B")**

*Sowohl die S 1 Leitlinie „Prähospitales Atemwegsmanagement" der DGAI für das prähospitale Atemwegsmanagement als auch die Leitlinie für die prähospitale Notfallnarkose beim Erwachsenen sollten hierbei Beachtung finden.*

## Frage 119

Nennen Sie Risikofaktoren/Prädiktoren für eine schwierige Laryngoskopie.

- **reduzierte Mundöffnung (< 4 cm)**
- **Retrognathie**
- **große Zunge**
- **enorale Blutung/Sekret**
- **enorale Schwellungen/Tumore/Traumafolgen (Obstruktion)**
- **eingeschränkte Beweglichkeit der HWS (Immobilisation, Morbus Bechterew)**
- **Mallampati-Score > 2 (▶ Abb. 2.2)**
- **lange vorstehende Schneide/-Eckzähne**
- **kurzer dicker Hals**

*Einteilung im Mallampati-Score:*

- ***Score I:** sichtbar sind:*
  - *weicher Gaumen*
  - *Uvula ganz*
  - *Tonsillenbett*
- ***Score II:** sichtbar sind*
  - *weicher Gaumen*
  - *Uvula teilweise*
- ***Score III:** sichtbar sind*
  - *weicher Gaumen*
  - *Uvula-Basis*
- ***Score IV:** weicher Gaumen nicht sichtbar*

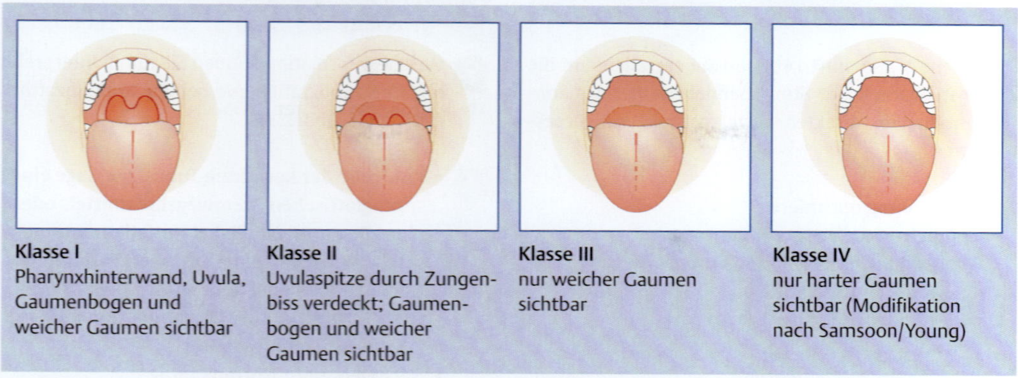


**Abb. 2.2 Mallampati-Score.**

- **Score I:** sichtbar sind weicher Gaumen + Uvula ganz + Tonsillenbett
- **Score II:** sichtbar sind weicher Gaumen + Uvula teilweise
- **Score III:** sichtbar sind weicher Gaumen + Uvulabasis
- **Score IV:** weicher Gaumen ist *nicht* sichtbar

(Quelle: Meindl-Fridez C, Baumann C. Weitere Charakteristika. In: Battegay E, Hrsg. Differenzialdiagnose Innerer Krankheiten. 21., vollständig überarbeitete und erweiterte Auflage. Stuttgart: Thieme; 2017)

## Frage 120

? Welche Risiken bestehen bei mehrfachen, nacheinander durchgeführten Intubationsversuchen bei einem Notfallpatienten?

!
- **sprunghafter Anstieg von Komplikationen**
- **Zahnschäden**
- **Schwellungen der enoralen Strukturen (z. B. Schleimhaut)**
- **Blutungen im Mund-Rachenraum**
- **Aspiration**
- **höhere Rate an ösophagealen Intubationen**

i *Der Patient verstirbt regelhaft nicht an einer misslungen endotrachealen Intubation, sondern an dem Unvermögen des Anwenders, weitere Intubationen zu unterlassen und alternative Atemwegshilfsmittel zur erfolgreichen Sicherung des Atemwegs frühzeitig einzusetzen.*

## Frage 121

? Beschreiben Sie den Intubationsvorgang. Erläutern Sie dabei Schritt für Schritt Ihr Vorgehen.

!
- **strenge Indikationsstellung zur notwendigen Atemwegssicherung**
- **Aufgabenverteilung im Team**
- **Einleitung einer Notfallnarkose**
- **Einführen des (Video-)Laryngoskops**
- **Identifikation der Stimmbandebene**
- **Einführen des Endotrachealtubus**
- **Entfernen des Führungsstabes**
- **Blocken des Cuffs**
- **Lagekontrolle**

i
- *Prüfung einer strengen Indikationsstellung zur notwendigen Atemwegssicherung: Die Indikation zur Notfallintubation muss im Team kommuniziert und wenn möglich auch die äußeren Bedingungen optimiert werden.*
- *Aufgabenverteilung im Team*
- *Einleitung einer Notfallnarkose:*
  - *Öffnen des Mundraumes mit dem Kreuzgriff*
  - *Inspektion der Mundhöhle*
  - *ggf. Entfernung von Sekret/Blut/Flüssigkeiten aus dem Mundraum*
- *Einführen des (Video-)Laryngoskops und Identifikation der Stimmbandebene*
- *Einführen des Endotrachealtubus in die Trachea, Entfernen des Führungsstabes, Blocken des Cuffs*
- *unmittelbar danach: Lagekontrolle bei den ersten Beatmungshüben (Kapnografie)*

## Frage 122

Welche Maßnahmen können Sie ergreifen, um die Einstellbarkeit der Stimmbandebene bei der konventionellen direkten Laryngoskopie zu verbessern?

- **Umgebung optimieren**
- **ausreichende Narkosetiefe**
- **vollständige Muskelrelaxierung**
- **Kopf in Schnüffelposition**
- **BURP oder OELM des Larynx**

- *Beginn des Intubationsprozesses in der am besten zu erreichenden räumlichen Umgebung (z. B. beleuchteter Rettungswagen vs. Intubationsversuch im Straßengraben)*
- *ausreichende Narkosetiefe*
- *vollständige Muskelrelaxierung*
- *Kopf in Schnüffelposition (sog. optimierte Jackson-Position;* ***Cave:*** *HWS-Verletzungen!)*
- *BURP (backward-upward-rightward Pressure) oder OELM (optimierte externe laryngeale Manipulation) des Larynx*

## Frage 123

Wie können Sie in der prähospitalen Notfallmedizin die endotracheale Lage des Tubus bestimmen und eine ösophageale Fehlintubation ausschließen?

- **Einführung des Endotrachealtubus durch die Stimmbandebene unter Sicht im Rahmen der (direkten und indirekten) Laryngoskopie**
- **kontinuierliche Bestimmung des endexspiratorischen Kohlendioxid ($etCO_2$) mittels Kapnografie**

*Am besten ist die Kombination beider genannter Verfahren. Die Kapnografie muss obligat bei jeder prähospitalen Atemwegssicherung (sowohl bei der endotrachealen Intubation, als auch bei Nutzung von alternativen Verfahren der Atemwegssicherung) angewendet und die Verwendung dokumentiert werden. Die zum Teil bereits prähospital vorhandene Ultraschalltechnik könnte ebenso zur Bestätigung der endotrachealen Tubuslage über ein prätracheales Anloten genutzt werden. Eine entsprechende Erfahrung mit dieser sonografiegestützten Tubuslagekontrolle ist Voraussetzung für die Anwendung dieser Technik.*

## Frage 124

Welche Information können Sie durch Interpretation der Kapnografiekurve bei der Notfallbeatmung erhalten (▸ Abb. 2.3)?

- **Kontrolle der korrekten Tubuslage, Lage eines supraglottischen Atemwegshilfsmittels oder einer Beatmungshilfe bei Notfallkoniotomie**
- **rasche Detektion einer Dislokation des Endotrachealtubus oder supraglottischen Atemwegshilfsmittels und Diskonnektion oder Ausfall des Beatmungsgerätes**
- **Nachweis einer Normokapnie**
- **indirekter Hinweis auf die Hämodynamik des Patienten (reduziertes Herzzeitvolumen, Effektivität der Kompressionen bei der CPR)**
- **Nachweis einer Bronchospastik**

*Im menschlichen Organismus wird das metabolisch anfallende $CO_2$ über den Blutweg zur Lunge transportiert und dort abgeatmet. Dementsprechend wird bei verringertem Herzminutenvolumen weniger $CO_2$ zur Lunge transportiert. Damit sinkt der er-*

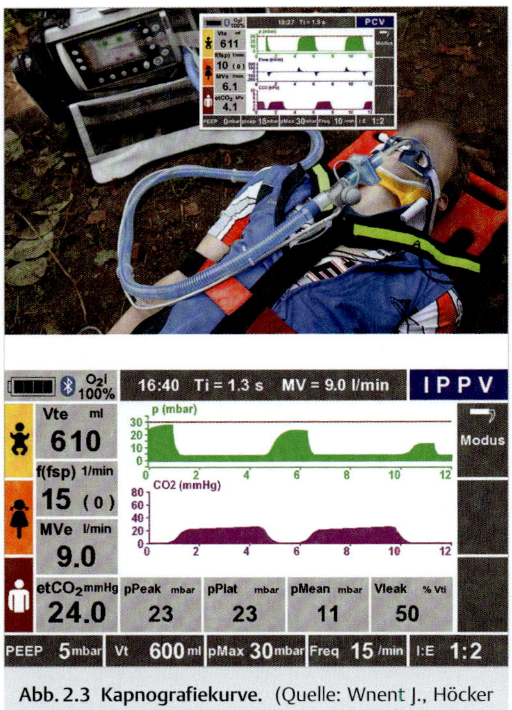


**Abb. 2.3 Kapnografiekurve.** (Quelle: Wnent J., Höcker J., Corzillius M. et al. Kapnografie im Rettungsdienst. Notfallmedizin up2date 2013; 8(01): 8 - 11.)

*mittelte endexspiratorische $CO_2$-Wert und die Kurve flacht ab.*

*Im Rahmen einer kardiopulmonalen Reanimation korreliert die Höhe des endtidalen $CO_2$-Wertes mit der Qualität der Thoraxkompressionen.*

## Frage 125

Beschreiben Sie die Komplikationen des Krikoiddruckes.

- **unsichere Kompression des Ösophagus**
- **mögliche Provokation einer Regurgitation**
- **schlechtere Einstellbarkeit der Stimmbandebene**

*Aufgrund des fehlenden Nachweises einer in jedem Fall vorteilhaften Anwendung des Krikoiddruckes (Sellick-Manöver) und der mit der Anwendung des Krikoiddruckes assoziierten Problemen wird diese Maßnahme heute nicht mehr regelhaft im Rahmen der Notfallintubation empfohlen.*

## Frage 126

Welches Risiko besteht bei der endotrachealen Intubation?

- **Verletzung enoraler Strukturen (z. B. Lippen-, Zahn-, Stimmbandschäden)**
- **Verletzung pharyngealer und laryngealer Strukturen**
- **unerkannte ösopahgeale Fehlintubation (obligate Kapnografiekontrolle)**
- **einseitige endobronchiale Intubation**
- **Trachealverletzung**
- **Hypoxie**
- **Regurgitation/Aspiration**
- **Herzrhythmusstörungen**
- **Verschlechterung bestehender Verletzungen der HWS**

*Eine endotracheale Intubation bei einem Notfallpatienten muss korrekt indiziert sein. Die entsprechende Durchführung verlangt ein sorgfältiges und abgestimmtes Vorgehen. Die Maßnahme der Atemwegssicherung muss unter der Anwendung eines Standardmonitorings (mindestens: EKG, RR, $S_pO_2$, Kapnografie) durchgeführt werden. Die Komplikationen bei der endotrachealen Intubation müssen rasch erkannt und zielstrebig behandelt werden.*

## Frage 127

Wie gehen Sie beim Misslingen eines endotrachealen Intubationsversuches weiter vor?

- **Vorhalten eines „Plan B" (Einsatz alternativer Techniken zur Sicherung des Atemwegs)**
- **Anwendung der Maskenbeatmung**
- **Anwendung eines weiteren Intubationsversuches mittels Videolaryngoskopie**
- **Einsatz alternativer Atemwegshilfsmittel**
- **Notfallkoniotomie als Ultima Ratio**

*Das oberste Ziel der Atemwegssicherung ist die Aufrechterhaltung einer adäquaten Oxygenierung und Ventilation. Bei einer Atemwegssicherung muss immer ein alternativer Plan zur Sicherstellung des obersten Ziels vorgehalten werden. Alternative Atemwegshilfsmittel (z. B. Larynxmaske, Larynxtubus) müssen unmittelbar verfügbar sein und eingesetzt werden können. Die S 1-Leitlinie „Prähospitales Atemwegmanagement" der DGAI gibt einen klaren Algorithmus zum Vorgehen vor. Als „Vorwärtsstrategie" muss in letzter Konsequenz auch eine Notfallkoniotomie in Betracht gezogen werden.*

## Frage 128

Beschreiben Sie die wichtigsten Ursachen einer sich entwickelnden oder fortschreitenden Hypoxämie bei einliegendem Endotrachealtubus oder supraglottischem Atemwegshilfsmittel.

- **Dislokation des Tubus (endobronchial, ösophageal, pharyngeal)**
- **Obstruktion des Tubus (Sekret, Abknicken, Kompression, Anlage an der Trachealwand)**
- **Pneumothorax (Spannungspneumothorax, traumatisch, atraumatisch, assoziiert mit Überdruckbeatmung) und andere pulmonale Ursachen (z. B. Bronchospasmus, Lungenödem, Lungenembolie)**
- **Equipmentversagen (z. B. Beatmungsgerät, Sauerstoffzufuhr, Diskonnektion, Abknicken der Beatmungsschläuche, Verkleben bzw. Blockieren von Ventilen)**
- **„Stomach" (z. B. überblähter Magen – die Folge sind Atelektasen) und Spezielles (Rechts-Links-Shunt, pulmonalarterielle Hypertonie)**

*Die genannten Ursachen formen zusammen das Akronym „DOPES“ als Merkhilfe:*

- *D – Dislokation*
- *O – Obstruktion*
- *P – Pneumothorax*
- *E – Equipment*
- *S – „Stomach“*

## Frage 129

Nennen Sie mindestens 2 alternative supraglottische Atemwegshilfsmittel.

- **Larynxmaske (inkl. Varianten)**
- **Larynxtubus (inkl. Varianten)**

*Beide Varianten an supraglottischen Atemwegshilfsmitteln sind möglich. Im prähospitalen Bereich werden häufig Larynxtuben mitgeführt, obwohl innerklinisch ein Training meist an Larynxmasken erfolgt.*

## Frage 130

Worauf sollte bei der Einlage eines Larynxtubus geachtet werden?

- **Verwendung eines 2. Generationsproduktes (mit Drainagekanal für Magensonde)**
- **atraumatisches Einbringen**
- **Blockung des Cuffs mit einem Druck < 60 cm $H_2O$**
- **Einlage einer Magensonde (Stabilität, Entlastung des Magens)**
- **obligate Kontrolle der Beatmung mittels Kapnografie**

*Komplikationen beim Einsatz des Larynxtubus können durch die Antizipation des o. g. Vorgehens maßgeblich reduziert werden.*

## Frage 131

Welche 3 Verfahren gibt es zur Notfallkoniotomie?

- **„Catheter-over-Needle Technique“**
- **Seldinger-Technik**
- **chirurgische Koniotomie**

*Zielstruktur aller 3 Verfahren ist das Ligamentum cricothyreoideum.*

*Bei der Catheter-over-Needle Technique erfolgt die Punktion der Trachea analog einer Venenverweilkanüle; dabei wird nach Punktion der Stahl-Innenmandrin entfernt und die Kanüle verbleibt in der Trachea.*

*Bei der Seldinger-Technik wird die Trachea punktiert und über die Nadel ein Führungsdraht eingebracht, über den eine Trachealkanüle eingeführt wird.*

*Bei der chirurgischen Koniotomie wird mittels eines chirurgischen Instrumentariums auf das Ligamentum cricothyreoideum präpariert, dieses durchtrennt und dann ein Endotrachealtubus in die Trachea eingeführt.*

## Frage 132

Nennen Sie eine mögliche Basiseinstellung der Beatmungsparameter für einen Notfallrespirator.

- **inspiratorische Sauerstofffraktion ($F_iO_2$): 1,0**
- **Beatmungsfrequenz (AF): 12–16/min**
- **Atemzugvolumen (AZV): 6 ml/kgKG**
- **I:E-Verhältnis: 1:1 bis 1:2**
- **PEEP: (üblicherweise) 5 mbar**
- **$p_{max}$: 30 mbar**

*Je nach vorliegendem Krankheits- oder Verletzungsbild kann es indiziert sein, von dieser Basiseinstellung abzuweichen und die Parametereinstellung zu adaptieren (z. B. Hyperkapnie bei COPD). Ziel ist eine ausreichende Oxygenierung (Normoxygenierung) und Ventilation (Normokapnie).*

## Frage 133

Welche Parameter kontrollieren Sie nach erfolgreicher Atemwegssicherung und Beatmung im weiteren prähospitalen Einsatz regelmäßig?

- **pulsoxymetrische Sauerstoffsättigung (Ziel: $S_pO_2$ 94–98 %)**
- **endexspiratorischer $CO_2$-Wert (Ziel: 35 mmHg, Kapnografie)**
- **Beatmungsspitzendruck (Ziel: < 30 mbar)**
- **Atemminutenvolumen (AMV):**

  **AMV (Erwachsene) =**
  **6 ml AZV × kgKG × 12 AF/min**

- **Beatmungsalarme**
- **Inspektion des Patienten (Thoraxexkursionen, Hautfarbe)**

*Sauerstoffsättigung, Kapnographie, Beatmungsdrücke und Atemminutenvolumen müssen kontinuierlich überwacht werden.*

## 2.2 Analgesie, Sedierung, Narkose und Beatmung im Rettungsdienst

*Frank Worthmann, Vivienne Keding,*
*frühere Bearbeitung: Frank Worthmann*, Patrick Meybohm**

### Frage 134

Was unterscheidet Sedierung von Narkose?

- **Erhalt der Schutzreflexe**
- **Erhaltene Spontanatmung**

*Ziel einer Sedierung ist die Abschirmung des Patienten vor Stress oder Angst, z. B. mittels Midazolam. Wird zusätzlich ein Schmerzmittel verabreicht, spricht man von einer Analgosedierung. Im Unterschied zur Narkose sollen Schutzreflexe und Spontanatmung erhalten bleiben. Werden Medikamente zu hoch dosiert, kann es allerdings zum Verlust einer suffizienten Spontanatmung kommen, und es besteht die Gefahr von Aspiration und Hypoxie.*

### Frage 135

Worin bestehen die Ziele der präklinischen Narkose?

- **Amnesie**
- **Anxiolyse**
- **Stressabschirmung**
- **Hypnose**
- **Analgesie**
- **Ermöglichung der Atemwegssicherung**
- **Reduktion des Sauerstoffverbrauchs/Optimierung des Sauerstoffangebotes**
- **Protektion von Organsystemen durch Vermeidung von Sekundärschäden (zerebral, myokardial)**

*Eine Notfallnarkose besteht aus den drei Kernkomponenten Hypnose, Analgesie und Muskelrelaxierung und kann aufgrund verschiedenster Indikationen notwendig werden.*

### Frage 136

Was versteht man unter Präoxygenierung, und wie wird sie durchgeführt?

**Unter Präoxygenierung versteht man eine Aufsättigung der funktionellen Residualkapazität (FRC) mit Sauerstoff. Dies sollte bei jedem spontanatmenden Notfallpatienten für 3–4 min durchgeführt werden. Dazu wird entweder eine dicht sitzende Gesichtsmaske mit Reservoir und 12–15 l Sauerstofffluss genutzt oder bevorzugterweise, falls vorhanden, eine Maske mit am Beatmungsbeutel angeschlossenem Demandventil bzw. eine nichtinvasive Beatmung mit positivem endexspiratorischem Druck (PEEP). Ziel ist es, mit einer möglichst hohen inspiratorischen Sauerstoffkonzentration zu präoxygenieren.**

*Die korrekte Durchführung einer Präoxygenierung kann die Apnoezeit ohne kritische Hypoxie bei Erwachsenen und Kindern verlängern.*

### Frage 137

Welche Indikationen gibt es für die prähospitale Notfallnarkose im Rettungsdienst?

- **akute respiratorische Insuffizienz (Hypoxie und/oder Hyperkapnie mit Kontraindikationen gegen eine oder Versagen einer nichtinvasiven Ventilation [NIV])**
- **Bewusstlosigkeit/neurologisches Defizit mit Aspirationsgefahr**
- **Polytrauma/schweres Trauma mit**
  - **hämodynamischer Instabilität**
  - **Hypoxie mit $S_pO_2 < 90\,\%$ trotz $O_2$-Gabe**
  - **Schädel-Hirn-Trauma mit GCS < 9**
- **stärkste Schmerzen, die durch Analgetikagabe nicht zu beherrschen sind**
- **ausgedehnte Verbrennungen**

*Liegen bei einem Patienten ein oder mehrere der o. g. Symptom(e) vor, ist die Einleitung einer Narkose indiziert. Dennoch ist es von großer Bedeutung, vor Beginn einer präklinischen Narkose immer die spezifischen Umstände mitzuberücksichtigen. Dazu zählen unter anderem das Erfahrungslevel des Rettungsteams, Umstände an der Einsatzstelle (z. B. Einklemmung, Rettungszeit, Witterungsbedingungen), Transportart (bodengebunden versus luftgestützt),*

*Transportzeit, Begleitverletzungen im Bereich der Atemwege und Hinweise auf Intubationshindernisse. Zudem sollte jeder Patient vor der Einleitung in den bestmöglichen Ausgangszustand gebracht werden, um das Risiko einer sekundären Patientenschädigung so gering wie möglich zu halten. Dafür ist eine suffiziente Präoxygenierung, ggf. mit PEEP, eine bedarfsgerechte Volumensubstitution und die Bereitstellung oder Applikation kreislaufunterstützender Medikamente sehr wichtig.*

## Frage 138

Mit welchen Substanzgruppen wird eine Narkose durchgeführt?

- **Hypnotikum/Sedativum**
- **Analgetikum**
- **Muskelrelaxans**

*Meist wird zuerst ein Analgetikum appliziert, da die Laryngoskopie einen starken Reiz darstellt, z. B. Fentanyl 1–2 µg/kgKG oder Sufentanil 0,1–0,2 µg/kgKG. Die Narkoseinduktion wird dann mit einem Hypnotikum durchgeführt, z. B.*

- *Propofol 2 mg/kgKG (**Cave:** ausgeprägte Hypotonie möglich, zurückhaltende Anwendung beim kreislaufinstabilen Patienten),*
- *Esketamin 0,5–1 mg/kgKG oder*
- *Etomidat 0,2–0,3 mg/kgKG (in vielen Rettungsdienstbereichen nicht mehr verfügbar).*

*Anschließend wird die Gabe eines Muskelrelaxans empfohlen, um die Intubationsbedingungen zu verbessern. Hierzu wird Rocuronium 1–1,2 mg/kgKG oder Succinylcholin 1–1,5 mg/kgKG empfohlen. Die Aufrechterhaltung der Narkose erfolgt mittels der Gabe eines Sedativums, das entweder regelmäßig repetiert oder mittels Perfusor appliziert wird, z. B.*

- *Midazolam 0,025–0,15 mg/kgKG,*
- *Esketamin 0,25–0,5 mg/kgKG oder*
- *Propofol 4 mg/kgKG/h.*

## Frage 139

Welche Nachteile besitzt Propofol im Rahmen der Notfallnarkose?

**Es ist eine ausgeprägte Hypotonie bis zum Herz-Kreislauf-Stillstand möglich.**

*Propofol ist negativ inotrop und reduziert den peripheren Gefäßwiderstand. Dies birgt besonders für instabile und Patienten im Volumenmangel große Gefahren. Eine Einleitungsdosis von 2 mg/kgKG kann beim polytraumatisierten Patienten zum Herz-Kreislauf-Stillstand führen, wohingegen beim jungen, stark agitierten Patienten zum Teil 4 mg/kgKG und mehr notwendig sein können, um eine ausreichende Narkose zu erzielen. Daher empfiehlt sich beim instabilen Patienten ein sehr zurückhaltender Einsatz, hier bietet sich die Kombination von Esketamin (bis zu 1 mg/kgKG) mit Rocuronium (1–1,2 mg/kgKG) an. Es muss bei Esketamin nicht mehr zwingend ein Benzodiazepin appliziert werden, da Halluzinationen als Nebenwirkung bei den weiterentwickelten S-Ketaminen im Vergleich zum herkömmlichen Ketamin kaum mehr auftreten. Beim Gebrauch von herkömmlichem Ketamin sollte ein Benzodiazepin, meistens Midazolam (0,05 mg/kg KG), verabreicht werden.*

## Frage 140

Sie werden zu einem Patienten mit kolikartigen rechtsseitigen Oberbauchschmerzen gerufen. Nach eingehender Untersuchung mit Anamneseerhebung stellen Sie die Leitdiagnose: Gallengangskolik. Welches Analgetikum ist die erste Wahl bei V. a. Gallengangskolik?

**Metamizol 1 g für Erwachsene entsprechend 15–20 mg/kgKG bei Kindern, bei unzureichender Schmerzkontrolle additive Opioidgabe.**

*Metamizol bietet sich aus der Gruppe der Nicht-Opioidanalgetika in dieser Indikation an, da es einen spasmolytischen Effekt aufweist. Zu beachten ist die Gefahr des Blutdruckabfalls bei Bolusgabe. Daher ist die Applikation als Kurzinfusion zu empfehlen. Bei unzureichender Analgesie ist die Gabe eines Opioids empfohlen.*

## Frage 141

Sie können bei einem Kind keinen intravenösen Zugang für die analgetische Therapie etablieren. Welche alternativen Applikationsformen stehen Ihnen zu Verfügung?

- **peroral (z. B. Ibuprofen Saft)**
- **rektal (z. B. Ibuprofen Zäpfchen)**
- **nasal (z. B. Esketamin)**
- **(intraossär)**

*Gerade bei Kindern kann die Anlage eines Venenzugangs eine Herausforderung darstellen. Daher stellen gerade die ersten drei Applikationswege eine weniger invasive Alternative für die Analgesie da. Die Anlage eines intraossären (i.o.) Zugangs sollte vitalen Indikationen oder stärksten, nicht anders kontrollierbaren Schmerzen vorbehalten sein. Falls nicht aus anderen Gründen ein i. v./i.o. Zugang notwendig ist, gewährleistet die intranasale Applikation bei Kindern auch bei starken Schmerzen eine ausreichende Analgesie.*

## Frage 142

Welche gängigen Opioidanalgetika im Rettungsdienst kennen Sie?

- **Morphin**
- **Piritramid**
- **Fentanyl**
- **Sufentanil**

*Substanzen wie Morphin und Piritramid sind für die Analgesie im Rettungsdienst sinnvoll, aber wegen der längeren Dauer bis zum Wirkeintritt (5–10 min) und der langen Dauer bis zum Wirkmaximum (20 min) für die Einleitung einer präklinischen Narkose nur bedingt einsetzbar. Fentanyl und Sufentanil eignen sich zur Narkoseinduktion und zur Therapie starker Schmerzen.*

## Frage 143

Wie würden Sie die analgetische Potenz dieser Medikamente in Relation zueinander setzen?

**Morphin als Referenzopioid hat den Faktor 1. Im Vergleich dazu liegen**

- **Piritramid bei 0,7**
- **Fentanyl bei ca. 100**
- **Sufentanil bei bis zu 1000**

*Fentanyl hat eine bis zu 125-fach stärkere analgetische Potenz als Morphin. Der Wirkbeginn tritt nach etwa 30 s ein, die Wirkdauer beträgt 20–30 min. Fentanyl bewirkt eine starke Atemdepression.*

*Demnach entsprechen 7,5 mg Piritramid etwa 5 mg Morphin und 0,1 mg Fentanyl bzw. 10 µg Sufentanil etwa 10 mg Morphin.*

## Frage 144

Welche (Neben-)Wirkungen kennen Sie von Opioiden?

- **Analgesie**
- **Sedierung**
- **Atemdepression**
- **Übelkeit und Erbrechen**
- **Histaminfreisetzung**
- **Thoraxrigidität (hohe Dosierung und schnelle Applikation)**
- **Sympatikolyse (Hypotension v. a. bei Hypovolämie, Bradykardie)**

*Eine hohe analgetische Potenz bedeutet auch ein erhöhtes Risiko für eine Atemdepression. Alle Opioide sind zentral wirksam und können Übelkeit und Erbrechen induzieren. Die Histaminfreisetzung ist bei Morphin ausgeprägter als bei den anderen Opiaten, aber insgesamt selten.*

## Frage 145

Sie kommen zu einem Patienten mit akutem Koronarsyndrom. Mit welchem Analgetikum behandeln Sie die Angina pectoris?

**Mittel der Wahl ist Morphin 2–10 mg i. v.**

*Morphin hat eine ausreichende analgetische Potenz bei mäßiger Atemdepression im Vergleich zu Fentanyl, senkt zudem durch seine sedierende Wirkung das Stresslevel des Patienten und ökonomisiert die Herzarbeit.*

## Frage 146

Sie kommen zu einem Patienten, der nach einem Sturz von der Leiter nun über stärkste Schmerzen in der Schulter klagt. Bei der körperlichen Untersuchung fällt Ihnen ein Pflaster auf dem Oberkörper mit der Aufschrift „Fentanyl 100 µg/h" auf. Was beachten Sie bei der analgetischen Therapie?

- **Opioidgewöhnung**
- **Esketamin in Erwägung ziehen**

*Patienten mit regelmäßigem Kontakt zu Opiaten/Opioiden weisen häufig eine ausgeprägte Gewöhnung auf. Es sind zum Teil deutlich höhere Dosierungen notwendig, um eine ausreichende Analgesie zu erreichen. Die alternative oder additive Verwendung von Esketamin kann in diesen Situationen von Vorteil sein.*

## Frage 147

Was sind Risikofaktoren für das Vorliegen eines schwierigen Atemweges?

- **Erkrankungen/Verletzungen:**
  - **Polytrauma**
  - **(Mittel-)Gesichtstrauma**
  - **Schlafapnoesyndrom**
- **Patientencharakteristika:**
  - **kurzer/kräftiger Hals**
  - **reduzierte Mobilität im HWS-Bereich**
  - **reduzierte Mundöffnung**
  - **Schwangerschaft**
  - **Adipositas (BMI > 30 kg/m²)**
  - **Mallampati-Score III und IV**
  - **reduzierter thyromentaler Abstand**
  - **vorausgegangene Bestrahlung/Operationen im Bereich des Halses**

*Vor jeder Medikamentengabe, die die Eigenatmung des Patienten beeinträchtigen kann, sollte der Atemweg evaluiert werden, um sich auf eventuelle Schwierigkeiten vorzubereiten und sein Vorgehen entsprechend planen zu können. Bei einem erwartet schwierigen Atemweg sollte die Indikation zur Narkose besonders kritisch gestellt und ein Videolaryngoskop verwendet werden.*

## Frage 148

Welche Materialien werden für eine präklinische Intubation benötigt?

- **Tubus mit Führungsstab, Blockerspritze und Fixierung, ggf. Bougie**
- **alternative Atemwegsinstrumente (Larynxmaske/-tubus)**
- **Laryngoskop, wenn möglich Videolaryngoskop mit Macintosh-Spatel und zusätzlich Spezialspatel mit besonderer Krümmung**
- **Monitoring (Pulsoxymetrie, EKG, automatische Blutdruckmessung, Kapnografie)**
- **Sauerstoff**
- **Beatmungsmaske und -beutel, ggf. zusätzlich Beatmungsgerät**
- **funktionsgeprüfte Absaugung mit großlumigem Sauger**
- **Stethoskop**
- **Narkosemedikamente (Analgetikum, Hypnotikum, Muskelrelaxans)**

*Vor Beginn einer Narkoseeinleitung ist es essenziell, das vorbereitete Equipment auf Vollständigkeit zu überprüfen. Aufgrund von Aufregung und mangelnder Routine kommt es schnell zu Fehlern, die fatale Konsequenzen haben können.*

## Frage 149

Welche verschiedenen Hypnotika und Sedativa werden im Rettungsdienst eingesetzt?

- **Propofol**
- **Benzodiazepine**
- **(Es-)Ketamin**
- **heute seltener verwendet: Barbiturate, Etomidat**

*Für die Sedierung gelten Benzodiazepine (Midazolam) und für die Narkoseeinleitung Propofol und (Es-)ketamin als bevorzugte Substanzen.*

*Ketamin ist dabei das einzige Medikament, das neben seinen dissoziativen Eigenschaften auch ein hohes analgetisches Potenzial besitzt.*

## Frage 150

Sie kommen zu einem Verkehrsunfall. Der Patient ist eingeklemmt, ansprechbar, noch kreislaufstabil und gibt stärkste Schmerzen an. Wie würden Sie in dieser Situation die Analgesie durchführen?

**Mit (Es-)ketamin.**

*Ketamin ist ein potentes Analgetikum. Es verursacht einen dissoziativen Bewusstseinszustand und hat eine sympathomimetische Wirkung. In analgetischer Dosierung bleiben Spontanatmung und Reflexe erhalten.*

*Dosierung zur Analgesie:*

- *0,125–0,5 mg/kgKG Esketamin*
- *0,5–1 mg/kgKG Ketamin*

*In Deutschland findet überwiegend Esketamin Anwendung. Dabei handelt es sich um das aktive Enantiomer des Ketamins, was seine etwa doppelt so hohe Wirkpotenz erklärt.*

## Frage 151

Warum wird beim Einsatz von Ketamin häufig die Kombination, z. B. mit Midazolam, empfohlen?

**Zur Vermeidung von veränderter Sinneswahrnehmung und alptraumhaftem Empfinden.**

*Ketamin und Esketamin wirken unter anderem als NMDA-Rezeptorantagonisten und können als unangenehm empfundene Halluzinationen auslösen. Dieses Phänomen ist zwar bei Esketamin deutlich geringer ausgeprägt als bei Ketamin, dennoch empfiehlt sich die Kombination mit Midazolam (1–3 mg i. v.) oder Propofol (10–20 mg), um eine veränderte Sinneswahrnehmung bis hin zum albtraumhaften Empfinden zu vermeiden.*

## Frage 152

Welche Probleme könnten bei der Anwendung von Ketamin auftreten?

- **sympathomimetische Wirkung (RR-Anstieg, HF-Anstieg)**
- **Hypersalivation**
- **Halluzinationen/Albträume**

*Aufgrund der sympathomimetischen Wirkungen gelten Anwendungsbeschränkungen bei instabiler Angina pectoris, Myokardinfarkt, Glaukom, perforierten Augenverletzungen und arteriellem Hypertonus (RR > 180/110 mmHg). Ketamin führt nicht primär zu einer Steigerung des Hirndrucks. Dieser kann allerdings sekundär aufgrund von Hypoventilation und einem damit verbundenen $CO_2$-Anstieg auftreten. Erfolgt die Gabe von Ketamin im Rahmen einer Narkoseeinleitung mit anschließender kontrollierter Beatmung, kann die Substanz auch beim Schädel-Hirn-Trauma zur Anwendung kommen.*

## Frage 153

Warum könnte die Gabe von Opioiden bei eingeklemmten Personen problematisch sein?

**Bei schwierigem Zugang zu den Patienten kann eine opioidinduzierte Atemdepression zu Hypoxie und Hyperkapnie führen.**

*Patienten mit ausgeprägtem Verletzungsmuster benötigen wegen der Schmerzintensität eine suffiziente Analgesie. Opioide in den notwendigen Dosierungen können zur Atemdepression führen. Da der Patient eingeklemmt und eine Befreiung oftmals schwierig ist bzw. länger dauern kann, wäre der Patient dann durch eine Hypoxie und Hyperkapnie gefährdet.*

## Frage 154

Sie treffen im Notarztdienst auf eine 75-jährige Patientin. Seit 5 Tagen bestünden zunehmend produktiver grünlicher Auswurf, Fieber und linksbasale Rasselgeräusche. Ihre Messungen ergeben: $RR_{sys}$ 140 mmHg, HF 110/min, $S_pO_2$ 84 %. Das Gewicht der Patientin beträgt ca. 70 kg. Sie wird zunehmend somnolent trotz nichtinvasiver Beatmung. Sie entscheiden sich zur Intubation. Wie gehen Sie vor?

**Narkosevorbereitung und Präoxygenierung mit 100 % $O_2$ durch Fortsetzung der nichtinvasiven Beatmung (NIV) bis zum Beginn der Narkoseinduktion.**

- **Narkoseeinleitung: Esketamin 35–100 mg i. v.**
- **+ Midazolam 7 mg i. v.**
- **+ Rocuronium 70–100 mg oder Succinylcholin 100 mg i. v.**

- **Atemwegssicherung, ggf. Narkosevertiefung mit Midazolam 3–5 mg i. v.**
- **Narkoseaufrechterhaltung: Esketamin 20 mg i. v. (repetitiv etwa alle 20 min)**
- **+ Midazolam 3–5 mg i. v. (repetitiv etwa alle 20 min)**
- **b.B. Kreislaufunterstützung mit Noradrenalin mit je 10-µg-Boli je nach Zielblutdruck, ggf. Perfusor**

*Die oben beschriebene Narkose stellt ein mögliches Vorgehen dar. Selbstverständlich sind diverse andere Möglichkeiten denkbar. Wie genau eine Narkose durchgeführt werden sollte, ist gerade in der Präklinik schwer zu verallgemeinern und sollte immer unter Berücksichtigung des akuten Krankheitsmusters und der Vorerkrankungen eines Patienten festgelegt werden.*

## Frage 155

Sie kommen zu einer 75-jährigen Patientin, die soeben von der Feuerwehr während eines Wohnungsbrandes aus ihrer stark verqualmten Brandwohnung gerettet wurde. Die Patientin ist ansprechbar, kreislaufstabil und hat eine Sauerstoffsättigung von 93 % unter Umgebungsluft. Die Patientin ist unruhig und stöhnt vor Schmerzen. Bei der groben körperlichen Untersuchung diagnostizieren Sie Verbrennungen II. und III. Grades am oberen, ventralen Thorax, am Hals, sowie Verbrennungen I. und II. Grades im Gesicht, ferner Verbrennungen I. Grades an beiden oberen Extremitäten. Die Augenbrauen und die Haare sind versengt. Bei der Inspektion des Mundraums sehen Sie Rußablagerungen.

Wie gehen Sie vor?

- **suffiziente Analgesie**
- **Sicherung der Atemwege**
- **Optimierung der Oxygenierung**

*Verbrennungen I. und II. Grades können im Gegensatz zu Verbrennungen III. Grades sehr schmerzhaft sein. Hierbei würde sich Esketamin 0,125–0,25 mg/kgKG in Kombination mit Midazolam 2–4 mg als Bolus eignen. Zur Optimierung der Oxygenierung sollte Sauerstoff mit einem maximalen Flow über ein Reservoir verabreicht werden oder, falls von der Patientin toleriert, eine NIV-Therapie gestartet werden.*

*Da Ruß im Mundraum festgestellt wurde und bei einem Wohnungsbrand heiße Gase eine thermische Verletzung des Pharynx verursachen können mit der Folge von Schleimhautödemen, sollte an eine Sicherung der oberen Atemwege mittels endotrachealer Intubation gedacht werden. Eine Hypoxie wird durch das Inhalationstrauma (**Cave:** Kohlenmonoxidexposition, falsch-hoch gemessene Sättigungswerte) und eine unzureichende Ventilation durch Brustkorbverbrennungen verursacht. Auch hinsichtlich des ausgeprägten Verletzungsmusters mit einem vorhandenen Inhalationstrauma sollte ein zeitnaher Transport in ein Verbrennungszentrum erfolgen, sodass sich eine frühzeitige präklinische Narkose anbietet.*

## Frage 156

Das Beatmungsgerät alarmiert und/oder die Sättigung des Patienten fällt ab. Was überprüfen Sie?

- **D – Dislokation des Tubus/Diskonnektion des Schlauchsystems**
- **O – Obstruktion des Tubus/Beatmungssystems**
- **P – Pneumothorax oder andere pulmonale Störungen**
- **E – Equipment: Beatmungsgerät/-schläuche, Sauerstoffflasche/-anschluss**
- **S – Stomach: Magenüberblähung nach Maskenbeatmung, vor allem bei Kindern relevant**

*Mit dem Akronym DOPES lassen sich die häufigsten Ursachen eines plötzlichen Beatmungsproblems strukturiert abarbeiten.*

## Frage 157

Warum kann eine Beatmung beim Traumapatienten gefährlich sein?

- **verminderter venöser Rückstrom durch Überdruckbeatmung**
- **Entwicklung eines Spannungspneumothorax**

*Durch Überdruckbeatmung verändern sich die intrathorakalen Druckverhältnisse. Es kommt zu einer Erhöhung des intrathorakalen Druckes (insbesondere mit hohem PEEP), dadurch wird der Rückstrom zum Herz (Vorlast) reduziert. Dies ist bei hypovolämen Patienten besonders ausgeprägt und kann zu einer starken Hypotonie/Kreislaufinstabilität führen.*

*Beim Traumapatienten ist es aber auch möglich, dass eine Verletzung der Pleura visceralis vorliegt und es mit Beginn der Beatmung zu einem Ventilmechanismus kommt, der einen Spannungspneumothorax erzeugt.*

## Frage 158

Welche Therapiemöglichkeiten bestehen bei Opioidüberdosierung?

- **Aufforderung zu atmen, sowohl durch Ansprache als auch durch taktile Reize (Kommandoatmung)**
- **assistierte oder kontrollierte Beatmung (Beatmungsbeutel/Notfallrespirator)**
- **Antidotgabe**

*Eine Opiodüberdosierung kann auf verschiedenen Wegen verursacht werden, z. B. durch Drogenkonsum, Schmerzmittelüberdosierung oder iatrogen.*

## Frage 159

Welches ist das Antidot der Wahl bei Opioidintoxikation, und wie kann es appliziert werden?

**Naloxon**

*Die Gabe von Naloxon kann intravenös, intranasal, intramuskulär und subkutan erfolgen. Zu beachten ist, dass die Halbwertszeit mit etwa 70 min relativ kurz ist und es bei massiven Opiatüberdosierungen zu einem Rebound mit erneuter Atemdepression kommen kann.*

## Frage 160

Sie kommen zu einem älteren Patienten, der eine steile Kellertreppe hinabgestürzt ist. Der Patient atmet scheinbar suffizient, $S_aO_2$ ist unter Raumluft 95 %, GCS ist 6; es bestehen eine Pupillendifferenz und eine blutende Kopfplatzwunde.

Welche Verdachtsdiagnose haben Sie? Welche Maßnahmen ergreifen Sie?

**V. a. Schädel-Hirn-Trauma.**

**Maßnahmen:**

- **körperliche Untersuchung**
- **i. v.-Zugänge**
- **Monitoring**
- **Narkose**
- **Intubation mittels Videolaryngoskop und kontrollierte Beatmung**

*Bei diesem Verletzungsmuster sollte eine Verletzung der HWS in Betracht gezogen werden. Es sollte daher, wenn möglich, eine manuelle Inline-Stabilisierung der HWS oder ggf. die Anlage eines Stifneck erfolgen.*

## Frage 161

Wie führen Sie die Narkose bei dem Patienten nach Treppensturz durch?

- **Narkoseeinleitung mit Hypnotikum (Propofol/Esketamin), Analgesie (Fentanyl), Muskelrelaxation (Rocuronium)**
- **falls möglich Oberkörperhochlagerung um ca. 30°**
- **Normoventilation bis geringe Hyperventilation ($pCO_2$ 35–40 mmHg)**
- **niedriger PEEP (5 cm $H_2O$)**
- **engmaschige Blutdrucküberwachung**

*Das traumatisierte Gehirn reagiert sensibel auf einen $O_2$-Mangel. Außerdem kann nach dem Schädel-Hirn-Trauma der Mechanismus der zerebralen Autoregulation gestört sein, d. h. die zerebrale Perfusion erfolgt dann linear zum intrazerebralen Perfusionsdruck (CPP). Mithilfe von Volumensubstitution und Vasopressoren (z. B. Noradrenalin) sollte ein systo-*

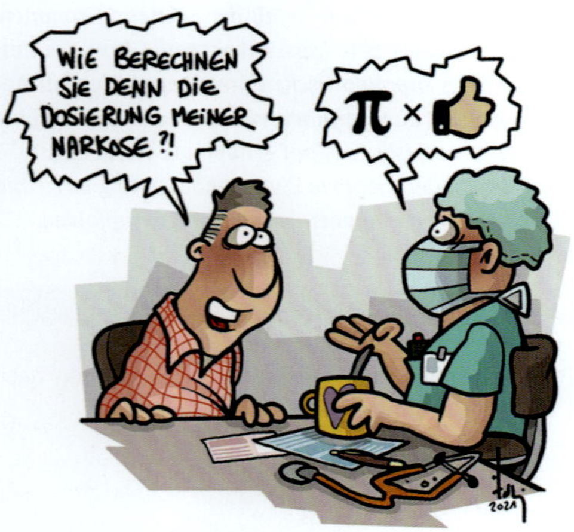


Mehr Cartoons unter: www.medi-learn.de/cartoons www.facebook.de/medilearn Instagram: medilearnde

*lischer Druck von 110–140 mmHg angestrebt werden, allerdings sollte auch eine schwere arterielle Hypertension behandelt werden, da eine zerebrale Blutung nicht ausgeschlossen werden kann. Ein zu hoher PEEP reduziert den venösen Rückstrom und kann dadurch das zerebrale Blutvolumen, resp. den Hirndruck, steigern. Für einen optimalen venösen Abstrom ist auf eine achsengerechte Lagerung des Kopfes zu achten.*

## Frage 162

Notfallpatienten gelten als nicht nüchtern und sind somit aspirationsgefährdet. Welche Maßnahmen ergreifen Sie zur Vermeidung einer Aspiration?

- **falls möglich Oberkörperhochlagerung**
- **Funktionsbereite großlumige Absaugung**
- **möglichst keine Maskenbeatmung**
- **Verwendung eines Videolaryngoskops**
- **Tubus nach Intubation sofort blocken**
- **Verwendung von Medikamenten mit schnellem Wirkungseintritt in angepasster Dosierung**

*Um das Aspirationsrisiko bei Erwachsenen zu minimieren, macht dies eine Rapid Sequence Induction (RSI) mit schneller Narkoseeinleitung und Atemwegssicherung ohne Zwischenbeatmung erforderlich. Der früher propagierte Krikoiddruck (sog. Sellick-Manöver) wird vor dem Hintergrund fehlender evidenzbasierter Daten zur positiven Wirkung und einer potenziellen Verschlechterung des Intubationssitus nicht mehr empfohlen. Primär sollte ein Videolaryngoskop genutzt werden.*

*Sollte es zu einem Abfall der Sättigung kommen, muss dennoch eine Maskenbeatmung bzw. die Einlage eines supraglottischen Atemwegsdevice mit Absaugkanal durchgeführt werden und das erhöhte Aspirationsrisiko in Kauf genommen werden.*

*Bei Kindern ist eine Zwischenbeatmung aufgrund der geringeren Apnoetoleranz immer empfohlen.*

## Frage 163

Welche typischen Nebenwirkungen können nach Succinylcholin auftreten?

- **Herzrhythmusstörungen**
- **Hyperkaliämie**
- **Anstieg des Augeninnendruckes**
- **maligne Hyperthermie**

*Das depolarisierende Muskelrelaxans Succinylcholin führt an den nikotinergen Rezeptoren der muskulären Endplatte zu einem Depolarisationsblock (häufig Muskelfaszikulationen nach Injektion) mit entsprechenden Folgen:*

- *Herz-Kreislauf-System: Sinusbradykardie, Sinus-Arrest, VES (Erregung kardialer muskarinerger Rezeptoren)*
- *Hyperkaliämie: Gefährdet sind vor allem Patienten mit neuronaler Denervation, Verbrennungen Grad III, stark eingeschränkter Mobilität*
- *Intraokularer Druck: Strenge Indikationsstellung bei Patienten mit Glaukom, offenen Augenverletzungen*

## Frage 164

Welche Alternative gibt es zu dem depolarisierenden Muskelrelaxans Succinylcholin?

**Nicht depolarisierende Muskelrelaxanzien, z. B. Rocuronium.**

*Nicht depolarisierende Muskelrelaxanzien konkurrieren mit Acetylcholin (kompetitive Hemmung) um die Bindung am nikotinergen Rezeptor der postsynaptischen Membran. Sie sind von Vorteil wegen des geringeren Nebenwirkungsspektrums im Vergleich zu Succinylcholin. Bei ausreichend hoher Dosierung (Rocuronium 1–1,5 mg/kgKG i. v.) bieten sie zudem eine ähnlich schnelle Anschlagszeit.*

## Frage 165

Sie kommen zu einer 80-jährigen Patientin, die gestürzt ist. Sie werden von der RTW-Besatzung zur Analgesie nachgefordert. Das Bein ist verkürzt und außenrotiert. Die Patientin gibt stärkste Schmerzen an. Wie gehen Sie vor?

**Es handelt sich am ehesten um eine Oberschenkelhalsfraktur.**

**Nach Kreislaufmonitoring Analgesie mit Esketamin/Ketamin und ggf. Sedierung/Anxiolyse mit Midazolam oder Propofol.**

*Esketamin/Ketamin ist hier gut geeignet. Es könnte auch Fentanyl verwendet werden. Wird dies allerdings in einer Dosis verabreicht, die den starken Schmerz beim Umlagern abdeckt, ist das Risiko für eine Atemdepression im Anschluss sehr hoch.*

*Dosierung Esketamin: 0,25–0,5 mg/kgKG, Ketamin das Doppelte. Bei hochbetagten Patienten sind zum Teil niedrigere Dosierungen ausreichend. Benzodiazepine sollten gerade bei älteren Patienten nur zurückhaltend Anwendung finden. Die Basisanalgesie kann mittels eines Opioids erfolgen.*

## Frage 166

Durch welche Maßnahmen kann eine Verbesserung der Oxygenierung erreicht werden?

- **hohe inspiratorische $O_2$-Konzentration**
- **PEEP-Erhöhung**
- **Verlängerung des Inspirations-Exspirations-Verhältnisses**
- **Rekrutierungsmanöver/Oberkörperhochlagerung**
- **ggf. Drainage von Pneumothorax/Hämatothorax/Pleuraerguss**

*Durch die Reduktion von Atelektasen wird die Gasaustauschfläche erhöht und das Perfusions-Ventilationsverhältnis verbessert. Zudem kann eine Erhöhung des PEEP, z. B. beim Lungenödem die pathologische Verlängerung der Diffusionsstrecke an der alveolokapillären Membran reduzieren und damit den Gasaustausch verbessern.*

## Frage 167

Wie verbessern Sie die alveoläre Ventilation?

**Durch eine Erhöhung des Atemminutenvolumens – entweder primär durch Atemfrequenzerhöhung und/oder eine Erhöhung des Tidalvolumens.**

*Die $CO_2$-Clearance wird durch die alveoläre Ventilation gesteuert. Eine zu geringe alveoläre Ventilation führt zur $CO_2$-Retention. Bewusstlosigkeit kann ab einem $pCO_2$ von ca. 60 mmHg eintreten. **Cave:** Keine zu hohen Atemhubvolumina verabreichen (< 8 ml/kgKG), da dies zu Barotraumata führen kann.*

## Frage 168

Wie führen Sie die Grundeinstellung des Respirators durch?

- **Atemhubvolumen: 6 ml/kgKG**
- **Atemfrequenz: 10–14/min**
- **$F_iO_2$: 40–100 %**
- **Inspiration:Exspiration (I:E)-Verhältnis: 1:1,5**
- **PEEP: 5–10 cm $H_2O$**

*Bei Zweifel über den Oxygenierungsgrad sollte die inspiratorische Sauerstoff-Konzentration immer 1,0 betragen. Ein PEEP von 5 mmHg verhindert den alveolären Kollaps in der Exspiration und wirkt einer Atelektasenbildung entgegen. Das Inspirations-Exspirations-Verhältnis beträgt physiologischerseits 1:1,5. Eine Verlängerung der Inspiration ermöglicht die Verbesserung der Distribution des Atemgases. Die o. g. Werte sind als grobe Orientierung zu verstehen. Die Steuerung der Beatmung sollte anhand der Kapnografie durchgeführt werden. Das exspiratorische $CO_2$ sollte dabei zwischen 35 und 40 mmHg liegen.*

## Frage 169

Mit welchen Überwachungsmöglichkeiten führen Sie das Beatmungsmonitoring präklinisch durch?

- **Kapnografie**
- **Pulsoxymeter**
- **Flusskurve (bei der Verwendung neuerer Notfallrespiratoren)**
- **Druckanzeige**

*Die Kapnografie stellt den Goldstandard des Beatmungsmonitorings dar. Ergänzt wird sie durch die Pulsoxymetrie. Sie gibt Hinweise auf den Oxygenierungsgard des Hämoglobins. Allerdings hängt dieser Wert um einige Sekunden nach, und es sind falsch-hohe Messwerte bei Vorliegen von Met-Hb und CO-Hb möglich. Bei der Verwendung moderner Notfallrespiratoren kann eine Flusskurve angezeigt werden. Diese gibt unter anderem darüber Auskunft, ob ein Air-Trapping vorliegt.*

*Die Beatmungsdruckanzeige sollte berücksichtigt werden. Da Spitzendrücke über 30 mbar ein Barotrauma auslösen können, sollten diese nur in Ausnahmefällen appliziert werden. Zu niedrige Beatmungsdrücke weisen auf eine Diskonnektion oder einen Druckverlust im Cuff des Tubus hin.*

## Frage 170

Welche Informationen lassen sich aus der Kapnografie gewinnen?

- **Sicherung der korrekten Tubuslage**
- **benötigtes Atemminutenvolumen**

- **Hinweise auf Obstruktion**
- **Informationen über Hämodynamik**

*Bei der Kapnografie wird das endtidale $CO_2$ ($etCO_2$) im zeitlichen Verlauf als Kurve dargestellt.*

- *Sicherung der korrekten Tubuslage: Bei zyklischem $CO_2$-Rückfluss ist eine ösophageale Fehllage sicher auszuschließen.*
- *Benötigtes Atemminutenvolumen: Meist ist ein $CO_2$-Wert zwischen 35 und 40 mmHg anzustreben. Ist der Wert zu niedrig, sollte entweder die Atemfrequenz oder das Tidalvolumen reduziert werden.* ***Cave:*** *Lungenembolie und niedriges HZV!*
- *Hinweise auf Obstruktion: Ein langsamer Anstieg der Kurve deutet auf eine Obstruktion hin.*
- *Informationen über Hämodynamik: Der plötzliche Anstiegt des $etCO_2$ deutet in einer Reanimation auf die Rückkehr eines Spontankreislaufs hin.*

## Frage 171

Sie kommen zu einem durch einen Verkehrsunfall polytraumatisierten Patienten. Sie entschließen sich zur Intubation. Die korrekte Tubuslage wurde kontrolliert. Kurze Zeit nach der Intubation wird der Patient tachykard, hypoton.

Woran denken Sie, und welche Maßnahmen führen Sie durch?

**Es besteht V. a.**

- **Volumenmangel**
- **Spannungspneumothorax**

**Maßnahmen:**

- **Volumentherapie**
- **bei V. a. Spannungspneu umgehende Entlastung**

*Bei schwer verletzten Patienten mit Hinweis auf einen Volumenmangel sollte eine Volumentherapie eingeleitet werden. Bei unkontrollierbaren Blutungen ist diese in reduzierter Form durchzuführen, um den Kreislauf auf niedrig-stabilem Niveau zu halten und die Blutung nicht zu verstärken. Zu beachten ist, dass Analgesie und Sedierung im Rahmen der Narkoseeinleitung zu einer Dämpfung der sympathoadrenergen Stressantwort und somit zur hämodynamischen Dekompensation führen können, die durch Volumenmangel zusätzlich verstärkt wird.*

## Frage 172

Welche Diagnostik führen Sie in dieser Situation durch, und welche therapeutischen Konsequenzen würden Sie ziehen?

- **Auskultation, falls vorhanden Sonografie**
- **bei V. a. Pneumothorax sofortige Entlastung**

*Wenn auskultatorisch bei korrekt liegendem Tubus ein seitendifferentes Atemgeräusch vorliegt, handelt es sich meistens um einen Pneumothorax. Hierbei entweicht durch die Überdruckbeatmung Luft aus verletztem Lungenparenchym in den Pleuraspalt. Die Lunge kollabiert, und im nächsten Schritt erfolgt eine Verlagerung des Mediastinums zur kontralateralen Seite mit der Folge, dass der venöse Rückstrom zum Herzen und damit das Herzzeitvolumen vermindert werden.*

*Heute stehen auf vielen Notarzteinsatzfahrzeugen Ultraschallgeräte zur Verfügung. Diese können dem erfahrenen Anwender die Diagnose gerade in lauter Umgebung erleichtern.*

*Initial kann eine Entlastung mittels Nadeldekompression durchgeführt werden. Da diese häufig, gerade im zeitlichen Verlauf, insuffizient ist, sollte diese zeitnah durch eine chirurgische Eröffnung des Pleuraspaltes, ggf. mit Drainageeinlage ergänzt werden.*

## Frage 173

Sie wollen einen Patienten intubieren. Die Intubation gestaltet sich schwierig und muss erfolglos abgebrochen werden. Was tun Sie nun?

**Oberstes Ziel: Oxygenierung sicherstellen!**

**Maskenbeatmung,**

- **falls nicht suffizient: Einlage einer supraglottischen Atemwegshilfe**
- **falls immer noch keine Oxygenierung möglich: Koniotomie**

*Sollte es schnell möglich sein, die Intubationsbedingung, z. B. durch Lageoptimierung oder Absaugen zu verbessern, kann maximal ein weiterer Intubationsversuch durchgeführt werden. Ist dies nicht der Fall, sollte frühzeitig ein supraglottischer Atemweg etabliert werden (s.* *► Abb. 2.4**). Dabei empfiehlt sich die Anwendung einer Larynxmaske mit Magensondenlumen oder ein Larynxtubus. Dies bietet zwar kei-*

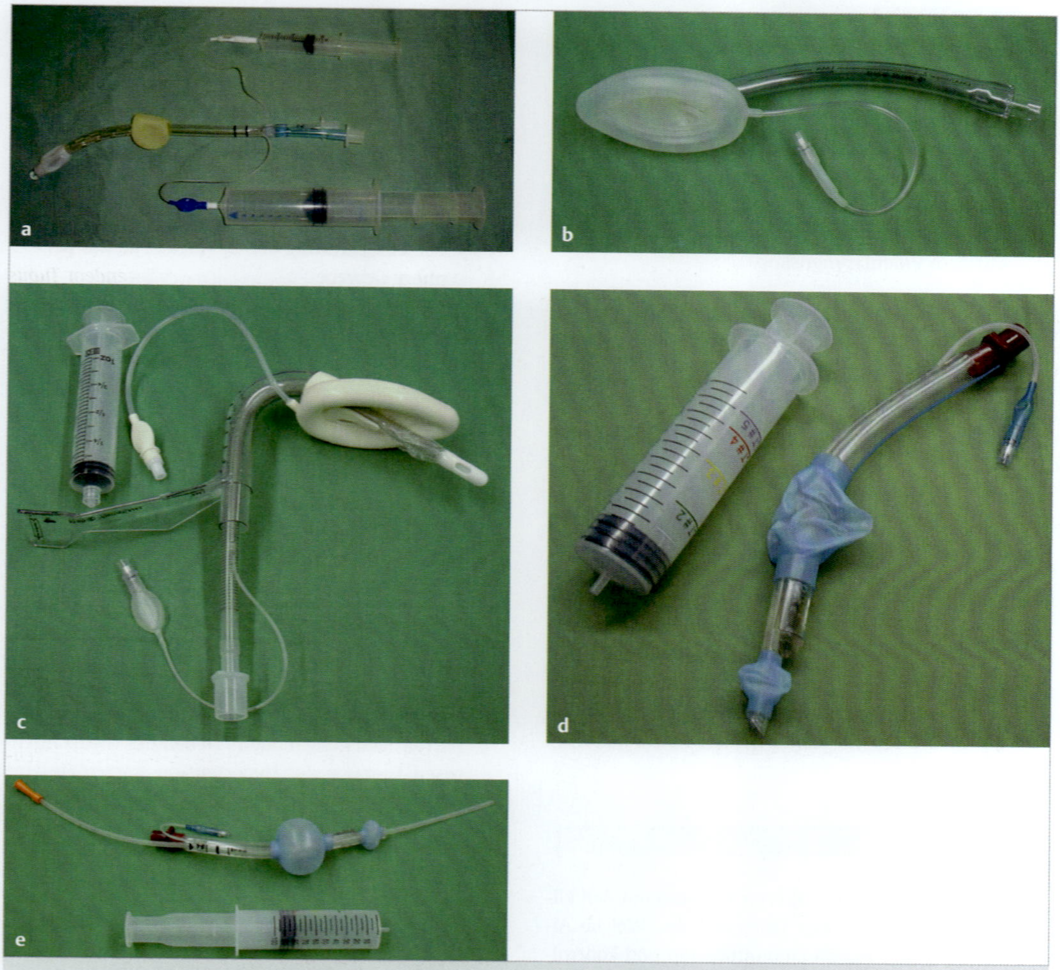

**Abb. 2.4 Supraglottische Beatmungshilfen.**

**a** Ösophagealer Combitubus. (Quelle: Dörges V, Byhahn C. Atemwegsmanagement. In: Scholz J, Sefrin P, Böttiger BW et al., Hrsg. Notfallmedizin. 3. Aufl. Stuttgart: Thieme; 2013: 96–109)

**b** Larynxmaske „Classic" (Einmalartikel). (Quelle: Dörges V, Byhahn C. Atemwegsmanagement. In: Scholz J, Sefrin P, Böttiger BW et al., Hrsg. Notfallmedizin. 3. Aufl. Stuttgart: Thieme; 2013: 96–109)

**c** Intubationslarynxmaske mit eingelegtem Endotrachealtubus (Einmalartikel). (Quelle: Dörges V, Byhahn C. Atemwegsmanagement. In: Scholz J, Sefrin P, Böttiger BW et al., Hrsg. Notfallmedizin. 3. Aufl. Stuttgart: Thieme; 2013: 96–109)

**d** Larynxtubus mit Blockerspitze (Einmalartikel). (Quelle: Dörges V, Byhahn C. Atemwegsmanagement. In: Scholz J, Sefrin P, Böttiger BW et al., Hrsg. Notfallmedizin. 3. Aufl. Stuttgart: Thieme; 2013: 96–109)

**e** Larynxtubus S mit integriertem 2. Lumen zur Platzierung einer Magensonde (Magensonde eingelegt) und Blockerspitze (Einmalartikel) (Quelle: Dörges V, Byhahn C. Atemwegsmanagement. In: Scholz J, Sefrin P, Böttiger BW et al., Hrsg. Notfallmedizin. 3. Aufl. Stuttgart: Thieme; 2013: 96–109)

*nen vollständigen Aspirationsschutz, ermöglicht meist aber eine ausreichende Oxygenierung.*

## Frage 174

Mit welchem Hilfsmittel kann die Sicht auf die Stimmbandebene erleichtert werden?

**Mit dem Videolaryngoskop.**

*Das Videolaryngoskop ist ähnlich dem herkömmlichen Laryngoskop, hat allerdings an der Spatelspitze eine Optik, die mittels Monitor die Sicht auf die Glottis deutlich verbessern kann. Zu beachten ist hierbei, dass es zwei verschiedene Spatelformen gibt. Zum einen die Macintosh-ähnliche, mit der auch eine direkte Laryngoskopie möglich ist, weshalb dieser in der Regel primär zur Anwendung kommen sollte. Des Weiteren gibt es die hyperangulierte Spatelform, mit der vor allem schwierige Atemwege besser dargestellt werden können. Bei diesem Spatel ist ein vorgebogener Führungsstab zwingend notwendig. Die Sicht auf die Stimmbandebene ist meist sehr gut, dennoch kann sich die Platzierung des Tubus aufgrund der Krümmung schwierig gestalten, was die Intubation für den ungeübten Anwender erschweren kann.*

## Frage 175

Sie kommen zu einer älteren Patientin mit den klinischen Zeichen eines Lungenödems. Welche Alternative gibt es, um eine Intubation und kontrollierte Beatmung zu umgehen?

**Die nicht-invasive Beatmung (NIV).**

*Bei der NIV-Therapie wird dem Patienten eine dicht sitzende Gesichtsmaske angelegt. Danach wird ein positiv endexspiratorischer Druck (continuous positive airway pressure, CPAP) und bei Bedarf eine Druckunterstützung der einzelnen Atemzüge appliziert. Das Verfahren kann von dem Patienten zunächst als beängstigend empfunden werden, daher ist eine gute Betreuung notwendig. Mangelnde Vigilanz oder Kooperation stellt eine Kontraindikation da.*

## Frage 176

Welche negativen Effekte kann eine Hyperventilation ($pCO_2 = 20$ mmHg) haben?

- **zerebrale Vasokonstriktion**
- **Hypokalzämie**
- **Alkalose**
- **Verschlechterung der $O_2$-Abgabe an das periphere Gewebe**

*Die Hypokapnie führt zu folgenden pathophysiologischen Veränderungen:*

- *zerebrale Vasokonstriktion mit konsekutiver Abnahme der Hirndurchblutung*
- *Alkalose durch $CO_2$-Abatmung*
- *Hypokalzämie aufgrund erhöhter Bindung von ionisiertem Kalzium an Albumin*
- *Linksverschiebung der $O_2$-Bindungskurve mit erhöhter $O_2$-Affinität des Hämoglobins und erschwerter $O_2$-Abgabe an das Gewebe*

## Frage 177

Es präsentiert sich Ihnen ein Patient mit einem hypertensiven Lungenödem. Neben der medikamentösen Therapie der Hypertension starten Sie eine NIV-Therapie. Mit welchen Einstellungen des Beatmungsgerätes würden Sie die Therapie beginnen?

- **Modus: CPAP – continuous Positive Airway Pressure/NIV**
- **PEEP: 5 mmHg**
- **(ASB – assisted spontaneous Breathing: 0–3 mmHg)**

*Nutzt man eine NIV-Beatmung mit der Indikation Lungenödem, ist vor allem der PEEP wichtig. Es sollte mit einem PEEP von 5 mmHg gestartet werden; diesen kann man nach Bedarf weiter erhöhen. Das Atmen „gegen“ einen PEEP als Widerstand wird häufig als unangenehm empfunden. Daher sollten die Maßnahmen dem Patienten erläutert werden und der Start-PEEP nicht zu hoch gewählt werden.*

*Bei den meisten Notfallrespiratoren kann neben dem positivem Atemwegsdruck auch eine Druckunterstützung des Atemzugs eingestellt werden (ASB). Dies ist besonders bei Patienten mit einer respiratorischen Erschöpfung (Atempumpenversagen) entscheidend.*

Tab. 2.1 Tubusgrößen bei Kindern.

| Kind | Tubusgröße (Innendurchmesser in mm) |
|---|---|
| Neugeborenes | 3–3,5 |
| Säugling | 3,5–4 |
| Kleinkind | 4–4,5 |
| Vorschulkind | 4,5–5,5 |
| Schulkind | 5,5–6,5 |

## Frage 178

Sie kommen zu einem Kindernotfall und müssen eine Intubation durchführen. Nach welchen Kriterien wählen Sie den geeigneten Tubus aus?

**Bei der Wahl des Tubus müssen die individuellen Parameter wie das Alter und der Entwicklungsstand des Kindes berücksichtigt werden. Als Anhalt gilt für Kinder > 1 Jahr die Formel**

- **(Alter/4) + 4 (für ungecuffte Tuben, bei Tuben mit Cuff eine Größe kleiner).**

**Es ist aber auch möglich, auf Kindernotfallkarten oder Apps zurückzugreifen. Diese bieten neben einer Empfehlung für die richtige Tubusgröße (s. ▸ Tab. 2.1) auch Informationen bezüglich Medikamentendosierungen.**

*Die präklinische Intubation von Kindern ist selten indiziert und sollte kritisch abgewogen werden. Oft ist die Verwendung einer Larynxmaske eine gute und sichere Alternative. Auch ist es meist gut möglich, Kinder mittels Maskenbeatmung oder Rachen-CPAP (Säuglinge/Kleinkinder) zu oxygenieren. Sollte eine Intubation dennoch nötig sein, wird die Verwendung von gecufften Tuben empfohlen. Ferner sollten bei der Vorbereitung immer der nächstgrößere und der nächstkleinere Tubus bereit liegen.*

## Frage 179

Welche anatomischen Besonderheiten sind bei Säuglingsintubationen zu beachten?

- **Der Kehlkopf steht 2 Halswirbelkörper höher.**
- **Die Epiglottis hat eher eine U-Form.**
- **Die engste Stelle liegt im subglottischen Bereich und nicht in der Stimmbandebene.**
- **Große Zunge.**
- **Geringere Apnoetoleranz.**

*Tritt ein federnder Widerstand unterhalb der Stimmbandebene auf, ist der Tubus zu groß gewählt.*

*Säuglingsintubationen stellen selbst für den erfahrenen Anwender eine besondere Herausforderung dar und sollten daher, wenn möglich, in der Präklinik vermieden werden.*

# 2.3 Reanimation – Basic Life Support und Advanced Life Support

*Michael Fries, Stefan Beckers*

## Frage 180

Welche sind die entscheidenden Glieder der sog. „Rettungskette" beim Herz-Kreislauf-Stillstand?

- **frühzeitiges Erkennen des Notfalls und Hilferuf**
- **FRÜHZEITIGE Reanimation durch Ersthelfer**
- **Unterstützung durch Telefonreanimation**
- **frühe Defibrillation**
- **frühzeitige erweiterte lebensrettende Maßnahmen**

- *Frühzeitiges Erkennen des Notfalls und Hilferuf: Die Alarmierung des Rettungsdienstes bei entsprechenden Warnsymptomen kann ggf. durch frühe und adäquate Reaktion den Herz-Kreislauf-Stillstand vermeiden.*
- *Frühzeitige CPR durch Ersthelfer: Der sofortige Beginn mit Reanimationsbemühungen kann die Überlebenswahrscheinlichkeit deutlich verbessern und gewinnt Zeit bis zum Einsetzen therapeutischer Maßnahmen.*
- *Unterstützung durch Telefonreanimation: Die Leitstelle kann durch Anleitung des Anrufers zu Reanimationsmaßnahmen einen großen Beitrag zur Verbesserung des Outcomes beitragen.*
- *Frühe Defibrillation: Reanimation in Verbindung mit der Defibrillation innerhalb von 3–5 min nach Auftreten des Stillstandes erzielt sehr gute Überlebensraten. Jede Minute Verzögerung bei der Defibrillation reduziert die Überlebenswahrscheinlichkeit bis zur Entlassung um 10–15 %.*
- *Frühzeitige erweiterte lebensrettende Maßnahmen (ALS): Die Einleitung qualitativ hochwertiger Maßnahmen in der Postreanimations-Behandlung ist für das neurologische Outcome der Patienten von großer Bedeutung.*

## Frage 181

Vor Ihren Augen kollabiert auf einem öffentlichen Platz ein ca. 60 Jahre alter Mann.

Wie ist Ihr Vorgehen? Was müssen Sie zunächst beachten, und welche Vitalfunktion überprüfen Sie als erstes?

**Einschätzung, ob die Situation sicher für den Betroffenen und Helfer ist, dann Überprüfung des Bewusstseins.**

- *Zunächst ist die Einschätzung der Situation wichtig, ob der Betroffene oder Anwesende und Helfer gefährdet sein können.*
- *Ist dies nicht der Fall, wird durch Schütteln an den Schultern und lautes Ansprechen, z. B. mit „Ist alles in Ordnung?“, die Bewusstseinslage kontrolliert.*
- *Reagiert der Betroffene und besteht keine weitere Gefahr, sollte versucht werden herauszufinden, ob es ein Problem gibt bzw. wie man weiter verfährt.*
- *Je nach Situation ist die Hinzuziehung des Rettungsdienstes erforderlich.*

## Frage 182

Die kollabierte Person zeigt keine Reaktion auf Ansprache. Was ist als Nächstes zu tun?

**Atemkontrolle.**

*Ist nach Überprüfung des Bewusstseins keine Reaktion des Betroffenen festzustellen, muss sofort die Atmung überprüft werden.*

## Frage 183

Wie überprüfen Sie in dieser Situation die Funktion der Atmung?

**Durch Freimachen der Atemwege, d. h. Überstrecken des Halses und Anheben des Kinns und nachfolgendes Hören, Sehen und Fühlen nach normaler Atmung.**

- *Der Betroffene sollte zunächst in Rückenlage gebracht werden.*
- *Das Freimachen der Atemwege geschieht durch gleichzeitiges Überstrecken des Halses („Head Tilt“) durch Auflegen einer Hand auf die Stirn und Anheben des Kinns („Jaw Thrust“) mit den Fingerspitzen der anderen Hand.*
- *Alternativ kann bei Verdacht auf Verletzung der Halswirbelsäule der Esmarch-Handgriff zur Anwendung kommen.*
- *Zur Kontrolle der Atemfunktion hören Sie am Mund nach Atemgeräuschen, sehen Sie nach Bewegungen des Brustkorbs und fühlen Sie nach einem Luftstrom an der Wange.*
- *Die Atemkontrolle sollte nicht länger als 10 s in Anspruch nehmen.*

***Cave:*** *Innerhalb der ersten Minuten nach dem Herz-Kreislauf-Stillstand ist es durchaus möglich, dass vereinzelt Atemzüge wahrgenommen werden. Dabei handelt es sich nicht um eine „normale Atmung“. Im Zweifelsfall wird die Atmung als nicht normal eingestuft.*

## Frage 184

Sie können eine Atemfunktion feststellen. Was ist Ihre nächste Maßnahme?

**Herstellung der sog. stabilen Seitenlage und Alarmierung des Rettungsdienstes.**

*Idealerweise sollten nun weitere Anwesende zur Alarmierung des Rettungsdienstes beauftragt werden.*

*Es gibt mehrere Möglichkeiten, die stabile Seitenlage herzustellen. Dabei hat jede Methode besondere Vor- und Nachteile und eignet sich für bestimmte Patientengruppen;* ***Cave:*** *keine Seitenlage bei Verdacht auf höhergradige Verletzungen (Wirbelsäule, Becken etc.).*

*Prinzip ist die Herstellung einer Lagerung, die annähernd eine Seitenlage ist und eine Überstreckung des Halses erlaubt. Zudem sollte möglichst wenig Druck auf den Thorax ausgeübt werden, der die Atmung behindern könnte.*

*In jedem Fall ist die Atmung regelmäßig zu überprüfen.*

## Frage 185

Sie können keine Atemfunktion feststellen. Was ist Ihre nächste Maßnahme?

**Absetzung des Notrufes über 112 und Beginn mit der Herzdruckmassage.**

*Idealerweise sollten nun weitere Anwesende zur Absetzung des Notrufes über 112 beauftragt werden.*

*Es ist unverzüglich mit einer Herzdruckmassage zu beginnen:*

- *Patient auf einer harten Unterlage in Rückenlage bringen,*
- *seitlich neben den Betroffenen knien,*
- *Platzierung des Handballens in der Mitte der Brust,*
- *Ausübung des Druckes senkrecht über den Brustkorb des Patienten mit ausgestreckten Armen,*
- *Ausübung des Druckes nicht auf die Rippen, den Oberbauch oder das untere Ende des Brustbeins.*

## Frage 186

Welches sind die wichtigen Zielgrößen der Herzdruckmassage bei Erwachsenen?

**Drucktiefe 5 cm, aber nicht mehr als 6 cm; Kompressionsfrequenz zwischen 100/min und 120/min, Druck und Entlastung gleich lang.**

- *Das Brustbein sollte mindestens 5 cm nach unten komprimiert werden (aber nicht mehr als 6 cm), wobei jeder Kompression eine vollständige Entlastung des Brustkorb folgt, ohne jedoch den Kontakt zwischen Handballen und dem Brustbein des Patienten zu verlieren.*
- *Die Kompressionsfrequenz beträgt mindestens 100/min, jedoch nicht schneller als 120/min, idealerweise sollte nach 2 min ein Wechsel des Helfers stattfinden, um eine qualitativ hochwertige Herzdruckmassage gewährleisten zu können.*
- *In Kombination mit einer Atemspende durch z. B. Mund-zu-Mund-Beatmung folgen auf 30 Kompressionen jeweils 2 Beatmungen.*

## Frage 187

Sie wollen eine Mund-zu-Mund-Beatmung bei dem Betroffenen durchführen. Welche Zielgrößen sind zu beachten?

**2 Beatmungen nach 30 Kompressionen; Tidalvolumen ca. 500–600 ml; optimal 1 s pro Beatmungshub, maximal 5 s für die Unterbrechung der Thoraxkompressionen; Hyperventilation vermeiden.**

*Es existiert keine Evidenz für ideale Werte hinsichtlich Tidalvolumen, Beatmungsfrequenz und Sauerstoffkonzentration. Sämtliche Aussagen der aktuellen Leitlinien basieren auf geringer Datenlage und auf empirischen Beobachtungen.*

## Frage 188

Wie lange sollen Laienhelfer die Reanimationsbemühungen fortführen?

**Sie sind angehalten, dies zu tun, bis**

- **qualifizierte bzw. professionelle Hilfe** (z. B. Rettungsdienst) **eintrifft und die Maßnahmen fortführt,**
- **der Betroffene wieder anfängt, normal zu atmen, oder**
- **sie selbst zu erschöpft sind, die Maßnahmen fortzuführen.**

## Frage 189

Wie erklärt man sich das Zustandekommen eines gerichteten minimalen Blutflusses durch die Herzdruckmassage?

**Durch direkte Kompression des Herzens, bzw. durch Erhöhung des intrathorakalen Druckes.**

*Der physiologische Mechanismus, der dem Zustandekommen eines gerichteten minimalen Blutflusses durch die Herzdruckmassage zu Grunde liegt, ist umstritten, wobei zwei verschiedene theoretische Ansätze in Betracht gezogen werden:*

- *Direkte Kompression des Herzens führt zum Auswurf von Blut (Herzpumpen-Modell)*
- *Erhöhung des intrathorakalen Drucks bewirkt Kompression von Lungengefäßen, Herz, Aorta usw. und führt so zu einem Minimalkreislauf (Thoraxpumpenmechanismus)*

## Frage 190

Sie kommen mit Ihrem Rettungsteam zu einer kollabierten Person und beginnen mit den Reanimationsmaßnahmen. Der Kollaps wurde nicht beobachtet. Bei der initialen Rhythmusanalyse ist ein Kammerflimmern feststellbar. Was ist hinsichtlich der Defibrillation zu beachten?

**Nach der schnellstmöglichen Rhythmusanalyse ist umgehend eine Defibrillation durchzuführen. Sollte zunächst kein Defibrillator verfügbar sein, ist bis zum Eintreffen bzw. bis zum Anschluss auf eine qualitativ hochwertige Thoraxkompression zu achten.**

*Sehr oft ist der Zeitpunkt des Kollapses nicht nachvollziehbar, da nicht beobachtet.*

*Studien lieferten Hinweise, dass nach protrahiertem Kreislaufstillstand die Durchführung von Thoraxkompressionen vor der ersten Defibrillation einen Überlebensvorteil bringt, eine generelle Empfehlung zur Durchführung von mindestens 2 min Herzdruckmassage vor der ersten Analyse bzw. dem ersten Schock existiert nicht mehr (▶ Abb. 2.5).*

## Frage 191

Was versteht man unter dem Begriff PEA?

**pulslose elektrische Aktivität.**

*Früher auch elektromechanische Entkoppelung oder elektromechanische Dissoziation. Hierunter werden alle Zustände im Rahmen eines Herz-Kreislauf-Stillstandes bezeichnet, wobei eine elektrische Aktivität im EKG feststellbar ist, diese aber nicht mit einer adäquaten Auswurfleistung einhergeht.*

*Der PEA können auch bradykarde oder tachykarde Rhythmen zugrunde liegen.*

*Eine PEA ist immer reanimationspflichtig.*

## Frage 192

Automatisierte externe Defibrillatoren (AED) sind bis zu welchem Alter geeignet?

**Standard-AED können in jedem Alter angewendet werden.**

- *Generell sind die Herstellerangaben der jeweiligen AED zu berücksichtigen.*
- *Im Alter zwischen 1 und 8 Jahren sollten speziell von den Herstellern angebotene Defibrillatorelektroden verwendet werden, die die abgegebene Energie reduzieren.*
- *Bei Säuglingen (< 1 Jahr) sind manuelle Defibrillatoren zu bevorzugen, stehen diese nicht zur Verfügung, sollte ein geeignetes Dämpfungssystem verwendet werden, falls vorhanden.*

## Frage 193

Sie haben im Rahmen einer Reanimation einen Automatisierten externen Defibrillator (AED) an den Patienten angeschlossen. Mit welcher Energie führen Sie den 1. Schock bei vorliegendem defibrillierbarem Rhythmus durch?

**Die Energie ist vom jeweiligen Gerätetyp abhängig und im AED-Modus nicht durch den Anwender zu beeinflussen.**

*Generell sind die Herstellerangaben der jeweiligen AED zu berücksichtigen.*

*Empfohlen sind aktuell für den ersten Schock biphasisch je nach Hersteller 120–360 J.*

## Frage 194

Sie haben im Rahmen der Wiederbelebungsmaßnahmen eine Atemwegssicherung mit einer supraglottischen Atemwegshilfe (z. B. Larynxmaske, Larynxtubus oder i-gel) durchgeführt. Wie ist die Beatmung im Verhältnis zur Thoraxkompression durchzuführen?

**Die Thoraxkompressionen sind kontinuierlich durchzuführen.**

*Supraglottische Atemwegshilfen (z. B. Larynxmaske, Larynxtubus oder i-gel) sind eine akzeptable Alternative zur Atemwegssicherung. Nach Platzierung soll eine kontinuierliche Thoraxkompression durchgeführt werden, die für die Beatmung nicht unterbrochen wird.*

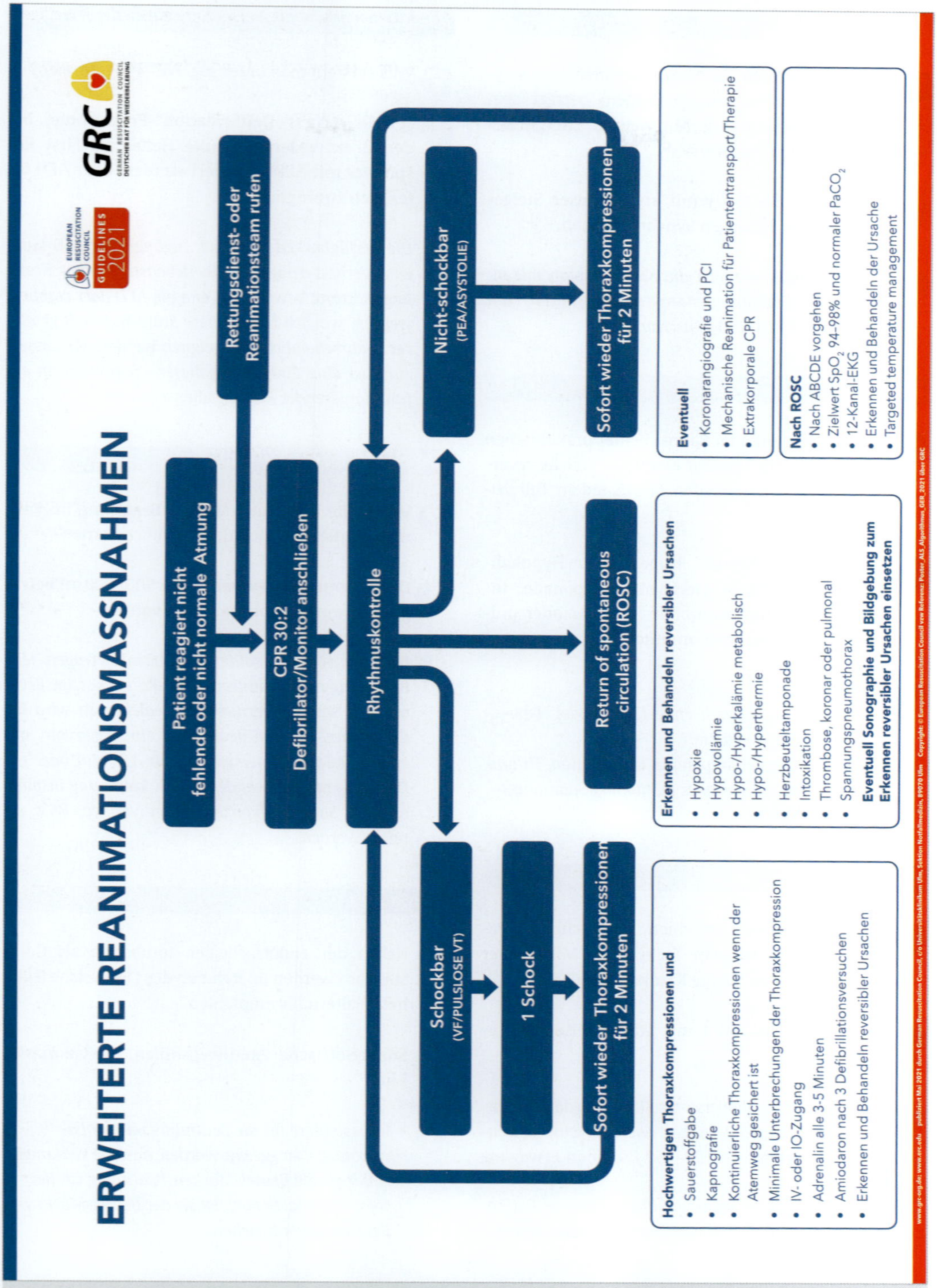


**Abb. 2.5 Advanced Life Support.** (Quelle: Soar J, Böttiger BW, Carli P et al. Erweiterte lebensrettende Maßnahmen für Erwachsene („adult advanced life support"). Notfall+Rettungsmedizin 24, 406–446 (2021). https://doi.org/10.1007/s10049-021-00893-x © European Resuscitation Council (ERC), German Resuscitation Council (GRC), Austrian Resuscitation Council (ARC) 2021)

## Frage 195

? Sie diagnostizieren bei einem Patienten ein tachykardes Vorhofflimmern. Außerdem beträgt sein Blutdruck 80/60 mmHg. Mit welcher Energie beginnen Sie die Kardioversion?

! **Biphasisch 120–150 J mit stufenweiser Steigerung und sog. R-Zacken Synchronisation.**

i *Beim Vorhofflimmern ist die Kardioversion mit biphasischer Entladungscharakteristik initial mit Energien von 120–150 J durchzuführen.*

## Frage 196

? Sie diagnostizieren im Rahmen einer präklinischen Reanimation am Monitor eine PEA. Welche reversiblen Ursachen schließen Sie in jedem Fall zunächst aus?

! **Hypoxie, Hypothermie, Hyper- oder Hypokaliämie, Hypovolämie, Herzbeuteltamponade, Intoxikation, Thromboembolie (koronar oder pulmonal), Spannungspneumothorax.**

i ***Merke:***
- *4 Hs: Hypoxie, Hypothermie, Hyper- oder Hypokaliämie, Hypovolämie*
- *HITS: Herzbeuteltamponade, Intoxikation, Thromboembolie (koronar oder pulmonal), Spannungspneumothorax*

## Frage 197

? Sie diagnostizieren bei einem ansprechbaren Patienten eine ventrikuläre Tachykardie. Mit welcher Energie beginnen Sie die Kardioversion?

! **Biphasisch 120–150 J mit stufenweiser Steigerung.**

i *Wie bei jeder Kardioversion sollte bei Bedarf stufenweise die Energie gesteigert werden, eine stufenweise Steigerung von 120–150 J sollte in Erwägung gezogen werden.*

*In jedem Fall ist bei einem ansprechbaren Patienten eine suffiziente Analgosedierung vorzunehmen.*

## Frage 198

? Was versteht man unter sog. PAD-Programmen?

! **„Public Access Defibrillation"-Programme, bei denen entweder geschulte Helfer als First Responder mit AED alarmiert werden, oder AED öffentlich zugänglich sind.**

i *Die Verfügbarkeit öffentlich zugänglicher AED kann eine Verbesserung der Überlebensrate beim Kreislaufstillstand bewirken, wenn die AED dort etabliert werden, wo sich beobachtete Stillstände mit größerer Wahrscheinlichkeit ereignen werden. Voraussetzung ist eine Einbindung dieser Programme in ein funktionierendes Rettungsdienstsystem.*

## Frage 199

? Wie sollte die Beutel-Masken-Beatmung im Rahmen der Reanimation durchgeführt werden?

! **Das Beatmungsvolumen sollte 500–600 ml betragen, bei einer Inspirationszeit von 1 s.**

i *Das Tidalvolumen sollte 500–600 ml betragen, jede Beatmung nur 1 s dauern. Schnelle, ruckartige Beatmungen sind zu vermeiden. Idealerweise wird bei der Beutel-Masken-Beatmung ein Reservoir mit einem Sauerstoffflow von ca. 10–15 l/min oder ein Demandventil verwendet. Damit kann eine inspiratorische Sauerstoffkonzentration von ca. 85 % erreicht werden.*

## Frage 200

? Neben der endotrachealen Intubation als Goldstandard werden im Rahmen der CPR welche Hilfsmittel alternativ empfohlen?

! **Supraglottische Atemwegshilfen: Larynxmaske, i-gel.**

i
- *Insbesondere für die Beatmung mit der Larynxmaske ist gezeigt worden, dass sie wirkungsvoller als die Beutel-Masken-Beatmung ist. Bei sofortiger Platzierung ist sie der Beutel-Masken-Beatmung vorzuziehen.*

- *Wird die Larynxmaske bei einer Beatmung mit positivem Druck verwendet, so sollten Beatmungsdrucke über 20 cm $H_2O$ vermieden werden, um das Risiko der Magenblähung zu reduzieren*
- *Als Alternativen zur Intubation gelten: Larynxmaske und i-gel.*

***Cave:*** *Verglichen zur endotrachealen Intubation als Goldstandard besteht bei den alternativen Beatmungshilfen der Nachteil eines erhöhten Aspirationsrisikos.*

## Frage 201

? Welche Medikamente können im Rahmen einer Reanimation endobronchial appliziert werden?

! **Die endobronchiale Applikation von Medikamenten wird nicht mehr empfohlen. Alternativer Zugangsweg ist die intraossäre Gabe.**

i *Kann ein intravenöser Zugang nicht oder nur verzögert angelegt werden, so ist alternativ ein intraossärer Zugang indiziert. Die Applikation von Medikamenten über einen endotrachealen Tubus wird nicht mehr empfohlen, da Plasmakonzentrationen über diesen Weg im Vergleich zu einer intravenösen oder intraossären Gabe sehr variabel und nur schwer steuerbar sind.*

## Frage 202

? Welche Maßnahme ist bei einem ansprechbaren Patienten mit einer Herzfrequenz von 35/min und Hypotonie (RR 80/40 mmHg) am ehesten indiziert?

! **Gabe von 0,5 mg Atropin i. v. (▶ Abb. 2.6)**

i *Bei Vorliegen sog. „bedrohlicher Warnsymptome" ist die Gabe von 0,5 mg Atropin i. v. indiziert. Als bedrohliche Symptome gelten:*

- *RR systolisch < 90 mmHg,*
- *Herzfrequenz < 40/min,*
- *ventrikuläre Arrhythmien, die den Blutdruck beeinträchtigen,*
- *Zeichen einer Herzinsuffizienz.*

## Frage 203

? Trotz Ihrer medikamentösen Intervention kommt es zu keiner ausreichenden Reaktion. Welche Möglichkeiten zur Überbrückung haben Sie?

! **Weitere Atropingaben bis zu einer Gesamtdosis von 3 mg, niedrigdosierte Adrenalingabe oder transkutane Schrittmacherstimulation.**

i *Als Überbrückungsmaßnahmen können weitere Atropingaben à 0,5 mg i. v. bis zu einer Gesamtdosis von 3 mg appliziert werden.*

*Eine weitere Alternative ist die niedrigdosierte Adrenalingabe von 2–10 µg/min sowie die transkutane Schrittmacherstimulation in Verbindung mit suffizienter Analgosedierung.*

*Weiterhin sind folgende alternative Pharmaka in den aktuellen Leitlinien als Möglichkeiten genannt (z. T. aufgrund regionaler Verfügbarkeit der Pharmaka):*

- *Theophyllin,*
- *Isoprenalin,*
- *Dopamin,*
- *Glukagon.*

## Frage 204

? Welche Sofortmaßnahme ist bei einem somnolenten Patienten mit einer Tachykardie (160/min), Hypotonie (RR 60/40 mmHg) und im EKG deutlich verlängerter QRS-Dauer (0,2 Sekunden) am ehesten indiziert?

! **Beispielsweise Kardioversion mit 120 Joule biphasisch (▶ Abb. 2.7).**

i *Es handelt sich in dieser Situation um einen instabilen Patienten, bei dem eine sofortige elektrische Therapie indiziert ist.*

*Zu den Instabilitätskriterien gehören (wobei herzfrequenzabhängige Symptome bei < 150/min ungewöhnlich sind):*

- *Bewusstseinstrübung,*
- *Thoraxschmerz,*
- *RR systolisch < 90 mmHg,*
- *Zeichen der Herzinsuffizienz.*

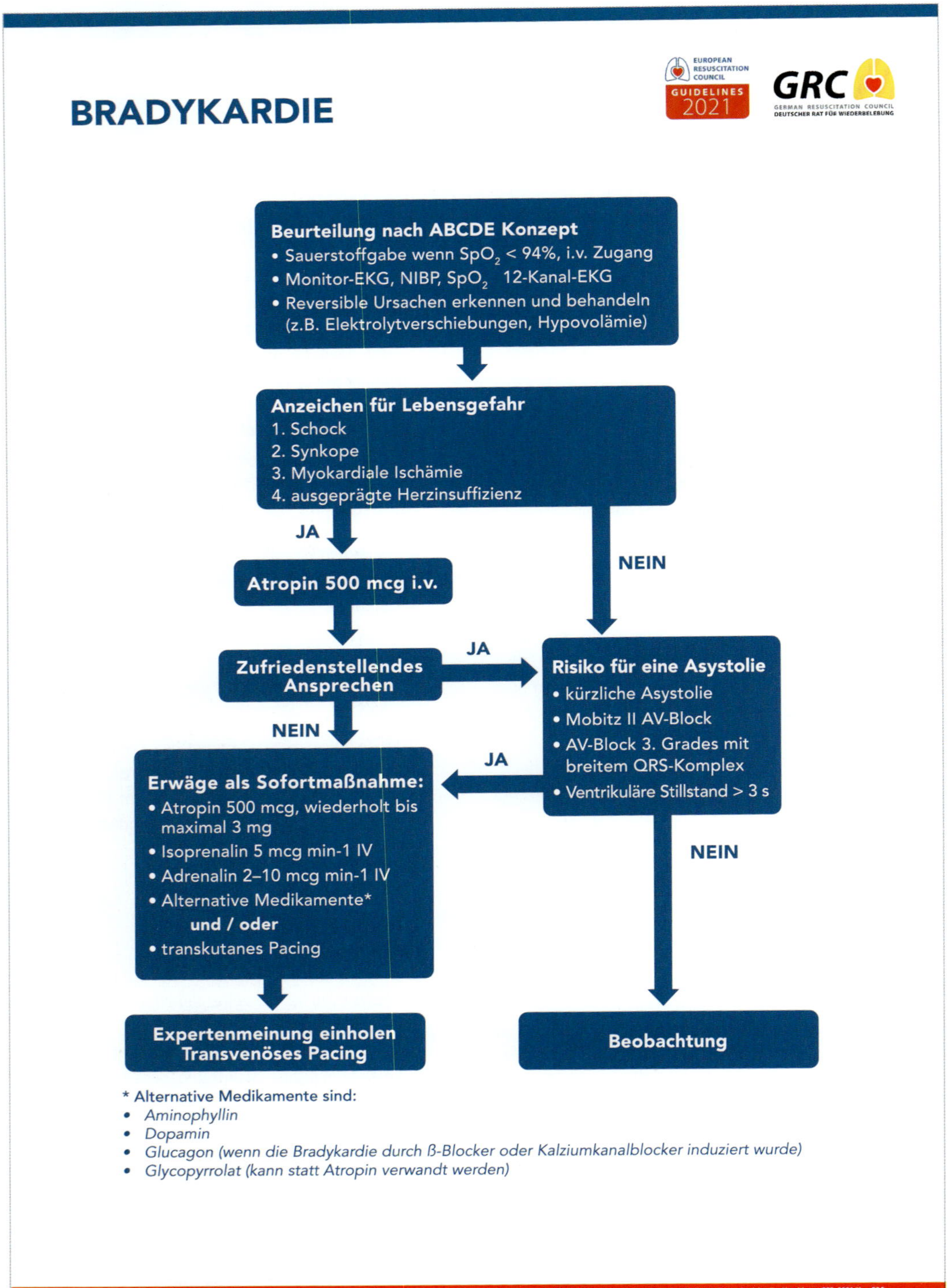


**Abb. 2.6 Bradykardie-Algorithmus.** (Quelle: Soar J, Böttiger BW, Carli P et al. Erweiterte lebensrettende Maßnahmen für Erwachsene („adult advanced life support"). Notfall+Rettungsmedizin 24, 406–446 (2021). https://doi.org/10.1007/s10049-021-00893-x © European Resuscitation Council (ERC), German Resuscitation Council (GRC), Austrian Resuscitation Council (ARC) 2021)

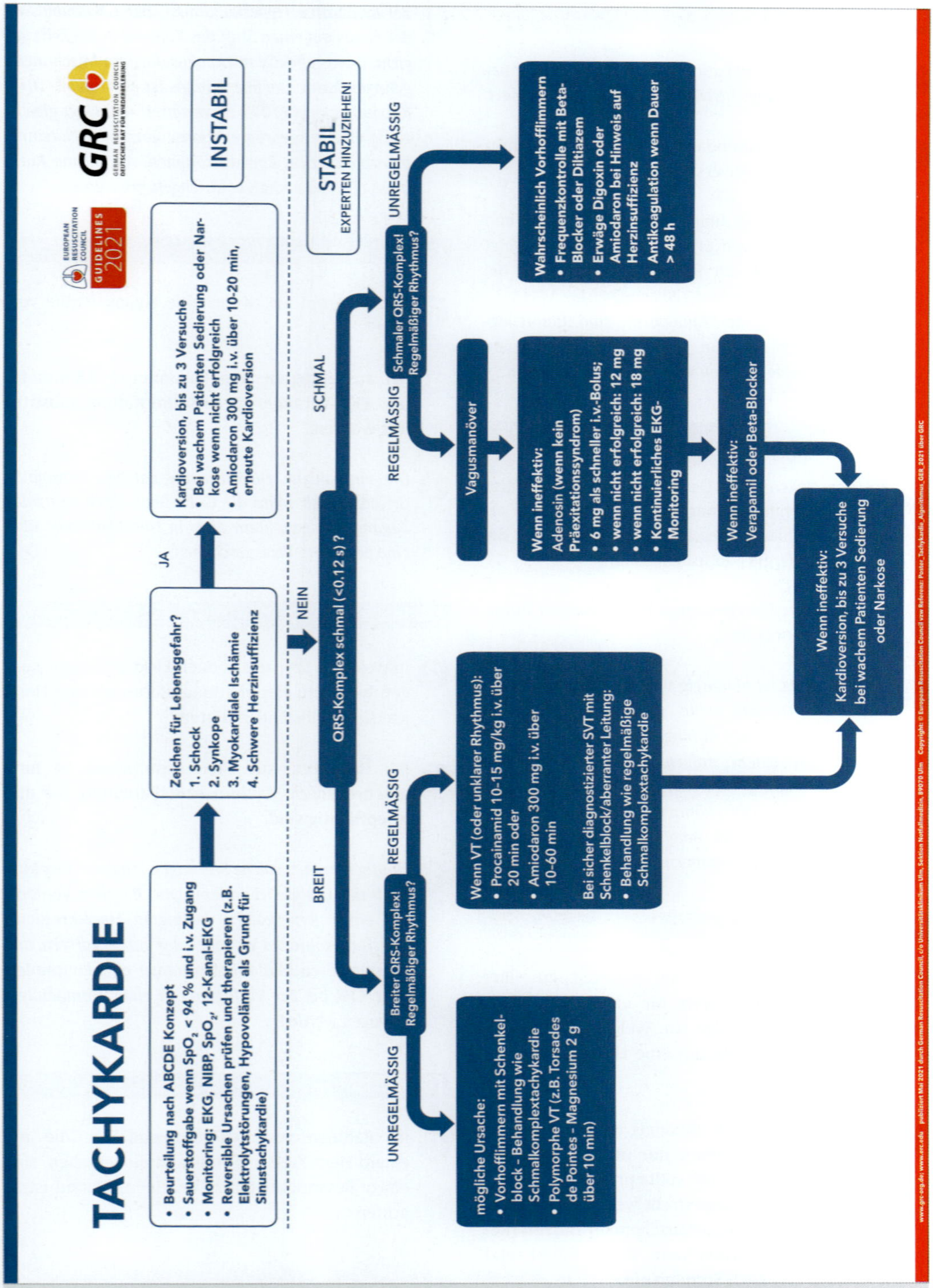


**Abb. 2.7 Tachykardie-Algorithmus (mit Puls).** (Quelle: Soar J, Böttiger BW, Carli P et al. Erweiterte lebensrettende Maßnahmen für Erwachsene („adult advanced life support"). Notfall+Rettungsmedizin 24, 406–446 (2021). https://doi.org/10.1007/s10049-021-00893-x © European Resuscitation Council (ERC), German Resuscitation Council (GRC), Austrian Resuscitation Council (ARC) 2021)

## Frage 205

Nach drei Kardioversionen stellt sich kein Sinusrhythmus ein. Welche Maßnahme ist nun indiziert

**Initial 300 mg Amiodaron i. v. über 10–20 min und erneute Kardioversion.**

*Nach initial 300 mg Amiodaron i. v. über 10–20 min als Kurzinfusion und erneuter Kardioversion folgt eine Aufsättigung mit 900 mg Amiodaron für die nächsten 24 h (insgesamt 1200 mg/24 h).*

*Nebenwirkung des Amiodaron sind Blutdruckabfall und Bradykardie, wobei deren Ausprägung durch langsame Infusion vermieden werden kann.*

## Frage 206

Bei der elektrischen Defibrillation können unter Umständen höhere Energiemengen nötig sein als in den Leitlinien vorgeschrieben. Wovon hängt die benötigte Energie hauptsächlich ab?

**Die benötigte Energiemenge hängt von der Impedanz des Thorax ab.**

*Die Impedanz ist abhängig von der intrathorakalen Gasmenge. Deshalb sollte eine Defibrillation am Ende der Exspiration durchgeführt werden. Bei Patienten mit einem aufgrund einer pulmonalen Grunderkrankung erhöhten intrathorakalen Luftanteil (Asthma, COPD) können daher eventuell höhere Energiemengen für eine erfolgreiche Terminierung eines Kammerflimmerns notwendig sein.*

## Frage 207

Elektrolytstörungen können jederzeit zu einer Rhythmusstörung führen, die einen Herz-Kreislauf-Stillstand zur Folge hat. Welche Maßnahmen können Sie ergreifen, um eine Hyperkaliämie zu korrigieren?

**Grundsätzlich ist dies abhängig vom Ausmaß der Hyperkaliämie. Bei einer nur milden Erhöhung auf Werte bis 5,9 mmol/l sollte primär eine Elimination von Kalium angestrebt werden, die hauptsächlich mit kaliumaustauschenden Harzen (Resinat) erreicht werden kann. Dieser Effekt setzt allerdings erst nach Stunden ein.**

*Bei moderaten Hyperkaliämien (6,0–6,4 mmol/l) ist der Fokus auf einen Shift des Kaliums in die Zelle gerichtet, was effektiv mit Glukose/Insulin Mischungen gelingen kann. Darüber hinaus ist es sinnvoll, 10 ml Kalziumchlorid (10 %) zu verabreichen. Liegt gleichzeitig eine ausgeprägte Azidose vor, sollte Natriumbikarbonat zum Einsatz kommen. Als Ultima Ratio muss eine Hämodialyse durchgeführt werden.*

## Frage 208

Und was tun Sie, wenn eine Hypokaliämie vorliegt?

**Bei ausgeprägten Hypokaliämien (< 2,5 mmol/l) und EKG-Veränderungen sollte Kalium substituiert werden.**

*Die empfohlene Höchstmenge beträgt 20 mmol/h. Grundsätzlich sollte die Gabe über einen zentralen Zugang erfolgen, kann aber in Notfällen auch über eine periphere Vene geschehen.*

## Frage 209

In welchem Szenario können Elektrolytentgleisungen häufig zu Herzrhythmusstörungen und Herz-Kreislauf-Stillständen führen?

**Bei Patienten mit Niereninsuffizienz in fortgeschrittenem Stadium bzw. Patienten, die dialysepflichtig sind.**

*Häufig kommen solche Störungen kurz vor oder kurz nach der Dialysebehandlung vor. Bei dem Verdacht auf einen hyperkaliäm bedingten Herz-Kreislauf-Stillstand sollte bei Versagen der konservativen, medikamentösen Maßnahmen immer eine kontinuierliche CPR bis zur Verfügbarkeit einer Hämodialyse erwogen werden.*

## Frage 210

Im Rahmen von Ertrinkungsunfällen, die mit einem Herz-Kreislauf-Stillstand einhergehen, sind einige Besonderheiten zu beachten. Worauf ist zu achten?

**Bei Ertrinkungsunfällen steht hauptsächliche eine Hypoxie im Vordergrund, die ursächlich zu behandeln ist.**

*Eine unverzügliche Atemspende ist nach Freimachen der Atemwege die vordringlichste Maßnahme zur Verbesserung der Überlebensrate von Ertrinkungsopfern. Sollte der Patient noch im Wasser sein und eine Herzdruckmassage ist nicht möglich, sollte so lange wie möglich die Atemspende durchgeführt werden.*

## Frage 211

Im Rahmen einer Wiederbelebung bei einem jungen Mann, der vor einigen Tagen nach einem operativen Eingriff nach Hause entlassen wurde, überlegen Sie sich, nach ca. 20-minütiger Reanimation Ihre Bemühungen einzustellen, obwohl der Stillstand beobachtet war und sofort mit einer Laienreanimation begonnen wurde, da der Patient kontinuierlich asystol bleibt. Ein zufällig anwesender Kollege drängt Sie jedoch zu einer Fortführung der Reanimation bzw. einem Transport in ein Krankenhaus unter laufender Reanimation. Wie reagieren Sie?

**Das ist eine schwierige Situation, die man nicht pauschal lösen kann. Potenziell reversible Ursachen wie die hier wahrscheinliche Lungenembolie, haben bei definitiver Behandlung im Krankenhaus durchaus Überlebenschancen. Darüber hinaus empfehlen die aktuellen Leitlinien den potenziellen Einsatz von extrakorporalen Verfahren wie der venoarteriellen ECMO (eCPR).**

*Die Entscheidung zum Abbruch einer Reanimation ist generell schwierig. Im Rahmen des oben beschriebenen Szenarios ist die Fortführung der Maßnahmen inklusive eines Transports in ein Krankenhaus zu erwägen, da der Patient jung ist, früh mit einer Laienreanimation begonnen wurde und eine potenziell reversible Ursache zugrunde liegt.*

## Frage 212

Sie werden zu einem Notfall gerufen und finden einen ca. 50-jährigen Mann bewusstlos mit Schnappatmung vor. Die Ehefrau berichtet er habe vor ungefähr 15 min über Luftnot und Brustschmerzen geklagt und sei kurz danach „umgefallen“. Danach habe sie den Notruf abgesetzt. Auf die kurze Rückfrage nach Vorerkrankungen oder Medikamenteneinnahme sagt die Frau lediglich, er sei immer gesund gewesen. Nachdem Sie einen Herz-Kreislauf-Stillstand erkannt haben, beginnen Sie unverzüglich mit Maskenbeatmung und Herzdruckmassage im Verhältnis 30:2. Auf dem durch adhäsive Klebeelektroden eines manuellen Defibrillators abgeleiteten EKG sehen sie ein grobes Kammerflimmern. Was tun Sie?

**Sie defibrillieren und beginnen sofort wieder mit Herzdruckmassage im Verhältnis 30:2 für 2 min!**

*Eine unmittelbare Fortsetzung der Herzdruckmassage ist essenziell, da selbst nach der erfolgreichen Abgabe eines elektrischen Schocks das Fühlen eines Pulses zunächst unwahrscheinlich ist und durch die Herzdruckmassage das Risiko eines rekurrierenden Kammerflimmerns nicht erhöht ist.*

## Frage 213

Unter weiter laufender Reanimation sehen Sie im EKG wieder Kammerflimmern. Sie stoppen die Herzdruckmassage für mindestens 30 Sekunden und sagen dem Notfallsanitäter, er solle den Defibrillator aufladen. Danach geben Sie erneut einen Schock ab. Halten Sie dieses Vorgehen für sinnvoll?

**Nein!**

*Auch kurze Verzögerungen zwischen Beendigung der Herzdruckmassage und Abgabe des Schocks reduzieren die Wahrscheinlichkeit einer erfolgreichen Defibrillation. Deshalb sollte dieses Intervall so kurz wie möglich sein.*

## Frage 214

Nachdem Sie nach 3 Zyklen Herzdruckmassage und Defibrillation immer wieder Kammerflimmern beobachten, entscheiden Sie sich für die Gabe eines Antiarrhythmikums. Welches Antiarrhythmikum wählen Sie und in welcher Dosierung?

**Sie verabreichen 300 mg Amiodaron oder Lidocain in einer Dosis von 1 mg/kg Körpergewicht.**

*In den aktuellen Leitlinien sind beide Substanzen als gleichwertig eingestuft.*

## Frage 215

Bei Asystolie im EKG eines Patienten entscheiden Sie sich initial für welche Medikamente, nachdem ein periphervenöser Zugang gelegt wurde?

**Hier empfehlen die aktuellen Reanimationsleitlinien die initiale Gabe von 1 mg Adrenalin. Auf die Gabe von 3 mg Atropin soll verzichtet werden.**

*Weder die Gabe von Adrenalin noch von Atropin ist evidenzbasiert, sondern beruht auf historischen Entwicklungen und der Vorstellung, dass durch die Gabe eines Vasopressors (Adrenalin) die koronare und zerebrale Perfusion verbessert wird. In der Tat konnten mehrere Studien belegen, dass die Gabe von hochdosiertem Adrenalin die Rate an initial erfolgreichen Wiederbelebungen steigern konnte, hiermit jedoch kein Langzeitüberlebensvorteil verbunden war.*

## Frage 216

Sollte man im Rahmen einer CPR die Gabe von $NaHCO_3$ erwägen?

**Nein!**

*Die routinemäßige Anwendung von $NaHCO_3$ ist im Rahmen der CPR obsolet. Sie sollte nur beim Vorliegen eines Herz-Kreislauf-Stillstands erfolgen, der im Zusammenhang mit einer Hyperkaliämie oder einer Intoxikation mit trizyklischen Antidepressiva steht.*

## Frage 217

Können Sie potenziell reversible Ursachen eines Herz-Kreislauf-Stillstands benennen?

**Dazu gehören Hypoxie, Hypothermie, Hyper- oder Hypokaliämie, Hypovolämie, Herzbeuteltamponade, Intoxikation, Thromboembolie (koronar oder pulmonal) und Spannungspneumothorax.**

*Für diese acht potenziell reversiblen Ursachen gibt es einen einfachen Merksatz: die 4 Hs und die HITS.*

*Die 4 Hs:*

- ***H**ypoxie*
- ***H**ypothermie*
- ***H**yper- oder Hypokaliämie*
- ***H**ypovolämie*

*HITS:*

- ***H**erzbeuteltamponade*
- ***I**ntoxikation*
- ***T**hromboembolie (koronar oder pulmonal)*
- ***S**pannungspneumothorax*

## Frage 218

Wie können Sie die korrekte Tubuslage überprüfen, wenn Sie im Rahmen einer CPR intubiert haben?

**Zur korrekten Tubuslage sollte idealerweise die quantitative Kapnometrie mit kontinuierlicher Darstellung der Kurve (Kapnografie) angewendet werden. Als zusätzliche Absicherung wird die Auskultation beider Lungen empfohlen.**

*Die grafische Darstellung der Kapnografiekurve hat gegenüber der numerischen Kapnometrie die höchste Sensitivität und Spezifität für die Überprüfung und kontinuierliche Überwachung der korrekten Position eines Endotrachealtubus bei CPR-Patienten und muss daher ergänzend zur klinischen Untersuchung/Auskultation verwendet werden. Durch den während einer Reanimation resultierenden niedrigen Blutfluss kann während der CPR das endtidale Kohlendioxid oft ebenfalls sehr niedrig sein, was eine korrekte Einschätzung erschwert.*

## Frage 219

Können Sie uns etwas mehr über die Kapnometrie im Rahmen der Reanimation sagen?

**Man kann damit die korrekte Lage des endotrachealen Tubus oder einer supraglottischen Atemwegshilfe, sowie die Qualität der Herzdruckmassage überprüfen.**

*Die Kapnometrie dient neben der Verifizierung der korrekten Tubuslage als „Monitor" einer adäquaten Perfusion währen der CPR. Niedrige endtidale $CO_2$-Werte (< 10 mmHg) sind mit einer geringen Überlebenswahrscheinlichkeit assoziiert. Es ist jedoch zu beachten, dass die endtidalen $CO_2$-Werte nur unter relativ gleichen Atemminutenvolumina zu verwerten sind.*

## Frage 220

Im Rahmen einer CPR, zu der Sie als Notarzt hinzugerufen wurden, hat ein zufällig anwesender Krankenpfleger bei dem Patienten bereits eine Mund-zu-Mund-Beatmung durchgeführt. Nachdem der Patient stabilisiert werden konnte, fragt Sie der Laienhelfer, ob er sich nun mit einer Krankheit angesteckt haben könnte. Was antworten Sie ihm?

**Ich sage ihm, dass eine Infektion zwar grundsätzlich möglich ist, aber bisher nur wenige Fallberichte eine Infektion mit einem potenziell gefährlichen Erreger wie Tuberkulose oder SARS gezeigt haben. Eine Infektion durch HI-Viren ist bisher nicht bekannt.**

*Laienhelfer können sich effektiv durch sog. „Pocket-Masken" schützen, die während der Mund-zu-Mund-Beatmung über das Gesicht eines Patienten gelegt werden können.*

## Frage 221

Nachdem Sie einen ca. 55-jährigen Patienten, der in der Hausarztpraxis kollabiert war und initial Kammerflimmern zeigte, erfolgreich wiederbelebt haben, leiten Sie ein 12-Kanal-EKG ab und sehen in den Ableitungen $V_1$–$V_4$ deutliche ST-Hebungen. Was sollten Sie nun tun?

**Ich denke, dass eine myokardiale Ischämie das Kammerflimmern ausgelöst hat, und versuche über die Leitstelle eine Klinik zu finden, in der eine perkutane Intervention möglich ist.**

*Einige Rettungsdienste sind dazu übergegangen, 12-Kanal-EKGs per Fax an kardiologische Stationen zu versenden und in Zusammenarbeit mit den Kollegen zu entscheiden, ob der jeweilige Patient für eine interventionelle Therapie in Frage kommt. Eine aktuelle Empfehlung, jeden Patienten nach erfolgreicher Wiederbelebung mit ST-Hebungen einer Koronarangiografie zu unterziehen ist nun Bestandteil der Reanimationsleitlinien.*

## Frage 222

Welche weitere sinnvolle Therapie kennen Sie, die der Patient in der weiteren Versorgung erhalten sollte?

**Targeted Temperature Management.**

*Zur Verbesserung der neurologischen Prognose sollten Patienten, die trotz fehlender Sedierung komatös bleiben, einem zielgerichteten Temperaturmanagement unterzogen werden, das für 24 h eine Zieltemperatur zwischen 32 °C und 36° C vorsieht.*

## Frage 223

Fall Sie im Rahmen einer Reanimation den starken Verdacht haben, dass der Patient einen Pneumothorax hat, der ursächlich für den Herz-Kreislauf-Stillstand ist, wo sollten Sie eine Thoraxdrainage/Punktion durchführen, die den Pneumothorax entlastet?

**Entlastungspunktion zwischen 2. und 3. Interkostalraum in der Medioklavikularlinie.**

*Punktionen in der mittleren Axillarlinie bergen grundsätzlich ein höheres Risiko für Verletzungen anderer Organe. Jede Entlastungspunktion sollte im Verlauf durch eine Thoraxdrainage ersetzt werden.*

## Frage 224

Sie werden als Notarzt zu einem älteren Mann gerufen, der offensichtlich bereits länger tot ist. Welche Maßnahmen gehören zu Ihren Pflichten als Leichenschauarzt?

**Das Überprüfen auf sichere Zeichen des Todes.**

*Zu den sicheren Zeichen des Todes gehören Totenflecke (Livores), Leichenstarre (Rigor Mortis) und Fäulnis. Letzteres ist im Rahmen des Rettungsdienstes eher selten anzutreffen. Das Ableiten eines EKGs ist nicht vorgeschrieben, wird aber häufig praktiziert, um das Fehlen einer elektrischen Aktivität des Herzens zu dokumentieren. Dies kann vor allem bei Patienten wichtig sein, bei denen der Verdacht auf eine primäre Hypothermie vorliegt.*

*Grundsätzlich ist bei der Leichenschau der Patient zu entkleiden und zu drehen, damit alle Körperöffnungen inspiziert werden können.*

## Frage 225

Im Rahmen einer laufenden kardiopulmonalen Reanimation hatten Sie zunächst nur ein EKG-Gerät, aber keinen Defibrillator zur Hand, der aber jetzt von einem Notfallsanitäter gebracht wird. Was tun Sie als Nächstes?

**Ich mache eine Rhythmusanalyse und gebe, falls notwendig, einen Schock ab.**

*Die Reanimationsleitlinien unterscheiden zwischen „defibrillationswürdigen" (Kammerflimmern; ventrikuläre Tachykardie) und „nicht defibrillationswürdigen" Rhythmen (Asystolie; pulslose elektrische Aktivität).*

## Frage 226

Mit welcher Stromstärke würden Sie einen Schock abgeben?

**Das kommt darauf an, ob es sich um einen mono- oder biphasischen Defibrillator bzw. um welchen Gerätetyp es sich handelt.**

*Die Geräte unterscheiden sich in der Wellenform, mit der sich der elektrische Strom ausbreitet. Grundsätzlich unterscheidet man monophasische Geräte von bi- oder mehrphasischen Geräten. Letztere benötigen zur Terminierung eines Kammerflimmerns weniger Energie und führen dadurch zu einer geringeren Schädigung des Myokards durch die Defibrillation per se. Bei monophasischen Geräten sollte die Energie 360 J betragen, während biphasische Geräte mit 150–200 J aufgeladen werden sollten.*

*Bei jeder Defibrillation wird nur ein Schock abgegeben und danach unmittelbar die Herzdruckmassage fortgesetzt.*

## Frage 227

Manche Defibrillatoren haben selbstklebende Pads, die auf die Brust des Patienten aufgeklebt werden können. Gibt es dabei Unterschiede zu konventionellen Paddles?

**Nein, die Rate an erfolgreichen Schocks ist sowohl mit selbstklebenden Pads als auch mit konventionellen Paddles identisch.**

*Selbstklebende Pads haben den Vorteil, dass hierüber auch eine kontinuierliche Rhythmusanalyse durchgeführt werden kann und die Pause zwischen Unterbrechung der Herzdruckmassage und Abgabe eines Schocks geringer ist. Der Einsatz solcher selbstklebenden Pads wird von den aktuellen Guidelines empfohlen.*

## Frage 228

Welches Medikament kann im Rahmen der CPR verwendet werden, um die zerebrale und koronare Perfusion zu verbessern und eine initial erfolgreiche Wiederbelebung zu ermöglichen?

**Adrenalin.**

*Obwohl kein verbessertes Langzeitüberleben gezeigt werden konnte, ist die Rate an primär erfolgreichen Reanimationen erhöht, wenn Adrenalin verabreicht wird. Eine Kombination von Adrenalin mit Vasopressin ist nicht sinnvoll.*

## Frage 229

Bei einem adipösen Patienten, bei dem Sie eine CPR durchführen, ist es nicht möglich, einen intravenösen Zugang zu legen. Kennen Sie alternative Methoden, um trotzdem einen Vasopressor zu verabreichen?

**Grundsätzlich kann man Adrenalin auch über einen intraossären Zugang verabreichen.**

*Wenn Adrenalin über einen intraossären Zugang verabreicht wird, sollten 20 ml NaCl nachgespült werden. Die Medikamentendosis ist nicht anders als bei der intravenösen Gabe.*

## Frage 230

Nach welcher Zeit sollte Adrenalin im Rahmen der CPR verabreicht werden?

**Bei „nicht defibrillationswürdigen" Rhythmen (Asystolie, pulslose elektrische Aktivität) sollte 1 mg Adrenalin verabreicht werden, sobald ein intravenöser oder intraossärer Zugang verfügbar ist. Bei „defibrillationswürdigen" Rhythmen (Kammerflimmern;, ventrikuläre Tachykardie) sollte 1 mg Adrenalin erst nach der 3. Schockabgabe verabreicht werden.**

*Danach sollte die Gabe von 1 mg Adrenalin alle 3–5 min wiederholt werden.*

## Frage 231

In den letzten Jahren sind einige mechanische Hilfsmittel für die CPR entwickelt worden und kommerziell erhältlich. Welchem Zweck dienen diese Hilfsmittel?

**Sie dienen der kontinuierlichen, qualitativ hochwertigen Herzdruckmassage.**

*Zwei Geräte sind aktuell hauptsächlich in Gebrauch: ein elektrisch betriebener Stempel, der vertikal den Thorax komprimiert, und ein elektrisch betriebenes Band, das um den Thorax geschnallt wird. Beide garantieren eine hochwertige und gleichmäßige Herzdruckmassage und können somit die zerebrale und kardiale Perfusion erhöhen. Allerdings gibt es keinen Hinweis, dass diese Hilfsmittel besser sind als hochwertige manuelle Thoraxkompressionen. Die aktuellen Leitlinien empfehlen daher den Einsatz bei Ermüdung der Helfer, Transport in eine Klinik, räumlicher Einengung am Notfallort oder während einer Herzkatheteruntersuchung unter laufender CPR.*

## Frage 232

Gibt es noch andere Hilfsmittel, die eine CPR optimieren können?

**Ja, es gibt ein sogenanntes Impedance Threshold Device (ITD), mit dem während der Relaxationsphase der Herzdruckmassage der Lufteintritt über den Tubus verringert wird.**

*Dadurch werden der intrathorakale Druck verringert und der venöse Rückstrom zum Herzen gefördert. Die aktuelle Datenlage bestätigt dem ITD allerdings einen zu geringen Nutzen, als dass ein routinemäßiger Einsatz empfohlen wird.*

## Frage 233

Die Qualität der Reanimation ist ein wichtiger Faktor für den Erfolg der Wiederbelebungsmaßnahmen. Häufig wird der Thorax zu selten und mit zu geringer Eindringtiefe komprimiert. Kennen Sie hier noch andere Hilfsmittel?

**Es gibt Geräte, die audiovisuell die Frequenz und die Eindringtiefe während der Herzdruckmassage anzeigen.**

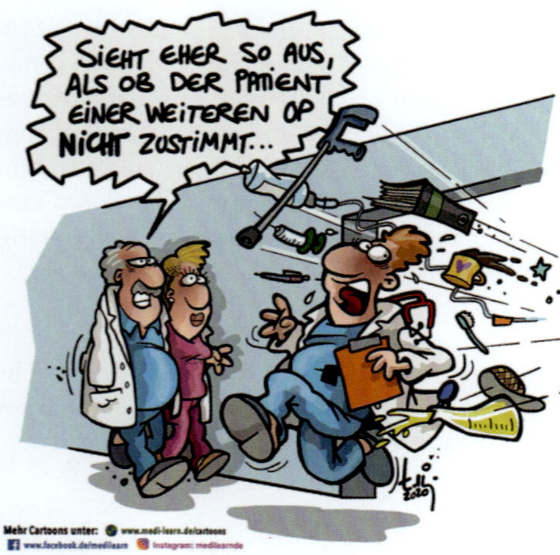
SIEHT EHER SO AUS, ALS OB DER PATIENT EINER WEITEREN OP NICHT ZUSTIMMT...

*Mit solchen Geräten konnte sowohl im Rahmen von Studien mit simulierten Reanimationsszenarien als auch in klinischen Studien gezeigt werden, dass die Qualität der Herzdruckmassage und die Einhaltung des Reanimationsalgorithmus optimiert wurde.*

## Frage 234

Im Rahmen der notfallmedizinischen Versorgung können Ihnen Patienten mit kardialen Arrhythmien begegnen, die potenziell in einem Herz-Kreislauf-Stillstand resultieren können. Aber auch nach einer erfolgreichen Reanimation sind Patienten durch Arrhythmien gefährdet. Welche Zeichen im Rahmen einer Rhythmusstörung sollten Anlass zur Behandlung sein?

**Ich achte vor allem auf klinische Zeichen, die ein reduziertes Herzminutenvolumen vermuten lassen.**

*Hierzu zählen Bewusstseinsstörungen, niedriger systolischer Blutdruck (d. h. < 90 mmHg) und kalte, blasse Haut. Darüber hinaus können extreme Tachykardien (d. h. > 150/min) die koronare Durchblutung deutlich reduzieren. Extreme Bradykardien (d. h. < 40/min) können bei Patienten mit eingeschränkter kardialer Reserve das Herzminutenvolumen drastisch reduzieren. In beiden Fällen kann sich dies als Herzversagen mit Rückstau in die Lunge (Lungenödem) oder die peripheren Organe (gestaute Halsvenen, vergrößerte Leber) manifestieren.*

## Frage 235

Sie werden zu einem Patienten gerufen, der schläfrig in einem Sessel sitzend von seiner Frau gefunden wurde. Er sei vor 2 h noch ganz normal gewesen. Bei der kurzen körperlichen Untersuchung stellen Sie fest, dass der Patient auf Ansprache zwar reagiert, aber nicht adäquat ist. Er hat kalte Extremitäten, und sein Blutdruck ist 85/55 mmHg. Im EKG sehen Sie eine Bradyarrhythmia absoluta.

Was tun Sie?

**Ich verabreiche dem Patienten Sauerstoff und lege einen intravenösen Zugang. Danach injiziere ich 0,5 mg Atropin.**

*Die Gabe von Atropin ist sinnvoll, da eindeutig Zeichen einer Organdysfunktion vorliegen, die am ehesten durch ein reduziertes Herzminutenvolumen im Rahmen der Bradykardie zu werten sind. Bei ausbleibender Wirkung können repetierend Boli von 0,5 mg gegeben werden bis zu einer maximalen Dosis von 3 mg.*

## Frage 236

Welche weiteren Alternativen gibt es für den Fall, dass eine repetitive Gabe von Atropin ohne Wirkung bleibt?

**Man kann eine vorsichtige, titrierte Adrenalinapplikation (2–10 µg/min IV) versuchen oder transkutan Schrittmacherelektroden anwenden.**

*Bei der äußerlichen Anwendung von Schrittmacherelektroden ist zu bedenken, dass unter Umständen keine adäquate elektrische Stimulation erreicht wird. Darüber hinaus kann die Methode schmerzhaft sein, und der Patient muss eventuell leicht sediert werden.*

## Frage 237

Stellen Sie sich vor, dass der oben beschriebene Patient anstatt einer bradykarden Rhythmusstörung im EKG eine tachykarde Rhythmusstörung mit Frequenzen um 150/min zeigt. Ändert sich dadurch Ihr Vorgehen?

**Ja. Tachykarde Rhythmusstörungen mit so hohen Frequenzen und Anzeichen der Organdysfunktion sollten ebenfalls zügig behandelt werden. Hierbei sollte primär eine elektrische Kardioversion versucht werden.**

*Bei der Kardioversion ist auf eine R-Zacken getriggerte Abgabe des Stroms zu achten, da sonst maligne Rhythmen provoziert werden können. Die empfohlene Energie hängt vom eigentlichen Rhythmus ab. Bei Breitkomplextachykardien und Vorhofflimmern sollten 120–150 J biphasisch abgegeben werden. Paroxysmale ventrikuläre Tachykardien und Vorhofflattern sind häufig mit niedrigeren Energien zu konvertieren (70–120 J biphasisch).*

## Frage 238

Was halten Sie von einer routinemäßigen Anwendung von Thrombolytika während der CPR?

**Die routinemäßige Anwendung von Thrombolytika im Rahmen der CPR ist nicht indiziert.**

*Der Nutzen von Thrombolytika wie z. B. rt-PA ist nicht eindeutig belegt. Kleinere randomisierte Studien konnten zwar einen Nutzen zeigen, im Rahmen einer randomisierten multizentrischen Studie konnte jedoch kein positiver Effekt durch die Gabe von rt-PA belegt werden. Die Gabe sollte jedoch in einigen Fällen frühzeitig erwogen werden, vor allem wenn der hochgradige Verdacht auf eine Lungenembolie als Ursache vorliegt. Nach der Gabe von rt-PA sollte die Reanimation für mindestens 60 min fortgesetzt werden und ein mechanisches Reanimationshilfsmittel eingesetzt werden.*

## Frage 239

Auf welche Faktoren sollte während der Postreanimationsphase auf dem Transport ins Krankenhaus und auf der Intensivstation geachtet werden?

**Auf die Temperatur, den Blutzuckerspiegel, den Blutdruck und die Beatmungseinstellungen.**

*In der initialen Phase nach einer erfolgreichen CPR kann es häufig zu erhöhten Temperaturen kommen. Jedes Grad Erhöhung der Körpertemperatur über 37° ist mit einer deutlichen Verschlechterung der neurologischen Prognose verbunden, weshalb v. a. bei einer hohen Umgebungstemperatur die Körpertemperatur gemessen werden sollte. Eine generelle Empfehlung für die inzwischen weit verbreitete Praxis der Applikation größerer Mengen kalter Infusionslösung kann nicht gegeben werden.*

*Darüber hinaus sind initial hohe Blutzuckerspiegel ebenfalls mit einer deutlich schlechteren neurologischen Prognose verbunden. Deshalb ist im Rahmen der Behandlung auf der Intensivstation auf eine Glukosekonzentration im Serum < 180 mmol/l zu achten. Allerding sollte auf eine zu strikte Einstellung verzichtetet werden, da hierdurch das Risiko einer Hypoglykämie stark ansteigt.*

*Der systolische Blutdruck sollte über 100 mmHg gehalten werden. Sobald eine Messung der peripheren Sättigung möglich ist, sollen inspiratorische Sauerstoffkonzentrationen gewählt werden, die zu einer $S_aO_2$ von 94–98 % führen. Die Atemminutenvolumina sollen entsprechend angepasst sein (Tidalvolumen um 6–8 ml/kg/KG ideal), sodass ein Wert zwischen 35 und 40 mmHg endtidal erreicht wird.*

## Frage 240

Die neurologische Prognose ist nach einer CPR oftmals ungewiss, und viele Ärzte haben die Befürchtung, dass der Patient in einem dauerhaft schlechten Zustand bleibt. Kennen Sie Möglichkeiten, um die neurologische Prognose vorherzusagen?

**Ja. Eine Abschätzung der neurologischen Prognose kann mittels einfacher neurologischer Untersuchungen, biochemischer Marker und neurophysiologischer btpdelzw. bildgebender Verfahren vorgenommen werden.**

*Generell sollten prognostische Untersuchungen aufgrund der Einführung des Targeted Temperature Managements (TTM) nicht vor 72 h nach dem Ereignis vorgenommen werden. Wichtig ist, ähnlich wie bei der Hirntoddiagnostik, einen Sedierungs- und/oder Relaxansüberhang auszuschließen. Das beidseitige Fehlen einer Pupillenreaktion oder das Fehlen des Cornealreflexes ist mit hoher Spezifität mit einem schlechten neurologischen Ergebnis verbunden. Das Fehlen bestimmter charakteristischer Komponenten in somatosensorisch evozierten Potenzialen sagt nach 72 h ebenfalls ein schlechtes neurologisches Ergebnis vorher.*

*Für alle Tests gilt, dass eine Entscheidung zur Limitierung der Therapie nicht auf einem einzelnen Test beruhen sollte. Vor allem ist anzumerken, dass die Vorhersagekraft der Untersuchungen nicht speziell auf Patienten, die einem TTM unterzogen werden, übertragbar ist.*

## Frage 241

Obwohl die Mehrzahl an Herz-Kreislauf-Stillständen durch maligne Rhythmusstörungen, oft im Rahmen einer myokardialen Ischämie, ausgelöst wird, stellen asphyktisch bedingte Herz-Kreislauf-Stillstände keine Seltenheit dar. Eine Verlegung des Atemwegs muss bei der initialen Beurteilung eines bewusstlosen Patienten ausgeschlossen werden. Können Sie Ursachen für eine Verlegung der Atemwege nennen?

**Eine Verlegung der Atemwege kann primär als Auslöser für die Asphyxie in Frage kommen oder sekundär im Rahmen der Bewusstlosigkeit auftreten.**

*Primäre Ursachen für eine Atemwegsobstruktion (Asthma bronchiale, allergische Reaktion, Aspiration, Fremdkörper etc.) sind mannigfaltig und müssen im Rahmen der CPR, falls notwendig, mitbehandelt bzw. behoben werden. Im Rahmen der Bewusstlosigkeit nach Eintreten des Herz-Kreislauf-Stillstandes kommt es meist durch eine Aspiration und/oder eine Relaxation des weichen Gaumens und der Epiglottis zu einer Verlegung des Atemwegs.*

## Frage 242

Wie können Sie relativ einfach das Vorhandensein einer Spontanatmung und eine Verlegung des Atemwegs ausschließen?

**Durch „sehen, hören, fühlen".**

*Dieser einfache Merkspruch dient der Beurteilung des Atemwegs bzw. der Feststellung, ob eine Obstruktion vorliegt. Sehen Sie, ob Bauch oder Brust sich bewegen. Hören und fühlen Sie, ob Luft aus den Atemwegen strömt bzw. ob Geräusche wahrgenommen werden können.*

## Frage 243

Was sind Ihre nächsten Maßnahmen im Fall, dass Sie bei einem Patienten einen Atemstillstand festgestellt haben?

**Ich führe eine Maskenbeatmung durch und schließe ein Reservoir an, um die inspiratorische Sauerstoffkonzentration zu erhöhen.**

*Dabei muss auf die korrekte Kieferposition und die Dichtigkeit der Maske geachtet werden. Unter Umständen kann es sinnvoll sein, die Maske mit beiden Händen zu halten und eine zweite Person den Beutel drücken zu lassen. Naso- oder oropharyngeale Hilfsmittel wie Wendl- oder Guedel-Tubus können hilfreich sein, um den Atemweg freizuhalten.*

## Frage 244

Würden Sie eine endotracheale Intubation vornehmen, wenn Sie sich sicher genug fühlen, die Prozedur durchzuführen und das entsprechende Material vorhanden ist?

**Ja, sofern ich darin ausgebildet, kompetent und erfahren bin.**

*Gemäß der aktuellen Empfehlungen soll die endotracheale Intubation nur von denjenigen durchgeführt werden, die darin ausgebildet, kompetent und erfahren sind.*

## Frage 245

Kennen Sie andere professionelle Hilfsmittel, mit denen eine Beatmung möglich ist?

**Ja. Neben dem Endotrachealtubus gibt es alternative Mittel zur Beatmung, zu denen die Larynxmaske, der Larynxtubus und die i-gel gehören.**

*Vor allem die Beatmung mit einer Larynxmaske kann durch Geübte einfach und effektiv durchgeführt werden. Unter Umständen kann hiermit die initiale Maskenbeatmung übergangen werden.*

## Frage 246

Eine CPR bei Schwangeren im letzten Trimenon stellt eine seltene und belastende Situation dar. Neben der psychischen Anspannung für das Team kommt eine Vielzahl von physiologischen Veränderungen im Rahmen der Schwangerschaft vor, die eine erfolgreiche Reanimation erschweren können. Können Sie einige davon benennen?

**Es kommt zu einem relativen Zwerchfellhochstand und einer Abnahme der funktionellen Residualkapazität. Darüber hinaus ist in Rückenlage eine Kompression der V. cava wahrscheinlich, die einen effektiven Rückfluss von Blut zum Herzen erschweren kann.**

*Aufgrund dieser Veränderungen kann es zu einer deutlich erschwerten Beatmung bzw. einer reduzierten Effektivität der Beatmung kommen. Eine endotracheale Intubation ist bei Schwangeren häufig erschwert. Zur Verbesserung des venösen Rückstroms ist grundsätzlich eine Linksseitenlage sinnvoll, was aber zu einer ineffektiveren Herzdruckmassage führen würde. Daher wird empfohlen, dass eine Person den Bauch/Uterus vorsichtig zur linken Seite drückt. Hierdurch wird ein effektiverer Blutfluss ermöglicht.*

*Sollten die Reanimationsbemühungen nach 5 min nicht erfolgreich sein, sollte ein Transport in eine geeignete Klinik erwogen werden, da nach einer Notsectio häufig das Wiedererlangen eines Kreislaufs beschrieben wurde und die Prognose des Kindes ebenfalls häufig gut ist.*

## Frage 247

Im Rahmen einer CPR, die jetzt seit mehr als 20 min durchgeführt wird, bleibt der Patient trotz aller Bemühungen in einer Asystolie. Brechen Sie die Maßnahmen ab?

**Diese Frage ist nicht pauschal zu beantworten und hängt unter anderem davon ab, ob eventuell reversible Ursachen vorliegen.**

*Sowohl die Entscheidung zum Beginn als auch zum Abbruch einer Reanimation gehören zu den schwierigsten in der Medizin, da in vielen Fällen oft nur minimale Informationen über den Patientenwillen, seine Vorerkrankungen und das akute Ereignis vorliegen. Generell wird aber eine ca. 20-minütige Phase einer Asystolie bei gleichzeitigem Fehlen einer potenziell reversiblen Ursache als Abbruchkriterium anerkannt.*

## Frage 248

Sie werden zu einer Familie gerufen, deren 5-jähriges Kind einen bekannten Herzfehler hat. Als Sie eintreffen, finden Sie die das Kind bewusstlos und zyanotisch mit Schnappatmung vor. Was tun Sie?

**Ich überprüfe durch Überstrecken des Halses und Öffnen des Mundes, ob die Atemwege frei sind, und beobachte und fühle nach einer spontanen Atmung. Falls diese nicht vorliegt, beginne ich mit einer Maskenbeatmung.**

*Nach 5 Beatmungen sollte nach Zeichen der Zirkulation gesucht werden. Die Zyanose und das Fehlen einer Reaktion auf die Überstreckung des Kopfes sind bereits Zeichen einer inadäquaten Zirkulation. Man sollte für maximal 10 s nach einem zentralen Puls suchen bzw. das Herz auskultieren. Im Zweifelsfall beginnen Sie immer mit der Herzdruckmassage.*

## Frage 249

Wie häufig würden Sie den Brustkorb bei diesem Kind komprimieren (s. vorige Frage)?

**15 ×, danach folgen 2 Beatmungen.**

*Die Frequenz beträgt dabei, wie auch bei Erwachsenen, mindestens 100/min, aber nicht mehr als 120/min. Der optimale Druckpunkt liegt allerdings im unteren Drittel des Sternums.*

## Frage 250

Bei Ableitung des EKGs sehen sie, dass bei dem Kind Kammerflimmern vorliegt. Was tun Sie?

**Ich defibrilliere das Kind mit speziellen Klebeelektroden, die der Größe des Brustkorbs adäquat sind.**

*In den letzten Jahren haben mehrere Studien gezeigt, dass ca. 50 % aller Kinder, die einen Herz-Kreislauf-Stilstand erleiden, entweder initial oder im Verlauf der Reanimation Kammerflimmern zeigen. Daher ist die Defibrillation ein wesentlicher Bestandteil. Man sollte 4 J/kgKG applizieren, um eine Termination des Kammerflimmerns zu erzielen. Dabei unterscheidet sich die Position der Elektrode nicht von der bei Erwachsenen.*

## Frage 251

Im Rahmen der weiteren Maßnahmen ist es Ihnen gelungen, einen intravenösen Zugang zu legen. Was sollten Sie nun als Nächstes tun?

**Ich verabreiche Adrenalin.**

*Auch im Rahmen einer Reanimation bei Kindern kann Adrenalin angewendet werden. Dabei beträgt die Dosis nicht wie beim Erwachsenen üblich 1 mg, sondern 10 µg/kgKG Körpergewicht; schnellstmöglich bei nicht schockbaren, nach dem 3. Schock bei schockbaren Rhythmen. Auch hier ist wichtig, dass das Medikament mit einem Bolus von 5–10 ml NaCl nachgespült wird.*

## Frage 252

Falls es Ihnen nicht gelingt, einen intravenösen Zugang zu legen, gibt es Alternativen zur intravenösen Applikation?

**Ja. Man kann über einen intraossären Zugang Medikamente verabreichen.**

*Vor allem die intraossäre Punktion hat sich in den letzten Jahren als effektive und sichere Methode eines Zugangs zur Medikamentenapplikation auch bei Kindern bewährt.*

## Frage 253

Sie werden zu einer bisher gesunden 45-jährigen Patientin gerufen, die im Beisein ihres Ehemannes nach einem heftigen Kopfschmerzereignis kollabiert ist. Im EKG finden Sie Kammerflimmern. Nach einer 2-minütigen Reanimation können Sie die Patientin erfolgreich defibrillieren und einen Spontankreislauf etablieren. Auf dem Weg ins Krankenhaus stellen Sie fest, dass eine Pupille lichtstarr, weit und entrundet ist. Wie gehen Sie vor?

**Sie vermuten, dass die Patientin eine intrazerebrale Blutung hat, und versuchen, wenn in einer adäquaten Reichweite vorhanden, eine neurochirurgische Klinik anzufahren.**

*Neurologische Notfälle wie Subarachnoidalblutungen oder große intrazerebrale Blutungen können zu massiven EKG-Veränderungen bis hin zu Kammerflimmern führen. Bei diesen Patienten ist daher die Anamnese (Alter, neurologische Symptome vor dem Kollaps usw.) sehr wichtig. Um die Verdachtsdiagnose zu erhärten, sollte unverzüglich eine Computertomografie durchgeführt werden.*

# Kapitel 3

## Internistische Notfälle


| | | |
|---|---|---|
| 3.1 | Kardiale Notfälle | *94* |
| 3.2 | Leitsymptom thorakaler Schmerz | *124* |
| 3.3 | Respiratorische Notfälle | *131* |
| 3.4 | Leitsymptom Dyspnoe | *143* |
| 3.5 | Gastroenterologische Notfälle | *150* |
| 3.6 | Stoffwechselstörungen | *152* |
| 3.7 | Geriatrische Patienten | *155* |

# 3 Internistische Notfälle

## 3.1 Kardiale Notfälle

*Jochen Renner, Christian Klein,*
*frühere Bearbeitung: Jochen Renner*, Patrick Meybohm**

### Frage 254

Sie werden als Notarzt zu einer 55-jährigen Patientin gerufen. Bei ihr besteht seit 60 min ein plötzlich aufgetretener, linksthorakaler, drückender, dumpfer Schmerz. Die Patientin raucht seit 20 Jahren. Welches sind die wichtigsten Differenzialdiagnosen?

**Die wichtigste Differenzialdiagnose ist die KHK mit einem akuten Koronarsyndrom (ACS). Darüber hinaus müssen folgende Differenzialdiagnosen berücksichtigt werden:**
- **Myokarditis**
- **Aortendissektion**
- **pulmonale Erkrankungen (z. B. Lungenarterienembolie, LAE)**
- **gastrointestinale Erkrankungen (z. B. Refluxösophagitis)**
- **Erkrankungen des Bewegungsapparates (z. B. vertebragene Schmerzen)**

*Zu den Differenzialdiagnosen des Thoraxschmerzes zählen, gelistet nach Ursachen:*
- *kardiovaskuläre Ursachen:*
  - *KHK*
  - *Perikarditis*
  - *Myokarditis*
  - *Aortendissektion*
- *pulmonale Ursachen:*
  - *Lungenarterienembolie*
  - *Pleuritis*
  - *Pneumothorax*
  - *Pneumonie*
- *gastrointestinale Ursachen:*
  - *Refluxerkrankung*
  - *Ösophagusruptur (Boerhaave-Syndrom)*
  - *Ulcera ventriculi et duodeni*
  - *Pankreatitis*
  - *Cholezystitis*
  - *Cholangitis*
- *Ursachen im Bewegungsapparat:*
  - *Interkostalneuralgie*
  - *Tietze-Syndrom*
  - *HWS-Syndrom*
  - *BWS-Syndrom*
- *neurologische Ursachen: Herpes zoster*
- *psychosomatische Ursachen: Angststörung*

### Frage 255

Welche Untersuchung muss präklinisch unbedingt zeitnah erfolgen?

**12-Kanal-EKG**

*Frische Ischämiezeichen mit signifikanten ST-Streckenhebungen sind in 60 % der Fälle möglich. In ca. 15 % der Fälle liegt ein unauffälliges EKG vor. Das EKG beim ACS erlaubt Aussagen im Hinblick auf Lokalisation, Größe und Alter des Infarktes. Das 12-Kanal-EKG soll innerhalb von 10 min nach Erstkontakt erstellt werden.*

*Die Ableitung hat korrekt zu erfolgen: exakte Elektrodenposition, Extremitätenableitung (!). Bei unklaren Befunden können auch erweiterte Brustwandableitungen ($V_7$–$V_9$)oder Rechtherzableitungen ($V_{3r}$–$V_{6r}$) erstellt werden. Auffällige Befund sollten telemedizinisch in das weiterversorgende Krankenhaus übertragen werden. 12-Kanal-EKG-Verlaufskontrollen sind während des Einsatzes sinnvoll.*

### Frage 256

Wie entscheiden Sie, ob der Patient besser stationär eingewiesen werden muss oder eine ambulante Behandlung möglich ist?

**Primär anhand anamnestischer Angaben, körperlichen Untersuchung und EKG-Befund:**
- **Hat der Patient eine kardiale Voranamnese?**
- **Gibt es Hinweise auf eine extrakardiale Ursache?**
- **Ist die akute Anamnese passend zu einem kardialen Ereignis?**
- **Gibt es infarkttypische EKG Veränderungen?**

*Bei V. a. akutes Koronarsyndrom sind folgende Aspekte zu berücksichtigen:*

- *Schmerzcharakter: schwer, retrosternal, ausstrahlend in linken oder rechten Arm, Rücken oder Oberbauch, vernichtend, anhaltend*
- *Auslöser: körperliche Belastung, Kälte, seelische Belastung*
- *Begleitbeschwerden: Angst, Unruhe, kaltschweißig, Dyspnoe, Übelkeit, Erbrechen, Schwindel*
- *Voranamnese: bekannte KHK, Risikofaktoren*

*Im Zweifel kann der Ausschluss erst nach erweiterter Diagnostik v. a. der Herzenzyme und Observation z. B. in der ZNA oder Chest Pain Unit (CPU) erfolgen (Rule-out MI).*

## Frage 257

Welches sind die wichtigsten Risikofaktoren für eine KHK, die Sie im Notarztdienst anamnestisch erheben sollten?

**Man unterscheidet in nicht beeinflussbare Risikofaktoren und beeinflussbare Risikofaktoren.**

*Nicht beeinflussbare Risikofaktoren sind:*

- *Lebensalter*
- *familiäre Belastung*
- *männliches Geschlecht*

*Beeinflussbare Risikofaktoren sind:*

- *Hyperlipidämie*
- *Hypertonus*
- *Diabetes mellitus*
- *Nikotinabusus*
- *Übergewicht*
- *Bewegungsmangel*
- *psychosozialer Stress*
- *Hyperhomozysteinämie*
- *Hyperfibrinogenämie*
- *Lipoprotein-A-Erhöhung*
- *Antiphospholipidsyndrom*

## Frage 258

Was versteht man unter dem Begriff ACS (akutes Koronarsyndrom)?

**Das akute Koronarsyndrom wird als Sammelbegriff für verschiedene Formen der KHK verwendet:**

- **instabile Angina pectoris (IAP)**
- **ACS ohne ST-Streckenhebung (NSTE-ACS)**
- **ACS mit ST-Streckenhebung (STE-ACS)**

**Bei zusätzlich pathologisch verändertem kardialen Biomarker (z. B. kardiales Troponin) als Zeichen des akuten Myokardschadens spricht man von NSTEMI bzw. STEMI – „(Non-)ST elevated myocardial Infarction". Diese formale Unterscheidung ist erst in der Klinik möglich.**

*Unter das ACS fallen:*

- *eine instabile Angina pectoris mit*
  - *länger als 20 min anhaltenden, infarkttypischen Brustschmerzen*
  - *jedem erstmaligem AP-Anfall (De-novo- oder Erstangina)*
  - *AP-Anfällen in Ruhe (Ruheangina)*
  - *Zunahme in Bezug auf Anfallshäufigkeit, Schmerzintensität oder Anfallsdauer (Crescendo-Angina)*
- *stets mit fehlender ST-Streckenhebung und unauffälligem Troponinverlauf.*
- *ein ACS ohne ST-Streckenhebung mit klinischem Bild der instabilen Angina pectoris, Anstieg von Troponin und fehlen- der ST-Strecken-Hebung (NSTEMI)*
- *ein klassischer Myokardinfarkt mit ST-Streckenhebung und Troponinerhöhung (STEMI)*

*Die Leitlinien definieren die akute Myokardischämie (AMI) als:*

- *Nachweis eines akuten Myokardschadens (vorzugsweise durch hochsensitives kardiales Troponin [hs-cTn] T oder I) und mindestens eines der folgenden Kriterien:*
  - *Symptome einer Myokardischämie*
  - *neue ischämietypische EKG-Veränderungen*
  - *Entwicklung pathologischer Q-Zacken im EKG*
  - *Hinweise in der Bildgebung auf Verlust von vitalem Myokard oder neuen infarkttypischen regionalen Wandbewegungsstörungen (z. B. im TTE)*
  - *intrakoronarer Thrombus bei einer Angiografie oder Autopsie*

*Die präklinische Versorgung des ACS richtet sich nach klaren Standards, eine exakte Differenzierung ist nicht immer möglich.*

*Ziel ist eine Versorgung nach ABCDE und schnellstmögliches Erkennen von Patienten mit STE-ACS inkl. schneller geeigneter Reperfusionsbehandlung.*

## Frage 259

Welche pathogenetische Klassifikationen des Myokardinfarktes kennen Sie?

**Grundsätzlich liegt immer ein Missverhältnis des myokardialen $O_2$-Bedarfs und des $O_2$-Angebotes vor.**

*Der Myokardinfarkt wird in 5 Typen unterschieden*
- *Typ 1: atherosklerotische Plaqueruptur oder -erosion mit Koronarthrombus*
- *Typ 2: akutes und anhaltendes Missmatch zwischen Sauerstoffversorgung und -bedarf*
- *Typ 3: plötzlicher Herztod infolge AMI, wenn keine Biomarker bestimmt werden konnten oder eine innere Leichenschau einen anderen Grund (z. B. Typ 1) feststellt*
- *Typ 4: herzkatheterassoziiert*
- *Typ 5: während oder unmittelbar nach einer Bypass-OP*

*Die Pathogenese lässt o. g. Einteilung zu. Notfallmedizinisch könnten uns folgende Beispiele begegnen:*
- *Typ 1: „Klassischer" Herzinfarkt bei Patienten mit entsprechendem KHK-Risikoprofil. Bei Teilverschluss liegt meist NSTEMI, bei kompletter Okklusion STEMI vor*
- *Typ 2: Infarkt durch Vasospasmen, z. B. bei Amphetamin oder Kokainabusus, SAB; Volumenmangel, Anämie, Schock, Narkoseeinleitung in und mit anhaltender Hypotonie*
- *Typ 3: Präklinische erfolglose Reanimation mit initialem Kammerflimmern sowie AMI-verdächtiger (Fremd)Anamnese*
- *Typ 4: Notfall-Sekundärverlegung zur herzchirurgischen Weiterversorgung nach Koronardissektion während PCI*
- *Typ 5: Notfall-Sekundärverlegung zur interventionellen Weiterversorgung nach Bypass-OP*

## Frage 260

Wie würden Sie ein ACS präklinisch therapieren?

**Die Versorgung kritisch Erkrankter erfolgt nach dem ABCDE-Prinzip.**

*Bei Patienten mit ACS müssen zusätzliche Besonderheiten beachtet werden:*
- *zeitnahes korrektes 12-Kanal-EKG*
- *$O_2$-Gabe bei Indikation*
- *Glycerolnitrat s. l. 1–2 Hub bei $RR_{sys} > 90$ mmHg*
- *Acetylsalicylsäure 250 mg i. v.*
- *Analgesie bis schmerzfrei (z. B. Morphin 3–5 mg i. v. repetitiv)*
- *Antiemesistherapie (z. B. Dimenhydrinat, Droperidol)*
- *Bei STE-ACS oder High-Risk NSTE-ACS:*
  - *„Zeit ist Myokard!"*
  - *Reperfusionsstrategie (PCI-Zentrum)*
  - *EKG-Telemetrie, Voranmeldung*
- *weitere antithrombotische Therapie (nach lokalem Protokoll)*
- *körperliche Schonung des Patienten*
- *Oberkörperhochlagerung*
- *kontinuierliches Monitoring mit Reanimationsbereitschaft*
- *bei anhaltender Tachykardie oder Hypertonie trotz suffizienter Analgesie: β-Blocker*
- *Benzodiazepin nur bei anhaltendem Stress/Angst trotz Analgesie*

*Die Versorgung eines ACS erfolgt relativ standardisiert. Idealerweise sollten die lokalen PCI-Zentren ein einheitliches präklinisches Behandlungsprotokoll etabliert haben. Die Prämisse „Zeit ist Myokard" setzt ein zügiges, aber sorgfältiges Arbeiten am Patienten voraus. Dafür sind ein einheitliches Vorgehen und regelmäßiges Teamtraining sinnvoll. Die Empfehlungen sind u. a.*
- *12-Kanal-EKG innerhalb von 10 min und qualifizierte Befundung.*
- *Die $O_2$-Applikation steht immer noch im Diskurs. Klar scheint, eine Hyperoxie ist zu vermeiden, aber Hypoxie ist gesichert schädlich.*
- *Immer $O_2$-Gabe bei Zeichen der Atemnot oder $S_pO_2 < 90\,\%$, bei STE-ACS $< 95\,\%$.*
- *Mindestens ein i. v. Zugang sollte etabliert werden, notfalls kann ASS auch als Kautablette (300 mg p. o.) gegeben werden.*
- *Nitrate sind nach Beachtung der Kontraindikationen (RR, hochgradige Aortenklappenstenosen, Rechtsherzinfarkt, PDE-5-Hemmer) sinnvoll (vorher sicherer i. v. Zugang!).*
- *Eine adäquate Analgesie mit potenten Opioiden senkt den myokardialen Sauerstoffbedarf durch Angst und Stressreduktion. Verwenden Sie ein Opioid, mit dem Sie sich auskennen, z. B. Morphin oder Fentanyl. In diesem Zusammenhang sollte eine Antiemesistherapie erfolgen.*

- *Bei STE-ACS oder hochauffälligem EKG und entsprechender ACS-Symptomatik (High-Risk-NSTE-ACS): Zeitkritischer Einsatz. Daher zügige Verlegung in ein PCI-Zentrum (unter Voranmeldung, Telemetrie, Übergabe am Kathetertisch). In Deutschland ist die Dichte an PCI-Zentren hoch, sodass eine präklinische Fibrinolysetherapie sehr selten nötig ist. (nur wenn > 120 min bzw. > 90 min bei großem Infarkt und kurzer Ischämiezeit bis zur PCI). Das Problem ist zudem die Verfügbarkeit des Lysemedikamentes.*
- *Eine erweiterte antithrombozytären Therapie sowie die Gabe von Antikoagulanzien sollte in Rücksprache mit dem PCI-Zentrum oder nach lokalem Protokoll erfolgen. Möglich z. B.:*
  - *Trombinhemmung mit UFH i. v. (5 000 IE) oder Enoxaparin 0,5 mg kgKG i. v., alternativ Bivalirudin,*
  - *weitere TAH mit ADP-Rezeptorantagonisten (Prasugrel 60 mg, Ticagrelor 180 mg, altern. Clopidogrel).*
- *β-Blocker und/oder Benzodiazepine sollten nur eingesetzt werden, wenn eine unzureichende Analgesie als Ursache ausgeschlossen werden kann.*

## Frage 261

? Wie ist der Wirkmechanismus von Nitraten beim ACS?

! **Es erfolgt die Freisetzung von Stickstoffmonoxid, die Dilatation der Lungenstrombahn und der venösen Kapazitätsgefäße mit Reduktion der kardialen Vorlast.**

i *Der Wirkmechanismus von Nitraten funktioniert nach folgendem Schema:*

- *Freisetzung von Stickstoffmonoxid (NO) in der Gefäßmuskelzelle*
- *Aktivierung von Guanylatzyklase und Erhöhung des intrazellulären Gehalts an zyklischem GMP*
- *Erschlaffung der glatten Muskelzelle*
- *primär Dilatation der venösen Kapazitätsgefäße*
- *Reduktion der kardialen Vorlast*
- *Sekundärdilatation der arteriellen Gefäße*
- *(Senkung der Nachlast)*
- *Verbesserung der myokardialen Sauerstoffbilanz*

## Frage 262

? Wie ist der Wirkmechanismus von Betarezeptorenblockern beim ACS?

! **β-Blocker wirken:**

- **negativ chronotrop**
- **negativ bathmotrop**
- **negativ dromotrop**
- **negativ inotrop**

i *Der Wirkmechanismus von Betarezeptorenblockern läuft folgendermaßen ab:*

- *Interaktion mit $\beta_1$- und $\beta_2$-Rezeptoren (metabolische und respiratorische Nebenwirkungen) und in Einzelfällen mit α1-Rezeptoren*
- *Senkung der Herzfrequenz (negativ chronotrop)*
- *Senkung der myokardialen Erregbarkeit (negativ bathmotrop)*
- *Senkung der AV-Überleitungsgeschwindigkeit (negativ dromotrop)*
- *Senkung der maximalen Kontraktionskraft (negativ inotrop)*
- *Verbesserung der myokardialen Sauerstoffbilanz*

## Frage 263

? Welchen klinischen Nutzen können β-Blocker beim ACS erzielen?

! **Präklinisch und in der Notfallsituation sollen Betarezeptorenblocker wegen des hohen Risikos von Bradykardie und Hypotension nicht mehr routinemäßig i. v. appliziert werden. Nach Stabilisierung des Patienten sollten β-Blocker aber oral in niedriger Dosierung begonnen werden.**

i *Gemäß ERC-Leitlinien werden β-Blocker nicht mehr routinemäßig i. v. verabreicht, sondern nur noch in speziellen Situationen, wie z. B. bei Tachyarrhythmien. Der klinische Nutzen einer oralen Langzeitanwendung von β-Blockern liegt in der Reduktion von Herzinsuffizienz und Sterblichkeit.*

## Frage 264

? Welches Analgetikum ist primär beim ACS einzusetzen?

! **Kurzwirksame Opioide, z. B. Morphin oder Fentanyl**

*Gerade Morphin werden pharmakodynamisch positive Effekte im Rahmen des ACS zugeschrieben. Neben seiner zentral analgetischen Wirkung senkt Morphin u. a. durch die Freisetzung von Histamin den Druck im pulmonalen Kreislauf und die kardiale Vorlast (Dilatation der venösen Gefäße). Es wirkt zudem sedierend, beruhigend und anxiolytisch.*

*Fentanyl hingegen macht keine Histaminfreisetzung, wirkt aber euphorisierend.*

*Beide Opioide verlangsamen die Aufnahme von ADP-Rezeptorantagonisten nach oraler Gabe v. a. durch opioidbedingte Gastroparese. Dieser Effekt muss beachtet werden und innerklinisch ggf. der notwendige Wirkstoffspiegel zur effektiven TAH überwacht werden.*

*Alternative Analgetika wie z. B. Lidocain i. v. sind momentan Bestandteil von Studien. Präklinisch sollten aktuell noch kurzwirksame Opioide verwendet werden.*

## Frage 265

Welche Substanzklasse sollte zur Anxiolyse beim ACS eingesetzt werden?

**Benzodiazepine, z. B. Midazolam oder Lorazepam**

*Bei unzureichender Anxiolyse sollten zusätzlich kurzwirksame Benzodiazepine eingesetzt werden. Die Leitlinien empfehlen ein „mildes Beruhigungsmittel" bei besonders ängstlichen Patienten. Nach Ausschluss von Schmerzen sowie ruhiger Patientenführung kann hier z. B. Midazolam i. v. in 1–2 mg fraktioniert oder Lorazepam p. o. 1 mg verwendet werden.*

## Frage 266

Welcher Thrombozytenaggregationshemmer (TAH) kommt typischerweise in der präklinischen Notfalltherapie beim ACS zum Einsatz?

**Azetylsalizylsäure** (ASS)

*ASS stellt einen entscheidenden Therapiepfeiler zur Hemmung von Thromboxan A2 dar. Es sollte bei allen Patienten mit V. a. ein ACS ungeachtet einer bestehenden ASS- oder ähnlichen Dauermedikation so früh wie möglich appliziert werden. Dies scheint v. a. auch deshalb sinnvoll zu sein, weil es einen großen Anteil an Non-Respondern bei der oralen Dauermedikation gibt. Diese reagieren dann aber auf eine höhere i. v.-Dosierung (250 mg, 1/2 Ampulle Aspirin i. v.).*

*Alternativ ist auch die Gabe von ASS-Kautabletten (150–300 mg) in den Leitlinien beschrieben. Formal gilt die orale Gabe als First-Line-Therapie, in den deutschsprachigen Rettungsdienstbereichen wird i. d. R. die intravenöse Gabe bevorzugt.*

## Frage 267

Welche TAH kommen typischerweise innerklinisch beim ACS zum Einsatz?

- **$P2Y_{12}$-Rezeptorblocker** (**ADP-Rezeptorantagonisten**)**: Hemmung der ADP-vermittelten Plättchenaktivierung** (**Prasugrel, Ticagrelor, Clopidogrel, Cangrelor als i. v. Lösung**)
- **Glykoprotein-IIb/IIIa-Inhibitoren** (**Eptifibatid, Tirofiban**)

*Nach der Ruptur von atheromatösen Plaques kommt es zur Gerinnungsaktivierung und Thrombozytenaggregation. Eine plättchenhemmende Therapie ist nicht nur in der präklinischen Akutphase des ACS mittels ASS notwendig, sondern auch in der nachfolgenden innerklinischen Therapiephase unverzichtbar.*

*$P2Y_{12}$-Rezeptorblocker: Der pharmakologisch aktive Metabolit von Clopidogrel blockiert die Bindung von ADP an dessen Thrombozytenrezeptor ($P2Y_{12}$-Rezeptor) irreversibel, sodass die ADP-abhängige Thrombozytenaktivierung über den Glykoprotein-IIb/IIIa-Rezeptorkomplex unterbleibt (▶ Abb. 3.1). Prasugrel ist ein oral stärker wirksames Thienopyridin als Clopidogrel. Ticagrelor hemmt den $P2Y_{12}$-Rezeptor kompetitiv und stellt im Vergleich zu Clopridogrel und Prasugrel kein Prodrug dar. Cangrelor steht als i. v. Formulierung zur Verfügung.*

*Glykoprotein-IIb/IIIa-Inhibitoren: Eptifibatid und Tirofiban hemmen Glykoprotein IIb/IIIa. Es kommt auf der Oberfläche von Thrombozyten vor und stellt eine wichtige Bindungsstelle für Fibrinogen, von-Willebrand-Faktor und andere Adhäsionsmoleküle im Rahmen der Thrombusbildung dar (▶ Abb. 3.1).*

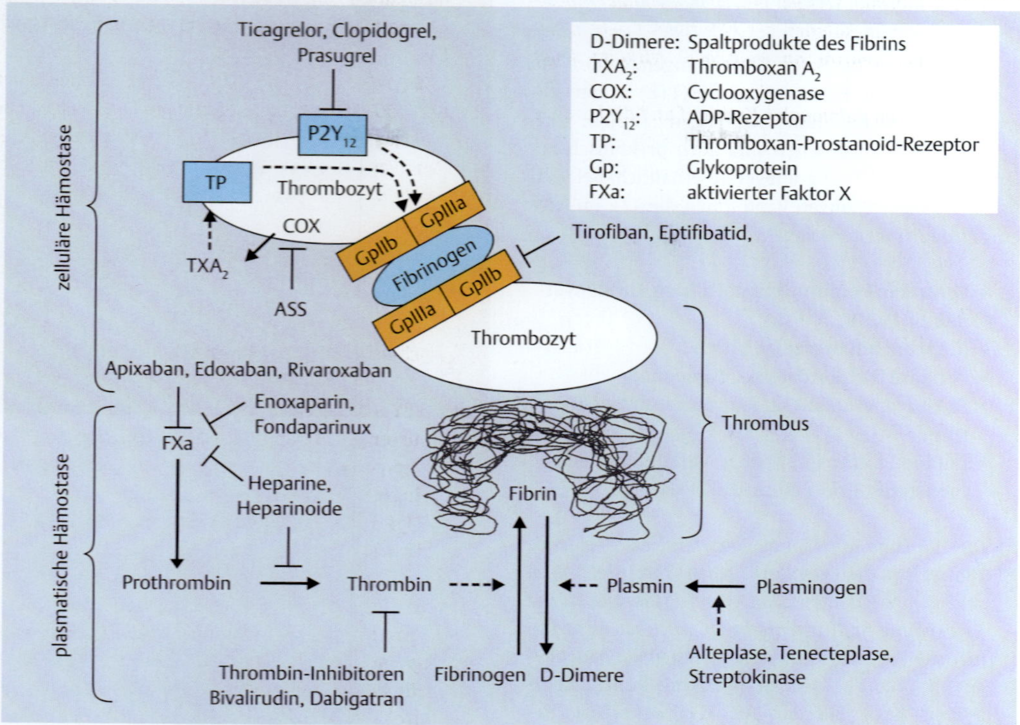


**Abb. 3.1 Hämostase.** Hämostase und Angriffsorte der Antikoagulanzien. Die zelluläre Hämostase (Thrombozytenaggregation, oben im Bild) und die plasmatische Hämostase (Ausbildung eines Fibrinnetzwerkes, unten im Bild) können an verschiedenen Systemen gehemmt werden.

- dicke Pfeile: (bio-)chemische Umwandlungen
- dünne Pfeile: Hemmung
- gestrichelte Pfeile: Aktivierung

(Quelle: Böhm R, Meybohm P. Medikamenteneinsatz beim akuten Koronarsyndrom. Teil 2: Innerklinische Notfalltherapie. Notfallmed up2date 2010; 5: 2–4)

## Frage 268

Welchen Unterschied gibt es beim Wirkmechanismus von unfraktioniertem und fraktioniertem Heparin?

**Unfraktioniertes Heparin: Bindung an Antithrombin III und Hemmung von Thrombin, Faktor Xa, XIa und XIIa.**

**Fraktioniertes (niedermolekulares) Heparin: Bindung an Antithrombin III und selektive Hemmung von Faktor Xa.**

*Unfraktioniertes Heparin bindet und aktiviert als komplexes Glukosaminoglykan das körpereigene Antithrombin III und beschleunigt dadurch die Hemmung von ebenfalls gebundenen, aktivierten Gerinnungsfaktoren wie Thrombin, Faktor Xa, XIa und XIIa. Niedermolekulares Heparin hingegen bindet aufgrund der geringen Molekülgröße neben Antithrombin III nur Faktor Xa selektiv. Der Nutzen einer präklinischen Gabe von fraktioniertem bzw. niedermolekularem Heparin ist nach wie vor noch nicht endgültig belegt. Es sollten mit den lokalen PCI-Zentren SOPs für die präklinische Gabe entwickelt werden.*

## Frage 269

Zur Klärung kardialer Erkrankungen gehört die transthorakale Echokardiografie (TTE) zu den klinischen Standarduntersuchungen (▸ Abb. 3.2, ▸ Abb. 3.3). Inzwischen sind auch präklinisch gut verwendbare Sonografiegeräte erhältlich. Bei welchen Fragestellungen kann Ihnen die TTE im Notarztdienst weiterhelfen?

- **Ventrikel: Pumpfunktion, Füllung, Größenverhältnis LV/RV**
- **Klappen: höhergradige Vitien**
- **Perikard: Perikarderguss, Tamponade**
- **Myokard: Wanddicke, Wandbewegungsstörung**
- **Gefäße: V. cava inf. Kaliber, Variabilität, Volumenstatus; Aorta Fluss, Dissektion**

*Die TTE kann auch im Notarztdienst entscheidende Hinweise in der Diagnostik geben. Voraussetzungen sind eine adäquate Technik und Erfahrung in der Anwendung und Interpretation. Auch ist nicht immer jede Organstruktur sicher darstellbar. In der Regel reicht eine schnelle orientierende visuelle Beurteilung. Keinesfalls darf die TTE zeitkritische Behandlungen verzögern.*

## Frage 270

Welche Schnittebenen bieten sich für einen schnellen orientierenden Blick an?

- **subkostaler/subxiphoidaler Blick, 4-Kammer-Blick (SC 4C)**
- **apikaler 4-Kammer-Blick (A4C)**

*Ergänzend sind die parasternalen Schnitte in langer (PLAX) und kurzer Achse (PSAX) sowie die suprasternale Anlotung (SSN) möglich. Die unterschiedlichen Anlotungen sind mehr oder weniger Bestandteil unterschiedlicher notfallmedizinscher Sonografiekonzepte (FATE, FEEL, eFAST, FoCUS). Diese ersetzen nicht den standardisierten TTE-Untersuchungsgang für spezielle kardiologische Fragestellungen.*

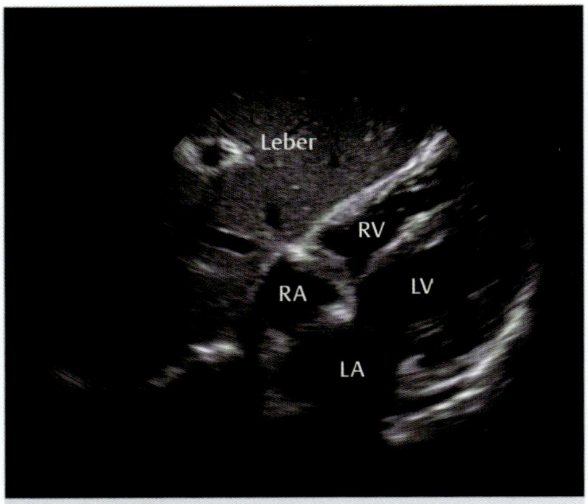


**Abb. 3.2 SC 4C – subkostaler Vierkammerblick.**

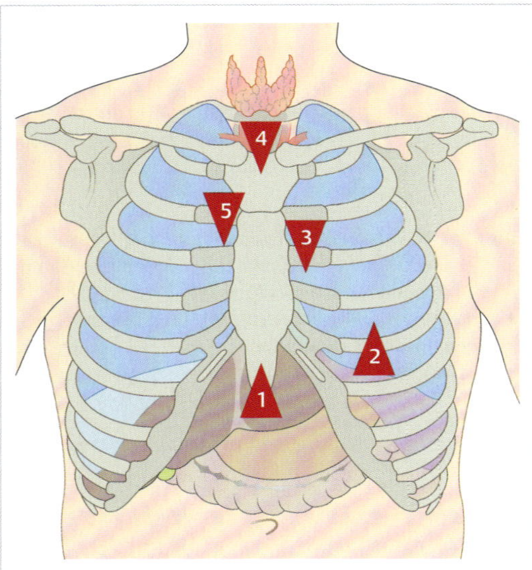


**Abb. 3.3 Thorax mit Ableitungspunkten für die Echokardiografie.** 1 = subkostal/subxiphoidal; 2 = apikal, interkostal links; 3 = parasternal links; 4 = suprasternal/retrosternal; 5 = parasternal rechts. (Quelle: Beuscher-Willems B. Voraussetzungen und Indikationen. In: Schmidt G, Görg C, Hrsg. Kursbuch Ultraschall. 6., aktualisierte und erweiterte Auflage. Stuttgart: Thieme; 2015. DOI: 10.1055/b-003-124669)

## Frage 271

Was ist die wahrscheinlichste präklinische Todesursache eines Patienten, der im Rahmen eines akuten Myokardinfarktes stirbt?

**Herz-Kreislauf-Stillstand infolge von Kammerflimmern**

*Primäre Todesursache bei Myokardinfarkt sind Kammerflimmern (80 %) und Herzinsuffizienz. Die Mortalität beim Myokardinfarkt liegt in der ersten Stunde bei bis zu 30 % und während des Krankenhausaufenthaltes bei bis zu 10 %. Ein kontinuierliches Monitoring sowie Reanimationsbereitschaft sind in der Erstversorgung obligat.*

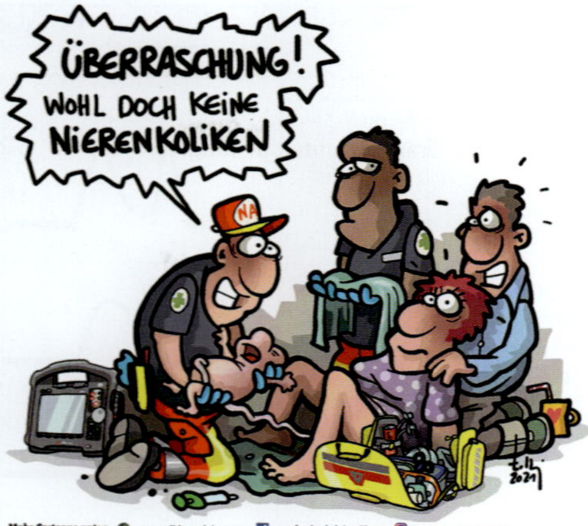


Mehr Cartoons unter: www.medi-learn.de/cartoons www.facebook.de/medilearn Instagram: medilearnde

## Frage 272

Was ist die Ursache der akuten Herzinsuffizienz beim akuten Myokardinfarkt?

**Der Ausfall der myokardialen Pumpfunktion.**

*Die Ursachen der akuten Herzinsuffizienz beim akuten Myokardinfarkt sind:*

- *Ausfall der myokardialen Pumpfunktion*
- *Herzrhythmusstörungen*
- *Ventrikelseptumdefekt (VSD), Papillarmuskelabriss, Mitralklappeninsuffizienz, Perikarderguss*
- *negativ inotrope Substanzen: Betarezeptorenblocker, Antiarrhythmika*

## Frage 273

Welche typischen EKG-Veränderungen können beim akuten Myokardinfarkt in der präklinischen Phase (Minuten bis Stunden nach Ischämie) auftreten?

**Früh, aber selten: spitze, hohe T-Welle, dann ST-Strecken-Hebung.**

*Das EKG beim akuten Myokardinfarkt verläuft in der frühen Phase wie folgt (▸ Abb. 3.4):*

- *Stadium 0:*
  - *Dauer: Minuten bis Stunden*
  - *hohe, spitze T-Welle („Erstickungs-T")*
- *Stadium I:*
  - *Dauer: Stunden bis Tage*
  - *ST-Strecken-Hebung*
  - *Abgang der ST-Strecke aus absteigender R-Zacke*
  - *kleine R-Zacke*
  - *positive T-Welle*
  - *ggf. große Q-Zacke*

## Frage 274

Welche typischen EKG-Veränderungen können beim akuten Myokardinfarkt in der innerklinischen Phase (Tage bis Wochen) auftreten?

**Veränderungen der Q-Zacke.**

*Das EKG beim akuten Myokardinfarkt in der späten Phase sieht so aus:*

- *Stadium II:*
  - *Dauer: 2 Wochen bis 6 Monate*
  - *ST-Strecke wieder isoelektrisch*
  - *spitze, negative T-Welle*
  - *kleine R-Zacke*
  - *große Q-Zacke*
- *Endstadium:*
  - *Q-Zacke (Breite 0,4 s, > 1/4 der Amplitude der nachfolgenden R-Zacke)*
  - *ST-Strecke und T-Welle unauffällig*

| **EKG-Stadium** | | **EKG-Veränderungen** | | |
|---|---|---|---|---|
| | | **Typisches Bild** | **Wichtige Merkmale** | **Dauer der Veränderungen** |
| **akuter Infarkt (akutes Stadium)** | hyper-akutes Stadium | 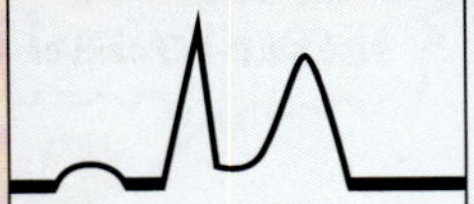 | 1. T überhöht, schmal<br>2. Evtl. leichte ST-Hebung<br>3. R normal | einige Stunden |
| | Stadium I | 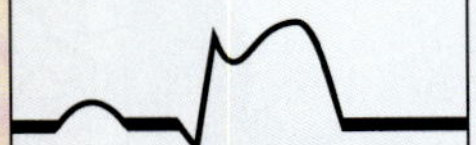 | 1. deutliche ST-Hebung<br>2. T deutlich positiv<br>3. R klein<br>4. Q evtl. groß | einige Stunden bis ca. 5 Tage |
| | Zwischen-stadium | 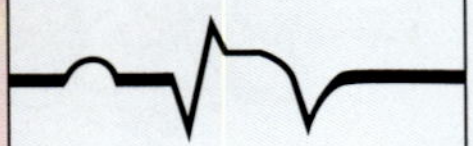 | 1. leichte ST-Hebung<br>2. T spitz-negativ<br>3. Q groß<br>4. R klein | ca. 1 bis 7 Tage |
| **alter Infarkt (chronisches Stadium)** | Stadium II | Frühphase 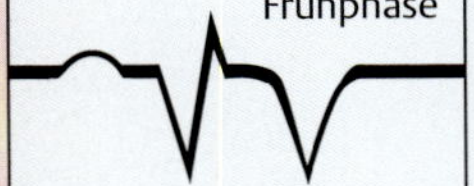 | 1. T tief spitz-negativ<br>2. Q sehr groß<br>3. R klein<br>4. keine ST-Hebung | ca. 1 bis 2 Wochen |
| | | Spätphase 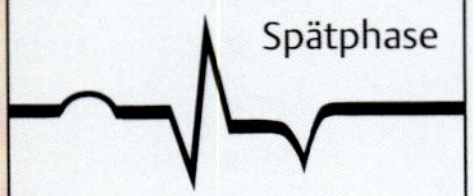 | 1. T spitz-negativ<br>2. Q noch groß<br>3. R noch klein<br>4. keine ST-Hebung | ca. 2 Wochen bis ½ Jahr |
| | Stadium III | 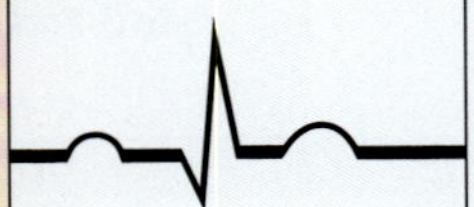 | 1. Q noch etwas groß<br>2. T bereits positiv<br>3. R normal<br>4. keine ST-Hebung | ca. ½ Jahr bis mehrere Jahre |

**Abb. 3.4 EKG-Stadien im Verlauf des Herzinfarkts.** (Quelle: So C. ST-Hebungsinfarkt (STEMI) (ST-elevation myocardial Infarction). In: So C, Hrsg. Praktische EKG-Deutung. 4. Auflage. Stuttgart: Thieme; 2013. DOI: 10.1055/b-002-59202)

## Frage 275

In welchen Ableitungen erwarten Sie ST-Hebungen beim Vorderwandinfarkt?

**In den Ableitungen I, aVL, $V_2$–$V_5$.**

*ST-Elevation beim Vorderwandinfarkt finden sich:*

- *anteroseptal: $V_1$–$V_3$, I, aVL*
- *apikal: $V_3$, $V_4$*
- *anterolateral: $V_5$, $V_6$, I, aVL*
- *komplett: $V_1$–$V_6$, I, aVL*

## Frage 276

In welchen Ableitungen erwarten Sie ST-Hebungen beim Hinterwandinfarkt?

**In den Ableitungen II, III, aVF, $V_5$, $V_6$**

*ST-Elevation beim Hinterwandinfarkt finden sich:*

- *inferolateral: II, III, aVF, $V_5$, $V_6$*
- *inferior: II, III, aVF, $V_{3r}$–$V_{4r}$*
- *posterior: $V_5$, $V_6$, $V_7$–$V_9$*

*Gerade bei unklarem EKG-Befund und V. a. Hinterwandinfarkt sollte ein erweitertes 12-Kanal-EKG geschrieben werden (posterior $V_7$–$V_9$), möglichst ohne größere Zeitverzögerung in der weiteren Behandlung.*

## Frage 277

? Dem Troponin kommt als frühem Marker eines Myokardinfarkts eine besondere Bedeutung zu. Ist die Troponinerhöhung spezifisch für den Myokardinfarkt?

! **Nein.**

i *Troponinerhöhungen treten auf:*
- *kardial: bei Myokardinfarkt, Myokarditis, akuter Linksherzinsuffizienz*
- *renal: bei präterminaler und terminaler Niereninsuffizienz*
- *pulmonal: bei Lungenarterienembolie*

## Frage 278

? Wovon machen Sie als Notärztin/Notarzt abhängig, welches Verfahren der koronaren Reperfusion Sie auswählen (Auswahl der Zielklinik)?

! 
- **EKG-Veränderungen (NSTE-ACS versus STE-ACS)**
- **benötigte Zeit von Erstkontakt bis Katheterlabor/PCI-Zentrum**
- **klinisches Beschwerdebild**

i *Folgende Verfahren der koronaren Reperfusion sind möglich:*

*Medikamentöse* ***Lysetherapie****:*
- *typisches klinisches Bild*
- *typische ST-Strecken-Hebung*
- *Symptombeginn < 12 h*
- *Interventionszentrum innerhalb von 120 min nach medizinischem Erstkontakt nicht erreichbar*
- *Lyse mit Tenecteplase (präklinisch einzig sinnvolle Substanz, da gewichtsadaptierte Einmalgabe), selten im Rettungsdienst verfügbar*
- *dann Transport in PCI-Zentrum*

***Akut-Katheterintervention*** *(PCI):*
- *Interventionszentrum innerhalb von 120 min (vorzugsweise > 60 min) nach medizinischem Erstkontakt erreichbar*
- *Typisches klinisches Bild und ST-Strecken-Elevation*
- *Schmerzbeginn < 12 h (beim Nachweis einer persistierenden Ischämie, selbst wenn die Symptome vor 12–24 h begonnen haben oder wenn Schmerz und EKG-Veränderungen persistieren)*
- *Resuce-PCI bei Versagen der Lyse*

***Operative Revaskularisation*** *(Bypass-Operation): erfolglose PCI*

## Frage 279

? Welche absoluten Kontraindikationen beachten Sie bei der Lysetherapie?

! **Absolute Kontraindikationen für die Lysetherapie sind:**
- **anamnestische intrazerebrale Blutung/Hirntumor/Aneurysma**
- **ischämischer Apoplex < 6 Monate**
- **kurz zurückliegendes Trauma/Operation/Kopfverletzung < 3 Wochen**
- **aktive innere Blutung < 1 Monat**
- **Aortendissektion**
- **bekannte Blutungsdiathese**
- **nichtkomprimierbare Punktion (z. B. Leberbiopsie, Lumbalpunktion) < 24 h.**

i *Es gibt auch zahlreiche relative Kontraindikationen zu beachten, v. a.:*
- *orale Antikoagulation (Marcumar)*
- *therapierefraktäre arterielle Hypertonie ($RR_{syst}$ > 180 mmHg)*
- *Ulkusleiden*
- *ischämischer Hirninfarkt/TIA < 6 Monate*
- *diabetische Retinopathie*
- *i. m.-Injektion < 24 h*
- *Schwangerschaft und Wochenbett*
- *nicht kompressible Punktionen*
- *traumatische/prolongierte Reanimation*
- *infektiöse Endokarditis*
- *fortgeschrittene Lebererkrankung*

## Frage 280

? Welche STE-ACS-Kriterien im 12-Kanal-EKG kennen Sie?

! 
- **ST-Elevation (am J-Punkt) in ≥ 2 benachbarten Ableitungen ≥ 0,10 mV**
- **außer $V_{2/3}$:**
  - **Frauen ≥ 0,15 mV**
  - **Männer (< 40 Jahre) ≥ 0,25 mV, (≥ 40 Jahre) ≥ 0,20 mV**

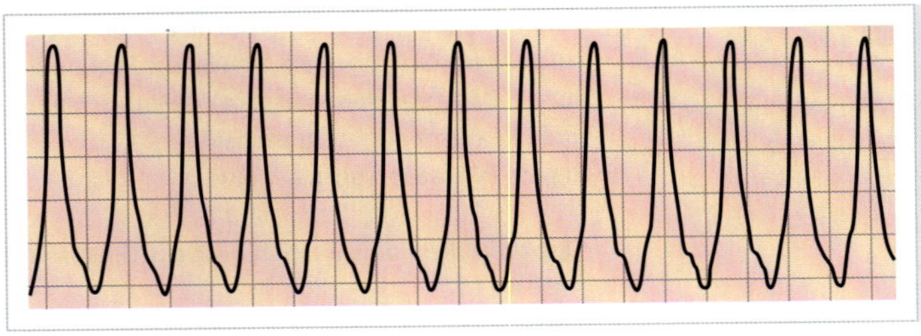

**Abb. 3.5 Monomorphe Kammertachykardie.** (Quelle: Rupp P. Kardiologische Notfälle. In: Scholz J, Sefrin P, Böttiger BW et al., Hrsg. Notfallmedizin. 3. Aufl. Stuttgart: Thieme; 2013: 172-205)

*Ein Standard EKG ist in 10 mm/mV kalibriert. Daher sind, in Ausnahme von $V_{2/3}$, alle Hebungen ≥ 1 mm in benachbarten Ableitungen pathologisch; die erweiterten Ableitungen rechts präkordial oder $V_7$–$V_9$ gelten als pathologisch verändert, wenn ≥ 0,05 mV also ≥ 0,5 mm.*

## Frage 281

Wodurch ist die instabile Angina pectoris charakterisiert?

**Sie kann sich aus einer stabilen Angina pectoris entwickeln und ist durch eine Zunahme an Intensität, Häufigkeit und Dauer gekennzeichnet. Zudem werden hierunter jede neu aufgetretene Angina und jede Ruhe-Angina verstanden.**

*Eine instabile Angina pectoris besteht:*
- *bei zunehmender Intensität, Dauer, und Häufigkeit (Crescendo-Angina)*
- *nach Erst-Angina (De-novo-Angina)*
- *nach Ruhe-Angina*

## Frage 282

Nachdem Sie anhand der Anamnese und der ST-Strecken-Hebung im EKG in den Ableitungen $V_5$, $V_6$, I und aVL die Verdachtsdiagnose Myokardinfarkt gestellt haben, wird der Patient plötzlich somnolent. Welche Verdachtsdiagnose stellen Sie anhand der neuen EKG- Aufzeichnung? Welches ist die Therapie der 1. Wahl?

**Verdachtsdiagnose: ventrikuläre Tachykardie, Patient instabil.**

**Therapie: Synchronisierte Kardioversion bis zu 3 ×, wenn nicht erfolgreich: Medikament der Wahl: Amiodaron 300 mg i. v. über 10–20 min und ggf. erneute Kardioversion.**

*Ist eine monomorphe ventrikuläre Tachykardie (▸ Abb. 3.5)*
- *nicht anhaltend, hämodynamisch stabil: keine zwingende Therapienotwendigkeit;*
- *anhaltend, hämodynamisch stabil: Amiodaron 300 mg i. v. über 10–60 min;*
- *hämodynamisch instabil: elektrische Kardioversion unter Analgosedierung oder Kurznarkose, ggf. Amiodaron 300 mg i. v. über 10–20 min sowie erneute Kardioversion.*

## Frage 283

Sie werden in den Nachtstunden als Notarzt zu einem Patienten auf dem Land gerufen, bei dem Luftnot vorliegt. Bei Ankunft sehen Sie einen ca. 75-jährigen, auf der Bettkante sitzenden Mann mit Dyspnoe, Tachypnoe und mäßiger Zyanose. Von der Ehefrau erfahren Sie, dass ihr Mann herzkrank sei. Auskultatorisch hören Sie feuchte Rasselgeräusche, der Blutdruck beträgt 170/95 mmHg.

Welche Verdachtsdiagnose haben Sie?

**Kardiales Lungenödem bei Linksherzinsuffizienz**

*Symptome der akuten Linksherzinsuffizienz sind:*
- *Dyspnoe bis Orthopnoe*
- *feuchte Rasselgeräusche*
- *Husten („Asthma cardiale", im Liegen verstärkt)*
- *Zyanose*
- *Tachypnoe*
- *Tachykardie*

## Frage 284

Welche Therapieoptionen haben Sie, um eine akute Linksherzinsuffizienz zu behandeln?

- **medikamentöse Therapie, ggf. (nichtinvasive) Beatmung**
- **innerklinisch: mechanische Unterstützung der Pumpfunktion und ggf. der Lungenfunktion**

*Therapiemöglichkeiten bei akuter Linksherzinsuffizienz sind:*

- *Erstmaßnahmen: sitzende Position, $O_2$-Insufflation*
- *Medikamente:*
  - *Nitroglycerin 1–2 Hübe s. l., ggf. Wiederholung*
  - *Furosemid 20–80 mg i. v.*
  - *Morphin 2–5 mg i. v.*
  - *positiv inotrope Substanzen wie Betarezeptoragonisten, z. B. Dobutamin 2,5–12 µg/kgKG/min)*
- *CPAP-Beatmung, bei Versagen Intubation und Beatmung mit PEEP*
- *innerklinisch: Linksherzunterstützung mittels mechanischer Systeme z. B. Impella, intraaortale Ballonpumpe, ECMO*

## Frage 285

Nachdem Sie bereits 60 mg Furosemid und mehrfach Nitrospray s. l. verabreicht haben, beträgt die Sauerstoffsättigung 80 % unter 10 l/min $O_2$ per Maske. RR 105/65 mmHg, HF 115/min, Atemfrequenz 35/min. Der Patient mit akuter Linksherzinsuffizienz ist sehr unruhig.

Was unternehmen Sie?

**Versuch der nichtinvasiven CPAP-Beatmung (NIV), aber Vorbereitung von Narkoseeinleitung und Intubation**

*Indikationen zur NIV bei akuter Linksherzinsuffizienz mit Lungenödem sind:*

- *zunehmende Erschöpfung und Tachypnoe*
- *Sauerstoffsättigung anhaltend < 90 %*

*Beginn z. B. mit PEEP 5 mbar und ASB 5 mbar, $F_iO_2$ 100 %, bei Toleranz PEEP ggf. steigern und $F_iO_2$ reduzieren. Medikamentöse Abschirmung z. B. mit Morphin 3–5 mg i. v. fraktioniert und ggf. Benzodiazepin Midazolam 1–2 mg.*

*Bei anhaltender Hypoxie Intubationsnarkose (**Cave:** Kreislaufdepression, daher Vasopressoreinsatz).*

## Frage 286

Sie werden als Notarzt zu einer 24-jährigen Patientin in der 28. Schwangerschaftswoche nach Hause gerufen, die seit 2 Wochen Bettruhe bei vorzeitigen Wehen verordnet bekommen hat. Die Patientin klagt über einen plötzlich aufgetretenen rechtsseitigen Thoraxschmerz. Sie finden eine tachypnoische Patientin vor. Die Herzfrequenz liegt bei 125/min, der RR bei 85/50 mmHg.

Welche Verdachtsdiagnose ziehen Sie in Erwägung?

**Angesichts der Schwangerschaft und Immobilisation muss an eine Lungenarterienembolie (LAE) gedacht werden.**

*Die Symptomatik bei LAE:*

- *Dyspnoe, Tachypnoe (Atemfrequenz > 20/min): 90 %*
- *Thoraxschmerz: 70 %*
- *Sinustachykardie: 50 %*
- *Angst- und Beklemmungsgefühl: 60 %*
- *gestaute Halsvenen: 60 %*
- *Schock: 15 %*

## Frage 287

Sie untersuchen die schwangere Patientin und stellen fest, dass sie keine erkennbare Thrombose hat. Was nun? Welche Zielklinik müssen Sie anfahren, um die Diagnose zu sichern?

**Eine klinisch fehlende Thrombose im Beinvenenbereich spricht nicht gegen eine Lungenembolie. Die sicherste Methode zum Thrombusnachweis in der pulmonal-arteriellen Strombahn ist die CT-Angiografie. Ideal ist ein Krankenhaus mit entsprechender Bildgebungsmöglichkeit und Perinatalzentrum Level 1, i. d. R. Maximalversorger.**

*Nur 25 % der Patienten mit Lungenembolie haben klinische Zeichen einer tiefen Beinvenenthrombose. Die sicherste Methode zum Embolusnachweis ist die CT-Angiografie. Alternativen zum Nachweis des Embolus sind die Spiral-CT des Thorax und die Perfusions-Ventilations-Szintigrafie.*

## Frage 288

Wie häufig sieht man Zeichen der rechtsventrikulären Druckbelastung bei akuter Lungenembolie?

**Bei etwa 50 % sieht man im EKG eine Sinustachykardie, bei < 10 % aber typische Veränderungen der Rechtsherzbelastung. Auch echokardiografisch kann eine Rechtsherzbelastung dargestellt werden.**

*EKG-Veränderungen bei akuter Lungenembolie sind:*

- *Sinustachykardie*
- *Rechtstyp*
- *SI-QIII-Typ, SI-SII-SIII-Typ*
- *(in)kompletter RSB*
- *$P_{pulmonale}$*

*Sonografisch kann der rechte Ventrikel (RV) im Verhältnis zum linken Ventrikel (LV) z. B. im subkostalen oder im apikalem 4-Kammer-Blick beurteilt werden. Das Verhältnis RV/LV > 1 und ggf. Hypokinesie bzw. regionale Wandbewegungsstörungen können auf eine akute RV Dysfunktion schließen lassen. Ist der M-Mode verfügbar, kann eine TAPSE (tricuspid annular Plane systolic Excursion) < 17 mm einen weiteren Anhalt für eingeschränkte RV-Funktion geben. Bei Patienten mit chronischer Belastung, z. B. durch PAH, sind diese nur einschränkt für akute Erkrankungen aussagekräftig. Selten ist die Darstellung eines freien flottierenden Thrombus möglich.*

## Frage 289

Welche Scores zur Lungenembolie sollen verwendet werden?

**Wahrscheinlichkeit für das Vorliegen einer Lungenembolie:**

- **Wells-Score oder der revidierter Genf-Score**
- **Schweregrad LAE: PESI Score (Pulmonary Embolism Severity Index)**

**Klassifizierung des Sterberisikos:**

- **Kombination aus Laborwerten, Bildgebung und PESI**

*Grundsätzlich empfiehlt sich bei der Vielzahl der Scores in der Notfallmedizin eine App- oder Web-basierte Lösung, alternativ auch die Verwendung von Merkkarten. Die Vorhersage-Scores berücksichtigen u. a. „LAE-typische" Vorerkrankungen oder Operationen. Der PESI Score, der auch in einer vereinfachten Form (sPESI) Verwendung findet, beinhaltet zudem mehrere Vitalparameter.*

*Die prognostische Beurteilung ist zugleich eine klinische Risikostratifizierung, die die kardialen Biomarker, Rechtherzbelastung in der Bildgebung, den (s)PESI und die hämodynamische Instabilität beinhaltet. Hierdurch werden Patienten in 4 Stadien (hoch, intermediär-hoch, intermediär-niedrig, niedrig) eingeteilt, was sowohl das Sterberisiko als auch nötige innerklinische Behandlungspfade definiert.*

## Frage 290

Welche Behandlungspfade kommen je nach Stadium der Lungenembolie in Frage?

**Embolektomie (unter Herz-Lungen-Maschine) oder interventionelle kathetergestützte Behandlung, ggf. ECMO/ECLS**

*Intermediär: Antikoagulation, intensivmedizinische Überwachung ggf. gezielte interventionelle Behandlung.*

*Niedrig: Antikoagulation bedarfsgerecht, ggf. normalstationärer Aufenthalt.*

## Frage 291

Welche präklinische Notfallbehandlung starten Sie sofort bei einer schweren Lungenembolie mit instabiler Hämodynamik?

**ABCDE-Schema:**

- **Sauerstoff per Maske mit Reservoir (15 l/min)**
- **venöser Zugang**
- **Medikamente: Heparin (5 000–10 000 IE), Noradrenalin, ggf. Morphin, ggf. Benzodiazepin, vorsichtige Volumentherapie**
- **schneller und sicherer Transport unter Intubations- und Reanimationsbereitschaft**
- **ggf. Ultima Ratio: präklinische Lysetherapie**

*Ziele der LAE-Notfallbehandlung sind Oxygenierung, Kreislaufstabilisierung, Analgesie und Anxiolyse sowie Antikoagulation. Notfalls Rescue-Lyse, idealerweise gestützt von einer sonografisch nachgewiesenen RV Belastung.*

*Als Alternative zu Heparin i. v. können NMH, z. B. Enoxaparin 1 mg/kgKG s. c., verwendet werden. Noradrenalin initial zügig im Sinne eines „Push Dose Pressor“, im Verlauf dann über Perfusor kontinuierlich. Intubationsnarkose oder CPAP-Beatmung möglichst vermeiden und nur unter Noradrenalineinsatz, da aus der Überdruckbeatmung eine weitere Belastung des rechten Herzens resultiert.*

*Der Einsatz von Adrenalin verbietet sich in dieser Situation.*

*Bei Reanimation Lyse erwägen (CPR dann 60–90 min) oder Transport unter CPR zur Therapie, ggf. eCPR (ECMO/ECLS).*

## Frage 292

? Welches sind die wichtigsten unerwünschten Arzneimittelwirkungen der positiv inotropen Substanzen, wie z. B. Adrenalin?

!
- **Steigerung des Sauerstoffverbrauchs**
- **arrhythmogene Wirkung**

i ***Cave:*** *Wirkungen von positiv inotropen Substanzen im kardiogenen Schock sind:*
- *Anstieg des myokardialen $O_2$-Verbrauchs*
- *ungünstige Beeinflussung bei bestehender Koronarischämie*
- *ventrikuläre Rhythmusstörungen*

*Die Kenntnis der pharmakologischen Zielstrukturen (Adrenalin, α- und β-Rezeptoren, Noradrenalin nur α, etc.) sowie der (Neben-)Wirkungen der Substanzen ist für die differenzierte Katecholamintherapie wichtig.*

## Frage 293

? Wie unterscheidet sich die rechtsventrikuläre von der linksventrikulären koronaren Perfusion?

! **Das linksventrikuläre Myokard wird während der Diastole, das rechtsventrikuläre Myokard überwiegend während der Systole perfundiert.**

i *Im linken Ventrikel besteht während der Systole ein hoher intrakavitärer Druck, sodass systolisch kein ausreichender koronarer Perfusionsdruck von den epikardialen Koronararterien nach endokardial erzeugt werden kann. Das linksventrikuläre Myokard wird daher überwiegend in der Diastole perfundiert.*

*Im Gegensatz dazu findet sich im rechten Ventrikel ein geringer systolischer Druck, sodass die rechtsventrikuläre Myokardperfusion während der Systole erfolgt. Daher sollte bei einem führenden rechtsventrikulären Myokardinfarkt und in der Situation einer schweren akuten Lungenembolie mit einem pulmonalen Hypertonus ein höherer systolischer Blutdruck (z. B. durch Noradrenalin) angestrebt werden.*

## Frage 294

? Welche Zeitlimits der koronaren Reperfusionstherapie sollten bei Patienten mit einem ACS-STE/STEMI eingehalten werden?

! **Maximaler Zeitverlust von Diagnose bis zur Katheterintervention (PCI) 120 min.**

i *Zeitlimits der koronaren Reperfusionstherapie bei STEMI sind:*
- *≤ 10 min Erstkontakt bis 12-Kanal-EKG und Diagnose*
- *≤ 10 min bis Beginn Lysetherapie, wenn PCI nicht in 2 h möglich*
- *≤ 60 min von Diagnose bis PCI bei Patienten, die direkt im PCI-Zentrum aufgenommen werden*
- *Zeitspanne Beginn Lyse bis Erfolgsbeurteilung 60–90 min*
- *Zeitspanne von Lysebeginn bis Angiografie (bei erfolgreicher Lyse) 2–24 h*

## Frage 295

? Sie werden als Notarzt für einen Sekundäreinsatz alarmiert, um einen Patienten mit einem akuten NSTEMI zur Katheterdiagnostik und Intervention in ein anderes Krankenhaus zu verlegen. Welches sind die wesentlichen Risikofaktoren, die eine sofortige Notfallverlegung indizieren?

!
- **hämodynamische Instabilität und kardiogener Schock**
- **refraktäre AP-Beschwerden**
- **zunehmende Arrhythmien**
- **Echo mit regionalen Wandbewegungsstörungen und reduzierter EF**
- **neue/dynamische ST-Streckenveränderungen in zusammenhängenden Segmenten**

*Die Dringlichkeit der Weiterversorgung durch Katheterdiagnostik und Intervention wird u. a. durch die Vitalparameter, EKG und Herzenzymverlauf und Echokardiografie beeinflusst. Als Entscheidungshilfen werden Scores wie der GRACE-Risikoscore oder der TIMI-Score verwendet. Risiken für eine frustrane PCI und Notwendigkeit einer kardiochirurgischen Versorgung sind anamnestisch Diabetes mellitus und bekannte Mehrgefäß-KHK.*

## Frage 296

Was sind die häufigsten Ursachen der akuten Linksherzdekompensation?

- **akute Dekompensation einer chronischen Herzinsuffizienz**
- **ACS**
- **Herzrhythmusstörungen**

*Ursachen der akuten Linksherzdekompensation sind:*

- *akute Dekompensation bei chronischer Herzinsuffizienz*
- *ACS*
- *mechanische Komplikationen des akuten Myokardinfarkts (z. B. VSD, Papillarmuskelabriss)*
- *hypertensive Krise*
- *Herzrhythmusstörungen (ventrikuläre Tachykardie, Kammerflimmern, tachyarrhythmisch übergeleitetes Vorhofflimmern, Bradykardie)*
- *Herzklappenvitien (z. B. Aortenklappenstenose, Mitralklappeninsuffizienz)*
- *Myokarditis*
- *Kardiomyopathien*
- *Perikardtamponade*
- *Aortendissektion*

## Frage 297

Sie werden zu einem 60-jährigen Patienten mit seit Jahren bekannter arterieller Hypertonie und generalisierter Arteriosklerose wegen eines heftigen thorakalen Schmerzereignisses als Notarzt alarmiert. Die primäre klinische Untersuchung ist unauffällig. Im weiteren Verlauf liegt aber eine wechselnde hämodynamische Stabilität vor.

Was ist die wahrscheinlichste Differenzialdiagnose?

**Aortendissektion mit intermittierender myokardialer Ischämie durch Einriss der Dissektionsmembran bis in die Ostien der Herzkranzgefäße.**

*Die häufigsten Ätiologien der Dissektion der Aorta sind die arteriosklerotisch degenerativen Dissektionen, gefolgt von hereditären Dissektionen (z. B. Marfan-Syndrom) und traumatischen Dissektionen bei Dezelerationstrauma.*

*Nach der Stanford-Klassifikation erfolgt die Einteilung in:*

- *Typ A: Aorta ascendens*
- *Typ B: Aorta descendens distal des Abgangs der linken A. subclavia*

## Frage 298

Was beinhaltet das präklinische Management bei einer Aortendissektion?

- **klinische Untersuchung inkl. RR-Messung an allen 4 Extremitäten**
- **Analgosedierung**
- **engmaschige Kontrolle des Blutdruckes**
- **großlumige periphere Venenzugänge**
- **zügiger, aber schonender Transport**

*Das präklinische Management bei Aortendissektion beinhaltet:*

- *klinische Untersuchung*
- *Blutdruckmessung an allen 4 Extremitäten*
- *großlumige periphere Venenzugänge*
- *EKG (myokardiale Ischämie durch Einriss der Dissektionsmembran bis in die Ostien der Koronarien)*
- *Analgosedierung (Morphin, ggf. Midazolam)*
- *engmaschige Kontrolle des Blutdruckes*
- *Herzfrequenz ökonomisieren ca. 60/min*
- *β-Blocker (möglichst kurzwirksam) z. B. Esmolol initial 500 µg/kgKG i. v. als Bolus, dann Erhaltungsdosis 50–200 µg/kgKG/min nach Wirkung*
- *RR systolisch ca. 110 mmHg; z. B. mit Urapidil 5–10 mg fraktioniert i. v. oder Perfusor 0,1–1 mg/kgKG/h, alternativ Glycerolnitrat*
- *zügiger, aber schonender, für den Patienten „stressfreier“ Transport unter Voranmeldung in den Schockraum oder die OP-Schleuse*

## Frage 299

Welche Maßnahmen gibt es zur Behandlung des Rechtsherzversagens bei pulmonal-arteriellem Hypertonus?

- **adäquate Oxygenierung und Ventilation**
- **Vermeidung einer hypoxisch-pulmonalen Vasokonstriktion**
- **Anheben des arteriellen Mitteldruckes**
- **inhalative Vasodilatatoren**

*Neben der Oberkörper-Hochlagerung kommt bei Patienten mit Rechtsherzversagen folgenden Verfahren eine besondere Bedeutung zu:*

- *der invasiven Beatmung mit adäquater Oxygenierung (Vermeidung einer hypoxisch-pulmonalen Vasokonstriktion)*
- *der Ventilation (Vermeidung einer Hyperkapnie)*
- *der Katecholamintherapie (z. B. Noradrenalin, um den arteriellen Mitteldruck anzuheben)*
- *ggf. der selektiven pulmonalen Vasodilatation durch inhalative Vasodilatatoren*

## Frage 300

Nennen Sie die Kreislaufparameter, die das Herzzeitvolumen beeinflussen.

- **Vorlast**
- **Nachlast**
- **Herzfrequenz**
- **Dehnbarkeit/Kontraktilität des Herzens**

*Das Herzzeitvolumen ist das Volumen des Blutes, das in einer Minute vom Herz über die Aorta ascendens in den Blutkreislauf gepumpt wird. Das Herzzeitvolumen ist also ein Maß für die Pumpfunktion des Herzens und lässt sich durch Multiplikation des Herzschlagvolumens mit der Herzfrequenz berechnen.*

## Frage 301

Welche hämodynamischen Befunde sind für den kardiogenen Schock bei akuter Linksherzinsuffizienz typisch?

- **reduziertes Schlag- und Herzzeitvolumen**
- **Tachykardie**
- **erhöhter peripherer Widerstand**

*Hämodynamische Befunde bei akuter Linksherzinsuffizienz sind:*

- *reduziertes Schlagvolumen und erniedrigtes Herzzeitvolumen: Herzinsuffizienz*
- *Tachykardie: Um bei vermindertem Schlagvolumen das Herzzeitvolumen aufrecht zu erhalten, ist die Herzfrequenz reaktiv erhöht.*
- *erhöhter peripherer Gefäßwiderstand: Um bei vermindertem Schlagvolumen den arteriellen Blutdruck aufrecht zu erhalten, kommt es zur sympathoadrenergen Reaktion mit peripherer Widerstandserhöhung.*
- *erhöhter pulmonal-kapillärer Druck: Der linke Ventrikel ist nicht in der Lage, das Blut aus dem Lungenkreislauf „wegzupumpen"; es kommt zu einem Rückstau in die Lungenvenen.*

## Frage 302

Sie werden als Notarzt zu einem 58-jährigen Patienten gerufen, der seit 3 h einen akut aufgetretenen Schmerz mit Taubheitsgefühl im rechten Bein verspürt. Welche Verdachtsdiagnose haben Sie? Welche Therapie würden Sie dann präklinisch starten?

**Verdachtsdiagnose: akuter arterieller Verschluss.**
**Therapie: Analgesie, Antikoagulation.**

*Ein arterieller Verschluss ist ein akuter endovaskulärer Gefäßverschluss, wobei Embolien in ca. 80 % und eine arterielle Thrombose in ca. 20 % der Fälle für den Verschluss verantwortlich sind. Die Leitsymptome können anhand der sog. „6-P-Regel" erfasst werden:*

- *Pain: akut aufgetretener Schmerz, der in dumpf brennend übergeht.*
- *Pulselessness: kein tastbarer Puls an der betroffenen Extremität*
- *Paraesthesia: Sensibilitätsstörungen, Taubheitsgefühl*
- *Paresis: Schwäche/Lähmung der betroffenen Extremität*
- *Pallor: Blässe der verschlossenen, nicht mehr durchbluteten Extremität*
- *Prostration: Schock*

*Im Rahmen der präklinischen Therapie sollte die Extremität tief gelagert werden, um eine Restdurchblutung zu ermöglichen. Die Analgesie kann mit Opioiden, z. B. Piritramid oder Morphin, erfolgen, ggf. Antikoagulation mit 5 000–10 000 IE Heparin i. v.*

## Frage 303

Welche Differenzialdiagnose müssen Sie bei diesem Patienten noch in Betracht ziehen?

- **akuter venöser Verschluss**
- **ausstrahlende Femoralgie oder Ischialgie**

*Eine Phlebothrombose ist ein akuter Verschluss im tiefen Venensystem. Die Ursache ist multifaktoriell, z. B. durch:*

- *Immobilisierung*
- *Störungen im Bereich der Venengefäßwand (Trauma, Operation)*
- *Störungen der Blutzusammensetzung (Protein-C- bzw. Protein-S-Mangel, Antithrombinmangel, APC-Resistenz)*
- *hormonelle Antikonzeptiva und Schwangerschaft*

*Klinisch sind Schwellung, Ödem, Zyanose und eine gespannte, überwärmte Haut an der betroffenen Extremität wegweisende Symptome.*

*Therapeutisch wird die betroffene Extremität hochgelagert. ggf. Antikoagulation mit 5000–10 000 IE Heparin i. v. oder NMH, bei starken Schmerzen kann eine i. v. Analgesie verabreicht werden.*

*Gibt es bei der körperlichen Untersuchung keinen Anhalt für eine Gefäßpathologie, so muss z. B. ein Nervenschmerz in Bereich der Versorgungsgebiete des N. femoralis oder (häufiger) N. ischiadicus in Betracht gezogen werden.*

## Frage 304

Beschreiben Sie den Unterschied zwischen einem hypertensiven Notfall und einer hypertensiven Krise.

**Die hypertensive Krise (engl. „hypertensive urgency") definiert sich über eine Blutdruckerhöhung ohne Organmanifestation. Der systolische Blutdruckwert liegt > 180 mmHg und der diastolische Blutdruckwert > 120 mmHg.**

**Der hypertensive Notfall (engl. „hypertensive emergency") definiert sich über einen krisenhaften Blutdruckanstieg > 230/120 mmHg bzw. jeden erhöhten Wert mit lebensgefährlichen Organschäden. Es sind Zeichen reversibler oder irreversibler Organschäden an Herz, Aorta, Gehirn und Niere erkennbar.**

*Eine hypertensive Krise ist gekennzeichnet durch:*

- *Häufige Symptome wie Kopfschmerz, Epistaxis, Benommenheit und Agitiertheit.*
- *Grundsätzlich sollten alle Patienten mit einer hypertensiven Blutdruckentgleisung als hypertensiver Notfall behandelt werden, bis sicher eine Organmanifestation ausgeschlossen ist.*

*Ein hypertensiver Notfall zeichnet sich aus durch folgende Faktoren:*

- *Bei ca. 83 % der Patienten betrifft die Organschädigung ein Organ, bei ca. 17 % der Patienten liegen 2 oder mehr Endorganschäden vor.*
- *Die häufigsten Symptome sind Thoraxschmerz, Dyspnoe sowie neurologische Ausfälle.*
- *Häufige Manifestationen sind: Aortendissektion, hypertensives Lungenödem, ACS, ischämischer Insult, hämorrhagischer Insult, intrazerebrale Blutung, Subarachnoidalblutung (SAB), akutes Nierenversagen.*

## Frage 305

Wie sollte die Primärversorgung eines hypertensiven Notfalls hinsichtlich der Blutdruck- regulierenden Therapie aussehen?

**Therapieziel ist eine rasche Blutdrucksenkung, jedoch ohne primär Normalwerte anzustreben.**

*Eine schnelle Blutdrucksenkung, ohne Normalwerte anzustreben, sollte schnellstmöglich etabliert werden, um (weitere) Endorganschäden abzuwenden.*

## Frage 306

Wie aggressiv sollte die hypertensive Entgleisung primär gesenkt werden?

**Empfohlen ist eine medikamentöse Senkung um ca. 20–30 % des Ausgangswertes innerhalb von Minuten bis maximal 2 h. Dabei ggf. „Bedarfshochdruck" beachten, z. B. thrombembolischen Schlaganfall.**

*Bei einer zu starken Blutdrucksenkung von 50 % und mehr vom Ausgangswert drohen irreversible ischämische Komplikationen. Als Ausnahmen gelten das hypertensive Lungenödem sowie eine akute Aortendissektion. Hier sollte der Blutdruck zeitnah auf Werte < 120/80 mmHg gesenkt werden.*

## Frage 307

? Ab welchen Blutdruckwerten besteht laut WHO ein arterieller Hypertonus?

! **Laut Definition der WHO besteht ab einem Blutdruck > 140/90 mmHg ein arterieller Hypertonus.**

i *Laut WHO liegt ein normaler Blutdruck bei 130/85 mmHg und niedriger.*

*Optimale Werte liegen bei < 120/80 mmHg, normale Werte bei < 130/85 mmHg, hochnormale Werte bei 130–139/85–89 mmHg.*

## Frage 308

? Ist es denkbar, bei einer Blutdruckmessung an einem linken Arm einen Blutdruck von 150/95 mmHg zu messen und am rechten Arm bei deutlich schwächerem peripherem Pulssignal einen Blutdruck von 85/50 mmHg?

! **Ja. Bei einer Stenose oder Verlegung des Truncus brachiocephalicus oder der rechten A. subclavia ist diese Konstellation möglich.**

i *Ein einseitig nicht messbarer oder deutlich schwächer messbarer Blutdruck kann Ausdruck einer Stenose oder Verlegung, z. B. durch Dissektion des Truncus brachiocephalicus oder der nachfolgenden A. subclavia, A. axillaris oder seltener der A. brachialis sein.*

## Frage 309

? Sie werden zu einer 42-jährigen Patientin gerufen, die sich seit einigen Tagen bei ihrem Hausarzt aufgrund eines wechselhaft erhöhten Blutdruckes in Behandlung befindet. Bei Ankunft messen Sie einen Blutdruck von 220/105 mmHg. Die Patientin klagt darüber hinaus über Kopfschmerzen, Hitzegefühl und Palpitationen. Sie habe zudem in letzter Zeit an Gewicht verloren.

Woran müssen Sie differenzialdiagnostisch denken?

! **An ein Phäochromozytom.**

i *Das Phäochromozytom ist charakterisiert durch sowohl anfallsartig erhöhte Blutdruckwerte (50 %) als auch dauerhaft erhöhte Blutdruckwerte (ca. 50 %). Zusätzlich zeigen sich Symptome wie Kopfschmerz, Palpitationen, Tachykardien, pektanginöse Beschwerden, Blässe, Gewichtsverlust sowie Schwächeempfinden.*

## Frage 310

? Wie sieht bei Patienten mit einem Phäochromozytom die akute und die chronische Behandlung jeweils aus?

! 
- **akute Behandlung durch differenzierte Blutdrucksenkung**
- **chronische Behandlung durch operative Entfernung des Katecholamin produzierenden Tumors**

i *Die akute Therapie zur Blutdrucksenkung sieht Alphablocker bzw. Alphablocker in Kombination mit Betablockern vor. Präklinisch bietet sich Urapidil an, klinisch oft Wechsel auf Phenoxybenzamin, bei suffizienter Alphablockade dann zusätzlich mit Betablocker.*

*Die chronische Therapie sieht die Entfernung des Katecholamin produzierenden Tumors vor, der in 90 % der Fälle benigne und in 10 % der Fälle maligne ist.*

*In 85 % der Fälle ist der Tumor im Nebennierenmark lokalisiert, in 15 % extraadrenal.*

## Frage 311

? Sie werden zu einem 60-jährigen Patienten gerufen, der vor einigen Jahren einen Schlaganfall erlitten hat, der ohne Residuen geblieben ist. Aktuell zeigt der Patient eine linksseitige Hemiparese bei einem Blutdruck von 190/105 mmHg. Wie verhalten Sie sich?

! **Zügige Versorgung und Transport in eine Stroke Unit, bezüglich des Blutdrucks zurückhaltende Therapie mit engmaschiger Kontrolle.**

i *Es gilt "Time is brain!". Bei V. a. einen akuten Apoplex mit den o. g. Blutdruckwerten ist der Blutdruck häufig erhöht – jedoch nicht ursächlich, sondern reaktiv. Der erhöhte Blutdruck fällt meist spontan in den ersten Stunden wieder ab.*

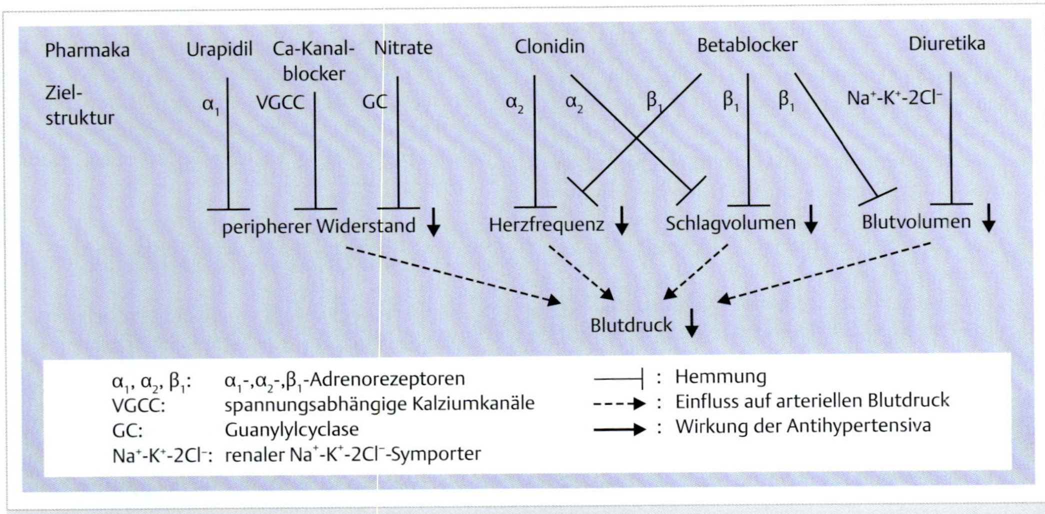


**Abb. 3.6 Pharmakologische Beeinflussung des arteriellen Blutdruckes.** Dargestellt sind in der Notfallmedizin genutzte Antihypertensiva und ihre Zielstrukturen, über die sie die verschiedenen kardiovaskulären Komponenten hemmen, die zum Blutdruckanstieg beitragen. (Quelle: Meybohm P, Böhm R. Antihypertensiva bei hypertensiver Krise/Notfall. Notf med up2date 2010; 5: 94-96)

*Ob ein erhöhter Blutdruck in der Initialphase der akuten Phase eines Apoplex die Prognose verschlechtert, ist zurzeit noch nicht endgültig geklärt. Gesichert ist jedoch, dass eine zu forcierte Blutdrucksenkung den zerebralen Blutfluss verschlechtern kann.*

## Frage 312

Ab welchen Blutdruckwerten sollte man jedoch bei einem akuten Apoplex antihypertensiv behandeln?

**Bei anhaltend hohen Werten > 220/120 mmHg > 15 min.**

*Die Indikation zur Blutdruckregulierung bei akutem Apoplex ist gegeben bei:*

- *Werten > 220/120 mmHg*
- *diastolischen Blutdruckwerten über 120 mmHg*

## Frage 313

Worauf sollten Sie bei akutem Apoplex hinsichtlich der Blutdrucktherapie achten?

- **Medikamente niedrig dosieren**
- **den Blutdruck kontrolliert langsam senken**

*Wenn eine Blutdruckregulierung bei einem Apoplex erforderlich ist, dann muss sie bei niedriger Dosierung langsam erfolgen. Etwa 15 % vom Ausgangswert, aber nicht unter 180/90 mmHg. Geeignete blutdrucksenkende Medikamente sind Urapidil, Betablocker, ACE-Hemmer und Diuretika (▶ Abb. 3.6).*

*Kalziumantagonisten vom Dihydropyridin-Typ sind kontraindiziert (Gefahr eines Hirnödems!).*

## Frage 314

Sie werden als Notarzt zu einer schwangeren Patientin gerufen, die über Unwohlsein, Abgeschlagenheit und Kopfschmerz klagt. Die Frau befindet sich in der 29. Schwangerschaftswoche. Bei der orientierenden Untersuchung stellen Sie Unterschenkelödeme und einen Hypertonus von 175/105 mmHg fest. Woran denken Sie?

**An einen schwangerschaftsinduzierten Hypertonus (Gestationshypertonus), insbesondere an eine Präeklampsie.**

*Bei einer Präeklampsie imponieren folgende 3 Symptome:*
- *Hypertonie*
- *Ödeme (Gewichtszunahme)*
- *Proteinurie*

## Frage 315

Wie sollte im Fall der Schwangeren mit V. a. Präeklampsie das weitere Vorgehen aussehen?

**Die Schwangere sollte dringend zur weiteren Therapie stationär aufgenommen werden.**

*Bei folgender Befundkonstellation sollte die stationäre Einweisung empfohlen werden:*
- *Blutdruck > 160/100 mmHg*
- *Blutdruck > 140/90 mmHg bei Proteinurie > 0,3 g/d*
- *oder einer Protein-Kreatinin-Ratio ≥ 30 mg/mmol*
- *Proteinurie in Kombination mit rascher Ödemzunahme*

## Frage 316

Sollten Sie initial den erhöhten Blutdruck der Schwangeren behandeln?

**Laut Empfehlung sollte initial bei einem Blutdruck > 160/110 mmHg behandelt werden.**

*Bei niedrigeren Blutdruckwerten und dem Verdacht einer Präeklampsie sollte eine blutdruckregulierende Therapie erst in der Klinik begonnen werden, da sich eine Präeklampsie innerhalb weniger Stunden dramatisch zuspitzen kann.*

*Folgende Therapieindikationen sind bei Präeklampsie definiert:*
- *Blutdruck > 160/110 mmHg*
- *bei bekanntem Hypertonus*
- *bei bekanntem Diabetes mellitus*
- *bei bekannter Nierenerkrankung*

*Der angestrebte initiale Therapiebereich sollte bei 130–150/80–100 mmHg liegen. Eine plazentare Minderperfusion mit der Möglichkeit der fetalen Gefährdung wird ab diastolischen Werten < 80 mmHg befürchtet.*

## Frage 317

Welche Mittel eignen sich zur initialen Blutdrucktherapie bei Präeklampsie?

- **Nifedipin p. o.**
- **Urapidil i. v.**
- **Dihydralazin i. v.**

*Dosierungen:*
- *Nifedipin 5 mg p. o.*
- *Urapidil 5–10 mg i. v., dann Perfusor (Off-Label Use)*
- *Dihydralazin initial 5 mg langsam i. v., dann alle 20 min 5 mg, besser Perfusor.*

*Zur Dauertherapie ist α-Methyldopa das Mittel der Wahl. Urapidil ist zwar Off-Label, hat aber gegenüber dem für Schwangere zugelassene Dihydralazin eine bessere Steuerbarkeit und weniger unerwünschte Arzneitmittelwirkungen. Unter anderem in Österreich und in der Schweiz steht Labetalol i. v. als Alternative zur Verfügung.*

## Frage 318

Welche Substanzen werden im Rahmen einer Präeklampsie/Eklampsie zur Blutdruckeinstellung nicht angewandt

**Nitroprussid, ACE-Hemmer, Angiotensinrezeptorblocker und Esmolol sollten in der Schwangerschaft nicht verabreicht werden.**

*Bei Frauen mit einer Präeklampsie/Eklampsie sollten vor und unmittelbar während der Geburt der systolische Blutdruck, wenn möglich, auf < 160 mmHg und der diastolische Blutdruck auf < 110 mmHg gesenkt werden. Im Falle einer begleitenden Thrombozytopenie mit Werten < 100 000/µl sollte der Blutdruck anhaltend unter 150/100 mmHg gehalten werden. Patientinnen mit Präeklampsie/Eklampsie sollten zur Prophylaxe von Krampfanfällen Magnesiumsulfat i. v. erhalten. Bei Lungenödem bzw. Herzinsuffizienz kann Furosemid als auch Glycerolnitrat verwendet werden.*

## Frage 319

Sie werden im Notarztdienst zu einem etwa 70-jährigen Patienten gerufen. Einsatzstichwort ist „unklar bewusstlos". Bei Eintreffen finden Sie einen somnolenten, am Boden liegenden Patienten vor, der aber gut auf Ansprache reagiert. Seine Lebensgefährtin berichtet, dass er sich seit ein paar Stunden abgeschlagen fühle und jetzt bei jedem Versuch aufzustehen „kollabiere". Vitalparameter: GCS 14, HF 40/min, RR 85/50 mmHg, $S_pO_2$ 96 %.

Welche Verdachtsdiagnose haben Sie?

**Kardiale Synkope durch bradykarde Rhythmusstörung**

*Kardiale Synkopen können entweder durch Rhythmusstörungen (Bradykardie, Tachykardie), strukturelle Herzerkrankungen (z. B. Aortenklappenstenosen, AMI, HOCM), kardiopulmonale Erkrankungen (LAE, pulmonale Hypertension) oder akute Aortenpathologien hervorgerufen werden. Synkopen beinhalten immer eine vorrübergehende Bewusstlosigkeit.*

## Frage 320

Sie versorgen den Patienten nach ABCDE-Standard. Die schnelle Traumauntersuchung ist unauffällig. Im EKG zeigt sich ein kompletter AV-Block III° mit einem hohen Kammerersatzrhythmus.

Welche Maßnahmen ergreifen Sie?

**Therapieversuch mit Atropin, währenddessen Vorbereitung einer transkutanen Schrittmachertherapie. Transport in ein kardiologisches Zentrum unter Voranmeldung.**

*Atropin kann als Therapieversuch verwendet werden (0,5 mg i. v., ggf. bis 3 mg). Bei höhergradigen AV-Blockierung ist ein medikamentöses Ansprechen allerdings unwahrscheinlich. Für eine transkutane Schrittmachertherapie die Defibrillatorelektroden in AP-Position aufkleben. Am Schrittmachermodul des Defibrillators Demandmodus wählen, Stimulationsfrequenz z. B. 70/min und Stromstärke 0 mA; jetzt Stromstärke steigern bis 100 %. Übernahme „capture" erfolgt (meist bei 50–70 mA), d. h. jede Stimulation erzeugt eine elektrische und mechanische Aktion des Herzens (Puls tasten!). Dann zur Sicherheit etwa 10 mA über die Übernahmeschwelle stellen. Immer Analgosedierung.*

## Frage 321

Bei dem Patienten wird eine KHK festgestellt und versorgt. Leider bleibt die AV-Blockierung nach der Intervention bestehen, sodass ein DDD-Schrittmacher (HSM) (► Abb. 3.7) implantiert wird. Der Patient erhält daraufhin einen Schrittmacherausweis. Welche Informationen können Sie aus einem solchen Ausweis erhalten?

- **Typ und Art des Schrittmachers**
- **Ort der Stimulation, des Sensings und der Reaktion**
- **HSM-Kontrollen und behandelndes Zentrum**

*HSM können in 1- bis 3-Kammer-Schrittmacher unterschieden werden. Die Buchstabencodierung ist genormt:*

- *Stimulationsort A = Atrium, V = Ventrikel, D = Dual (A + V)*
- *Sensing-Ort A = Atrium, V = Ventrikel, D = Dual (A + V)*
- *Reaktion: I = Inhibierung, T = Triggerung, D = Dual (I + T)*

***Beispiel:*** *VVI 60/min: Stimulation und Sensing im Ventrikel, stoppt, wenn Eigenfrequenz über 60/min.*

*Ähnliche Ausweise gibt es für implantierbare Kardioverter-Defibrillatoren (ICD) oder kombinierte Verfahren (HSM + ICD) wie CRT-D (kardiale Resynchronisationstherapie mit Defibrillator). In den meisten Ausweisen ist zudem das Magnetverhalten des implantierten Device notiert. Bei HSM wird durch eine Magnetauflage eine starrfrequente Stimulation (V00/D 00) induziert, herstellerabhängig mit Frequenzen zwischen 85/min und 100/min.*

## Frage 322

Ihr nächster Notarzteinsatz führt Sie zu einem 55-jährigem Patienten, der aufgrund einer COVID-19-Infektion eine Kardiomyopathie erlitt und in der Folge ein Linksherzunterstützungssystem (LVAD) implantiert bekam, zudem sei er auf der Transplantationsliste für eine Herztransplantation. Jetzt habe sich sein Allgemeinzustand innerhalb von Stunden deutlich verschlechtert. Er schwitzt, hat eine Tachypnoe und reagiert leicht verzögert auf Ansprache. An der epigastrisch gelegenen Hautdurchtrittstelle der Elektrode (Driveline) zeigt sich eine schmerzhafte Rötung. Das LVAD-System (HeartMate 3, Fa. Abbott) zeigt keinen Alarm an

| Stelle | 1. | 2. | 3. | 4. | 5. |
|---|---|---|---|---|---|
| Bedeutung | Stimulationsort | Wahrnehmungsort | Betriebsart | Frequenzadaption | Multifokale Stimulation |
| Inhalt | 0 (keiner) | 0 (keiner) | 0 (keine) | 0 (keine) | 0 (keine) |
| | A (Atrium) | A (Atrium) | T (getriggert) | R (adaptiv) | R (adaptiv) |
| | V (Ventrikel) | V (Ventrikel) | I (inhibiert) | | |
| | D (Dual A+V) | D (Dual A+V) | D (Dual T+I) | | |
| | S (Single A/V) | S (Single A/V) | | | |

**Abb. 3.7 Typen von permanenten Herzschrittmachern.** (Quelle: Adams H, Flemming A, Friedrich L, Ruschulte H. Besonderheiten. In: Adams H, Flemming A, Friedrich L, Ruschulte H, Hrsg. Taschenatlas Notfallmedizin. 3., überarbeitete Auflage. Stuttgart: Thieme; 2016. doi:10.1055/b-003-128262)

und liefert folgende Werte: PI 1,5, U 6600/min, Leistung 7,5 W, Fluss 5,3 l/min

Was sind die notfallmedizinischen Besonderheiten bei Patienten mit VAD-System (ventricular Assist Device)?

**Das Monitoring der Vitalparameter ist erschwert.**

- *eingeschränkt „pulsatiler" Blutfluss*
- *$S_pO_2$-Messung meist nur eingeschränkt möglich*
- *NIBP-Messung meist nur eingeschränkt möglich (Mitteldruck)*
- *EKG-Ableitung meist problemlos*
- *Herztöne/Atemgeräusche wegen Pumpengeräusch oft nicht auskultierbar*
- *Beurteilung anhand klinischer Zeichen (Aussehen, Rekap-Zeit, Vigilanzzustand, Temperatur)*
- *eingeschränkte, vorerkrankte Patienten*
- *unbekanntes medizinisches Gerät, fehlende Erfahrung des Rettungsdienstteams*

*Unterstützungssysteme werden als Überbrückungshilfen bis zur Erholung oder definitiven Therapie (i. d. R. Transplantation) eingesetzt. Patienten und Angehörigen sind normalerweise im Umgang mit den Geräten ausführlich geschult und eingewiesen. Die veränderte Physiologie bei Einsatz eines VAD bedingt eine Anpassung an das notfallmedizinische Herangehen. Bei fehlendem pulsatilem Blutfluss kann das Standardmonitoring nur eingeschränkt verwendet werden.*

## Frage 323

Wie versorgen Sie grundsätzlich einen Patienten mit VAD?

- **Versorgung nach ABCDE**
- **Monitoring anpassen**
- **baldmöglichste Kontaktaufnahme mit betreuendem Herzzentrum**
- **CPR-Maßnahmen sind grundsätzlich möglich**

*Grundsätzlich versorgen Sie Patienten mit VAD auf die gleiche Weise wie „normale" Notfallpatienten. Typische Probleme dieses Patientenkollektivs sind: Infektionen, thromboembolische Ereignisse (Schlaganfall, Pumpenthrombosen), Blutungen, Hypovolämie mit Ansaugen der Pumpe. Die Kontaktaufnahme mit dem betreuenden Zentrum kann viele Fragen schon an der Einsatzstelle klären. Eine einheitliche Leitlinie für Notfälle bei VAD Patienten existiert aktuell nicht. CPR-Maßnahmen sind bei Device-Fehlfunktion und instabilen Patienten geboten und können nach ERC-Leitlinien durchgeführt werden. Bei funktionierendem Device und instabilen Patienten sollte erst eine Rücksprache mit dem Zentrum erfolgen.*

## Frage 324

Womit müssen Sie im Rahmen einer Therapie des hypertensiven Notfalls rechnen, wenn Sie initial eine Blutdrucksenkung um mehr als 50 % des Ausgangswertes indizieren?

**Bei einer zu starken frühzeitigen Blutdrucksenkung um mehr als 50 % des Ausgangswertes können irreversible ischämische Komplikationen drohen.**

*Wenn nach dem Einleiten einer blutdrucksenkenden Therapie Symptome einer zentralen oder zerebralen Ischämie neu auftreten, muss auf eine weitere Blutdruckreduktion verzichtet und ggf. ein diastolischer Wert von 110 mmHg akzeptiert werden.*

## Frage 325

Die Typ-A-Dissektion ist eine schwerwiegende Komplikation einer hypertensiven Krise. Wie sollte bei diesen Patienten die initiale Blutdruckeinstellung erfolgen?

**Die initiale blutdruckregulierende Therapie bei einer Typ-A-Dissektion sollte Blutdruckwerte von < 120 mmHg systolisch anstreben, sofern die klinischen Symptome dies hinsichtlich der Progredienz einer myokardialen Ischämie zulassen.**

*Es ist erwiesen, dass eine deutliche Blutdrucksenkung auf Werte um < 120 mmHg systolisch bei Vorliegen eines dissezierenden Aortenaneurysmas die Prognose dieser Patienten deutlich verbessert. Wesentlicher Mechanismus ist die Reduktion der einwirkenden Scherkräfte auf die Gefäßwand durch einen niedrigeren systolischen Blutdruck.*

## Frage 326

Sie werden im Verlauf Ihres Notarztdienstes zu einem 60-jährigen Patienten gerufen. Er gibt an, seit einigen Stunden bei sich einen erhöhten Blutdruck gemessen zu haben, der immer „etwas über 200" liegt. Seine Angaben decken sich mit einem aktuellen Wert von 200/100 mmHg. Bei ihm ist ein Hypertonus bekannt, der ansonsten mit einem ACE-Hemmer immer gut eingestellt war. Seine Medikation habe er zuverlässig eingenommen. Weitere Symptome gibt der Patient nicht an, es geht ihm gut.

Wie gehen Sie vor?

**Sie empfehlen ihm, weitere Kontrollen durchzuführen und sich umgehend bei seinem Hausarzt vorzustellen, wenn der Blutdruck sich nicht wieder reguliert.**

*Ein erhöhter Blutdruck bei bekanntem Hypertonus ist nicht in jedem Fall eine Indikation zur medikamentösen Intervention. Zumindest, sofern keine weiteren Symptome wie z. B. Kopfschmerz, Palpitation, Tachykardie, Stenokardie, TIA oder apoplektischer Insult vorliegen.*

## Frage 327

Würden Sie im o. g. Fall anders entscheiden, wenn Sie bei diesem Patienten einen Blutdruck von 240/130 mmHg gemessen hätten?

**Ja.**

*Bei einem Blutdruck > 220/120 mmHg sowie auch bei niedrigeren Werten in Kombination mit den o. g. Begleitsymptomen muss unverzüglich therapiert werden, um in erster Linie das Risiko einer hypertensiven Enzephalopathie zu kontrollieren.*

## Frage 328

Sie werden zu einem Patienten gerufen, der einen deutlich erhöhten Blutdruck von 205/110 mmHg aufweist, in Kombination mit Kopfschmerz und gelegentlichem Schwindelgefühl. Darüber hinaus ist bei ihm eine schwere chronisch obstruktive Lungenerkrankung bekannt. Wie gehen Sie vor?

**Eine sofortige Blutrucksenkung ist indiziert.**

*Mittel der Wahl bei der vorliegenden Befundkonstellation ist die Gabe eines Kalziumantagonisten. Mittel 2. Wahl wäre ein $\alpha_1$-Blocker.*

*Kontraindiziert ist hier die Gabe eines $\beta$-Blockers.*

## Frage 329

Sie werden als Notarzt zu einer 74-jährigen Patientin ins Altenheim gerufen, die über starke Luftnot klagt. Bei Ankunft sehen Sie eine Patientin, die auf der Bettkante sitzt, die Arme aufgestützt, dyspnoisch und tachypnoisch. Anamnestisch erfahren Sie von der betreuenden Pflegekraft, dass eine Herzinsuffizienz bekannt wäre. Auskultatorisch hören Sie beidseits grobe Rasselgeräusche, der Blutdruck liegt bei 195/105 mmHg. Es bestehen periphere Beinödeme beidseits.

Wie lautet Ihre Verdachtsdiagnose?

**Akute Linksherzinsuffizienz.**

*Häufige Symptomkonstellation bei akuter Linksherzinsuffizienz sind:*

- *Orthopnoe*
- *Tachypnoe*
- *Belastungsdyspnoe*
- *auskultatorische Rasselgeräusche*
- *Husten*

## Frage 330

Wie werden Sie in diesem Fall weiter vorgehen?

- **stationäre Einweisung vorbereiten**
- **sitzende Position der Patientin möglichst beibehalten**
- **Sauerstoffgabe**

*Die Behandlung der akuten Linksherzinsuffizienz mit beginnendem Lungenödem erfolgt in diesen Schritten:*

- *Versorgung nach ABCDE + Basismonitoring*
- *medikamentöse Ersttherapie mit Nitro-Spray sublingual*
- *Gabe von Furosemid 40 mg i. v.*
- *wenn nötig, leichte Sedierung (z. B. Morphin)*
- *NIV*
- *ggf. Intubation und Beatmung mit positiv endexspiratorischem Druck*
- *bei beginnendem kardiogenem Schock positiv inotrope Substanzen (z. B. Dobutamin)*

## Frage 331

Sie werden in eine Dialysepraxis zu einem terminal niereninsuffizienten Patienten gerufen, der kurz vor Beginn seiner Dialyse folgendes klinisches Bild zeigt: deutlich agitiert, akute Atemnot in Kombination mit Husten. Der Blutdruck des Patienten wurde vor Ort mit 190/100 mmHg gemessen. Die Sauerstoffsättigung beträgt ohne $O_2$-Gabe 88 %. Welche Verdachtsdiagnose haben Sie?

**V. a. Hyperhydratation mit konsekutivem Lungenödem bei terminaler Niereninsuffizienz.**

*Die akute Überwässerung mit konsekutivem Lungenödem stellt eine häufige Komplikation bei dialysepflichtigen Patienten dar, insbesondere bei längerem Dialyseintervall und keiner Restausscheidung. Bei der körperlichen Untersuchung finden sich häufig Zeichen der Hyperhydratation wie:*

- *Zunahme des Körpergewichts*
- *Hypertonie*
- *Zunahme peripherer und generalisierter Ödeme*
- *ggf. eine obere Einflussstauung*

## Frage 332

Wie gehen Sie im o. g. Fall der vermuteten Hyperhydratation weiter vor?

**Mit hoher Wahrscheinlichkeit lässt die Situation den Verbleib in der Dialysepraxis nicht zu. Die Indikation zur stationären Aufnahme sollte großzügig gestellt werden.**

*Initial gelten bei dialysepflichtigen Patienten mit beginnendem oder manifestem Lungenödem auf dem Boden einer Hyperhydratation ähnliche Therapieempfehlungen wie bei der akuten Linksherzdekompensation:*

- *Oberkörperhochlagerung mit abgesenkten Beinen (sog. „Herzbettlagerung")*
- *Sauerstoffgabe*
- *Nitro-Spray s. l.*
- *Urapidil i. v.*
- *Morphin zur Abschirmung*
- *bei respiratorischer Dekompensation ggf. NIV oder Intubation und kontrollierte Beatmung mit PEEP*

*Weiterführend ist eine Notfalldialyse mit entsprechendem Volumenentzug Therapie der Wahl.*

## Frage 333

Sie werden am späten Vormittag zu einem kollabierten Patienten an seinen Büroarbeitsplatz gerufen. Bei Ankunft finden Sie einen von seinen Kollegen umringten 54-jährigen Mann vor, der auf dem Boden liegt, jedoch klar bei Bewusstsein ist. Er berichtet von einem stechenden thorakalen Schmerz als Erstsymptom. Als er aufstehen und sich ein Glas Wasser holen wollte, habe ihn schlagartig die Kraft in den Beinen verlassen und er ist gestürzt. Bei der grob orientierenden Untersuchung fallen deutlich unterschiedliche Blutdruckwerte an den Armen auf:

rechter Arm: RR 190/100 mmHg; linker Arm: 60/40 mmHg.

Die Beine sind kühl, Pulse sind nicht tastbar. Woran denken Sie?

**Typ-A-Aortendissektion.**

*Aneurysmen und Dissektionen sind die häufigsten Pathologien der thorakalen Aorta. Etwa 50 % der Aneurysmen sind im Bereich der Aorta ascendens lokalisiert, 38 % in der Aorta descendens, 11 % im Bereich des Aortenbogens und ca. 10 % thorakoabdominell.*

*Männer (im Mittel im Alter von 65 Jahren) sind häufiger betroffen als Frauen (im Mittel im Alter von 77 Jahren)*

## Frage 334

Wie ist Ihr weiteres Vorgehen bei dem kollabierten Patienten?

**Versorgung nach ABCDE, parallel dazu Transportvorbereitung und Voranmeldung für den Schockraum in einem Krankenhaus der Maximalversorgung.**

*Die Mortalität der Typ-A-Dissektion steigt pro Stunde um 1–2 %, um die eine chirurgische Therapie verzögert wird. Eine zügige Blutdrucksenkung, wenn möglich bis auf Werte um 100 mmHg systolisch, sollte angestrebt werden*

## Frage 335

Sie werden als Notarzt zu einer 20-jährigen Patientin gerufen, die über einen seit Stunden unangenehm erhöhten Herzschlag klagt. Zudem beklagt sie das Gefühl gelegentlichen Herzklopfens. Sie sehen das EKG von ▶ Abb. 3.8. Wie lautet Ihre Diagnose?

**Es handelt sich um eine Sinustachykardie.**

*Definition der Sinustachykardie:*

- *Herzfrequenz > 100/min*
- *regelmäßiger Rhythmus*
- *P-Welle*

## Frage 336

Können Sie anhand dieses EKG-Streifens (▶ Abb. 3.8), der mit einer Papiergeschwindigkeit von 25 mm/s geschrieben wurde, die Herzfrequenz abschätzen?

**Ja, sogar relativ exakt.**

*Bei einer Papiergeschwindigkeit von 25 mm/s entsprechen 5 kleine Kästchen 1 s, d. h.. eine Herzfrequenz von 100/min entspricht 100 Schlägen pro 300 Kästchen (5 × 60 s), d. h. 1 Schlag pro 3 Kästchen.*

## Frage 337

Sehen Sie bei diesem EKG akuten Handlungsbedarf (▶ Abb. 3.8)? Welche Differenzialdiagnosen müssen bedacht werden?

**Akuter Handlungsbedarf besteht nicht.**

*Bei jungen Menschen handelt es sich in aller Regel nur um einen erhöhten Sympathikotonus ohne klinische Relevanz. Jedoch müssen weitere Differenzialdiagnosen bedacht werden: Hyperthyreose, Phäochromozytom, entzündliche Prozesse – um nur einige zu nennen.*

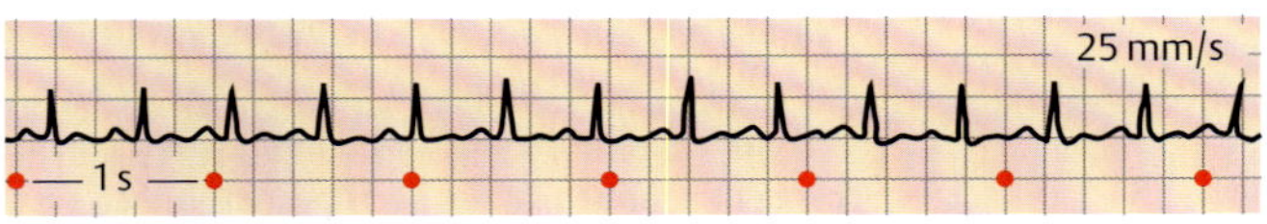


**Abb. 3.8 EKG bei Sinustachykardie.**

## Frage 338

Sie werden am späten Vormittag zu einem 82-jährigen Patienten gerufen, der über einen leicht anhaltenden linksthorakalen Druck klagt. Echte linksthorakale Schmerzen hatte er jedoch am gestrigen Nachmittag beim Schneeschieben, sodass er aufhören musste. Sehr viel unangenehmer empfindet er das nun seit einigen Stunden anhaltende Herzstolpern.

In dem vor Ort abgeleiteten EKG sehen Sie monomorphe ventrikuläre Extrasystolen sowie eine kurze Phase einer ventrikulären Tachykardie. Woran müssen Sie denken?

**Diese Herzrhythmusproblematik kann auf einer koronaren Herzerkrankung beruhen. Sie ist in jedem Fall potenziell lebensbedrohlich.**

*Man unterscheidet monomorphe von polymorphen ventrikulären Tachykardien:*

*Monomorphe Tachykardien sind durch konstante QRS-Komplexe definiert; sie treten am häufigsten in der Postinfarktphase auf.*

*Polymorphe ventrikuläre Tachykardien sind durch eine wechselnde QRS-Morphologie charakterisiert. Sie werden gehäuft bei einem ACS beobachtet, können jedoch ihren Ursprung auch in selteneren, angeborenen QT-Zeit-Verlängerungen haben.*

## Frage 339

Wie sollten Sie den Patienten mit der o.g. Herzrhythmusproblematik in dieser Situation behandeln?

**Dieser Patient muss zum Ausschluss einer myokardialen Ischämie unverzüglich in eine internistisch-kardiologische Klinik verlegt werden, die idealerweise die Möglichkeit der Herzkatheterintervention bietet.**

*In dieser Situation hängt die initiale Therapie im Wesentlichen von der hämodynamischen Stabilität des Patienten ab. Sauerstoff sollte in jedem Fall verabreicht werden. Bei hämodynamischer Stabilität können vorsichtig Magnesium und Kalium substituiert werden; ggf. Amiodaron i.v. als Kurzinfusion (150–300 mg) über mindestens 15 min, um einen raschen Blutdruckabfall und ausgeprägte Bradykardien zu vermeiden. Im Falle einer anhaltenden ventrikulären Tachykardie sind eine R-Zacken-synchronisierte Kardioversion oder eine Defibrillation in Kurznarkose erforderlich.*

## Frage 340

Sie werden in ein Altenheim zu einem 85-jährigen Mann gerufen, der am Waschbecken kollabiert ist. Er war jedoch recht schnell wieder bei Bewusstsein und gibt vor, dass es ihm wieder wie immer geht. Bei Ankunft sehen Sie einen freundlichen, zugewandten älteren Herrn, der ihnen mitteilt, dass er schon häufiger mal kurz „weg" gewesen wäre; das würde er kennen. Er nimmt mehrere blutdrucksenkende Medikamente ein, ansonsten sei er gesund. Die Altenpflegerin hatte unmittelbar nach dem Ereignis einen eher hohen und unregelmäßigen Puls getastet. Als Sie bei dem Patienten ein EKG ableiten, sehen Sie den in ▶Abb. 3.9 dargestellten Befund.

Was hat der Patient?

**Hier liegt ein Sick-Sinus-Syndrom vor, möglicherweise in einer Bradykardie-Tachykardie-Variante.**

*Das Sick-Sinus-Syndrom beruht meist auf degenerativen fibrotischen Veränderungen im Bereich des Sinusknoten; meist auf dem Boden einer KHK, einer Myokarditis, einer rheumatischen Herzerkrankung und/oder einer Kardiomyopathie. Aus nicht geklärter Ursache tritt das Sick-Sinus-Syndrom bei Frauen doppelt so häufig auf wie bei Männern.*

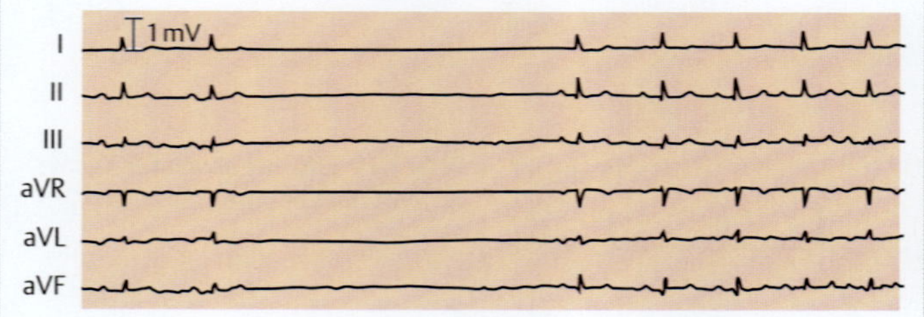


Abb. 3.9 EKG bei Sick-Sinus-Syndrom.

## Frage 341

Sehen Sie akut einen Handlungsbedarf bei dem Patienten mit Sick-Sinus-Syndrom?

**Die stationäre Abklärung dieser Rhythmusstörungen ist empfehlenswert.**

*Wesentliche Komplikationen des Sick-Sinus-Syndroms sind die Synkope (40–70 % der Fälle) sowie der Schlaganfall (1–3 %) im Rahmen eines persistierenden Vorhofflimmerns. Weil Arrhythmien und Symptome oft in langen Zeitintervallen auftreten, ist die Diagnose häufig anhand eines Langzeit-EKGs nicht möglich. Hier ist eine EKG-Event-Recording über 1–2 Wochen erforderlich.*

## Frage 342

Zu Ihnen in die Notaufnahme kommt ein stark erregter 45-jähriger Zahnarzt direkt aus seiner Praxis, der eine kleine tragbare Sauerstoffflasche mitbringt, über die er sich Sauerstoff verabreicht. Vor 45 min ist ein plötzliches Herzrasen eingetreten, das sich nicht wieder selbst terminiert hat und ihm nun zunehmend Atemnot bereitet. In seiner Praxis habe man eine Herzfrequenz von 155/min ausgezählt. Welche Vermutung haben Sie?

**Ohne zunächst weitere Diagnostika kommen grundsätzlich verschiedene Formen tachykarder Herzrhythmusstörungen in Frage. Die Tachykardie in Kombination mit Atemnot stellt eine potenzielle Gefährdung dar.**

*Die Gefährdung des Patienten besteht in einer zunehmenden hämodynamischen Instabilität.*

## Frage 343

Das von Ihnen durchgeführte EKG des Zahnarztes (s. o.) zeigt den in ▶ Abb. 3.10 dargestellten Befund. Wie lautet die Diagnose?

**Absolute Tachyarrhythmie bei Vorhofflimmern.**

*Zeichen des Vorhofflimmerns im EKG sind:*

- *Vorhofflimmerwellen*
- *unregelmäßige Kammeraktionen (unregelmäßiger R-R-Abstand)*
- *meist gut zu erkennen in Ableitung $V_1$.*

## Frage 344

Muss ein tachykardes Vorhofflimmern (▶ Abb. 3.10) in jedem Fall mit weiteren Symptomen einhergehen?

**Nein.**

*Sofern das Vorhofflimmern nichtkardialer Ursache ist, kann es durchaus ohne weitere Beschwerden auftreten. „Herzgesunde" Patienten verspüren möglicherweise den erhöhten Herzschlag, fühlen sich jedoch häufig nicht eingeschränkt. Somit ist Vorhofflimmern ein häufiger „Zufallsbefund".*

## Frage 345

Dieser Patient zeigte begleitend zunehmend Luftnot (▶ Abb. 3.10). Welche Symptome können bei tachykardem Vorhofflimmern auftreten?

**Bei einem Vorhofflimmern kardialer Ursache sowie bei älteren Patienten mit entsprechenden Komorbiditäten (z. B. Lungenerkrankungen) kann es zu einer Vielzahl von Symptomen kommen. Möglicherweise beruht das tachykarde Vorhofflimmern bei diesem Patienten auf einer koronaren Herzerkrankung und ist somit Ursache einer beginnenden kardialen Dekompensation.**

*Mögliche Symptome bei Vorhofflimmern sind:*

- *bei Tachykardie:*
  - *Palpitationen*
  - *Herzrasen*
  - *pektanginöse Beschwerden*
  - *Unruhe*

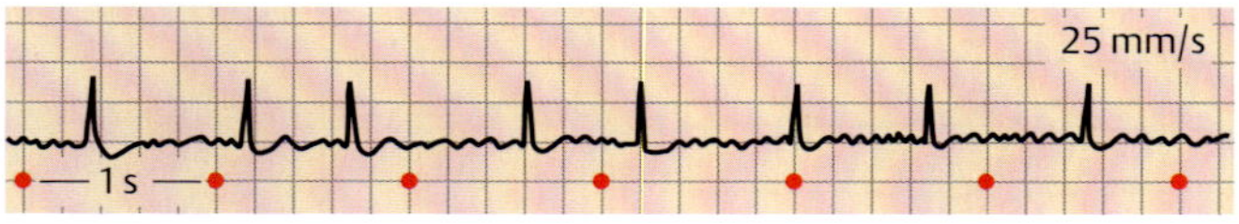


Abb. 3.10 EKG bei absoluter Tachyarrhythmie bei Vorhofflimmern.

- *bei kardialer Dekompensation:*
  - *Atemnot*
  - *Schwindel*
  - *Synkopen*
  - *pektanginöse Beschwerden*

## Frage 346

Welche Grunderkrankungen können zu einem Vorhofflimmern führen?

**Im Wesentlichen beruht das Vorhofflimmern auf einer kardialen Genese. Hier ist an erster Stelle die KHK zu nennen. Eine mögliche nichtkardiale Ursache für ein Vorhofflimmern kann eine unbehandelte Hyperthyreose sein.**

*Kardiale Ursachen für ein Vorhofflimmern sind:*

- *KHK*
- *Hypertonus*
- *Vitien*
- *Kardiomyopathie*
- *Herzinsuffizienz*

*Nichtkardiale Ursachen für ein Vorhofflimmern sind:*

- *Hyperthyreose*
- *Phäochromozytom*
- *Lungenembolie*
- *Alkoholabusus*
- *hohes Alter*
- *Sepsis*
- *idiopathisches Vorhofflimmern (in 5–10 % der Fälle ohne erkennbare Ursache).*

## Frage 347

Wie würden Sie beim o. g. Patienten das tachykarde Vorhofflimmern initial therapieren?

**Eine Herzfrequenznormalisierung anstreben.**

*Mittel der Wahl zur initialen Herzfrequenznormalisierung sind Verapamil (5–10 mg i. v. fraktioniert) oder Metoprolol (2–10 mg i. v. fraktioniert). Primäres Ziel sollte in diesem Fall eine Frequenznormalisierung sein (HF < 100/min), da der Patient offensichtlich über die Tachykardie in eine beginnende kardiale Dekompensation geraten ist.*

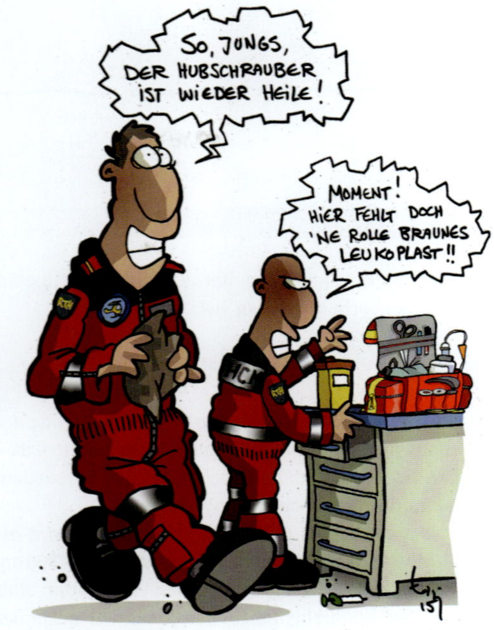
So, Jungs, der Hubschrauber ist wieder heile!
Moment! Hier fehlt doch 'ne Rolle braunes Leukoplast!!

Mehr Cartoons unter: www.medi-learn.de/cartoons www.facebook.de/medilearn Instagram: medilearnde

## Frage 348

Sollte bei dem o. g. Patienten (Zahnarzt mit Vorhofflimmern) nicht primäres Ziel der Therapie die Rhythmisierung sein?

**Nein. Wichtiger ist zunächst die Frequenzkontrolle.**

*In diesem Fall können wir nicht sicher ausschließen, dass das Vorhofflimmern möglicherweise schon seit mehreren Tagen besteht. Daher darf eine Rhythmisierung erst nach erfolgter transösophagealer Echokardiografie zum Ausschluss intrakardialer Thromben oder nach einer 3-wöchigen Antikoagulation erfolgen. Ein Vorhofflimmern, das weniger als 48 h besteht, kann ohne vorherige transösophageale Echokardiografie bzw. ohne vorherige Antikoagulation kardiovertiert werden.*

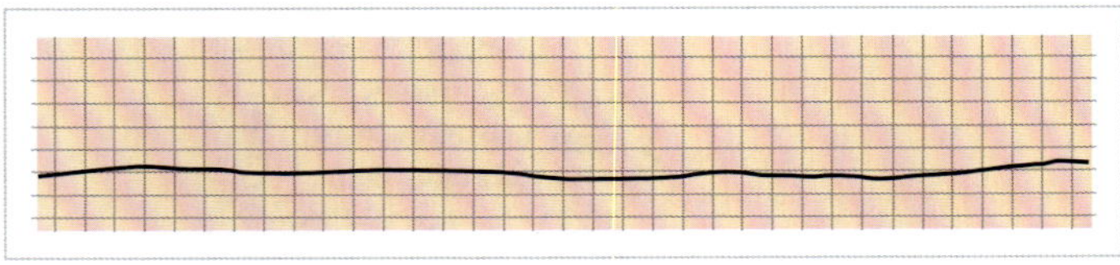

**Abb. 3.11 EKG bei Asystolie.**

## Frage 349

Welche Möglichkeiten der Kardioversion bieten sich bei Vorhofflimmern an?

**Medikamentös und elektrisch.**

*Kardioversion nennt man die Wiederherstellung des Sinusrhythmus beim Vorliegen von supraventrikulären oder ventrikulären Tachykardien, insbesondere Vorhofflimmern oder Vorhofflattern.*

*Bei der medikamentösen Kardioversion wird als Antiarrhythmikum i. d. R. Amiodaron (150– 300 mg i. v. als Kurzinfusion) angewandt. Amiodaron zählt zu den Antiarrhythmika der Klasse III nach der Vaughan-Williams-Klassifikation. Es hemmt den kardialen langsamen Repolarisationsstrom IKr, der durch den hERG-Kaliumkanal vermittelt wird sowie nichtkompetitiv und schwach auch α1- und $\beta_1$-Adrenorezeptoren. Damit werden Ektopien unterdrückt und die Refraktärzeit des Herzens verlängert.*

*Die Hemmung der α1-Adrenorezeptoren führt insbesondere im Rahmen einer schnellen Bolusgabe zur ausgeprägten Vasodilatation mit konsekutivem Blutdruckabfall. Beachtet werden sollte auch der hohe Jodgehalt der verfügbaren Amiodaronformulierungen.*

*Bei der elektrischen Kardioversion wird der Schock im Gegensatz zur Defibrillation*

- *mit einer geringeren Initialdosis (meist 50–100 J) abgegeben und*
- *EKG-getriggert "synchronisiert" ausgelöst. Das bedeutet, dass das Gerät die R-Zacke im EKG, also den Zeitpunkt der Kontraktion der noch synchron arbeitenden Herzmuskelzellen, registriert und den Schock gleichzeitig dazu appliziert. Dies reduziert das Risiko von Kammerflimmern.*

*Wache Patienten werden natürlich zuvor analgosediert.*

## Frage 350

Sie werden als Notarzt zu einem 73-jährigen Patienten gerufen, der von seiner Ehefrau leblos auf dem Sofa aufgefunden wurde. Das abgeleitete EKG zeigt folgenden Befund (▶ Abb. 3.11). Was liegt hier vor, und wie gehen Sie weiter vor?

**Asystolie.**

*Die Behandlung des Herz-Kreislauf-Stillstandes bei Asystolie sieht folgenden Algorithmus vor:*

- *Thoraxkompression und Ventilation im Verhältnis 30:2*
- *Adrenalin 1 mg i. v./i.o. sobald möglich; Wiederholungsgaben alle 3–5 min*
- *regelmäßige Rhythmuskontrolle alle 2 min*

## Frage 351

Hat der präkordiale Faustschlag klinisch tatsächlich noch eine Wertigkeit?

**Nein.**

*Der präkordiale Faustschlag wird nicht mehr empfohlen (keine Erwähnung in ERC 2021). Am effektivsten scheint es, eine suffiziente Basis-CPR durchzuführen und schnell einen Defibrillator zu organisieren. Bei Bradykardien jedoch kann, nach ERC-Leitlinien 2021 bei erfolgloser Atropingabe und nicht sofortiger Verfügbarkeit einer transkutanen Schrittmachertherapie, eine Faustschlagstimulation versucht werden, solange man auf das Equipment für die Schrittmachertherapie wartet.*

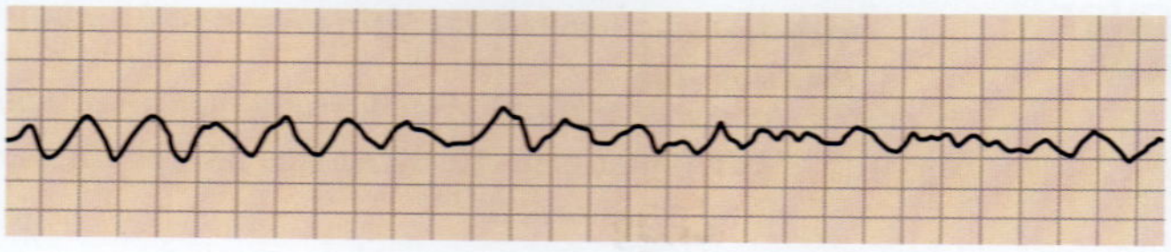

Abb. 3.12 EKG bei Kammerflimmern.

## Frage 352

Ihre Reanimationsbemühungen beim o. g. 73-jährigen Patienten führen bei einer Rhythmuskontrolle zu dem Bild in ▶ Abb. 3.12. Was liegt nun vor und wie ändert sich Ihre Therapie?

**Kammerflimmern (VF).**

*Die Therapie bei Kammerflimmern/-flattern (VF) oder pulsloser Kammertachykardie pVT besteht neben der Fortführung der Herzdruckmassage und der Ventilation die Defibrillation in:*

- *Thoraxkompression und Ventilation im Verhältnis 30:2*
- *schnellstmöglicher 1. Defibrillation*
- *erneuter Rhythmuskontrolle erst nach erneuter 2-minütiger Herzdruckmassage und Ventilation*
- *Wiederholung der Defibrillation alle 2 min, sofern indiziert*
- *nach frustraner 3. Defibrillation Adrenalin 1 mg i. v.*
- *nach weiterer frustraner Defibrillation Gabe von Amiodaron 300 mg i. v.*
- *Fortsetzen der Reanimationsbemühungen, solange das Kammerflimmern, Kammerflattern oder die pulslose Kammertachykardie persistiert*

## Frage 353

Wie würden Sie in diesem Zusammenhang die Konversion des Kammerflimmerns in eine pulslose elektrische Aktivität (PEA)/elektromechanische Dissoziation (EMD), beurteilen, und wie würde sich gegebenenfalls Ihr Vorgehen ändern?

**Die Konversion zur PEA ist ein prognostisch ungünstiges Zeichen.**

*Die elektromechanische Dissoziation imponiert im EKG durch sichtbare QRS-Komplexe, die jedoch keine gerichtete, effektive myokardiale Kontraktion bedingen und somit keinen effektiven Kreislauf ermöglichen. Es handelt sich um eine pulslose elektrische Aktivität, die prognostisch mit einem schlechteren Outcome assoziiert ist.*

## Frage 354

Welche Unterform der tachykarden Herzrhythmusstörung würden Sie vorzugsweise mit Adenosin behandeln?

**Die AV-Reentry-Tachykardie.**

*Die AV-Reentry-Tachykardie tritt anfallsweise auf. Sie entsteht durch kreisende Erregungen zwischen Herzvorhof und Kammer, wobei der AV-Knoten und ein angeborener Kurzschluss (akzessorische Bahn) zwischen Vorhof und Kammer Teile der Kreisbahn sind. Sie kann asymptomatisch oder symptomatisch verlaufen. Die Patienten bemerken i. d. R. ein plötzlich einsetzendes Herzrasen, das auch spontan wieder verschwinden kann. Als Akuttherapie ist das Antiarrhythmikum Adenosin (6 mg, ggf. dann 12 mg, maximal 18 mg i. v.) das Mittel der Wahl. Es führt zu einem kurzfristigen AV-Block III. Grades und unterbricht damit die kreisende Erregung.*

*Versuchsweise kann auch das sog. Valsalva-Manöver ausgeführt werden: Dabei wird während eines Anfalles beispielsweise durch Luftanhalten Druck auf den Brustkorb ausgeübt, um den Herzschlag zu beeinflussen. Bei hämodynamischer Instabilität erfolgt die elektrische Kardioversion unter Analgosedierung und ggf. Vassopressoreinsatz. Zur längerfristigen Behandlung bzw. zur Heilung wird heutzutage mittels einer Herzkatheteruntersuchung die akzessorische Bahn im Herzen aufgesucht und anschließend mit elektrischer Hochfrequenzapplikation verödet.*

## 3.2 Leitsymptom thorakaler Schmerz

*Matthias Grünewald*

### Frage 355

Das Leitsymptom „Thoraxschmerz" kann viele verschiedene Ursachen haben. Welche Organsysteme müssen differenzialdiagnostisch näher betrachtet werden?

**Wichtige Organsysteme sind das Herz, die Lunge, die Gefäße, das Skelettsystem sowie der Gastrointestinaltrakt. Es spielen aber auch funktionelle Beschwerden eine Rolle.**

*Von Angina pectoris bis Zoster – der Brustschmerz kann Ausdruck einer großen Anzahl von Erkrankungen sein. Für den Notarzt ist es daher wichtig, differenzialdiagnostisch die Schmerzen einzuordnen, lebensbedrohliche Ursachen schnell und sicher zu detektieren sowie eine adäquate Therapie einzuleiten. Aufgrund der präklinisch eingeschränkten Untersuchungsmöglichkeiten ist dies nicht immer möglich. Die zunehmend verfügbare präklinische Ultraschalldiagnostik kann die diagnostische Lücke verringern.*

### Frage 356

Sie werden als Notarzt zu einem Patienten mit thorakalen Schmerzen gerufen. Welche Fragen stellen Sie zur weiteren Differenzierung der Schmerzsymptomatik?

**Beschreiben Sie die Schmerzen. Wohin strahlen sie aus? Sind sie atemabhängig?**

**Was sind oder waren die auslösenden Faktoren?**

*Differenzialdiagnostisch wichtige Antwortvorgaben sind:*

- *Wo? – rechts/links, Brustbein, Rippe, Seite, Rücken, Oberbauch*
- *Wie? – stechend, dumpf, brennend, Druckgefühl*
- *Wohin ausstrahlend? – linker Arm, Rücken, Unterkiefer, Oberbauch*
- *atemabhängig? – kardiale oder pulmonale Ursache*
- *auslösende Faktoren? – Belastung, Stress, bei Bewegungen, Pressen, Trauma*

### Frage 357

Welche Diagnose ist im Rettungsdienst am häufigsten mit dem Leitsymptom „akuter Thoraxschmerz" assoziiert?

**Das akute Koronarsyndrom (ACS).**

*Das ACS wird bei etwa jedem 2. Patienten mit akutem Thoraxschmerz im Rettungsdienst diagnostiziert. Die typische Angina pectoris Symptomatik ist wegweisend.*

*Die Patienten sind vital gefährdet und bedürfen somit einer schnellstmöglichen adäquaten medizinischen Therapie sowie einem Transport in ein Behandlungszentrum bzw. einer „Chest Pain Unit" mit der Möglichkeit der Koronarintervention.*

### Frage 358

Wie schildert Ihnen ein Patient die typische Schmerzsymptomatik bei einer Angina pectoris?

**Die Patienten beschreiben einen retrosternalen Druck mit Beklemmungsgefühl in der Brust (Stenokardie). Die Schmerzen sind unscharf begrenzt und strahlen häufig in den linken Arm, die linke Schulter, den Unterkiefer oder den Oberbauch aus. Körperliche oder psychische Belastungen sind häufig die auslösenden Ursachen.**

*Die Angina pectoris wird durch ein Missverhältnis von Sauerstoffangebot und Sauerstoffverbrauch ausgelöst (Ischämieschmerz). Dieser typische Brustschmerz stellt das Leitsymptom für das ACS dar. Die Angina pectoris wird in Abhängigkeit der Beschwerdestärke und Belastung die Stadien 0–IV der Canadian Cardiovascular Society (CCS) eingeteilt.*

### Frage 359

Wie unterscheiden Sie eine stabile und instabile Angina pectoris?

**Die Angina pectoris wird anhand der Häufigkeit, Belastungsstärke und Progredienz unterschieden.**

*Eine stabile Angina pectoris ist:*

- *nur bei Belastung auftretend,*
- *kurzzeitig – nur Minuten anhaltend,*
- *reproduzierbar.*

*Eine instabile Angina pectoris ist:*

- *jede neu aufgetretene Angina pectoris,*
- *in der Stärke und Dauer zunehmend,*
- *bereits in Ruhe auftretend.*

*Eine stabile Angina pectoris kann ein Warnzeichen sein und in eine instabile Angina pectoris übergehen.*

## Frage 360

? Ist das ACS immer mit Thoraxschmerzen assoziiert?

! **Nein, es gibt eine hohe Anzahl atypischer Verläufe.**

i *Bis zu 1/3 aller Patienten mit ACS haben keine eindeutige Schmerzsymptomatik. Gerade bei Frauen, Patienten mit Diabetes mellitus oder Niereninsuffizienz sowie älteren Patienten können die typischen Symptome abgemildert sein. Die betroffenen Patienten und behandelnden Ärzte unterschätzen daher häufig die Akutsituation, was zu einem schlechteren Outcome führen kann.*

## Frage 361

? Warum sollten atypische Brustschmerzen bei Diabetikern ernst genommen werden?

! **Bei Diabetikern treten aufgrund der diabetischen Neuropathie seltener typische Brustschmerzen auf.**

i *Die diabetische Neuropathie verschleiert die typischen Symptome der Angina pectoris. Des Weiteren ist die Diagnostik einer KHK mittels Belastungsergometrie aufgrund der chronotropen Inkompetenz erschwert. Atypische Verläufe der Angina pectoris treten auch bei jüngeren (< 40 Jahre) und älteren (> 75 Jahre) Patienten sowie bei Frauen gehäuft auf.*

## Frage 362

? Sie werden zu einem 34-jährigen Patienten mit der Einsatzmeldung ACS gerufen. Bei der Anfahrt berichtet Ihnen die Notfallsanitäterin, dass sie den Patienten schon aus früheren Einsätzen kenne. Sie finden den ängstlich wirkenden Patienten auf dem Sofa sitzend, schnell atmend und die Hand über die Herzregion haltend vor. Seine Aussage: „Frau Doktor, ich habe solche Schmerzen in der Brust. Diesmal zieht es bis in den linken Unterarm."

Im 12-Kanal-EKG diagnostizieren Sie einen Indifferenztyp, eine Sinustachykardie von 100/min, einen normalen QRS-Komplex und eine unauffällige Erregungsrückbildung. Der Blutdruck ist 145/95 mmHg, die periphere Sauerstoffsättigung beträgt 100 %.

An welche Differenzialdiagnose des ACS denken Sie?

! **Funktionelle Herzbeschwerden.**

i *Die Diagnose „funktionelle Herzbeschwerden" ist eine Ausschlussdiagnose und kann somit nicht im präklinischen Bereich gestellt werden. Dennoch ist die Patientenzahl mit dieser Diagnose nicht gering. Bis zum Beweis des Gegenteils sollten die Beschwerden ernst genommen werden. Denn auch ein Patient mit funktionellen Herzbeschwerden in der Vorgeschichte kann an einem Myokardinfarkt, einer Lungenarterienembolie oder an Herzrhythmusstörungen erkranken.*

## Frage 363

? Schildern Sie die Schmerzsymptomatik bei einer Aortendissektion.

! **Sehr starke, schneidende (messerstichartig) Schmerzen, die häufig retrosternal vorkommen oder in den Rücken ausstrahlen (Zerreißungsschmerzen).**

i *Die Aortendissektion (Aneurysma dissecans, akutes Aortensyndrom) stellt eine akut lebensbedrohliche Notfallsituation dar. Nach Einriss der Intima bildet sich ein falsches Gefäßlumen, das sich nach distal und proximal ausdehnen kann. Der eindrucksvoll geschilderte Schmerz wird häufig von neurologischen Ausfallerscheinungen begleitet. Die präklinische Ultraschalldiagnostik kann die Diagnose sichern helfen, sollte aber die Versorgung nicht wesentlich verzögern. Die Zielklinik sollte frühzeitig über die Verdachtsdiagnose informiert werden und zeitnah eine Diagnostik mittels Sonografie und Computertomografie (CT) durchführen.*

## Frage 364

Wie wird die Aortendissektion nach ihrer Lokalisation eingeteilt?

**Nach der Stanford-Klassifikation in Typ A und Typ B. Sie unterteilt die Aortendissektion nach Lokalisation der proximalsten Beteiligung an der Aorta.**

*Die Stanford-Klassifikation unterscheidet:*

- *Typ A:*
  - *proximaler Typ, Aorta ascendens und Aortenbogen*
  - *überwiegend retrosternale Schmerzen*
- *Typ B:*
  - *distaler Typ, Aorta descendens*
  - *überwiegend in den Rücken ausstrahlende Schmerzen (zwischen den Schulterblättern)*

*Eine weitere mögliche Einteilung der Lokalisation erfolgt nach DeBakey.*

## Frage 365

Mit welchen zusätzlichen Komplikationen müssen Sie bei einer Aortendissektion Typ A rechnen?

- **Massenblutung**
- **Verlegung wichtiger Gefäße (Herzinfarkt, Apoplex)**
- **Perikardtamponade**
- **Aortenklappeninsuffizienz**

*Die Ruptur mit Einblutung in die angrenzenden Höhlen (Hämatothorax/Perikardtamponade) ist eine gefürchtete Komplikation. Aufgrund des Intimaeinrisses können die Karotiden sowie die Koronararterien verlegt werden. In diesen Fällen treten häufig neurologische Ausfallerscheinungen auf. Eine Aortendissektion kann einen akuten Myokardinfarkt auslösen und mit typischer ST-Strecken-Hebung im EKG einhergehen. Zusätzlich kann eine hämodynamisch relevante Aortenklappeninsuffizienz auftreten.*

## Frage 366

Eine nichtpulmonale Differenzialdiagnose des Thoraxschmerzes ist die Myokarditis. Welche Ursachen kann sie haben?

**Die Myokarditis ist eine entzündliche Erkrankung des Herzmuskelgewebes. Die häufigsten Ursachen sind virale oder bakterielle Infekte des Respirationstraktes. Weiterhin sind toxische oder autoimmune Formen bekannt.**

*Die infektiöse Myokarditis ist in Europa die häufigste Form der Myokarditis. Eine wichtige Rolle spielen v. a. die kardiotropen Viren, wie z. B. die Coxsackie-Viren. Auch das SARS-CoV-2-Virus kann Myokarditiden auslösen. Des Weiteren treten Myokarditiden sekundär bei systemischen Erkrankungen (Sarkoidose) gehäuft auf.*

*Nur ein geringer Anteil der Patienten beschreibt Symptome des Thoraxschmerzes, häufiger werden Herzrhythmusstörungen angegeben.*

## Frage 367

Welche Erkrankungen stehen im Zusammenhang mit der akuten Perikarditis?

**Infektionen, Kollagenerkrankungen, Autoimmunerkrankungen, Traumen, Neoplasien und idiopathische Ursachen können eine akute Perikarditis auslösen.**

*Im Gegensatz zu den Beschwerden beim ACS sind die Thoraxschmerzen bei der akuten Perikarditis häufig atemabhängig und im Liegen verstärkt. Die Schmerzen sind bei Reiben des viszeralen und parietalen Perikards besonders betont und lassen bei zunehmendem Erguss nach.*

## Frage 368

Welche Befunde erheben Sie bei einer Perikardtamponade?

- **Tachykardie**
- **Hypotonie**
- **verminderte Herztöne**
- **Niedervoltage im EKG**
- **Einflussstauung**
- **Pulsus paradoxus**

**Vegetative Symptome sind Unwohlsein und Schwindel.**

*Eine Perikardtamponade kann eine lebensbedrohliche Situation darstellen. Die akute Form ist überwiegend traumatisch bedingt. Die Kompensationsmechanismen des Herzens sind aufgrund der eingeschränkten Dehnbarkeit des Perikards schnell erschöpft.*

*Die Sicherung der Diagnose erfolgt durch die Echokardiografie.*

## Frage 369

Sie erhalten von der Leitstelle folgende Notfallmeldung: 23-jähriger männlicher Patient mit Atemnot, linksseitigem Brustschmerz, Kreislaufdepression in der örtlichen Diskothek.

Welche Differenzialdiagnosen überlegen Sie sich auf der Anfahrt?

- **Pneumothorax**
- **Lungenarterienembolie**
- **Asthma bronchiale**
- **Myokardinfarkt**
- **Myokarditis**
- **Intoxikation**

*Alter und Geschlecht des Patienten sowie die Kombination aus Atemnot, Thoraxschmerz und Kreislaufdepression lassen einen spontanen Pneumothorax vermuten. Differenzialdiagnostisch müssen weitere pulmonale und nichtpulmonale Erkrankungen bedacht werden.*

## Frage 370

Wie versuchen Sie, Ihre Verdachtsdiagnose Spontanpneumothorax zu sichern?

- **Inspektion der Atembewegung und der Thoraxwand**
- **Auskultation**
- **Perkussion**
- **Messung der peripheren Sauerstoffsättigung**
- **Messung des Blutdruckes**

*Bei der Inspektion fallen auf:*

- *Tachypnoe*
- *asymmetrische Atembewegung*
- *erweiterte Interkostalräume*
- *Hautemphysem*

*Bei der Auskultation ist eine einseitige Abschwächung/Aufhebung des Atemgeräusches hörbar.*

*Bei der Perkussion fällt ein tympanitischer Klopfschall auf.*

*In vielen Rettungsdienstgebieten ist eine präklinische Sonografie möglich. Diese kann helfen, einen Pneumothorax zügig und sicher präklinisch zu diagnostizieren (Barecode Sign).*



## Frage 371

Welche Maßnahmen müssen Sie im Falle einer instabilen Kreislaufsituation ergreifen?

- **Entlastungspunktion**
- **Anlage einer Thoraxdrainage**

*Bei instabilen Kreislaufverhältnissen mit der Verdachtsdiagnose Spannungspneumothorax ist die sofortige Druckentlastung durch medioklavikuläre Entlastungspunktion im 2. Interkostalraum die Therapie der Wahl. Im Anschluss sollte immer eine Thoraxdrainage gelegt werden.*

## Frage 372

Sie werden in ein Altenheim zu einer 82-jährigen Patientin mit dem Stichwort „Atemnot" gerufen. Sie klagt seit 1 Woche über zunehmende linksseitig thorakale Schmerzen, welche sie als dumpf, inspirationsbetont und in den Rücken ziehend beschreibt.

Ihr Allgemeinzustand ist reduziert, sie ist seit 3 Tagen bettlägerig, klagt über Appetitlosigkeit und die Schwester berichtet Ihnen von einer Temperatur von 38,8 °C.

Wie gehen Sie vor?

- **Oberkörperhochlagerung**
- **Sauerstoffgabe**
- **weitere Erstdiagnostik**

*Vorteile der Oberkörperhochlagerung sind:*

- *verbesserte Zwerchfellmotorik*
- *Eröffnung dorsaler Atelektasen*
- *Nutzung der Atemhilfsmuskulatur*

*Der Sinn einer Sauerstoffgabe liegt im verbesserten Sauerstoffangebot.*

*Zur weiteren Erstdiagnostik zählen:*

- *Pulsoxymetrie*

- *nichtinvasive Blutdruckmessung*
- *EKG*
- *Auskultation*
- *Krankheits- und Medikamentenanamnese*
- *ggf. Sonografie*

## Frage 373

Die periphere Sauerstoffsättigung bei der o. g. 82-jährigen Patientin beträgt 91 %, unter 8 l/min, die Sauerstoffinsufflation über eine Maske, der Blutdruck 90/55 mmHg, die Herzfrequenz 105/min. Im EKG diagnostizieren Sie einen Rechtsschenkelblock (RSB). Sie hören linksbasal feinblasige Rasselgeräusche nach weiter basal deutlich abgeschwächt. Die adipöse Patientin hat anamnestisch einen arteriellen Hypertonus.

Welche Verdachtsdiagnose stellen Sie?

**Pneumonie (Nursing Home-acquired Pneumonia, NHAP) mit Begleitpleuritis.**

*Der sich subakut entwickelnde, zunehmende und atemabhängige Thoraxschmerz in Verbindung mit Fieber, pathologischem Auskultationsbefund, Rechtsherzbelastung, Appetitlosigkeit und Verschlechterung des Allgemeinzustandes, spricht für eine Pneumonie mit schmerzverursachender Begleitpleuritis. In dieser Konstellation ist diese Erkrankung ein Notfall und bedarf der Einleitung einer gezielten Sepsistherapie.*

## Frage 374

Sie werden zu einem 54-jährigen Patienten mit inspiratorisch betonten Thoraxschmerzen gerufen. Der im Badezimmer liegende ängstliche Patient hat eine ausgeprägte Tachypnoe und Dyspnoe, hustet blutiges Sputum und ist kaltschweißig. Seine Ehefrau berichtet von gelegentlichen Ohnmachtsanfällen in den vergangenen 4 Wochen. Wie lautet Ihre Verdachtsdiagnose?

**Lungenarterienembolie** (LAE).

*Bei einer LAE verschließt sich die Strombahn einer oder mehrerer Lungenarterien häufig durch einen peripher gelösten Thrombus. Körperliche Anstrengung, Pressen beim Stuhlgang und morgendliches Aufstehen sind vielfache Auslöser. In der Anamnese lassen sich Synkopen, Herzrhythmusstörungen und unklares Fieber eruieren.*

## Frage 375

Welche EKG-Befunde würden Ihre Verdachtsdiagnose einer LAE im o. g. Fall erhärten?

- **Sinustachykardie**
- **SIQIII-Typ**
- **neuer RSB**
- **pulmonales P**

*Aufgrund der arteriellen Hypoxämie und der akuten Rechtsherzbelastung kommt es zu den oben beschrieben EKG-Veränderungen. Allerdings müssen diese EKG-Veränderungen nicht unbedingt auftreten. Auch in diesem Fall könnte eine präklinische Sonografie/Echokardiografie helfen, um die Verdachtsdiagnose zu bestärken.*

## Frage 376

Der Wells-Score hilft Ihnen, die Wahrscheinlichkeit einer LAE einzuordnen. Nennen Sie die Kriterien.

- **klinische Zeichen einer TVT: 3 Punkte**
- **alternative Diagnosen unwahrscheinlich: 3 Punkte**
- **Herzfrequenz > 100/min: 1,5 Punkte**
- **Immobilisation oder OP < 4 Wochen: 1,5 Punkte**
- **anamnestisch LAE oder TVT: 1,5 Punkte**
- **Hämoptysen: 1 Punkt**
- **Neoplasie: 1 Punkt**

*Bei einem Punktescore < 2 Punkte besteht eine geringe LAE-Wahrscheinlichkeit.*

*Bei 2–6 Punkten besteht eine mittlere LAE-Wahrscheinlichkeit und bei > 6 Punkten eine hohe LAE-Wahrscheinlichkeit.*

## Frage 377

Während der Rettung aus der Wohnung verliert Ihr Patient mit LAE plötzlich das Bewusstsein. Im EKG diagnostizieren Sie Kammerflimmern. Was tun Sie?

**Reanimation nach den aktuellen ERC-Leitlinien. Diese betonen, dass schon bei Verdacht auf eine LAE die fibrinolytische Therapie erwogen werden**

**sollte. Der potenzielle Nutzen einer Lysetherapie überwiegt dann die potenziellen Risiken in Situationen ohne alternative Behandlungsmöglichkeiten.**

*Ein Patient mit LAE hat ein hohes Rezidivrisiko. Daher ist ein schonender Transport sehr wichtig. Im beschriebenen Fall ist ein weiterer Embolus wahrscheinlich ursächlich für ein akutes Rechtsherzversagen, das zur Reanimationssituation führt.*

*Die Reanimation sollte leitlinienkonform durchgeführt werden. Im Falle einer Lysetherapie ist die Reanimation für 60–90 min fortzuführen.*

## Frage 378

Nennen Sie einige Erkrankungen des Gastrointestinaltraktes, die Thoraxschmerzen verursachen können.

- **Refluxösophagitis**
- **Gastritis**
- **Ulzera des Magens oder Duodenums**
- **Cholezystitis**
- **Cholezystolithiasis**
- **Pankreatitis**

*Sehr häufig verursachen gastrointestinale Erkrankungen thorakale Schmerzen und sind differenzialdiagnostisch in Erwägung zu ziehen. Die sorgfältige Anamnese, insbesondere hinsichtlich von Medikamenten und möglicher Noxen, helfen in der präklinischen Notfallmedizin weiter.*

## Frage 379

Sie werden von einem Krankentransportwagen zu einer 46-jährigen Patientin nachalarmiert. Die alkoholkranke Patientin hatte sich dem Hausarzt mit Brustschmerzen vorgestellt und sollte wegen zunehmend schlechterem Allgemeinzustand zur stationären Behandlung eingewiesen werden. Sie finden eine blasse, kaum kontaktierbare Patientin mit Tachykardie und nicht palpablen Pulsen vor.

Wie lautet Ihre Verdachtsdiagnose?

**Akute gastrointestinale Blutung mit vitaler Gefährdung.**

*Eine gastrointestinale Blutung kann zunächst nur mit Thoraxschmerzen imponieren. Die wegweisende Hämatemesis kann fehlen. Im beschriebenen Fall sind zusätzlich die vermutete Leberzirrhose und Anämie richtungsweisend.*

## Frage 380

Welche Maßnahmen ergreifen Sie bei dieser Patientin?

- **Anlage großlumiger Zugänge**
- **Volumengabe**
- **Katecholamingabe**
- **Erwägen einer Intubation bei Gefahr der Aspiration**

*Die Sicherung der Vitalfunktionen hat höchste Priorität. Über großlumige periphere Venenwege erfolgt die Volumenersatztherapie. Hierfür werden kristalloide Lösungen, ggf. als Druckinfusion und in Kombination mit Vasopressoren eingesetzt. Eine Intubation zur Sicherung der Atemwege und Aspirationsprophylaxe kann notwendig werden.*

## Frage 381

Was versteht man unter dem Boerhaave-Syndrom?

**Als Boerhaave-Syndrom wird die spontane Ösophagusruptur bezeichnet.**

*Zur spontanen Ösophagusruptur (Boerhaave-Syndrom) kommt es durch einen plötzlichen und starken Druckanstieg im Ösophagus, wie beispielsweise beim Erbrechen. Die Patienten klagen nach dem Erbrechen über starke Schmerzen, Atemnot, Bluterbrechen und sind vital gefährdet.*

## Frage 382

An welche Erkrankung denken Sie bei brennenden retrosternalen Schmerzen, die v.a. nachts sowie nach dem Genuss von süßen Speisen, Alkohol oder Tabak auftreten?

**Refluxösophagitis.**

*Die Refluxösophagitis ist eine entzündliche Erkrankung der Speiseröhre, die durch einen vermehrten Reflux von Magensäure in den Ösophagus ausgelöst wird. Typisch sind neben dem klassischen Sodbrennen v. a. epigastrische Schmerzen, thorakale Schmerzen, Dysphagie, Odynophagie, Brennen im Rachen und auffälliges Räuspern am Morgen sowie Asthmaanfälle. Die Symptomatik kann der einer Angina pectoris ähneln.*

## Frage 383

Sie kommen zu einer 39-jährigen, adipösen Patientin. Diese berichtet aufgeregt von einem nun seit 2 h andauernden konstanten Oberbauchschmerz, der in den Rücken und die rechte Schulter ausstrahlt. Außerdem hätte sie sich schon mehrfach übergeben. Es ginge ihr sehr schlecht.

Welche Verdachtsdiagnose stellen Sie? An welche Differenzialdiagnosen müssen Sie denken?

**Die Symptomatik spricht für eine Gallenkolik. Differenzialdiagnostisch ist an ein Ulkus ventriculi/duodeni, eine Pankreatitis, einen Herzinfarkt, eine Lungenarterienembolie oder eine Appendizitis zu denken.**

*Gallenkoliken sind charakteristisch für ein Gallensteinleiden. Risikofaktoren sind Geschlecht (Frauen mehr betroffen als Männer), Alter (mittleres Alter), Adipositas, mehrere Kinder sowie hereditäre Faktoren (5 × F = female, forty, fat, fertile, fair).*

## Frage 384

Können Sie durch die klinische Untersuchung Ihren Verdacht einer Gallenkolik erhärten? Wenn ja, wie?

**Ja. Mittels Murphy-Zeichen.**

*Das nach einem amerikanischen Chirurgen benannte Zeichen ist typisch für eine Cholezystitis. Am sitzenden Patienten palpiert man medial unterhalb des rechten Rippenbogens und fordert den Patienten zu einer tiefen Einatmung auf. Eine entzündliche Gallenblase drückt hierbei gegen die palpierenden Finger und löst einen Druckschmerz aus.*

## Frage 385

Wie therapieren Sie die Koliken?

**Im Vordergrund steht die Therapie mittels Spasmolytika (beispielsweise N-Butylscopolamin) und die Schmerztherapie (beispielsweise Metamizol).**

*Zur analgetischen Therapie der akuten Gallenkolik werden Spasmolytika, wie z. B. 20–40 mg N-Butylscopolamin i. v., kombiniert mit einem Analgetikum eingesetzt. Bei stärksten Schmerzen können Opiatderivate eingesetzt werden.*

*Eine Relaxation des Sphincter Oddi kann auch durch Nitroglycerin-Gabe erreicht werden.*

## Frage 386

Zur Differenzialdiagnose des Thoraxschmerzes gehört die akute Pankreatitis. Beschreiben Sie die klinische Symptomatik einer akuten Pankreatitis.

**Die Patienten beschreiben einen unspezifischen Abdominalschmerz, der gürtelförmig in den Rücken ausstrahlen kann. Typisch ist darüber hinaus der zu palpierende „Gummibauch".**

*Die akute Pankreatitis ist mit einer Inzidenz von 20/100 000 Personen pro Jahr eine relativ häufige Erkrankung in Deutschland. Männer sind häufiger betroffen als Frauen. Die Genese ist zum überwiegenden Teil biliär oder äthyltoxisch. Sehr häufig findet man Übelkeit, Erbrechen, erhöhte Temperatur, Meteorismus und Aszites.*

## Frage 387

Eine 57-jährige Patientin klagt seit 3 Tagen über Müdigkeit, Abgeschlagenheit und leichtes Fieber. Nun beschreibt sie einen sehr unangenehmen linksseitigen Brustschmerz mit brennendem Charakter. Bei der Untersuchung fällt eine Hautrötung mit gruppiert angeordneten Bläschen entlang des 4. Interkostalraums auf.

Welche in diesem Stadium häufig als Herzinfarkt fehldiagnostizierte, dermatologische Erkrankung fällt Ihnen ein?

**Zoster thoracicus.**

*Reaktivierte Varicella-zoster-Viren wandern entlang der sensorischen Nerven und führen zum charakteristischen Bild des dermatomalen schmerzhaften Zosters. Im Anschluss an ein Prodromalstadium imponiert der Zoster zunächst mit Erythemen und später mit gruppiert stehenden papulovesikulösen, pustulösen Hautveränderungen.*

*Die starken Schmerzen werden als zosterassoziierte Schmerzen bezeichnet und können vor dem Hautausschlag auftreten. Dies führt nicht selten zu einer Fehldiagnose.*

### Frage 388

Gibt es auch einen Zoster ohne die typischen dermatomalen Hauteffloreszenzen?

**Zoster sine herpete.**

*Der Zoster ohne das typische Hautexanthem wird als Zoster sine herpete bezeichnet. Er kann jedoch mit der gleichen Schmerzsymptomatik einhergehen.*

### Frage 389

An welche Erkrankungen ist bei der einseitigen, radikulären Schmerzsymptomatik noch zu denken?

- **Funktionsstörungen von Wirbelsäule und Rippen (Rippenfrakturen, Funktionsstörungen des Rippengelenks)**
- **Wurzelkompressionssyndrom**
- **Myalgie der Interkostalmuskulatur**
- **Pleuraerkrankungen**

*Der gesamte Bereich der muskuloskelettalen Erkrankungen muss beim Leitsymptom Thoraxschmerz mitbedacht werden. Häufig fallen diese Patienten durch eine Zwangshaltung und neurologische Ausfallerscheinungen auf. Die Beschwerden sind auffällig stark durch emotionale Einflüsse modellierbar. Oft findet sich ein Trauma in der Anamnese.*

## 3.3 Respiratorische Notfälle

*Maximilian Kippnich,*
*frühere Bearbeitung: Tido Bajorat*, Jan Höcker**

### Frage 390

Sie behandeln einen 60-jährigen Patienten mit starker Atemnot. Eine genaue Anamnese ist wegen der Atemnot nicht möglich. Auf dem Tisch finden sich eine noch brennende Zigarette und „Berotec“-Spray. Untersuchungsbefund: Lippen- und Akrozyanose, Sauerstoffsättigung 78 %, Herzfrequenz 118/min rhythmisch. Auskultatorisch: Giemen und Brummen über beiden Lungen.

Was ist ihre Verdachtsdiagnose?

**Akute Exazerbation einer chronisch-obstruktiven Lungenerkrankung (COPD)**

*Die COPD ist eine chronische Lungenerkrankung mit progredienter, nicht vollständig reversibler Atemwegsobstruktion auf dem Boden einer chronischen Bronchitis bzw. eines Lungenemphysems.*

*Symptome sind: Husten, Auswurf. Bei akuter Exazerbation: Dyspnoe/Tachypnoe, Zyanose, Tachykardie, sitzende/vornüber gebeugte Haltung (Einsatz der Atemhilfsmuskulatur).*

### Frage 391

Welche Maßnahmen veranlassen Sie im o. g. Fall?

- **Löschen der Zigarette/Lüften**
- **Zufuhr von Sauerstoff (in Abhängigkeit der Sauerstoffsättigung und den klinischen Beschwerden)**
- **verbales Beruhigen des Patienten**
- **Anlage eines i. v.-Zugangs**
- **fortgesetztes Monitoring der Vitalparameter Sauerstoffsättigung, Herzfrequenz, Blutdruck sowie 12-Kanal-EKG**

*Eine akute Exazerbation entsteht häufig durch pulmonale Infekte, Noxen (z. B. Zigarettenrauch), Linksherzdekompensation. Primäres Therapieziel: Beseitigung der Hypoxie.*

*Zunächst medikamentöse Therapie, bei Versagen: NIV; ggf. Notfallnarkose mit endotrachealer Intubation.*

## Frage 392

Welche Medikamente verabreichen Sie bei V. a. eine COPD zusätzlich zum Sauerstoff?

- **Bronchodilatatoren (p. i./i. v.; z. B. Fenoterol, Ipratropiumbromid)**
- **Glukokortikoide (i. v./p. i.; z. B. Methylprednisolon)**
- **bei Ansprechen der Therapie: ggf. Methylxanthine (z. B. Theophyllin)**
- **ggf. (vorsichtig titrierend!) Sedativa (z. B. Morphin, Propofol)**

*Bronchodilatatoren (Sympathikomimetika, Anticholinergika): werden häufig vom Patienten bereits mehrfach selbständig eingenommen. Bei Therapieresistenz kann auch Adrenalin vernebelt werden.*

*Glukokortikoide: antiinflammatorische Wirkung, β-permissiver Effekt.*

*Methylxantine (z. B. Theophyllin): begünstigen Tachykardien mit gesteigertem Sauerstoffverbrauch; geringe therapeutische Breite.*

## Frage 393

Einer der Sie unterstützenden Rettungssanitäter merkt an, dass nach seiner Ansicht bei einer COPD nicht mehr als 2 l Sauerstoff/min appliziert werden sollten.

Was antworten Sie?

**Richtig ist: Der Atemantrieb wird bei Patienten mit COPD als Folge der chronischen Hyperkapnie über den Sauerstoffpartialdruck gesteuert. Daher: Gefahr der Hypoventilation.**

**Trotzdem bleibt die Beseitigung der Hypoxämie primäres Therapieziel. Deshalb müssen auch diese Patienten initial unter sorgfältiger Überwachung höhere Dosierungen Sauerstoff erhalten.**

*Besondere Vorsicht ist allerdings in Kombination mit Sedativa geboten!*

## Frage 394

Als Notarzt werden sie zu einem 18-jährigen Schüler gerufen, der beim Sportunterricht plötzlich einsetzende Luftnot bemerkte. Sie finden einen aufgeregten, schlanken Patienten mit Dys- und Tachypnoe vor (Sauerstoffsättigung 91 %, Herzfrequenz 113/min rhythmisch, Blutdruck 150/90 mmHg, keine Zyanose). Der Patient hat keinerlei Vorerkrankungen, ist jedoch Raucher. Die Symptome seien erstmalig aufgetreten.

Welche Verdachtsdiagnose stellen Sie und wie sichern Sie diese?

**Verdachtsdiagnose: Spontanpneumothorax.**

**Differenzialdiagnose: Asthma bronchiale.**

**Diagnosesicherung: Auskultation, ggf. Perkussion.**

*Ein Spontanpneumothorax tritt häufig bei jungen, schlanken Rauchern auf.*

*Leitsymptome: Dyspnoe, einseitiger atemabhängiger Thoraxschmerz.*

*Auskultationsbefund: fehlendes oder (häufiger!) abgeschwächtes Atemgeräusch auf betroffener Seite, Asthma bronchiale: seitengleiches Giemen.*

*Weitere Maßnahmen: Transport in die Klinik unter Überwachung zur Röntgendiagnostik. Die präklinische Anlage einer Bülau-Drainage ist bei wachen Patienten ausschließlich bei Auftreten einer Spannungskomponente indiziert (Kreislaufinstabilität!).*

## Frage 395

Bei dem Schüler mit V. a. Spontanpneumothorax kommt es während des Transportes in die Klinik zu einer Zunahme der Dyspnoe und Verschlechterung der Vitalparameter (Sauerstoffsättigung 85 %, Herzfrequenz 143/min, Blutdruck 100/60 mmHg).

Was tun Sie?

**Auskultation des Patienten (fakultativ Zunahme der Seitendifferenz des Atemgeräusches).**

**Verdachtsdiagnose: Pneumothorax mit Spannungskomponente.**

**Therapie: Entlastung durch Anlage einer Thoraxdrainage (ausgiebige Lokalanästhesie, Analgosedierung, z. B. mit Esketamin und Propofol), eine Entlastungspunktion mittels großlumiger Venenverweilkanüle stellt, wenn überhaupt, nur eine Überbrückungsmaßnahme bis zur Anlage einer Thoraxdrainage dar.**

***Cave:** Jeder Pneumothorax kann prinzipiell eine Spannungskomponente entwickeln!*

*Zusätzliche Symptome sind: Hypotonie, obere Einflussstauung, ggf. Zyanose.*

## Frage 396

Nach einer Explosion im Chemieraum einer Schule erleidet ein Schüler Verbrennungen 2. und 3. Grades im Gesicht. Die explodierte Substanz ist zunächst unklar. Neben der Verbrennung imponieren Husten und Dyspnoe.

Was müssen Sie zusätzlich zu der Versorgung der Brandwunden bedenken?

**Die Inhalation von heißen oder toxischen Gasen kann zu supraglottischer Ödembildung bzw. toxischem Lungenödem führen. Leitsymptome sind:**

- **Dyspnoe,**
- **Husten,**
- **Bronchospastik.**

**Therapie bei Reizgasen:**

- **Die Inhalation von Glukokortikoiden *wird generell nicht empfohlen*. Nur in Einzelfällen bei definitiv gesichertem Inhalationstrauma ist eine symptomatische Besserung beschrieben.**
- **Frühzeitige Indikation zur Notfallnarkose mit Intubation und Beatmung (Cave: schwieriger Atemweg).**

*In Abhängigkeit von der Noxe besteht ein unterschiedliches Schädigungsmuster: Bei heißen Gasen durch Schutzreflex der Stimmlippen meist nur supraglottische Schädigung, während z. B. Nitrosegase auch in die tiefen Atemwege gelangen. Bei Schädigung der unteren Luftwege und Alveolen möglicherweise symptomfreie Latenzphase (bis 48 h – Überwachungspflichtigkeit!).*

## Frage 397

Welche Medikamente können zur Therapie einer Rauchgasvergiftung, wie sie bei einem Wohnungsbrand auftreten kann, verwendet werden?

**Nach Rauchgasexposition besteht häufig die Kombination einer CO- und einer Zyanid-Vergiftung (ggf. zusätzlich Reizgasvergiftung), daher:**

- **$O_2$ in maximaler Konzentration (ggf. Intubation/hyperbare $O_2$-Therapie)**
- **Natriumthiosulfat und/oder Hydroxocobalamin (binden CN-)**
- **ggf. Glukokortikoide bzw. Betamimetika**

*Bei kombinierter CO/CN-Vergiftung -Vergiftung keine Applikation von Methämoglobinbildnern (Amylnitrit, Natriumnitrit, 4-Dimethylaminophenol (4-DMAP).*

## Frage 398

Wie gehen Sie bei einem 4-jährigen Kind vor, das beim Essen plötzlich Husten und Luftnot entwickelt hat?

**V. a. Fremdkörperaspiration! Bei ineffizientem Husten: Unterstützung durch Schläge auf den Rücken zwischen die Schulterblätter mit der flachen Hand, ggf. Kind in Bauchlage mit gesenktem Kopf bringen.**

**Alternativ (altersabhängig): Oberbauchkompression von hinten durch Heimlich-Manöver.**

*Kein Heimlich-Manöver bei Kindern unter 1 Jahr.*

*Mögliche Differenzialdiagnosen (wie z. B. Asthmaanfall, Anaphylaxie) bedenken (Anamnese, Auskultation!).*

## Frage 399

Nach einem Sturz auf eisglatter Straße klagt eine 73-jährige Frau über linksseitige Thoraxschmerzen und Luftnot. Anamnestisch ist eine KHK bekannt. Wie lauten mögliche Verdachtsdiagnosen und wie grenzen Sie diese voneinander ab?

**Verdachtsdiagnosen: Pneumothorax, akutes Koronarsyndrom, Rippenprellung.**

**Anamneseerhebung: Atemabhängigkeit und Ausstrahlung der Schmerzen? Begleitsymptomatik?**

**Auskultation und Untersuchung: Rasselgeräusche? Seitendifferentes Atemgeräusch? Druckschmerz? Frakturzeichen?**

**EKG: Hinweis auf Myokardischämie, Rechtsherzbelastung?**

*Bei entsprechender Anamnese häufig schwierige Abgrenzung und Diagnosestellung.*

*Atemabhängige Schmerzen sprechen eher für eine traumatische Ursache.*

## Frage 400

Was ist Ihre Verdachtsdiagnose bzw. was sind mögliche Differenzialdiagnosen im o. g. Fall?

**V. a. stumpfes Thoraxtrauma mit Rippenprellung/-fraktur(en)/Pneumothorax.**

**Differenzialdiagnose: akutes Koronarsyndrom**

.

*Zur Diagnosesicherung und Überwachung sollte die Patientin ins Krankenhaus eingewiesen werden. Bei Rippenfrakturen: möglicher geschlossener traumatischer Pneumothorax mit Komplikation eines Spannungspneumothorax (akute Vitalbedrohung!).*

## Frage 401

Eine 89-jährige demente und bettlägerige Patientin im Pflegeheim hat plötzlich angefangen zu „röcheln" und sei zyanotisch geworden. Bei Ihrer Ankunft finden Sie eine bedingt ansprechbare Patientin mit Dyspnoe und Lippenzyanose sowie feuchten Rasselgeräuschen über beiden Lungen vor, links abgeschwächt erscheinend. Die Patientin sei in den letzten Wochen immer schwächer geworden und musste zuletzt sogar gefüttert werden. Welche Verdachtsdiagnose stellen Sie?

**V. a. Aspiration von Mageninhalt, ggf. Aspirationspneumonie.**

*Bei Patienten mit Bewusstseinstrübung (Drogen, Alkohol, Medikamente, geriatrische Patienten) besteht häufig eine sog. stille Aspiration, unter Umständen mit nachfolgender Pneumonie (Fieber?).*

## Frage 402

Welche Maßnahmen ergreifen Sie im o. g. Fall der dementen Patientin?

- **Inspektion des Mund-/Rachenraumes und ggf. reinigen**
- **ggf. enorales/endobronchiales Absaugen**
- **Applikation von Sauerstoff über Nasensonde bzw. Maske**
- **Überwachung der Kreislauffunktion**
- **bei V. a. Bronchospasmus Applikation von Bronchospasmolytika (inhalative Betamimetika/Glukokortikoide p. i. bzw. i. v.)**

*Die Inspektion des Mund-/Rachenraumes ist bei „stiller Aspiration" häufig unauffällig.*

*Anatomisch bedingt Ausbildung einer Aspirationspneumonie meist rechts (der rechte Hauptbronchus verläuft steiler als der linke).*

## Frage 403

Sie werden zu einem 61-jährigen Patienten mit starker Luftnot, Stridor und Lippenzyanose nach Hause gerufen. Die Ehefrau erklärt, ihr Mann leide an einem Tumor „im Rachen", wäre aber nach Diagnosestellung nicht mehr zum Arzt gegangen.

Wie gehen Sie vor?

- **Sicherung der Vitalfunktionen**
- **Applikation von hochdosiertem Sauerstoff**
- **klinische Untersuchung und engmaschige Überwachung**
- **zügiger Transport in ein geeignetes Krankenhaus (Cave: schwieriger Atemweg)**

*Progrediente Obstruktion bis zu Stenosen von < 90 % verlaufen häufig asymptomatisch. Der Stridor bei supraglottischer Stenose imponiert v. a. inspiratorisch, bei subglottischer Stenose vorwiegend exspiratorisch.*

## Frage 404

Während des Transportes kommt es zu progredienter respiratorischer Erschöpfung des 61-Jährigen mit Zunahme der Zyanose und Abfall der Sauerstoffsättigung auf 76 %.

Was tun Sie?

- **Optimierung der Lagerung**
- **Verbesserung des Sauerstoffangebots (ggf. nichtinvasive Beatmung)**
- **Vorbereitung Notfallnarkose und Equipment für schwierigen Atemweg (Ultima Ratio)**
- **erneute Information an aufnehmende Klinik (Schockraum)**

*Die Intubation bei pharyngealen, laryngealen oder trachealen Tumoren ist häufig konventionell sehr schwierig bzw. mit unkalkulierbarem Blutungsrisiko behaftet.*

## Frage 405

? Sie werden zu einem Patienten gerufen, der plötzlich hellrotes schaumiges Blut aushustet und Atemnot hat. Der Patient ist blass, sehr aufgeregt und ängstlich.

Welche Differenzialdiagnosen ziehen Sie in Betracht?

! **Abhängig von der Lokalisation der Blutung:**

- **untere Atemwege (Hämoptoe): begleitend bei Pneumonie oder Bronchitis**
- **Blutung aus: Bronchiektasen, Tumoren, TBC-Kavernen, Aneurysmata der Pulmonalarterien bzw. (selten) Aorta mit Wühlblutung in die Lunge**
- **oberer Gastrointestinaltrakt (OGT): Blutung aus: Ösophagusvarizen, Ösophagus- oder Magentumoren, Ulkusblutung**
- **Nasen-Rachen-Raum: Nasenbluten, Blutung aus Tumoren des Pharynx/Larynx**

i *Dyspnoe häufig bei Pneumonie, Bronchitis und Atelektasen.*

*Blut aus dem OGT: häufig dunkelrot-schwarz und mit Erbrechen assoziiert (Hämatemesis).*

## Frage 406

? Sie versorgen einen Motorradfahrer nach schwerem Verkehrsunfall im RTW.

Anamnese: Schmerzen im Thorax. Befund: ansprechbar, nicht orientiert, Dys-/Tachypnoe, Atemgeräusche über beiden Lungen, links abgeschwächt.

Vitalparameter: Blutdruck 100/60 mmHg, Herzfrequenz 123 Schläge/min, Sauerstoffsättigung 87 %.

Welche Verdachtsdiagnose stellen Sie?

! **Polytrauma (Definition s. u.) mit V. a. Thoraxtrauma und (Hämato-)Pneumothorax links (ggf. mit Spannungskomponente), ggf. begleitend V. a. Volumenmangelschock.**

i *Entscheidend im o. g. Fall sind die dezidierte klinische Untersuchung und die Einschätzung des Patienten. Die Kenntnis des genauen Unfallmechanismus kann bei der Diagnosestellung sehr hilfreich sein.*

## Frage 407

? Welche Maßnahmen ergreifen Sie im Hinblick auf die respiratorische Situation des Motorradfahrers?

!

- **hochdosierte Sauerstoffapplikation und Volumensubstitution**
- **bei V. a. Pneumothorax und wachem Patienten: engmaschige klinische Überwachung**
- **bei V. a. Pneumothorax mit Spannungskomponente: Anlage einer Bülau-Drainage in Lokalanästhesie oder Analgosedierung bzw. nach Induktion einer Notfallnarkose**
- **bei V. a. Pneumothorax und beatmetem Patienten: Anlage einer Bülau-Drainage (unabhängig von der Spannungskomponente)**

i ***Cave:*** *Eine einseitige (zu tiefe) Intubation (meist in den rechten Hauptbronchus) kann einen Hämato-/Pneumothorax vortäuschen (abgeschwächtes Atemgeräusch kontralateral)!*

## Frage 408

? Auf einer Gartenparty bekommt eine 48-jährige Frau plötzlich Luftnot.

Anamnese: plötzliches Auftreten, keine bekannten Vorerkrankungen. Befund: wache, ängstliche Patientin, inspiratorischer Stridor, vesikuläres Atemgeräusch über beiden Lungen, gut tastbarer Puls, Herzfrequenz ca. 110 Schläge/min.

Welche Verdachtsdiagnose haben Sie?

! **Angioödem der Glottis bzw. des Larynx (Synonym: Quincke-Ödem), meist im Rahmen einer Anaphylaxie.**

**Differenzialdiagnose: Fremdkörperaspiration (Anamnese!).**

i *Zu den Angioödemen zählen gelegentlich auftretende Ödeme der Haut oder Schleimhäute (Zunge, Glottis, Larynx). Formen:*

- *Histamin-vermitteltes Angioödem (häufigste Form)*
- *C 1-Esterase-Inhibitor-Mangel induziertes Angioödem*
- *ACE-Hemmer induziertes Angioödem (v. a. Zunge betroffen)*

## Frage 409

Wie gehen Sie im o. g. Fall bei V. a. Angioödem vor?

- **bei V. a. Anaphylaxie sofortige Gabe von 0,5 mg Adrenalin i. m.**
- **Sicherung der Vitalfunktionen**
- **hochdosierte Gabe von Sauerstoff und Volumensubstitution**
- **Verneblung von Adrenalin (z. B. 5 mg, keine Verdünnung)**
- **intravenöse Applikation von $H_1$- und $H_2$-Antihistaminika (z. B. Clemastin und Ranitidin) und Kortikosteroiden (z. B. Methylprednisolon)**
- **begleiteter Transport in geeignete Klinik**

*Antihistaminika und Kortikosteroiden sind nur bei histaminvermitteltem Angioödem effektiv; präklinisch ist jedoch keine sichere Differenzierung möglich.*

## Frage 410

Sie werden zu einem 53-jährigen Patienten gerufen, der zu Hause von Angehörigen verwirrt, mit Sprachstörungen und Atemnot aufgefunden wurde. Es seien wiederholt Suizidabsichten geäußert worden.

Befund bei Eintreffen: Der Patient liegt eingenässt auf dem Boden, ist bedingt ansprechbar, generalisierte Muskelfaszikulationen, starker Speichelfluss aus dem Mund, Herzfrequenz 36 Schläge/min, Blutdruck 90/60 mmHg.

Welche Verdachtsdiagnose stellen Sie?

**Vergiftung mit Alkylphosphaten, Carbamaten (Pestizide), Pilzen.**

**Differenzialdiagnose: Krampfanfall.**

*Alkylphosphate (z. B. E 605) bewirken eine irreversible, Carbamate eine reversible Hemmung der Acetylcholinesterase mit überschießender Aktivierung muskarinerger und nikotinerger Acetylcholinrezeptoren (cholinerge Krise).*

*Die Häufigkeit o. g. Vergiftungen in Relation zum Krampfanfall ist selten: daher genaue Anamneseerhebung mit Hinweis auf mögliche Vergiftungsquelle! **Cave:** Eigenschutz!*

## Frage 411

Welche Maßnahmen ergreifen Sie im o. g. Fall bei vermuteter Vergiftung?

- **Eigenschutz mit höchster Priorität (Handschuhe, Frischluft)**
- **bei unklaren Gefahrstoffen Nachforderung Feuerwehr und Einsatzführungsdienst Rettungsdienst**
- **Kontakt zur Giftnotrufzentrale**
- **Antidottherapie mit Atropin initial 2–5 mg i. v. (Erwachsene), Wiederholung ggf. alle 2–5 min**
- **ggf. bei Alkylphosphatintoxikation zusätzliche Oxime (selten verfügbar!)**
- **Sicherung der Vitalfunktionen und Kreislaufüberwachung**
- **adäquate Vorverständigung der Klinik (Schockraum)**

*Eigenschutz und der Schutz weiterer Beteiligter hat höchste Priorität. Alkylphosphate besitzen eine hohe transdermale Penetrationsfähigkeit.*

## Frage 412

Sie werden durch den Ehemann zu einer Schwangeren (21 Jahre, 6. Schwangerschaftsmonat) gerufen, die plötzlich Atemnot und Erstickungsangst hat. Die Patientin weint und ist sehr aufgeregt, es habe zuvor einen Streit mit ihrer Mutter gegeben. Ansonsten seien keine Vorerkrankungen bekannt, der Schwangerschaftsverlauf bisher unauffällig.

Wie gehen Sie vor?

- **verbale Beruhigung und Anleitung zum kontrollierten Atmen**
- **weitere Eigen-/Fremdanamneseerhebung (Schmerz? Fieber? Husten?)**
- **Inspektion (Blässe, Zyanose?), Auskultation, ggf. Perkussion (Stridor? Giemen/Brummen/Rasselgeräusche?)**
- **Überwachung der Vitalparameter**
- **ggf. Sauerstoffapplikation**

*Bei schwangeren Patientinnen sollte in unklaren Situationen eine Hospitalisierung angestrebt werden.*

## Frage 413

Die körperliche Untersuchung der Schwangeren ist unauffällig, Atemfrequenz: 32/min, vesikuläres Atemgeräusch beidseitig, Herzfrequenz 145 Schläge/min, Sauerstoffsättigung bei 97%. Die weitere Anamnese fördert lediglich leichten Schwindel und Kribbeln in den Fingern zutage.

Wie lautet Ihre Verdachtsdiagnose?

**V. a. Hyperventilationssyndrom.**

*Symptome:*
- *Dys-/Tachypnoe*
- *Erregtheit/Unruhe (Auslöser!)*
- *Schwindel*
- *ggf. sog. Pfötchenstellung der Hände durch gesteigerte neuromuskuläre Erregbarkeit als Folge der respiratorischen Alkalose mit Verminderung des ionisierten Kalziums*
- *ggf. positives Chvostek-Zeichen*

## Frage 414

Wie therapieren Sie im o. g. Fall der Schwangeren mit Hyperventilationssyndrom?

- **Beruhigung und Aufklärung darüber, dass keine schwere Krankheit vorliegt**
- **Anleitung zum kontrollierten Atmen**
- **in Plastikbeutel ein- und ausatmen lassen (Rückatmung von $CO_2$)**

*Hyperventilationssyndrome sind häufig! Die Dyspnoe verstärkt die zugrundeliegende Erregung. Bei schwerer Symptomatik kann eine medikamentöse Anxiolyse/Sedierung erforderlich werden.*

## Frage 415

Ein 63-jähriger Patient mit bekannter Asbestose, Pleuramesotheliom und Heim-Sauerstofftherapie beklagt eine seit 3 Tagen allmählich zunehmende Dyspnoe sowie Husten. In den letzten Stunden sei die Luftnot so schlimm geworden, dass kein Aufstehen aus dem Bett mehr möglich sei. Er fühle sich erschöpft und fiebrig. Wie gehen Sie vor?

- **weitere Anamneseerhebung (Schmerzen? Auswurf?)**
- **Inspektion, Auskultation, ggf. Perkussion**
- **Überwachung der Vitalparameter, Temperaturmessung**
- **Applikation von (mehr) Sauerstoff**

*Bei Patienten mit schweren chronischen Erkrankungen spielt der (mutmaßliche) Patientenwille eine entscheidende Rolle bezüglich der Durchführung von invasiven Maßnahmen und Hospitalisierung.*

## Frage 416

Was ist differenzialdiagnostisch im o. g. Fall zu bedenken?

**Bei dem chronischen Krankheitsverlauf sind verschiedene Ursachen der akuten Verschlechterung denkbar: Pneumonie, Linksherzinsuffizienz mit Lungenödem, Pleuritis, Pleuraempyem, Pleuraerguss. Eine definitive Abklärung sollte in der Klinik erfolgen.**

*Eine Asbestose ist ein fibrotischer Umbau der Lunge mit primär restriktiver Ventilationsstörung. Bei Fieber: entzündliche Genese? – ggf. Lungenödem (Auskultationsbefund: grobblasiges Rasselgeräusch).*

## Frage 417

Sie werden zu einem Patienten gerufen, der in suizidaler Absicht eine größere Menge Bittermandeln gegessen hat. Der Patient ist vigilanzgemindert, aber noch ansprechbar, klagt über Dyspnoe, Kopfschmerz und Schwindel.

Vitalparameter: Sauerstoffsättigung 90%, Blutdruck 90/60 mmHg, Herzfrequenz 135 Schläge/min. Wie therapieren Sie?

**Sicherung der Vitalfunktionen.**

**Sauerstoffgabe und Kreislaufstabilisierung (Infusionstherapie, ggf. Katecholamine, z. B. Akrinor).**

**Kontakt zur Giftnotrufzentrale.**

**Antidottherapie:**
- **Hydroxocobalamin (5 g, Kinder 2,5 g i. v.)**
- **oder 4-DMAP (3 mg/kgKG i. v.), anschließend Natriumthiosulfat i. v. (50–100 mg/kgKG)**

*Bei Toxidromen kann der frühzeitige Kontakt zur Giftnotrufzentrale im Hinblick auf Gefahrenhinweise, Diagnostik, Therapie und adäquate Klinikeinweisung eine wichtige Hilfestellung bieten.*

## Frage 418

Warum ist Hydroxocobalamin bei einer Bittermandel-Vergiftung besser geeignet als 4-DMAP?

**Hydroxocobalamin fördert die renale Ausscheidung von Zyanid durch die Bindung an Kobalt. 4-DMAP induziert die Bildung von Methämoglobin (Zyanid bindet an $Fe^{3+}$) und muss deswegen mit Natriumthiosulfat kombiniert werden.**

*Derartige Vergiftungen sind sehr selten. Die Verwendung von Hilfestellungen kann die Therapiesicherheit erhöhen (Nachschlagewerke, Giftnotrufzentrale, Kontakt zur Klinik mit entsprechender Fachexpertise).*

## Frage 419

Sie werden in ein Pflegeheim zu einer Patientin mit Heimbeatmung und Trachealkanüle gerufen. Die Patientin ist zyanotisch und „ringt nach Luft".
Was tun Sie?

- **bei V. a. mechanische Verlegung der Trachealkanüle: Absaugen mit großlumigem Saugkatheter, ggf. Entfernen der Kanüle**
- **ggf. vorsichtiges Platzieren einer neuen Trachealkanüle bzw. eines Endotrachealtubus durch das Tracheostoma – alternativ: konventionelle Intubation und Beatmung**

*Mögliche Trachealverletzung/Fehllage bei Neuplatzierung (Via falsa). Risikominderung z. B. durch Verwendung eines Absaugkatheters oder eines Airway Exchange Catheter als „Führungsschiene" in Seldinger-Technik.*

## Frage 420

Beschreiben Sie die klinischen Symptome des akuten Asthmaanfalles.

**Bei einem schweren Asthmaanfall fällt dem Patienten das Sprechen schwer, da er unter Dyspnoe bis Orthopnoe mit exspiratorischem Stridor leidet. Unter Einsatz der Atemhilfsmuskulatur atmet er mit hohen Atemfrequenzen (> 25/min). Die Herzfrequenz ist zunächst tachykard, bei akuter Hypoxie am Herzen wird sie bradykard.**

**Die respiratorische Insuffizienz führt zu Zyanose und Hyperkapnie, die durch eine $CO_2$-Narkose zur Somnolenz führen können. Bei der Auskultation des Thorax fallen ein verlängertes Exspirium und exspiratorisches Giemen und Brummen auf. Bei einem lebensbedrohlichen Asthmaanfall können die Atemnebengeräusche fehlen („silent Chest").**

*Für die Auskultation gilt: Je lauter die Geräusche, desto harmloser die Situation.*

## Frage 421

Wie gehen Sie bei der Behandlung des akuten Asthmaanfalles vor?

- **ggf. sofortige Allergenkarenz**
- **Stabilisierung der Vitalfunktionen**
- **sitzende Position, Kleidung öffnen, Patienten beruhigen**
- **$O_2$-Gabe über Maske**
- **sicherer Venenzugang**
- **medikamentöse Therapie mit $\beta_2$-Mimetika, Kortikosteroiden; zusätzlich können Adrenalin, Anticholinergika, Magnesiumsulfat, Ketamin und Propofol gegeben werden.**
- **Diagnostik vervollständigen**

*Sedativa sollten wegen ihrer atemdepressiven Wirkung nur sehr vorsichtig eingesetzt werden. Zur Diagnostik gehören die Anamnese und körperliche Untersuchung (Inspektion, Auskultation, Perkussion eines hypersonoren Klopfschalls), das Monitoring von EKG, Blutdruck und die Sauerstoffsättigung. Ist eine Notfallnarkose erforderlich, erscheint eine ketaminbasierte Induktion als gut praktikabel (bronchodilatatorischer Effekt in hohen Dosierungen).*

## Frage 422

Nennen Sie wichtige Medikamente bei der Behandlung des Asthmaanfalls.

- **kurzwirksame $\beta_2$-Mimetika (Fenoterol, Salbutamol, Reproterol)**
- **Kortikosteroide (Prednisolon)**
- **weitere Medikamente (Adrenalin, Ipratropiumbromid, $Mg^{2+}$, Ketamin)**

*Kurzwirksame $\beta_2$-Mimetika zur Bronchodilatation wie Fenoterol oder Salbutamol können inhaliert werden (2 Hübe, Wiederholung alle 15 min). Reproterol (0,09 mg i. v.) eignet sich zur i. v.-Applikation. Vorsichtige i. v.-Applikation von $\beta_2$-Mimetika bei Patienten mit kardialer Vorgeschichte, da Tachykardien ausgelöst werden können.*

*Systemische Kortikosteroide wie Prednisolon (250 mg i. v.) wirken membranstabilisierend und antiinflammatorisch. Die Patienten profitieren von inhalativen Kortikosteroiden wie Beclometason, Budesonid und Fluticason auch im akuten Asthmaanfall. Bei langjährigem, schwierigem Asthma kann eine Glukokortikoidresistenz vorliegen.*

*Die bronchodilatatorische Wirkung von verschiedenen weiteren Medikamenten kann bei der Behandlung des akuten Asthmaanfalles genutzt werden. Hierzu gehören: Adrenalin inhalativ, s. c. oder i. v., Anticholinergika wie Ipratropiumbromid, Magnesiumsulfat, Ketamin und Propofol. Ketamin sollte wegen psychomimetischer Nebenwirkung nur in Kombination mit Benzodiazepinen angewandt werden.*

*Methylxanthine wie Theophyllin führen nach $\beta_2$-Mimetika- und Kortikosteroidgabe zu keiner weiteren Besserung der Bronchospastik beim akuten Asthmaanfall, während eine klinische Besserung bei der akuten COPD-Infektexazerbation beschrieben worden ist.*

## Frage 423

Wann und wie würden Sie eine Beatmung eines Patienten mit akutem schwerem Asthmaanfall (Status asthmaticus) vornehmen?

**Bei einer respiratorischen Erschöpfung ist die maschinelle Beatmung indiziert. Nach der Narkoseeinleitung erfolgen die Intubation und Beatmung. Die Beatmung sollte idealerweise druckkontrolliert (Atemzugvolumen von 6 ml/kgKG) mit normalen Frequenzen (10–15/min) und mit einem PEEP von 5–7 $cmH_2O$ erfolgen. $S_pO_2 > 92\,\%$ und I:E-Verhältnis mit verlängertem Exspirium.**

*Die Narkoseeinleitung erfolgt als Nichtnüchterneinleitung (rapid Sequence Induction). Die Intubation sollte in tiefer Narkose erfolgen. Vor Narkoseeinleitung sollte, wenn möglich, ausgiebig präoxygeniert werden (ggf. mit nichtinvasiver Beatmung).*

## Frage 424

Sie werden zu einem 10-jährigen Jungen gerufen, der nach einem Insektenstich unter akuter Luftnot leidet. Der Patient ist kreislaufstabil. In der Auskultation hören Sie einen Bronchospasmus mit Giemen und Pfeifen.

Welche therapeutischen Maßnahmen nehmen Sie vor Ort vor?

- **Patienten und Bezugspersonen beruhigen, Verhinderung weiterer Insektenstiche (ggf. Ortswechsel).**
- **Bei respiratorischer Symptomatik i. m.-Adrenalingabe (< 6 Jahre 150 µg, 6–12 Jahre 300 µg, > 12 Jahre 500 µg) und Inhalation von Adrenalin (pur, keine Verdünnung).**
- **Oberkörperhochlagerung, Sauerstoffgabe und Anlage eines Venenzugangs.**
- **Volumentherapie mit Kristalloiden (30 ml/kgKG).**
- **Gabe von Antihistaminika wie Dimetinden (0,1 mg/kgKG) oder Cimetidin (4–5 mg/kgKG) und von Kortikoiden wie Prednisolon (20 mg/kgKG).**
- **Intubationsbereitschaft herstellen und bei Verlegung der Atemwege frühzeitige Narkoseeinleitung und Intubation.**

*Die Volumentherapie wirkt dem relativen Volumenmangel bei Vasodilatation entgegen.*

*Adrenalin ist das Medikament der Wahl bei schwerer Anaphylaxie, da es als $\alpha_1$-Rezeptoragonist der Vasodilatation und dem Schock entgegenwirkt und als $\beta_2$-Rezeptoragonist eine Bronchodilatation bewirkt. Ferner steigert es die Inotropie und unterdrückt die Mediatorfreisetzung. Adrenalin kann ggf. nach Intubation endobronchial appliziert werden (10–30 µg/kgKG).*

*Antihistaminika verhindern weitere Histaminwirkungen. Kortikoide wirken membranstabilisierend und dämpfen eine allergische Spätreaktion. Wegen der drohenden Spätreaktion sollte der Patient in jedem Fall für 24 h stationär überwacht werden.*

## Frage 425

Nach welchem pathophysiologischen Mechanismus kam es im o. g. Fall zur Bronchokonstriktion?

**Der anaphylaktischen Reaktion (Sofortreaktion).**

*Nach einem Erstkontakt mit dem Antigen (Insektengift) kommt es zur immunologischen Sensibilisierung: B-Zellen werden zu Plasmazellen und produzieren spezifische IgE, die sich auf Mastzellen und basophilen Granulozyten binden.*

*Beim Zweitkontakt mit dem Antigen erfolgt die anaphylaktische Reaktion (Sofortreaktion): Das Antigen (Insektengift) bindet an die zellständigen IgE, sodass die Mastzellen und basophilen Granulozyten degranulieren und Mediatoren freisetzen (Histamin, Leukotriene). Die Organreaktionen wie Vasodilatation mit Schock, Bronchokonstriktion und Ödembildung durch Auflockerung der Gefäßbarriere, werden durch die Bindung der Mediatoren an entsprechende Rezeptoren ausgelöst.*

*Durch Blocken dieser Rezeptoren (Antihistaminika) soll ein Fortschreiten der Organreaktionen verhindert werden. Kortikoide stabilisieren die Membranen der Immun- und Gefäßzellen und wirken antiinflammatorisch.*

## Frage 426

Beschreiben Sie die Symptome der Epiglottitis.

**Die betroffenen Kinder im Alter von 3–6 Jahren haben hohes Fieber und wirken schwer krank. Sie verhalten sich ruhig, sind nach vorne gebeugt und versuchen durch Überstrecken des Kopfes den Luftweg geöffnet zu halten. Die Kinder leiden unter Schluckbeschwerden, sodass meist Speichelfluss besteht. Die Sprache ist kloßig und leise. Es können Begleitinfektionen wie Meningitis, Otitis oder Pneumonie vorliegen.**

*Ein inspiratorischer Stridor kann erst sehr spät kurz vor dem kompletten Atemwegsverschluss auftreten.*

## Frage 427

Wie gehen Sie am Notfallort bei einem Kind mit Epiglottitis vor?

**Das Kind sollte bei der Mutter bleiben und jeglicher Stress vermieden werden. Vorsichtige $O_2$-Gabe. Zügiger Transport in die Klinik (Pädiatrie, HNO).**

**Intubation nur als Ultima Ratio (Cave: schwieriger Atemweg). Eine Koniotomie im Kindesalter kann sich äußerst schwierig gestalten.**

*Stress wie eine Venenpunktion oder Manipulationen im Rachenraum können zur Dekompensation der respiratorischen Situation führen. Bei Intubation müssen Tuben kleiner als altersentsprechend gewählt vorbereitet sein, ebenso entsprechende Larynxmasken und Notkoniotomieset.*

## Frage 428

Anhand welcher klinischen Kriterien lassen sich Epiglottitis und Krupp-Syndrom differenzieren?

**Das Krupp-Syndrom tritt bei jüngeren Kindern (0,5–3 Jahre) auf, die Epiglottitis bei Kindern von 3–6 Jahren. Die Kinder sind unruhig und agitiert. Der Verlauf ist protrahierter. Der Allgemeinzustand ist weniger beeinträchtigt und meist fehlt das Fieber. Im Gegensatz zur Epiglottitis kommen in- und exspiratorischer Stridor vor.**

**Die Atmung ist schnell und mühevoll, während sie bei der Epiglottitis langsam und ruhig ist. Die Kinder husten bellend. Kinder mit Krupp-Syndrom haben meist keine Schluckbeschwerden und keinen Speichelfluss. Ihre Stimme ist heiser.**

*Das Krupp-Syndrom ist eine viral bedingte Laryngotracheitis, bei der es zur Schwellung der Subglottis kommt.*

*Die Epiglottitis ist eine bakterielle Entzündung der Epiglottis und angrenzender Strukturen, meist verursacht durch Haemophilus influenzae Typ B. Seit der Impfung gegen diesen Erreger ist die Inzidenz der Epiglottitis stark gesunken.*

## Frage 429

Nennen Sie die verschiedenen Schweregrade des Krupp-Syndroms.

- **Schweregrad I: bellender Husten, Heiserkeit, leiser Stridor**

- Schweregrad II: Ruhestridor, beginnende Dyspnoe
- Schweregrad III: Ruhedyspnoe, thorakale Einziehungen, Tachykardie > 160/min
- Schweregrad IV: hochgradige Dyspnoe, zunehmende Ateminsuffizienz, Zyanose, Bradykardie (!), Somnolenz, Erstickungsgefahr

*Da die Schweregradeinteilung fließend ist, muss anhand der Klinik im Einzelfall beurteilt werden, inwiefern die Therapie an die Symptome anzupassen ist. Je schwerer die Symptomatik sich darstellt, desto zügiger muss ein Transport in eine pädiatrische Notaufnahme/Intensivstation erfolgen.*

## Frage 430

Je nach Schweregrad des Krupp-Syndroms wird die Therapie angepasst. Welche Maßnahmen gehören dazu?

**Bei leichtem Krupp-Syndrom reicht die Inhalation von kalter, feuchter Luft (offenes Fenster, Bad mit laufender Dusche).**

**Bei schweren Formen ist die Gabe von Kortikoiden erforderlich. Eine Adrenalinlösung, welche unverdünnt über eine Maske inhaliert werden kann, wirkt schneller abschwellend.**

*Kortikoiddosierung: z. B. Prednisolon 100 mg rektal oder Dexamethason 0,6 mg/kgKG, maximal 10 mg p. o. Die Gabe von Kortikoiden reduziert die Intubationsnotwendigkeit. Kortikoide vermindern die Entzündungsreaktion und das submuköse Ödem durch Membranstabilisierung.*

*Bei Anwendung von Adrenalin ist eine Überwachung der Herzfrequenz erforderlich.*

## Frage 431

Warum sollte gerade bei kleineren Kindern die Indikation zur stationären Überwachung großzügig gestellt werden?

**Ein zunächst unkompliziert erscheinendes Krupp-Syndrom kann zu einem respiratorischen Versagen führen. Präklinisch kann die Diagnostik und die Einschätzung des Schweregrads erschwert sein.**

*Eine Intubation ist selten erforderlich.*

## Frage 432

Nennen Sie die Symptome bei V. a. einen retropharyngealen Abszess.

- **plötzlich hohes Fieber**
- **Halsschmerzen und Nackensteife nach einigen Tagen unspezifischer respiratorischer Symptome**
- **Dyspnoe mit evtl. inspiratorischer Stridor**

*Betroffen sind jüngere Kinder mit noch nicht atrophiertem retropharyngealem lymphatischem Gewebe.*

## Frage 433

Auf welche Komplikation müssen Sie bei einem Patienten mit retropharyngealem Abszess vorbereitet sein?

**Bei Abszessruptur besteht das Risiko einer Aspiration von Eiter.**

*In der Klinik erfolgt die Abszessspaltung in Intubationsnarkose (**Cave:** schwieriger Atemweg), Narkoseeinleitung nur in Anwesenheit von HNO-/MKG-Team und im vorbereiteten Operationssaal.*

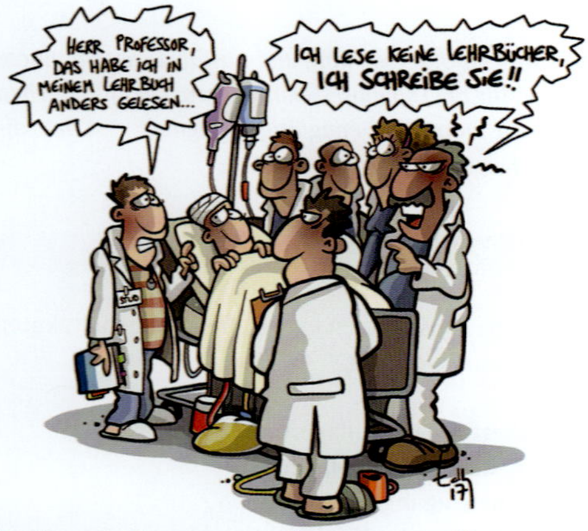
HERR PROFESSOR, DAS HABE ICH IN MEINEM LEHRBUCH ANDERS GELESEN...
ICH LESE KEINE LEHRBÜCHER, ICH SCHREIBE SIE!!

Mehr Cartoons unter: www.medi-learn.de/cartoons www.facebook.de/medilearn Instagram: medilearnde

## Frage 434

Anhand welcher klinischen Zeichen stellen Sie die Verdachtsdiagnose akute Pneumonie?

**Die betroffenen Patienten haben Fieber und Husten mit Sputum, Rhinitis, Myalgien/Athralgien, Kopfschmerzen, Nausea und ggf. Sinusitis, Otitis media, Laryngotracheitis und Pleuritis.**

*Durch Gasaustausch- und Diffusionsstörung kommt es zur Partial- bis Globalinsuffizienz. Bei schwergradigen Pneumonien kann es zum septischen Schock kommen.*

## Frage 435

Welche Differenzialdiagnosen bei V. a. akute Pneumonie sollten Sie bedenken?

**Husten findet sich auch bei der akuten Bronchitis. Hier liegt meist ein trockener, schmerzhafter Husten, meist ohne Fieber vor. Husten kann außerdem ein Symptom bei Lungenarterienembolie, Lungeninfarkt und Neoplasien sein.**

**Akute Dyspnoe findet sich als Leitsymptom verschiedener Erkrankungen wie Erkältungskrankheit, ACS, gastroösophagealem Reflux, Apoplex, metabolischer Azidose, Panikattacken, Angst, Schmerz, Bronchiolitis und Krupp-Syndrom.**

*Klinische Untersuchung und ausführliche Anamnese sind für die Diagnosestellung essenziell. In manchen Fällen kann eine endgültige Diagnose erst im klinischen Setting gestellt werden.*

## Frage 436

Welche Maßnahmen ergreifen Sie bei einer akuten Pneumonie vor Ort?

- **Oberkörperhochlagerung**
- **$O_2$-Gabe über $O_2$-Brille**
- **Venenzugang legen**
- **Sicherung der Vitalfunktionen**
- **Volumensubstitution**
- **$\beta_2$-Mimetika bei Bronchokonstriktion**

*Die Sicherung der Vitalfunktionen beinhaltet die Bereitschaft, bei respiratorischer Dekompensation Narkose, Intubation und Beatmung vorzunehmen. Durch die Narkoseeinleitung kann es zu ausgeprägten Blutdruckabfällen und zur Kreislaufinsuffizienz kommen. Daher ist ein vorausschauendes Handeln mit Volumensubstitution und frühzeitiger Gabe von Vasopressoren wichtig.*

## Frage 437

Nennen Sie Indikationen für die Klinikeinweisung bei akuter Pneumonie.

**Die stationäre Aufnahme ist indiziert bei:**

- **schwerer Pneumonie, schlechtem Allgemeinzustand oder Komorbiditäten wie kardialer Vorgeschichte,**
- **einem Rezidiv einer stationär behandelten Pneumonie,**
- **verwirrten Patienten,**
- **Tachypnoe (> 30/min), Blutdruck < 90 mmHg systolisch oder Lebensalter ≥ 65 Jahre,**
- **Patienten mit Risikofaktoren wie Immunsuppression (Glukokortikoidtherapie, HIV-Infektion oder nach Transplantationen).**

*Zeichen der schweren Pneumonie sind:*

- *Vorliegen einer akuten respiratorischen Insuffizienz mit Atemfrequenzen > 30/min, $p_aO_2/F_iO_2 < 250$*
- *Zeichen des septischen Schocks (systolischer Blutdruck < 90 mmHg, Organdysfunktionen, Notwendigkeit einer Vasopressortherapie, Fieber ≥ 38 °C oder Hypothermie ≤ 36 °C, Tachykardie ≥ 90/min, Tachypnoe > 30/min)*
- *klinischer Nachweis ausgedehnter pulmonaler Infiltrate*

## Frage 438

In welcher präklinischen Situation denken Sie an das Vorliegen einer Bronchiolitis?

**Meist sind Kinder in den ersten 2 Lebensjahren betroffen. In der kalten Jahreszeit bestehen zunächst die Symptome eines unspezifischen respiratorischen Infektes. Im Verlauf entstehen Atemnot sowie Tachypnoe mit thorakalen Einziehun-**

gen. Es kann eine Zyanose vorliegen. Der Thorax ist überbläht mit hypersonorem Klopfschall und es lassen sich ein Giemen sowie feinblasige Rasselgeräusche auskultieren.

*Die Bronchiolitis wird durch das Respiratory Syncytial Virus (RSV) ausgelöst. Es entwickelt sich eine seltene Verlaufsform der obstruktiven Bronchitis, wobei eine lebensbedrohliche Obstruktion der tiefen Luftwege entstehen kann. Je leiser das Atemgeräusch und je jünger das Kind, desto schwerer ist das Krankheitsbild.*

### Frage 439

Wie behandeln Sie eine Bronchiolitis?

- **$O_2$-Gabe in halbsitzender Position**
- **Inhalative $\beta_2$-Mimetika, alternativ Inhalation von Epinephrinlösung**
- **Kortikosteroidgabe**
- **zügige Hospitalisierung**

*Bei der Inhalation von Epinephrin sollte ein Monitoring der Herzfrequenz vorgenommen werden. Bei Fieber und Exsikkose sollten Kristalloide infundiert werden.*

## 3.4 Leitsymptom Dyspnoe

*Maximilian Kippnich, frühere Bearbeitung: Tido Bajorat**

### Frage 440

Nennen Sie häufige Ursachen der akuten Dyspnoe.

**Die häufigen Ursachen lassen sich nach Organsystemen einteilen:**

- **Herz: Myokardinfarkt, KHK, Arrhythmie, Herzinsuffizienz**
- **Lunge: COPD, Asthma bronchiale, Pneumonie, Pneumothorax, Lungenarterienembolie, Pleuraerguss, Lungenödem, Aspiration, interstitielle Lungenerkrankungen**
- **psychogen: Panikattacke, Schmerzen, Angst**
- **endokrin: ketoazidotisches Koma**
- **pädiatrisch: Fremdkörperaspiration, Krupp-Syndrom, Epiglottitis, Bronchiolitis**
- **sonstige: neuromuskuläre Störungen, Anämie, Schock, Sepsis, Anaphylaxie, Medikamente**

*Die Ursachen der akuten Dyspnoe sind vielfältig. Eine fundierte klinische Basisuntersuchung (Inspektion, Palpation, Perkussion, Auskultation) sowie erweiterte apparative Diagnostik (Pulsoxymetrie, 12-Kanal-EKG, Sonografie) können für die Differenzialdiagnostik wegweisend sein.*

### Frage 441

Erläutern Sie die Schweregradeinteilung der Dyspnoe bei vermuteter Herzinsuffizienz.

**Die Einteilung erfolgt nach der Klassifikation der New York Heart Association (NYHA) in die Grade NYHA I–IV:**

- **NYHA I: normale körperliche Belastungsfähigkeit, keine Beschwerden**
- **NYHA II: Luftnot bei stärkerer Belastung**
- **NYHA III: Luftnot bei geringer Belastung**
- **NYHA IV: Ruhedyspnoe**

*Eine stärkere Belastung im Alltag ist das Treppensteigen, während das Geradeausgehen im normalen Tempo eine geringe Belastung darstellt.*

### Frage 442

Für ambulant erworbene Pneumonien kann der CURB-65-Index als Hilfestellung zur Hospitalisierung bzw. zur stationären Aufnahme dienen. Erläutern Sie diesen.

**CURB-65 ist ein Akronym und steht für 5 Kriterien:**

- **C – Confusion (Verwirrtheit)**
- **U – Urea (Serumharnstoff > 7 mmol/l)**
- **R – Respiratory Rate (Atemfrequenz > 30/min)**
- **B – Blood Pressure (Blutdruck diastolisch < 60 mmHg, systolisch < 90 mmHg)**
- **65 – Alter > 65 Jahre**

**Für jedes Kriterium wird bei seinem Vorliegen ein Punkt vergeben. Bereits ab 1 Punkt ist die stationäre Aufnahme zu erwägen.**

*Präklinisch steht die Messung des Harnstoffs nicht zur Verfügung, sodass eher der CRB-65 verwendet werden kann. Bei klinischem Verdacht einer Pneumonie sowie bei Vorliegen eines weiteren Punktes im CRB-65 sollte eine Hospitalisierung in Betracht gezogen werden.*

## Frage 443

Steht die Möglichkeit der Blutgasanalyse (BGA) zur Verfügung, so lässt sich das Ausmaß der respiratorischen Insuffizienz durch die Messung von $p_aO_2$ und $p_aCO_2$ abschätzen. Welche Normwerte kennen Sie für diese Blutgase?

**Für 20-Jährige wird ein mittlerer $p_aO_2$ von 95 mmHg und für 60-Jährige ein $p_aO_2$-Mittelwert von 75 mmHg angenommen.**

**Der $p_aCO_2$ ist altersunabhängig und liegt zwischen 35 und 45 mmHg.**

*Erhöhte $p_aCO_2$-Werte und der Abfall des pH-Wertes auf < 7,25 kann ein Hinweis für eine mögliche respiratorische Dekompensation sein (respiratorische Azidose).*

## Frage 444

Welche klinischen Zeichen können auf eine Lungenarterienembolie hinweisen?

**Die Symptome der Lungenarterienembolie sind vielgestaltig und unspezifisch. Im Vordergrund stehen Dyspnoe, Thoraxschmerz und Hämoptysen. Auf klinische Zeichen einer Beinvenenthrombose ist zu achten. Auch finden sich Tachykardie, Tachypnoe und Zyanose. Bei rechtsventrikulärer Insuffizienz können die Jugularvenen gestaut sein. Bei einem massiven Verlauf kann es zum kardiogenen Schock und Herz-Kreislauf-Stillstand kommen. In der transthorakalen Echokardiografie zeigt sich bei schweren Formen der Lungenarterienembolie eine Rechtsherzbelastung (vergrößerter rechter Vorhof und Ventrikel).**

*Die Einschwemmung thrombotischen Materials in die Lungenstrombahn kann zur mechanischen Obstruktion sowie zum plötzlichen Anstieg des pulmonalarteriellen Druckes und der rechtsventrikulären Nachlast führen. Eine Linksverlagerung des interventrikulären Septums bei Vergrößerung des rechten Ventrikels behindert die Füllung des linken Ventrikels. Hieraus resultiert ein Abfall des Herzzeitvolumens.*

## Frage 445

Worauf achten Sie bei der Anamnese bei klinischem V. a. eine Lungenarterienembolie?

**In der Anamnese sollten prädisponierende Faktoren für eine Lungenarterienembolie erfragt werden: Immobilisation, Beinvenenthrombose, Knochenfrakturen, kürzliche Operation, insbesondere Hüft- oder Kniegelenkersatz, größerer allgemeinchirurgischer Eingriff, Hormonersatztherapie, orale Antikonzeption, Thrombophilie, Varikosis oder frühere venöse Thromboembolie.**

*Die meisten prädisponierenden Faktoren führen über eine Beinvenenthrombose zur Lungenembolie. Seltene Ursachen für eine Lungenarterienembolie können die sog. Fettembolie oder die Fruchtwasserembolie sein, welche durch Verlegung der Lungenstrombahn eine ähnliche Pathophysiologie aufweisen.*

## Frage 446

Welche diagnostischen Verfahren stehen Ihnen bei vermuteter Lungenarterienembolie in der prähospitalen Phase zur Verfügung?

**Neben dem klinischen Befund sollte folgende apparative Diagnostik ergänzt werden:**

- **Pulsoxymetrie (Hypoxie)**
- **Blutdruckmessung (Hypotonie)**
- **12-Kanal-EKG (Tachykardie, SI-QIII-Typ, RSB oder Drehung der Herzachse bei Vorbefund) (▸ Abb. 3.13)**
- **sofern verfügbar Sonografie (transthorakale Echokardiografie, Zeichen der Rechtsherzbelastung)**

*Typische EKG-Befunde finden sich lediglich in 10–30 % der Fälle. Zur weiteren Diagnostik im Krankenhaus gehören: Labor (D-Dimere, Troponin), Phlebo-/Sonografie, Computertomografie und Echokardiografie (transthorakal/transösophageal), ggf. Perfusionsszintigrafie.*

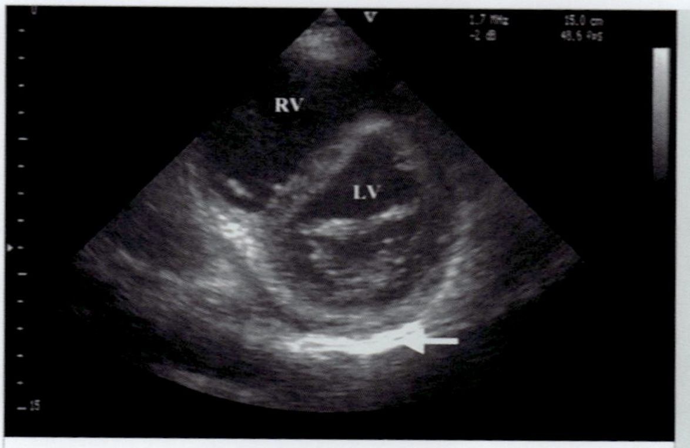


**Abb. 3.13 Akute Rechtsherzbelastung infolge fulminanter Lungenarterienembolie.** 64-jährige Patientin mit akutem Thoraxschmerz und einem bis auf eine Sinustachykardie unauffälligen Elektrokardiogramm. Im TTE (transthorakales Echokardiogramm) in der parasternalen Anlotung zeigen sich eine Vergrößerung des rechten Ventrikels (RV) und eine systolische Abplattung des interventrikulären Septums als Hinweis auf eine akute Druckbelastung des rechten Ventrikels (LV = linker Ventrikel). (Quelle: Fateh-Moghadam S, Bocksch W. Therapeutische Konsequenzen. In: Flachskampf F, Hrsg. Praxis der Echokardiografie. 4., überarbeitete und erweiterte Auflage. Stuttgart: Thieme; 2021. doi:10.1055/b-006-163232)

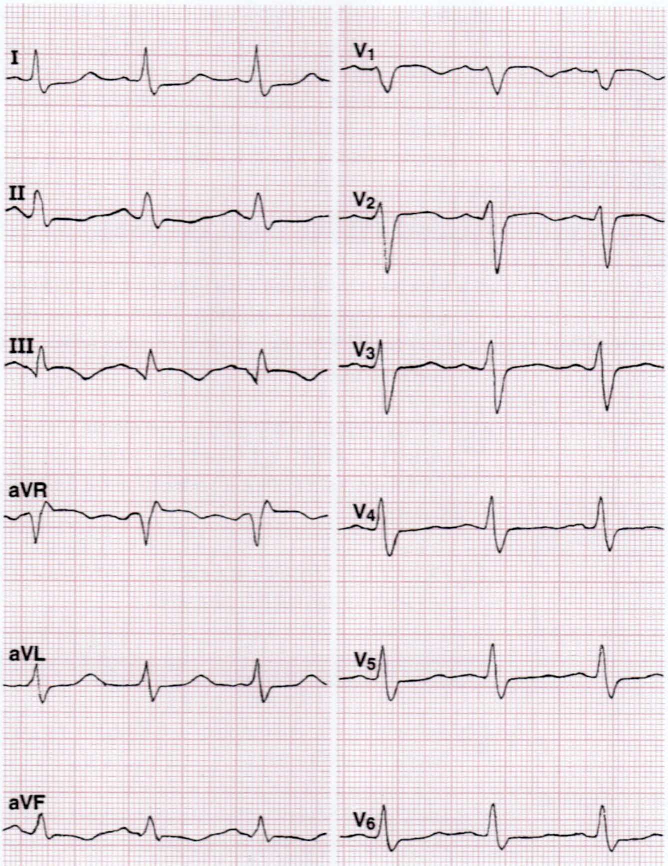


**Abb. 3.14 Akute Lungenembolie.** Sinustachykardie mit einer Kammerfrequenz von 150/min. SI–QIII-Typ, ST-Senkung in I, großes Q und diskrete ST-Hebung sowie terminal negatives T in III sprechen für ein McGinn-White-Syndrom. Kein Hinterwandinfarkt. (Quelle: So C. Lungenembolie (akutes Cor pulmonale). In: So C, Hrsg. Praktische EKG-Deutung. 4. Auflage. Stuttgart: Thieme; 2013. DOI: 10.1055/b-002-59202)

## Frage 447

Welche therapeutischen Schritte sollten Sie noch vor der Krankenhausaufnahme veranlassen?

- **Sicherung der Vitalfunktionen**
- **Oberkörperhochlagerung und Sauerstoffgabe**
- **Anlage von zwei Venenzugängen und vorsichtige Volumengabe**
- **Heparinbolus i. v. (5 000–10 000 IE)**
- **bei Kreislaufinstabilität Katecholamintherapie mit Vasopressoren (z. B. Noradrenalin) und Inotropika (z. B. Dobutamin)**
- **ggf. systemische Thrombolyse bei V. a. massive Lungenarterienembolie bzw. bei Herz-Kreislauf-Stillstand mit V. a. Lungenarterienembolie als Ursache**

*Das detaillierte Vorgehen ist in den „2019 ESC Guidelines on the diagnosis and management of acute pulmonary embolism" beschrieben.*

## Frage 448

Nennen Sie verschiedene Ursachen, die zu einer akuten Herzinsuffizienz führen können.

**Linksherzinsuffizienz:**

- **Dekompensation einer chronischen Herzinsuffizienz**
- **koronare Herzkrankheit**
- **hypertone Entgleisung**
- **Kardiomyopathie**
- **Herzklappenfehler**
- **Myokarditis**
- **Herzrhythmusstörungen**

**Rechtsherzinsuffizienz:**

- **Linksherzinsuffizienz**
- **Lungenarterienembolie**
- **Herzbeuteltamponade**
- **Herzinfarkt**
- **Spannungspneumothorax**

*Bei einem Infarkt geht meist ein linksventrikuläres, seltener rechtsventrikuläres Myokard zugrunde.*

## Frage 449

Welche allgemeinen Maßnahmen ergreifen Sie bei akuter Herzinsuffizienz?

- **Sicherung der Vitalfunktionen**
- **Pulsoxymetrie, kontinuierliche Blutdruckmessung, 12-Kanal-EKG**
- **Oberkörperhochlagerung (bei kardiogenem Schock ggf. eher flache Lagerung)**
- **Sauerstoffgabe nach Pulsoxymetrie**
- **Anlage von zwei Venenzugängen**
- **Furosemid (bei V. a. erhöhte Vorlast, z. B. 20–40 mg i. v.), Morphin (bei Schmerzen/Angst, z. B. 5–10 mg i. v.)**
- **Reanimationsbereitschaft**

*Patienten mit folgenden Vorerkrankungen haben ein erhöhtes Risiko für eine akute Herzinsuffizienz: arterieller Hypertonus, Diabetes mellitus, Klappenerkrankungen, KHK, periphere arterielle Verschlusskrankheit (pAVK), Bestrahlung des Mediastinums, Alkoholkonsum, Rauchverhalten.*

## Frage 450

Welche medikamentösen Therapiemöglichkeiten stehen Ihnen zur Verfügung, wenn bei V. a. akute Herzinsuffizienz der Patient hypertensive Blutdruckwerte aufweist?

**Bei Hypertonie > 200 mmHg systolisch Nitroglycerin (1–2 Hübe), ggf. Nifedipin (10 mg sublingual), Nitrendipin (1 Phiole) oder Urapidil (in 5-mg-Schritten).**

*Bei arterieller Hypotonie Gabe von Katecholaminen wie Dobutamin und Noradrenalin.*

## Frage 451

Kennen Sie ein System der Klassifikation der akuten Herzinsuffizienz?

**Die Clinical Severity Classification eignet sich für die Evaluierung von Patienten mit akuter Herzinsuffizienz in der prähospitalen Phase. Die Patienten werden nach peripherer Perfusion (warm vs. kalt) und pulmonaler Stauung (trocken vs. feucht) in 4 Gruppen der hämodynamischen Konstellation eingeteilt:**

- Gruppe A: warm und trocken
- Gruppe B: warm und feucht
- Gruppe L: kalt und trocken
- Gruppe C: kalt und feucht

Klinische Zeichen der peripheren Minderperfusion (kalt) sind: flacher fadenförmiger Puls, eine kalte und feuchte Haut sowie hypotensive Blutdruckwerte.

Die klinische Beurteilung der Stauung (feucht) erfolgt über die Beobachtung der Jugularvenen. Diese sollten in 45° Oberkörperhochlagerung am Jugulum kollabiert sein. Eine Füllung und Pulsation der V. jugularis externa spricht für einen pathologischen ZVD > 8 cm$H_2O$ und erhöhte rechtsventrikuläre Drücke.

*Durch die Clinical Severity Classification lassen sich ohne weitere technisch-apparative Diagnostik wichtige ursächliche Krankheitsbilder differenzieren und therapieren. Eines der wichtigsten Diagnostikwerkzeuge in der Notaufnahme stellt die transthorakale Echokardiografie dar. Diese kann, sofern verfügbar, bereits präklinisch orientierend durchgeführt werden (**Cave:** Vermeidung eines Zeitverzugs, ggf. während des Transportes).*

## Frage 452

Nennen Sie allgemeine therapeutische Maßnahmen bei Atemnot.

**Beruhigung des Patienten und der Angehörigen. Kleidung lockern. Oberkörperhochlagerung, Sauerstoffgabe. Manchmal lindert kühle Luft durch Öffnen eines Fensters die Atemnot. Monitoring mit Pulsoxymetrie, EKG und Blutdruckmessung sollten etabliert werden. Ein sicherer venöser Zugang ermöglicht die Applikation von i. v.-Medikamenten.**

**Zügige spezifische Behandlung der Grunderkrankung beginnen. Bei einer respiratorischen Erschöpfung kann eine Intubation mit maschineller Beatmung und Analgosedierung notwendig werden.**

*Die Ursachen der akuten Atemnot sind vielfältig. Nach Etablierung der Basismaßnahmen und Sicherung der Vitalfunktionen sollten mögliche Differenzialdiagnosen erörtert und spezifisch therapiert werden.*

## Frage 453

Nach der möglicherweise richtungsweisenden Anamnese sollte eine orientierende körperliche Untersuchung zur Abklärung der akuten Dyspnoe erfolgen. Welche Elemente gehören dazu?

- **Zeichen der gestörten Atmung sind: Atemfrequenz, Atemtiefe, Atemtyp, Atemgeräusche wie Stridor, Giemen, Brummen, Rasselgeräusche, Einsatz der Atemhilfsmuskulatur**
- **Dyspnoeschweregrad: Ruhedyspnoe, Dyspnoe bei leichter Belastung**
- **pulmonaler Auskultations- und Perkussionsbefund im Seitenvergleich**
- **kardialer Auskultationsbefund**
- **körperliche Untersuchung von Kopf, Hals und Thorax (Jugularvenenstauung, Überblähung etc.)**
- **Zeichen der respiratorischen Insuffizienz: Zyanose, Kaltschweißigkeit, Unruhe, Vigilanzstörung, Kreislaufinstabilität**

*Das genaue Vorgehen wird durch die jeweils vorliegenden Symptome bestimmt und muss entsprechend modifiziert werden.*

## Frage 454

Sie werden zu einem Einsatz in die Wohnung eines jungen Ehepaares gerufen. Dort treffen Sie auf die nervöse und ängstlich erscheinende 24-jährige Patientin, die über Luftnot klagt. Sie ist blass und tachykard. Auf Nachfrage erfahren Sie, dass die junge Frau morgen einen Termin zu einer Abschlussprüfung hat. Sie stellen die Verdachtsdiagnose Hyperventilationssyndrom.

Wie gehen Sie vor?

**Neben dem klinischen Befund sollte ein 12-Kanal-EKG geschrieben werden (SI-QIII-Typ, RSB oder Drehung der Herzachse bei Vorbefund). Laufendes Atem- und Kreislaufmonitoring (EKG, Pulsoxymetrie) sollte etabliert werden.**

- **Beruhigung der Patientin und des Partners**
- **Oberkörperhochlagerung**
- **Wenn keine Hypoxämie vorliegt: therapeutische $CO_2$-Rückatmung**
- **Anamnese und weitere präklinische Diagnostik (Pulsoxymetrie, EKG, Auskultation)**

- **ggf. Sedierung mit Midazolam (z. B. 1–2 mg i. v.) oder Propofol (z. B. 20 mg i. v.)**
- **ggf. Klinikeinweisung zum Ausschluss somatischer Ursachen der Hyperventilation**

*Zu den somatischen Ursachen des Hyperventilationssyndrom zählen u. a.: Epilepsie, Schädel-Hirn-Trauma, Meningoenzephalitis oder Asthma.*

## Frage 455

Kennen Sie die pathophysiologischen Zusammenhänge des Hyperventilationssyndroms?

**Durch eine Angst- oder Panikreaktion kommt es zu Tachypnoe, Kaltschweißigkeit, Tachykardie, Palpitationen und Schwindel. Die gesteigerte Ventilation verstärkt die $CO_2$-Abatmung und führt zur akuten respiratorischen Alkalose. Plasmaproteine geben Protonen ab und stellen dadurch Bindungsstellen für Kationen zur Verfügung. Durch Bindung von $Ca^{2+}$- und $Mg^{2+}$-Ionen an diesen Stellen verlieren die Zellmembranen diese Ionen. Ein Abfall des Transmembranpotenzials erleichtert Membrandepolarisationen und führt zur neuromuskulären Übererregbarkeit.**

*Bei der körperlichen Untersuchung können Zeichen der Tetanie festgestellt werden. So führt das Beklopfen des N. facialis beim Chvostek-Zeichen zu Zuckungen der Gesichtsmuskulatur. Beim Trousseau-Zeichen kommt es zu Karpalspasmen nach Anlegen der Blutdruckmanschette über den systolischen Blutdruck (▸ Abb. 3.15).*

## Frage 456

Sie werden zu einem Patienten mit bekannter Myasthenia gravis gerufen. Bei schwerer Muskelschwäche leidet er unter Atemnot. Welche Maßnahmen ergreifen Sie?

- **Sicherung der Vitalfunktionen**
- **dezidierte Untersuchung der Atmung (Ventilation/Oxygenierung)**
- **ggf. nichtinvasive Beatmung bzw. Intubation**
- **spezifischen Therapie: Pyridostigmin i. v. (z. B. Bolus 1–3 mg), zur Prophylaxe von Nebenwirkungen Atropin i. v. (0,5 mg)**

*Bei der myasthenen Krise handelt es sich um ein extrem seltenes und sehr spezielles Notfallbild. Patienten bzw. Angehörige sind meist gut informiert und haben ggf. Handlungsanweisungen für Notfälle parat. Auch der frühzeitige Kontakt zum behandelnden Zentrum oder Hausarzt kann sehr hilfreich sein.*

## Frage 457

Manchmal ist es schwierig zu unterscheiden, ob die Symptome durch eine myasthene Krise oder durch eine cholinerge Krise bei Überdosierung von Cholinesterasehemmern ausgelöst wurden. Nennen Sie die Symptome der cholinergen Krise.

- **Miosis**
- **Hypersalivation**
- **Schwitzen**
- **Diarrhoe**
- **Brady-, manchmal Tachykardie**

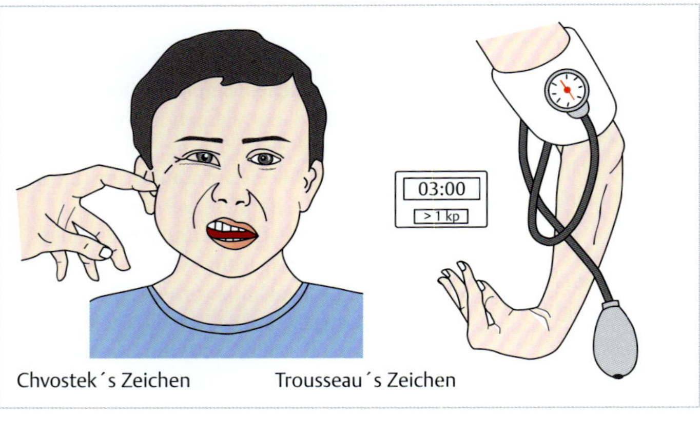


**Abb. 3.15 Chvostek- und Trousseau-Zeichen.** Chvostek-Zeichen: Beklopfen des N. facialis führt zu Zuckungen der Gesichtsmuskulatur. Trousseau-Zeichen: Anlegen der Blutdruckmanschette über den systolischen Blutdruck führt zu Karpalspasmen. (Quelle: Campbell S, Hui J, Kherani I, Li W, Lytvyn Y, Osei-Yeboah C, ed. Essentials of Clinical Examination. 9th Edition. New York: Thieme; 2021)

*Da die Differenzierung klinisch schwierig ist, kann ein Edrophonium-Test (Acetylcholinesterasehemmer) durchgeführt werden. Kommt es nach der Gabe von Edrophonium innerhalb von Minuten zu einer deutlichen Besserung, so lag eine myasthene Krise vor.*

## Frage 458

Auf vielen arztbesetzten Rettungsmitteln stehen zunehmend Sonografiegeräte zur Verfügung. Ein strukturierter Untersuchungsgang für Notfallsituationen ist das sog. „eFAST". Erläutern Sie diesen.

**Dieser Untersuchungsgang hat zum Ziel, freie abdominelle Flüssigkeit, Perikarderguss und Pneumothorax zu detektieren. Das Akronym steht für „extended focused Assessment with Sonography for Trauma". Auch bei internistischen Notfallpatient kann diese Diagnostik wegweisend sein (▶ Abb. 3.16).**

*Präklinische Sonografie kommt immer erst nach der klinischen Untersuchung und dem Basismonitoring. Die präklinische Versorgung darf dadurch nicht verzögert werden.*

## Frage 459

Ergänzend zu Anamnese, klinischer Untersuchung und Basismonitoring kann bei Patienten mit akuter Dyspnoe eine orientierende Thoraxsonografie hilfreich sein. Erläutern Sie mögliche Pathologien, die mit der Thoraxsonografie detektiert werden können.

- **Pneumothorax** (▶ **Abb. 3.17**)
- **Pleuraerguss**
- **Lungeninfiltrate**
- **Lungenödem**
- **Perikardtamponade**
- **weitere kardiale Problematiken** (**z. B. reduzierte Pumpfunktion**)

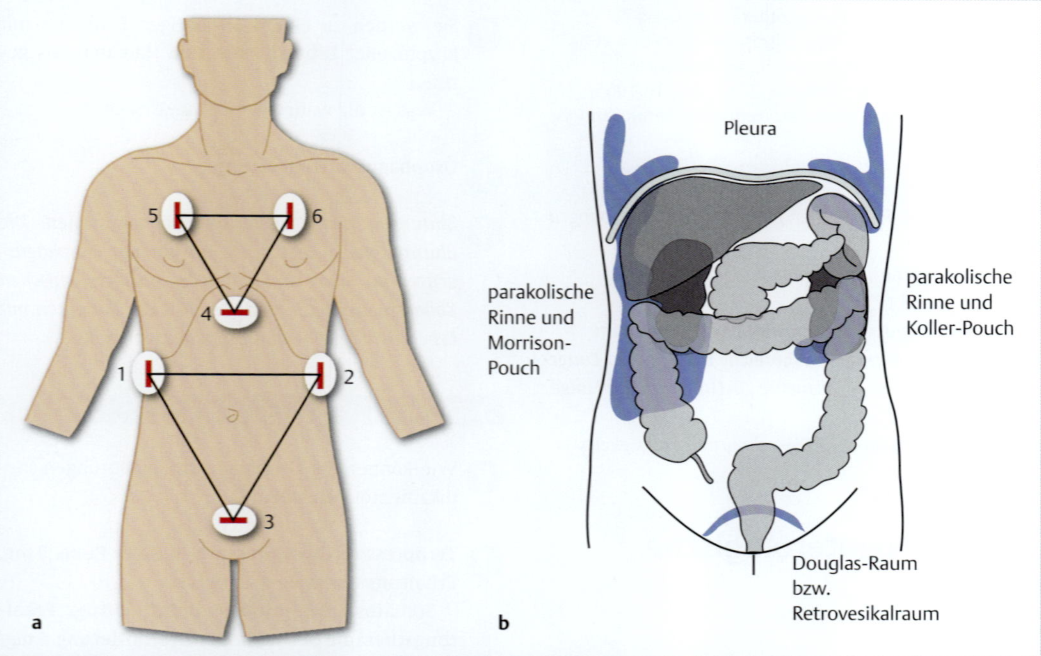


**Abb. 3.16 eFAST-Protokoll.**

**a** Die 6 Standardpositionen der Anlotung. (Quelle: Böer J. Standardschnitte und Normalbefunde. In: Blank W, Mathis G, Osterwalder J, Hrsg. Kursbuch Notfallsonografie. 2., aktualisierte und erweiterte Auflage. Stuttgart: Thieme; 2019)

**b** An den eingezeichneten Stellen kann sich freie Flüssigkeit ansammeln und sonografisch detektiert werden. (Quelle: Böer J. Standardschnitte und Normalbefunde. In: Blank W, Mathis G, Osterwalder J, Hrsg. Kursbuch Notfallsonografie. 2., aktualisierte und erweiterte Auflage. Stuttgart: Thieme; 2019)

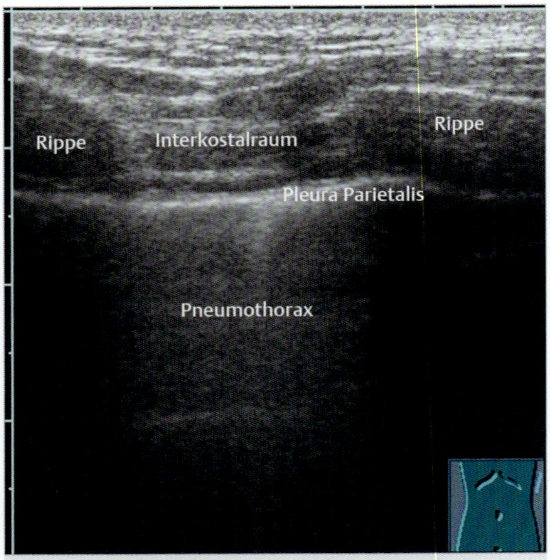


**Abb. 3.17** Sonografiebefund eines Pneumothorax mit folgenden typischen Zeichen:
- fehlendes Lungengleiten
- fehlende B-Linien
- fehlender Lungenpuls

(Quelle: Feldkamp A. Pneumothorax. In: Deeg K, Hofmann V, Hoyer P, Hrsg. Ultraschalldiagnostik in Pädiatrie und Kinderchirurgie. 5., unveränderte Neuauflage. Stuttgart: Thieme; 2018. doi: 10.1055/b-006-149288. Neu hinzugekommen ist: Beschriftung.)

*Für die o. g. Pathologien gibt es spezifische Sonografiebefunde:*
- *Pneumothorax → fehlendes Pleuragleiten (▸ Abb. 3.17)*
- *Pleuraerguss → echoarmer Flüssigkeitssaum*
- *Lungeninfiltrate → echoreiche Felder in der Lunge*
- *Lungenödem → vermehre „B-Linien" in der Lunge, v. a. apikal*
- *Perikardtamponade → echoarmer Flüssigkeitssaum*

## 3.5 Gastroenterologische Notfälle

*Harald Farnik*

### Frage 460

Sie werden zu einem 63-jährigen Patienten mit bekannter ethyltoxischer Leberzirrhose aufgrund einer neu aufgetretenen Vigilanzminderung gerufen.

Woran denken Sie differenzialdiagnostisch?

**Hepatische Enzephalopathie (HE).**

*Die HE ist eine funktionelle und damit potenziell reversible Störung des Zentralnervensystems als Folge akuter oder chronischer Lebererkrankungen. Pathogenetisch ist eine durch Ammoniak und andere Toxine induzierte Funktionsstörung der Astroglia bedeutsam. Häufige Ursachen sind:*
- *Blutungen im Magen-Darm-Trakt*
- *eiweißreiche Mahlzeiten*
- *Infektionen*

*Therapie der Wahl ist die Gabe von Laktulose und Laktuloseeinläufe, L-Ornithin-L-Aspartat und dem intestinal nichtresorbierbaren bakteriziden Breitbandantibiotika (Rifaximin). Der Benzodiazepin-Antagonist Flumazenil sowie die Substitution verzweigtkettiger Aminosäuren und von Zink können bei Untergruppen von Patienten zu einer Besserung des Krankheitsbilds führen.*

### Frage 461

Sie werden zu einem 50-jährigen Patienten mit kryptogener Leberzirrhose und Hämatemesis gerufen.

Was ist die wahrscheinlichste Ursache?

**Ösophagusvarizenblutung.**

*Blutungen aus erweiterten Ösophagusvenen. Die Blutungsquelle liegt i. d. R. im unteren Ösophagusdrittel, da diese Venen Teil des portosystemischen Kollateralkreislaufs sind. Ca. 50 % der Patienten mit Leberzirrhose leiden an Ösophagusvarizen.*

### Frage 462

Wie können Sie Ösophagusvarizenblutungen medikamentös behandeln?

**Terlipressin (Glycylpressin): initialer Bolus 2 mg, Erhaltungstherapie 1–2 mg/4 h.**

**Somatostatin: initialer Bolus 250 µg, Erhaltungstherapie 500 µg/h, Perfusordosierung 6 mg/50 ml: 4 ml/h.**

**Octreotid (Sandostatin): initialer Bolus 50 µg, Erhaltungstherapie 50–100 µg/h, Perfusordosierung 2,5 mg/50 ml: 1–2 ml/h.**

*Sowohl Terlipressin als auch Somatostatin und Octreotid sind Vasopressinderivate, die bei systemischer Applikation zu einer deutlichen Drucksenkung im Stromgebiet der Pfortader und zu einer Abnahme des Blutflusses in portosystemischen Kollateralen führen.*

## Frage 463

Sie werden zu einem Patienten mit stärksten gürtelförmigen Oberbauchschmerzen gerufen. Der Patient gibt an, am Vorabend für seine Verhältnisse viel Alkohol getrunken und eine fettreiche Mahlzeit zu sich genommen zu haben.

Welches ist die wahrscheinlichste Diagnose?

**Akute Pankreatitis.**

*Bei der akuten Pankreatitis wird durch die enzymvermittelte Selbstandauung der Bauchspeicheldrüse innerhalb kürzester Zeit eine Kaskade von Mediatoren aktiviert, die zu einer primär abakteriellen entzündlichen Reaktion führen. Diese geht in schweren Fällen weit über die Organgrenzen hinaus bis hin zum „systemic inflammatory Response Syndrome" (SIRS).*

## Frage 464

Welches Analgetikum sollte bei einer akuten Pankreatitis nicht gegeben werden?

**Morphin.**

*Morphin kann zu einer Tonuserhöhung im Sphinkter Oddi führen und somit die Schmerzsituation verschlechtern.*

## Frage 465

Sie werden zu einem 30-jährigen bekanntermaßen heroinabhängigen Patienten mit Vigilanzminderung und Hypoventilation gerufen.

Welches ist die wahrscheinlichste Diagnose?

**Heroinüberdosierung.**

*Häufig handelt es sich um junge Patienten. Bei der Untersuchung fallen eine ausgeprägte Miosis, Injektionsspuren an Armen und anderen Körperteilen sowie eine Atemdepression auf. Eine Fremdanamnese als Bestätigung der Heroinintoxikation kann hilfreich sein.*

## Frage 466

Wie können Sie eine Heroinüberdosierung medikamentös behandeln?

**Mit Naloxon 0,4–2 mg.**

*Naloxon ist ein kompetitiver reiner Opioidantagonist. Er bindet mit hoher Affinität an allen Opioidrezeptoren und hebt sämtliche Wirkungen von Morphin auf. Nach intravenöser Gabe beginnt Naloxon innerhalb von 2 min zu wirken; seine Wirkung hält 20–60 min an. Das bedeutet, dass die Opioidwirkung nach dieser Zeit wieder auftreten kann (Remorphinisierung). Daher ist der betroffene Patient zu überwachen und bei Atemdepression erneut mit Naloxon zu behandeln; auch eine initiale Behandlung mit Naloxon i. v. und i. m. ist möglich.*

*Direkt nach der Injektion kann es zu Übelkeit, Erbrechen und Symptomen des Opiatentzugssyndroms kommen. Die Patienten können durch Aggressivität zu einer Gefahr für die Behandelnden werden.*

*Selten, aber gefürchtet ist die Ausbildung eines naloxoninduzierten Lungenödems (NLÖ). Dabei kommt es zu einer fulminanten Verschlechterung des alveolären Gasaustauschs. Die Ausbildung eines NLÖ scheint dosisunabhängig zu sein. Es existieren keine Daten zu einer „sicheren" Naloxondosis. Es sollte jedoch fraktioniert (0,1–0,2 mg) verabreicht werden.*

## Frage 467

Welches ist die wichtigste primäre Maßnahme bei einem hypovolämischen Schock?

**Primäre Maßnahme im hypovolämischen Schock ist die Volumensubstitution über mindestens 2 großlumige Venenzugänge.**

*Die Volumensubstitution erfolgt mittels balancierter kristalloider Infusionslösungen.*

## Frage 468

Sie werden zu einem 75-jährigen Patienten mit Fieber, starken linksseitigen Unterbauchschmerzen und Hämatochezie gerufen. Woran denken Sie differenzialdiagnostisch?

**An akute Divertikulitis.**

*In mehr als 50 % der Fälle ist das Sigma betroffen. Es handelt sich um Pseudodivertikel mit Ausstülpungen der Darmschleimhaut durch Gefäßlücken der muskulären Darmwand. Die Divertikelblutung ist die häufigste Ursache einer unteren GI-Blutung (40 %).*

## Frage 469

Welche präklinischen Maßnahmen ergreifen Sie bei einer akuten Divertikulitis?

- **1–2 großlumige Venenverweilkanülen und Volumensubstitution**
- **Sauerstoffgabe: 2–4 l $O_2$**
- **Schocklagerung**
- **Analgesie**
- **ggf. Antiemetika**

*Bei älteren Patienten ist die akute Divertikulitis häufig Ursache für ein akutes Abdomen mit Schocksymptomatik. Eine analgetische, antiemetische Therapie sowie periphere Zugänge und Sauerstoffgabe sind im Rahmen der Akutbehandlung einer Schocksymptomatik obligat.*

# 3.6 Stoffwechselstörungen

*Maximilian Kippnich, frühere Bearbeitung: Jan Höcker**

## Frage 470

Sie messen bei einer somnolenten Patientin einen Blutzuckerwert von 823 mg/dl. Wie gehen Sie weiter vor?

**V. a. hyperglykämisches hyperosmolares Koma.**

**Differenzialdiagnose: hyperglykämisches ketoazidotisches Koma.**

**Therapie:**

- **Sicherung der Vitalfunktionen**
- **Volumenzufuhr (Kristalloidlösung)**
- **erweiterte Therapie bei Vorhandensein einer Blutgasanalyse (z. B. Pufferung, Insulingabe)**

***Ketoazidose** (typisch für Typ-1-Diabetes): Azetongeruch der Atemluft, meist jüngere Patienten, Blutzucker eher < 500 mg/dl.*

***Hyperosmolares Koma** (typisch für Typ-2-Diabetes): Dehydratation und Exsikkose, meist ältere Patienten, Blutzucker eher > 500 mg/dl.*

## Frage 471

Sie behandeln einen Patienten, der über Palpitationen, Kollapsneigung und fußbetonte Parästhesien klagt. Die Beschwerden hätten im Verlauf der letzten Tage zugenommen. Im EKG sehen Sie hohe T-Wellen und einzelne ventrikuläre Extrasystolen.

Wie lautet Ihre Verdachtsdiagnose?

**V. a. Hyperkaliämie.**

*Symptome:*

- *initial Schwäche, Abgeschlagenheit, Parästhesien, hohes T im EKG*
- *im Verlauf bei weiter ansteigendem Kalium aufsteigende Lähmungen, Bradykardie, Verbreiterung des QRS-Komplexes (▸ Abb. 3.18)*
- *bei besonders schweren Verläufen Herz-Kreislauf-Stillstand (im EKG Kammerflimmern/Asystolie)*

## Frage 472

Sie reanimieren einen Patienten mit bekannter Niereninsuffizienz und haben den Verdacht einer schweren Hyperkaliämie als mögliche reversible Ursache des Herz-Kreislauf-Stillstandes.

Welche Möglichkeiten zur Therapie der Hyperkaliämie stehen Ihnen präklinisch zur Verfügung?

- **Senkung des Kaliumspiegels**
- **Glukose-/Insulininfusion (z. B. 10 IE kurzwirksames Insulin und 25 g Glukose)**
- **Kalziumchlorid 10 % (z. B. 10 ml)**
- **Verneblung von Salbutamol (z. B. 10–20 mg)**

*Präklinisch ist die Hyperkaliämie ohne Möglichkeit einer Blutgasanalyse eine schwierige Diagnose. Das beschriebene Vorgehen stellt eine Ultima Ratio bei Reanimation dar. Weitere reversible Ursachen des Herz-Kreislauf-Stillstands sind zu bedenken (4H + HITS).*

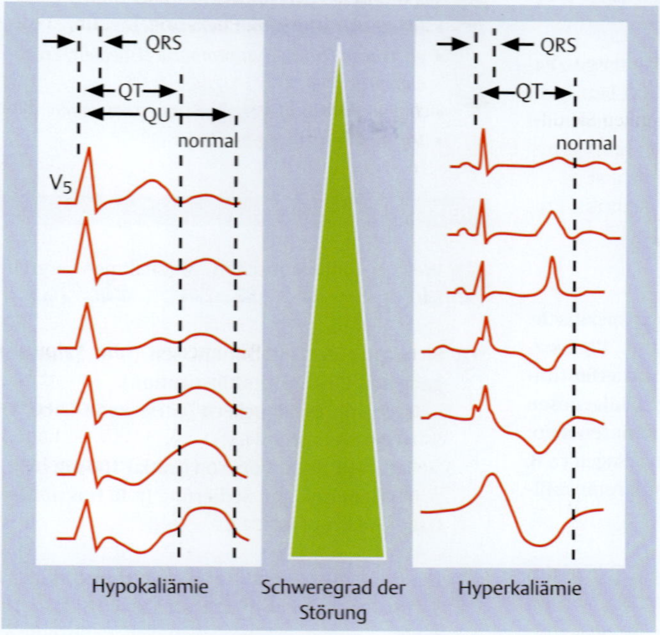


**Abb. 3.18 Typische EKG-Veränderungen bei Kaliumstörungen in Abhängigkeit von ihrem Schweregrad.** Typisch für die Hypokaliämie ist die Ausbildung einer U-Welle, typisch für die Hyperkaliämie sind eine QRS-Verbreiterung sowie die Verlängerung des QT-Intervalls. (Quelle: Fehr T, Wüthrich R. Klinische Diagnostik. In: Battegay E, Hrsg. Differenzialdiagnose Innerer Krankheiten. 21., vollständig überarbeitete und erweiterte Auflage. Stuttgart: Thieme; 2017. doi:10.1055/b-004-129980)

## Frage 473

? Sie versorgen einen Notfallpatienten mit bekanntem Diabetes. Er hat eine suffiziente Spontanatmung, einen stabilen Kreislauf und ist bewusstlos. Der kapillär gemessene Blutzuckerwert beträgt 42 mg/dl.

Wie ist Ihr weiteres Vorgehen?

! 
- **Sicherung der Vitalfunktionen**
- **Intravenöse Gabe von initial 4–8 g Glukose (z. B. 10–20 ml Glukose 40 %), danach Reevaluation des Blutzuckerspiegels**
- **bei Erwachen des Patienten orale Gabe von länger wirksamen Glukoselieferanten (z. B. Brot mit Marmelade)**

i *Definition von Hypoglykämie: Blutzucker < 50 mg/dl. Auch bei höheren Werten können Symptome der Hypoglykämie vorhanden sein. Vor intravenöser Gabe von Glukose muss die Lage des Venenzugangs verifiziert werden, um ein Paravasat zu vermeiden (z. B. Rücklaufprobe, Probeinjektion von 10 ml NaCl, Blutentnahme).*

## Frage 474

? Nach Gabe von Glukose wird der Patient wacher, die Kontrollmessung ergibt einen Blutzuckerwert von 114 mg/dl. Es besteht ein Diabetes Typ 1, ca. 1 × pro Jahr tritt eine Hypoglykämie auf.

Wie verfahren Sie weiter?

! **Der Patient sollte angehalten werden, unmittelbar Nahrung zu sich zu nehmen. Sofern eine Betreuung durch geeignete Angehörige sichergestellt ist und der Patient ausreichend verständig und einsichtig erscheint, kann auf eine stationäre Einweisung verzichtet werden. Entscheidend ist v. a. der Patientenwille.**

i *Häufigste Ursachen einer Hypoglykämie sind: Insulinüberdosierung, Infektionen, Stress, Alkoholabusus, weitere seltene Ursachen z. B. sind insulinproduzierende Tumoren.*

## Frage 475

Sie werden vom Ehemann zu einer 63-jährigen Patientin gerufen. Seit Tagen habe sie das Bett nicht mehr verlassen, sei müde und depressiv gestimmt gewesen. Akut seien Bauchschmerzen hinzugetreten, plötzlich sei sie kaum noch ansprechbar.

Vorerkrankungen: rheumatoide Arthritis, zuletzt ein Harnwegsinfekt mit Fieber.

Was vermuten Sie?

**Hier handelt es sich um eine unspezifische Symptomkonstellation! Bei unklarer Vigilanzminderung muss immer eine Blutzuckerbestimmung erfolgen. Mögliche Differenzialdiagnosen für die beschriebenen Symptome könnten sein: akute Infektion bzw. Sepsis, Nierenversagen (z. B. prärenale Ursache), akute Nebenniereninsuffizienz, unklares Abdomen.**

*Die Bestimmung des Blutzuckerwertes zählt zu den Basismaßnahmen im Rettungsdienst. Sie sollte bei jedem Notfallpatienten durchgeführt werden, insbesondere aber bei Patienten mit Vigilanzminderung, neurologischer Symptomatik sowie unspezifischer Symptomkonstellation.*

*Häufigste Ursachen der akuten Nebenniereninsuffizienz sind Auslöser wie: Stress, Trauma, Infekte bei latenter NNR-Unterfunktion, langfristige Glukokortikoideinnahme (→NNR-Suppression).*

## Frage 476

Sie werden als Notarzt vom RTW nachgefordert zu einer agitierten Patientin mit tachykarden Herzrhythmusstörungen. Anamnese: unspezifisches Krankheitsgefühl und Unruhe seit 4 Tagen, seit heute Fieber 39,5 °C, Erbrechen, Diarrhöe, „Herzstolpern"; vor kurzem Radiojodbehandlung.

Befund: Patientin bedingt ansprechbar, TAA (= Tachyarrhythmia absoluta ) mit Frequenzen um 180 Schläge/min, Blutdruck 110/70 mmHg, Sauerstoffsättigung 97 %.

Welchen Verdacht haben Sie?

**Thyreotoxische Krise.**

**Differenzialdiagnose: akuter Infekt/Sepsis, sehr selten Phäochromozytom.**

*Symptome der thyreotoxischen Krise sind:*
- *plötzlicher Beginn mit hohem Fieber*
- *gastrointestinale Symptomatik (Übelkeit, Erbrechen, Diarrhöe)*
- *Tachykardie und Herzrhythmusstörungen*
- *Vigilanzminderung bis Koma*

## Frage 477

Welche therapeutischen Maßnahmen ergreifen Sie?

**Sicherung der Vitalfunktionen (u. a. Sauerstoffgabe und Flüssigkeitssubstitution).**

**Gabe von Betablockern (titrierende Gabe, z. B. 5–10 mg Metoprolol i. v.).**

**Gabe von Hydrokortison (initial 100 mg i. v.).**

**Bei Agitation ggf. Sedierung (z. B. fraktionierte Gabe von Propofol i. v.).**

*Die thyreotoxischen Krise ist eine lebensbedrohliche Erkrankung mit hoher Letalität (20–40 %) trotz Therapie.*

***Cave:** Jodtherapie frühestens 1 h nach Beginn der thyreostatischen Behandlung!*

## Frage 478

Sie werden zu einer ca. 70-jährigen somnolenten Patientin gerufen, die von der besorgten Nachbarin so vorgefunden wurde. Die Patientin ist blass, kalt und reagiert nicht auf Ansprache.

Vitalparameter: Blutdruck 90/60 mmHg, Herzfrequenz 32 Schläge/min, Atemfrequenz ca. 6/min, Sauerstoffsättigung nicht messbar. Anamnestisch besteht eine nicht behandelte Schilddrüsenproblematik.

Welche Verdachtsdiagnose stellen Sie?

**V. a. Hypothyreose/Myxödemkoma.**

**Differenzialdiagnose: Intoxikation (Medikamente, Alkohol, Drogen), hyperglykämisches ketoazidotisches Koma, zerebrovaskuläre Erkrankung**

*Typische Symptome des Myxödemkoma sind:*
- *Vigilanzminderung bis Koma*
- *Hypoventilation*
- *Hypothermie*

*Auftreten meist bei chronischer Hypothyreose durch einen bestimmten Auslöser wie Infektion, Stress, Operation, Medikamente.*

## Frage 479

Im Rahmen eines Sanitätsdienstes wirken Sie als Notarzt bei einem Triathlon mit olympischer Distanz mit. Sie werden zu einem Triathleten im Zieleinlauf gerufen. Fremdanamnestisch habe er nach Ankunft im Ziel einen torkelnden Gang gehabt und sei dann kollabiert.

Was sind mögliche Ursachen für den Kollaps?

**Flüssigkeitsmangel, Erschöpfung, Hyponatriämie.**

*Häufigste Ursachen einer Hypoglykämie sind: Insulinüberdosierung, Alkoholabusus, insulinproduzierende Tumoren (selten!).*

*Durch Schwitzen (Salzverlust) und Trinken von sehr viel Wasser (anstelle elektrolythaltiger Lösungen) kann es bei ausgiebiger körperlicher Anstrengung zu einer klinisch relevanten Hyponatriämie kommen.*

# 3.7 Geriatrische Patienten

*Jan-Thorsten Gräsner*

## Frage 480

Wie hoch liegt der Bevölkerungsanteil der über 60-jährigen Menschen in Deutschland und was bedeutet dies für die Notfallmedizin?

**Die Zahl der Menschen im Alter ab 65 Jahren stieg bereits zwischen 1990 und 2018 um 50 % von 11,9 Millionen auf 17,9 Millionen. In den nächsten 20 Jahren wird diese Zahl um weitere 5 bis 6 Millionen auf mindestens 22,7 Millionen wachsen.**

*Immer häufiger wird der Rettungsdienst zu älteren oder hochbetagten Patienten gerufen. Dies hängt zum einen mit den demografischen Veränderungen der Bevölkerung zusammen. Mit zunehmendem Alter steigen darüber hinaus die Zahl und Schwere von Begleiterkrankungen. Vermutet kleine Verschlechterungen des Gesundheitszustandes können so zu einer akuten Lebensbedrohung und somit zur Aktivierung des Notarztsystems führen.*

## Frage 481

Welche generellen Ursachen für Notfälle unterscheidet man bei geriatrischen Patienten?

- **unvorhergesehene Notfälle**
- **Entwicklung aus einer Vielzahl von Erkrankungen heraus**

*Der Notfall als unvorhergesehenes und monokausales Ereignis mit der Indikation zur raschen Therapie kommt auch bei alten Patienten vor. Hier können Ursache und Auswirkung sowie zeitlicher Verlauf meist gut rekonstruiert und bewertet werden.*

*Der Notfall als eine Entwicklung aus einer Vielzahl vorhandener und bekannter Risikofaktoren sowie Funktionsstörungen sorgt dagegen für Schwierigkeiten bei der Identifikation des Auslösers der akuten Situation. Somit sind monokausale Therapieansätze meist nicht möglich.*

## Frage 482

Mit welchen kardialen Vorerkrankungen ist bei geriatrischen Patienten zu rechnen?

- **KHK**
- **Hypertonus**
- **Herzinsuffizienz**
- **Arrhythmien**

*In der Altersgruppe ab 65 Jahren sind kardiologische Erkrankungen die Todesursache Nr. 1. Mehr als 65 % der Patienten haben eine manifeste Hypertonie, 55 % eine manifeste und therapiebedürftige Herzinsuffizienz, 35 % eine KHK. Arrhythmien sind bei 25 % aller Patienten beschrieben. Bei über 75-jährigen Patienten weist das EKG nur noch in 38 % der Fälle einen Normalbefund auf. Hierdurch erschweren sich in der Notfallsituation die Beurteilung und Differenzierung in bestehende Veränderungen und neu aufgetretene Pathologien.*

*Bei einem akuten Myokardinfarkt unterscheiden sich die Häufigkeiten von Komplikationen der unter und über 70-jährigen Patienten: Ein Lungenödem tritt bei bis zu 74 % bzw. 52 %, ein kardiogener Schock bei 25 % bzw. 15 % der Patienten im höheren Alter auf.*

## Frage 483

Definieren Sie die Unterschiede zwischen Delirium und Demenz.

**Delirium und Demenz unterscheiden sich in Bezug auf:**
- **Auftreten**
- **Dauer**
- **Verlauf**
- **Vigilanz**
- **Ursache**

*Delirium und Demenz weisen klar unterscheidbare Symptome und Charakteristiken auf:*
- *Das Delirium ist ein akut eintretendes Ereignis, das kürzer als einen Monat andauert und von fluktuierendem Verlauf gekennzeichnet ist. Die Bewusstseinslage ist eingeschränkt, die Aufmerksamkeit und Orientierung sind gestört. Die Patienten klagen über Halluzinationen und einen gestörten Tag-/Nachtrhythmus.*
- *Die Demenz ist ein Defizit in kognitiven, emotionalen und sozialen Fähigkeiten, das zu einer Beeinträchtigung sozialer und beruflicher Funktionen führt und meist mit einer diagnostizierbaren Erkrankung des Gehirns einhergeht. Betroffen sind v. a. das Kurzzeitgedächtnis, ferner das Denkvermögen, die Sprache und die Motorik – bei einigen Formen auch die Persönlichkeitsstruktur. Maßgeblich ist der Verlust bereits erworbener Fähigkeiten.*

## Frage 484

Was sind die Besonderheiten von geriatrischen Notfallsituationen?

**Meist liegt eine Kombination aus allgemeinen chronischen und subklinischen Erkrankungen, Funktionsstörungen sowie Risiken mit akuten Komplikationen vor.**

*Bei der Versorgung von geriatrischen Notfallpatienten kombinieren sich meist schon vorhandene Erkrankungen oder sonstige Gesundheitsstörungen mit einer akuten Verschlechterung dieser bestehenden Pathologien. Oder es kommt zu einer unabhängigen, neuen Notfallsituation, die sich jedoch gegenüber den vorbestehenden Gesundheitseinschränkungen schwerwiegender präsentiert. In der geriatrischen Notfallmedizin trifft man zum Teil auf multimorbide Patienten, häufig auf Syndrome im Gegensatz zu klaren Erkrankungen und zusätzlich auf altersabhängige pharmakologische Besonderheiten.*

## Frage 485

Welche Probleme erwarten Sie im Hinblick auf eine Pharmakotherapie bei geriatrischen Patienten?

- **Interaktionen mit Vormedikation**
- **verzögerte Resorption, Metabolisierung und Elimination durch Vorerkrankungen**
- **stärkere Auswirkung von Nebenwirkungen und Wechselwirkungen**

*Jeder über 60-jährige Patient erhält in Deutschland im Durchschnitt 3 unterschiedliche verschreibungspflichtige Medikamente. Aktuell machen die über 60-jährigen Patienten 22 % der Bevölkerung aus, bekommen jedoch 54 % der gesamten Arzneimittel verordnet.*

*Aufgrund von Veränderungen des Metabolismus infolge eingeschränkter Organfunktionen verändern sich die Wirkstoffkonzentrationen im Plasma. Dies aggraviert in Kombination mit einer veränderten Antwort im Zielorgan die Probleme. Bekannte und beschriebene Neben- und Wechselwirkungen können daher bereits bei geringerer Dosierung auftreten.*

## Frage 486

Welche pathologischen anatomischen Veränderungen des Reizbildungssystems im Herzen sind für die Therapie bei geriatrischen Patienten relevant?

- **Sinusknoten: häufig**
- **Vorhofmyokard: häufig**
- **AV-Knoten-Areal: selten**
- **His-Bündel: häufig**
- **Tawara-Schenkel: gering/selten**

*Im Bereich des Sinusknotens nimmt die Zahl der p-Zellen von 50 % auf 10 % ab, was zu gravierenderen Frequenzstörungen bei Hypoxien in diesem Areal führen kann. Darüber hinaus wirken am Sinusknoten ansetzende Medikamente verzögert bzw. nicht der Dosis entsprechend.*

*Der AV-Knoten zeigt i. d. R. keine pathologischen Veränderungen. Dahingegen wurden im Bereich der initialen, schnellen Kammererregung innerhalb der His-Bündel bis zu 50 % Faserverluste im linken Faszikel beschrieben. Dies ist sowohl für die pharmakologische Antwort als auch für EKG-Veränderungen bei der Diagnostik notfallmedizinisch relevant.*

*Innerhalb des Vorhofmyokards kommt es zu Bindegewebs- und Fetteinlagerungen mit Auswirkungen auf die Kontraktilität.*

## Frage 487

Wie ist die geriatrische Notfall-Trias definiert?

**Gegenseitige Beeinflussung und Verstärkung der Krankheitsbilder Sturz, Delirium und Exsikkose.**

*Bei geriatrischen Patienten kommt es häufig zu einer Verkettung von verschiedenen mehr oder weniger ausgeprägten Erkrankungen und Symptomen. Unter der Notfall-Trias versteht man die sich wechselseitig verstärkenden Einflüsse durch ein Sturzgeschehen, das z. B. aufgrund eines Deliriums eingetreten ist, welches wiederum auf einer Exsikkose beruht. Notfallmedizinisch imponiert primär der akute Sturz mit der teilweise untypischen Symptomausprägung. Hier sind daher zusätzliche anamnestische Erhebungen bezüglich Trinkverhalten/Diurese sowie des Verhaltens vor dem akuten Sturzereignis notwendig, um die Notfallsituation korrekt einschätzen zu können.*

## Frage 488

Welche Besonderheiten ergeben sich aufgrund eines hohen Lebensalters für die ersten Schritte der Notfallversorgung?

- **eingeschränkte Möglichkeit der Anamneseerhebung**
- **Schwierigkeiten bei der Erstuntersuchung**
- **Symptomverschleierung durch Vorerkrankungen**

*Wie bei jeder Notfallversorgung stehen die initiale Notfallanamnese sowie die Erstuntersuchung am Anfang der ärztlichen Behandlung. Diese können durch Probleme beim Sprechen, eine simple Presbyakusis, eine verlangsamte Reaktions- und Antwortgeschwindigkeit sowie vorbestehende Erkrankungen erschwert werden. Neben der schnellen Eingangsbefragung des Patienten sind gerade bei geriatrischen Notfällen auch ergänzende Fremdanamnesen notwendig. In stationären Einrichtungen kann hierbei ggf. auch auf die vorhandene Dokumentation und auf die Angaben des Pflegepersonals zurückgegriffen werden.*

## Frage 489

Welche Schwierigkeiten erwarten Sie bei der Erstuntersuchung von geriatrischen Patienten?

- **Beeinträchtigung bei der Anamneseerhebung durch unabhängig vom akuten Notfall bestehende kognitive Einschränkungen**
- **veränderte Schmerzwahrnehmung**

*Neben Einschränkungen der Kommunikation mit dem geriatrischen Patienten aufgrund akuter oder vorbestehender Erkrankungen, kann auch eine verlangsamte Schmerzleitungsgeschwindigkeit Ursache für ungenaue oder zeitlich nicht adäquate Rückmeldungen sein. Dies ist insbesondere beim traumatisierten älteren Patienten zu beachten und bei der Durchführung des Bodychecks zu berücksichtigen.*

*Nach Detektion einer offensichtlichen Verletzung mit nachfolgenden Sekundärschäden ist mit bis zu 5 % übersehenen Zweitverletzungen zu rechnen. Daher sollte zusätzlich zur Schmerzangabe des Patienten bei der körperlichen Untersuchung ein besonderes Augenmerk auf Funktionseinschränkungen und pathophysiologische Hinweise gelegt werden.*

## Frage 490

Welche pathophysiologischen Veränderungen beim geriatrischen Patienten sind im Hinblick auf ein Schockgeschehen nach Trauma zu beachten?

- **untypische Kreislaufreaktionen**
- **verminderte Begleitsymptome**
- **schnellere Dekompensation**

*Aufgrund anatomischer und physiologischer myokardialer Veränderungen im hohen Alter können wegweisende Tachykardien zum Teil verzögert oder gar nicht auftreten. Dies erschwert nicht nur die Diagnostik, sondern führt auch zu weiteren Kreislaufsymptomen aufgrund der fehlenden Schock-Kom-*

*pensation durch die frequenzbestimmte Anhebung des Herzzeitvolumens.*

*Bei über 70-jährigen Patienten ist der Körperfettanteil auf bis zu 35% erhöht, wobei es aber gleichzeitig zu einer Verringerung des Plasmavolumens (-8%), des Gesamtkörperwassers (-17%) und der Extrazellulärflüssigkeit (-40%) kommt. Daher können extravasale Verluste im Rahmen einer Blutung schwieriger kompensiert werden. Kompensierte geriatrische Patienten dekompensieren außerdem unerwartet und schneller als jüngere Traumapatienten.*

## Frage 491

Welche Trauma-Ursache ist bei geriatrischen Patienten führend?

**Sturz in häuslicher Umgebung.**

*Bis zu 80% aller tödlichen Verletzungen bei geriatrischen Patienten basieren auf häuslichen Unfällen. Hochgeschwindigkeitstraumata, wie bei jüngeren Patienten hauptverantwortlich, spielen nur noch eine untergeordnete Rolle. Stürze sind im Alter über 65 Jahre häufig, jeder 3. Patient in dieser Altersgruppe stürzt 1-mal pro Jahr. In Pflegeheimen stürzt jeder 2. Patient regelmäßig. Bei der notfallmedizinischen Versorgung sollte neben der Diagnostik und entsprechenden Therapie auch die Sturzursache geklärt werden, um weiteren Ereignissen vorzubeugen.*

## Frage 492

Wie häufig finden sich die klassischen Symptome eines Myokardinfarkts bei geriatrischen Patienten?

**Bei 20% der Patienten besteht die klassische Symptomatik eines ACS.**

*Epidemiologisch korreliert das ACS mit höherem Alter. Gerade geriatrische Patienten weisen jedoch unterschiedlich ausgeprägte klassische Symptome auf, sodass eine zielführende Diagnose erschwert wird. Nur in rund 20% der ACS-Fälle sind klassische Infarktsymptome mit retrosternalem Druck/Schmerz, Schmerzausstrahlung in den linken Arm und/oder Kiefer sowie Schweißausbruch und weitere vegetative Symptome vorhanden. Ebenfalls 20% der Patienten weisen Symptome einer Herzinsuffizienz auf, wobei hier von der kompensierten Situation bis hin zum kardiogenen Schock alle Ausprägungen möglich sind.*

*Bei rund 13% der ACS-Patienten dominiert hingegen Verwirrtheit, bei 7% eine zerebrale Durchblutungsstörung. Aufgrund dieser relevanten Begleiterkrankungen werden die ACS-Patienten häufig fälschlicherweise einer neurologischen Klinik zugewiesen, sodass sich die klinische Diagnostik und Therapie des ACS entsprechend verlängern.*

## Frage 493

Was ist bei der Erstversorgung von geriatrischen Traumapatienten zu beachten?

- **Reduktion der Infusionsmengen**
- **angepasste Dosierung von Analgetika unter Beachtung der erhöhten Sensitivität für Opioide**
- **frühestmögliche Sauerstoffgabe**

*Generell gehen die Traumversorgungskonzepte von tolerierten niedrigeren systolischen Blutdruckwerten aus. Im höheren Alter werden bei Vorliegen eines arteriellen Hypertonus systolische Blutdruckwerte um 120 mmHg angestrebt. Bei der Infusionsmenge ist eine regelhaft eingeschränkte Nierenfunktionsminderung zu beachten, um Hyperinfusionen zu vermeiden.*

*Die Analgesie von älteren Patienten kann mit den gewohnten und vertrauten Medikamenten durchgeführt werden, wobei bei Opioiden kardiovaskuläre Nebenwirkungen ausgeprägter auftreten können. Eine höhere Sensitivität gegenüber dieser Substanzgruppe verschärft die Problematik weiter. Diese pharmakologischen Überlegungen dürfen jedoch nicht zu einer generellen Reduktion der Analgesie führen, da die pathophysiologischen Auswirkungen des Schmerzes bei älteren Patienten trotz verminderter Schmerzäußerung bestehen bleiben.*

*Altersphysiologische Veränderungen führen zu einer Reduktion der Sauerstoffaufnahme auf annähernd 40% gegenüber einem 40-jährigen Patienten. Daher sollte älteren Traumapatienten zeitnah Sauerstoff per Inhalation zugeführt werden. Einschränkungen aufgrund von COPD oder Altersemphysem sind zu beachten und durch engmaschige Kontrollen der Sauerstoffsättigung sowie ggf. auch mittels nichtinvasiver Kapnometrie rechtzeitig zu erkennen.*

## Frage 494

Was ist bei der Behandlung von Krampfanfällen bei geriatrischen Patienten zusätzlich zu beachten?

- **sichere Diagnosestellung**
- **Ausschluss von alternativen Ursachen**
- **pharmakologische Therapie altersentsprechend anpassen**

*Im Alter kommen sowohl klassische Epilepsien als auch Krampfanfälle auf der Grundlage anderer Erkrankungen vor. Daher ist eine Abklärung möglicher Differenzialdiagnosen notwendig. Neben Hypoglykämien sind akute zerebrale Hypoxämien oder auch Infektionen auszuschließen. Für die medikamentöse Therapie sind Midazolam oder Clonazepam sinnvoll. Beim älteren Patienten muss aber mit einer deutlich verlängerten Halbwertzeit gerechnet und dies bei der neurologischen Beurteilung nach dem akuten Krampfanfall beachtet werden.*

## Frage 495

Was verbirgt sich hinter den „I-Syndromen" in der Geriatrie?

- **Instabilität**
- **Immobilität**
- **Inkontinenz**
- **intellektuelle Defizite (Verwirrtheit)**
- **iatrogene Schäden**

*Bei alten Patienten dominieren meist Syndrome, d. h. verschiedene mehr oder weniger unspezifische Symptome. Sie benötigen meist eine akute monokausale Ursache, um zum Notfall zu aggravieren.*

## Frage 496

Welche Guidelines gelten für die Reanimation geriatrischer Patienten?

**Die jeweils aktuellen Guidelines zur Reanimation von Erwachsenen.**

*Für die Reanimation von geriatrischen Patienten gelten dieselben Empfehlungen wie für alle anderen Erwachsenen. Die Erfolgsaussichten unterscheiden sich bis zu einem Alter von 80 Jahren nicht von denen bei jüngeren Patientengruppen (rund 40 % ROSC). Ab dem 90. Lebensjahr fällt die Erfolgsrate steil ab und nur noch rund 10 % der Patienten erreichen einen Spontankreislauf ROSC.*

*Bei der Entscheidung zur Reanimation sollten daher individuelle Begleitumstände, Vorerkrankungen, Einstellung des Patienten etc. beachtet werden, um zwischen Patienten mit einer Chance auf erfolgreiche Wiederbelebung und Patienten am Ende eines Lebensweges und meist auch Krankheitsprozesses ohne Aussicht auf Heilung oder Verbesserung der Situation zu differenzieren. Generelle altersabhängige Ein- und Ausschlusskriterien wurden bewusst nicht festgelegt.*

## Frage 497

Wovon sind akute Verwirrtheitszustände bei geriatrischen Patienten differenzialdiagnostisch abzugrenzen?

- **Demenz**
- **Delirium**

*Delirium oder Verwirrtheit sind akute, meist auf eine Ursache beziehbare klinische Bilder mit Einschränkungen der Vigilanz, Halluzinationen und Aufmerksamkeitsstörungen. Sie treten auch bei Demenzpatienten auf. Gerade bei Patienten, die mit vielen unterschiedlichen Medikamenten behandelt werden, reichen eine Umstellung der Dauermedikation oder akute Stoffwechselstörungen, z. B. durch Dehydrierung oder Hyperhydrierung aus, um ansonsten stabile Krankheitsverläufe akut dekompensieren zu lassen. Die primäre Aufgabe des Notarztes besteht daher in der ausführlichen und gründlichen Anamneseerhebung, um entsprechend handeln zu können.*

## Frage 498

Welche Grundsätze in der Notfallmedizin gelten für geriatrische Patienten?

**Es gelten dieselben Prinzipien wie bei jüngeren Patienten:**

- **altersentsprechende Pharmakotherapie, soweit notwendig**
- **Erhalt der Selbständigkeit oder Wiedererlangung der Alltagskompetenz**

*Auch für geriatrische Patienten gelten die gleichen notfallmedizinischen Prinzipien wie bei jüngeren Patienten. Das Abwägen der Vor- und Nachteile der notärztlichen Therapie wird jedoch erschwert durch die Kombination von Vorerkrankungen, Dauermedikation sowie altersbedingten physiologischen und kognitiven Veränderungen. Gerade bei vorbestehenden umfangreichen Syndromen mit akuter Dekompensation reicht es vielfach aus, die akute zusätzliche Beeinflussung zu therapieren. Dies kann auch eine kurzfristige intensivmedizinische stationäre Behandlung bedeuten, wenn Erfolgsaussichten bei ansonsten befriedigenden Alltagkompetenzen bestehen. Um die akute Situation bei einem geriatrischen Notfall schnell einschätzen und sinnvolle therapeutische Maßnahmen einleiten zu können, benötigt der Notarzt eine Fremdanamnese durch kompetente Angehörige oder Pflegekräfte.*

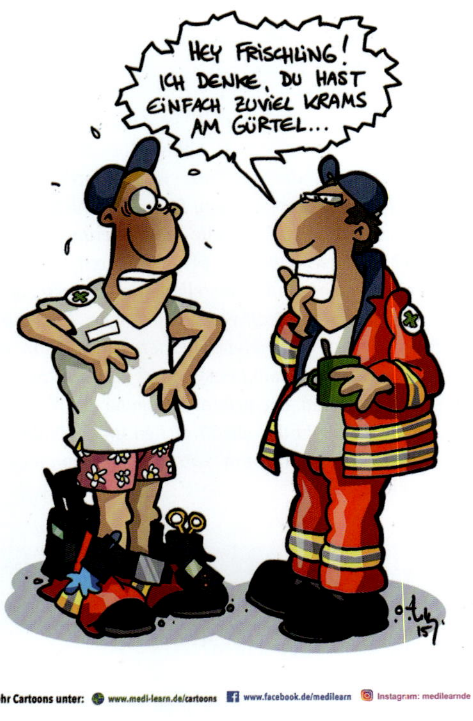
HEY FRISCHLING! ICH DENKE, DU HAST EINFACH ZUVIEL KRAMS AM GÜRTEL...



## Frage 499

Welches ist die häufigste Einweisungsdiagnose für geriatrische Patienten?

**Exsikkose.**

*Eine der häufigsten Einweisungsdiagnosen für geriatrische Patienten ist die Exsikkose. Diese hat multifaktorielle Ursachen und fußt auf einer Reihe von altersbedingten physiologischen Veränderungen. So kommt es im Alter zu einer Abnahme der Körpermaße, einem Anstieg des Fettanteils, einer Reduktion des Gesamtkörperwassers sowie zu hormonellen Veränderungen, die sich auf den Wasser- und Natriumhaushalt auswirken. In Kombination mit Funktionsminderungen der Nieren und einer reduzierten Durstwahrnehmung, können eine verminderte Flüssigkeitszufuhr oder ein vermehrter Flüssigkeitsverlust bereits eine akute Dekompensation auszulösen. Bei schweren Exsikkosen reicht der Ausgleich durch eine gesteigerte Trinkmenge nicht aus.*

*Die schnelle parenterale Rehydration verbietet sich ebenfalls, wenn kardiale Begleiterkrankungen vorliegen. Somit ist meist eine stationäre Behandlung der Exsikkose für einen Zeitraum von 3–5 Tagen notwendig. Exsikkosen stellen in der Notfall-Trias der Geriatrie eine zentrale Ursache dar und sind mit verantwortlich für Sturzereignisse und Delirium.*

# Kapitel 4

## Traumatologie


| | | |
|---|---|---|
| 4.1 | Schädel-Hirn- und Wirbelsäulentrauma | *162* |
| 4.2 | Thorax- und Abdominaltrauma | *180* |
| 4.3 | Extremitäten- und Beckentrauma | *195* |
| 4.4 | Polytrauma | *204* |
| 4.5 | Leitsymptom Schock | *220* |
| 4.6 | Thermische Schädigungen, Stromunfall | *225* |
| 4.7 | (Beinahe-)Ertrinken, Tauchunfälle | *229* |

# 4 Traumatologie

## 4.1 Schädel-Hirn- und Wirbelsäulentrauma

*Markus Roessler*

### Frage 500

Was ist ein Schädel-Hirn-Trauma (SHT)?

**Als SHT wird die kombinierte Verletzung von Schädel und Gehirn bezeichnet. Eine Verletzung der Kopfhaut und/oder eine Schädelfraktur allein, ohne dass es einen Hinweis auf eine Hirnverletzung gibt, ist also kein SHT.**

*Allerdings wird auch dann von einem SHT gesprochen, wenn es keine erkennbaren Verletzungen des knöchernen Schädels oder der Kopfhaut gibt, aber eine Gehirnverletzung diagnostiziert wurde. In diesem Sinne ist die englische Formulierung „Traumatic Brain Injury" treffender.*

### Frage 501

Bei einem SHT werden pathologisch-anatomisch fokale und diffuse Hirnschädigungen unterschieden.

Welche fokalen und welche diffusen Hirnschädigungen gibt es?

**Als fokale Hirnschädigungen werden diejenigen Schädigungen bezeichnet, bei denen eine umschriebene (ggf. operativ behandelbare) Läsion vorliegt.**

**Als diffuse Hirnschädigungen werden jene Schädigungen bezeichnet, die das Gehirn insgesamt betreffen und nicht operativ behandelt werden können.**

*Fokale Hirnschädigungen*
- *epidurales Hämatom: fast immer Folge einer Verletzung der A. meningea media oder ihrer Äste*
- *subdurales Hämatom: häufigste Ursache Blutungen aus den Windungskuppen (kortikale Venen) der Hirnoberfläche (Coup- oder Contre-coup-Verletzung) oder aus Brückenvenen*
- *intrazerebrale Blutung: durch Zerreißung intraparenchymatöser Gefäße*
- *Hirnkontusion*

*Diffuse Hirnschädigungen:*
- *Hirnschwellung und Hirnödem*
- *traumatische SAB*
- *diffuse axonale Schädigung*

### Frage 502

Was ist das Leitsymptom beim SHT?

**Leitsymptom des SHT ist die Bewusstseinsstörung, in erster Linie die quantitative Bewusstseinsstörung!**

*Prinzipiell unterschieden werden 2 Formen:*

*Quantitative Bewusstseinsstörung: Bei der quantitativen Bewusstseinsstörung liegt eine Störung der Vigilanz vor. Diese reicht von der Benommenheit über Somnolenz (ICD-10 R40.0) und Sopor (ICD-10 R40.1) bis zum Koma (ICD-10 R40.2):*
- *Benommenheit: Denken und Handeln verlangsamt*
- *Somnolenz: Schlafneigung, durch Stimuli ist der Patient aber prompt erweckbar.*
- *Sopor: Schlaf, durch starke Stimuli ist der Patient schwer und nur vorübergehend erweckbar.*
- *Koma: Bewusstlosigkeit, aus der der Patient nicht mehr erweckt werden kann.*

*Qualitative Bewusstseinsstörung: Die Klarheit des Bewusstseins ist verändert und äußert sich in:*
- *deliranten Symptomen (Störung der Gedächtnisleistung, der Orientierung)*
- *retrograden und anterograden Anmesien*
- *Bewusstseinstrübung, Störung kognitiver Prozesse (verwirrtes, verlangsamtes Denken, Schwierigkeit sich mitzuteilen oder sinnvoll zu handeln)*

### Frage 503

Die Glasgow Coma Scale (GCS) ist eine Skala, mit deren Hilfe das Ausmaß einer Bewusstseinsstörung beim Schädel-Hirn-Trauma ermittelt werden kann (► Abb. 4.1). Was wird bei der GCS untersucht, und wie wird der GCS-Wert ermittelt?

**Augen öffnen**

- 4 spontan
- 3 auf Aufforderung
- 2 auf Schmerzreiz
- 1 kein

**beste verbale Reaktion**

konversationsfähig:

- 5 orientiert
- 4 desorientiert
- 3 inadäquate Äußerung (Wortsalat)
- 2 unverständliche Laute
- 1 keine

**beste motorische Reaktion**

- 6 auf Aufforderung

auf Schmerzreiz ...

- 5 gezielt
- 4 normale Beugeabwehr
- 3 abnorme Abwehr
- 2 Strecksynergismen
- 1 keine

| | re | li |
|---|---|---|
| Arm | | |
| Bein | | |

Glasgow-Coma-Scale Summe

**Abb. 4.1 Glasgow Coma Scale.** Zur Ermittlung des Ausmaßes einer Bewusstseinsstörung bei Schädel-Hirn-Trauma.

**Bei der GCS werden Punkte für 3 verschiedene Befunde vergeben:**

- **Augen öffnen**
- **beste verbale Antwort**
- **beste motorische Reaktion**

**Je nach Ausprägung der Reaktion auf eine Aufforderung oder einen Stimulus wird ein bestimmter Punktwert vergeben.**

*Die Werte für Augen öffnen, verbale Reaktion und motorische Reaktion werden addiert. Der niedrigste Wert (Koma) ist 3, der höchste (wacher, orientierter Patient) ist 15.*

*Auf dem DIVI-Notfallprotokoll findet sich beim GCS für jede Extremität ein Feld, in dem der Wert für die motorische Reaktion eingetragen wird. Nur der beste Wert der motorischen Reaktion wird zur Addition herangezogen.*

*Kleine Merkhilfe, für welche Reaktion es wie viele Punkte geben kann:*

- *4 – für Augen: 2 Augen des Patienten, 2 des Untersuchers.*
- *5 – für verbale Reaktion: V für Verbal wie die römische Ziffer V für 5.*
- *6 – für motorische Reaktion: der Motorway No. 6 führt in Großbritannien von Birmingham Richtung Glasgow.*

## Frage 504

Was gehört zur Basisuntersuchung bei Patienten mit V. a. SHT?

**Unverzichtbar sind die Untersuchung auf Bewusstseinsstörungen, GCS, Pupillendiagnostik, motorische Funktion der Extremitäten, Bestimmung Blutzuckerwert.**

- *Untersuchung auf Bewusstseinsstörung:*
  - *qualitative Bewusstseinsstörung?*
  - *quantitative Bewusstseinsstörung?*
- *Wert der GCS*
- *Untersuchung der Pupillen:*
  - *Pupillengröße: eng, mittel, weit?*
  - *Pupillomotorik: direkte und konsensuelle Lichtreaktion?*
- *Untersuchung der motorischen Funktion der Extremitäten:*
  - *seitengleich?*
  - *fokale Defizite?*
  - *Muskeltonus: normal, erhöht, schlaff?*
  - *Muskeleigenreflexe: regelrecht, lebhaft, keine?*
  - *Beuge- oder Strecksynergismen?*
- *Blutzuckerwert?*

## Frage 505

Ein Patient ist bei Bauarbeiten aus ca. 1,5 m Höhe von einer Leiter gestürzt. Der Sturz wurde nicht beobachtet. Nach dem Sturz ist der Patient selbst zu seinen Arbeitskollegen gegangen, die eine stark blutende, ca. 10 cm lange Kopfplatzwunde verbunden und dann den Rettungsdienst alarmiert haben. Wie finden Sie heraus, ob der Patient ein SHT erlitten hat?

**Um herauszufinden, ob der Patient ein SHT erlitten hat, müssen folgende Fragen gestellt werden:**

- **War der Patient nach dem Sturz vorübergehend benommen oder bewusstlos? (Besteht Erinnerung für den Unfallhergang, das Unfallereignis?)**
- **Beantwortet der Patient prompt und korrekt die Fragen:**
  - **zur Zeit (Jahreszeit, Jahr, Monat, Tag, Tageszeit)**
  - **zum Ort (Stadt, Straße, Umgebung)**
  - **zur Person (Name, Geburtsdatum)**
  - **zur Situation (aktuelle Tätigkeit, Unfallhergang)?**
- **Auf Rettungsdienstprotokollen findet sich als Dokumentation für einen zu allen Qualitäten orientierten Patienten bisweilen die Formulierung „orientiert × 4" oder „orientiert zu ZOPS" (Zeit, Ort, Person, Situation).**
- **Gibt es (fremd-)anamnestisch oder aktuell Hinweise auf eine quantitative oder qualitative Bewusstseinsstörung?**

*Bei dem beschriebenen Unfallmechanismus (unbeobachteter Sturz aus ca. 1,5 m Höhe) kann nicht sicher ausgeschlossen werden, dass der Patient nach dem Sturz für eine gewisse Zeit bewusstlos war. Daher muss bis zum Beweis des Gegenteils auf jeden Fall der V. a. ein SHT bestehen.*

## Frage 506

Der Sturzpatient wird zur Versorgung der Kopfplatzwunde mit einem Rettungswagen in ein Krankenhaus transportiert. 30 min nach der Aufnahme ist der Patient auffallend verwirrt, verkennt das Aufnahmepersonal und hält es für Familienangehörige. In den nächsten Minuten verschlechtert sich die Vigilanz und der Patient wird zunächst somnolent und dann soporös. Was ist Ihre Verdachtsdiagnose?

**Wie wichtig eine genaue Anamneseerhebung am Einsatzort ist und welche Bedeutung die Dokumentation und Übergabe erhobener Befunde hat, kann dieses Beispiel zeigen. Wenn realisiert wurde, dass der Patient initial möglicherweise bewusstlos gewesen ist, dies auch dokumentiert sowie bei der Übergabe vom Rettungsdienstpersonal mitgeteilt – und vom aufnehmenden Personal auch realisiert wurde –, dann muss die Verdachtsdiagnose lauten:**

**SHT mit qualitativer und quantitativer Bewusstseinsstörung bei V. a. epidurales Hämatom.**

*Die Zeitspanne, in der der Patient nach dem Ereignis regelrecht orientiert war bis zu dem Zeitpunkt, an dem die Vigilanzstörung auffällig wurde, heißt „freies Intervall".*

## Frage 507

Was muss jetzt im oben beschriebenen Fall getan werden, und welche Dringlichkeit haben die Maßnahmen?

**Jetzt kommt es auf jede Minute an! Der Patient schwebt in akuter Lebensgefahr, da die Vigilanzstörung Ausdruck einer akuten Hirndrucksteigerung sein kann.**

**Das ist zu tun:**

- **Sicherung der Vitalfunktionen**
- **Maßnahmen zur Senkung eines erhöhten Hirndruckes**
- **kraniale Computertomografie (CCT)**
- **Vorbereitungen für einen neurochirurgischen Notfalleingriff treffen (im behandelnden Krankenhaus oder in einem Traumazentrum)**

*Und nicht vergessen:*

*Bei allen Vigilanzstörungen einen Blutzuckertest durchführen (vielleicht hat der Patient einen insulinpflichtigen Diabetes mellitus)!*

## Frage 508

Nach welchen Kriterien kann die Schweregradeinteilung eines SHT erfolgen?

**Die Schweregradeinteilung eines SHT orientiert sich an:**

- **der Anatomie**
- **der GCS**
- **der Dauer der Bewusstlosigkeit**
- **der Form der Gewalteinwirkung**

**In diesem Sinne wird unterschieden in:**

- **geschlossenes (wenn Dura mater intakt) und offenes (wenn Dura mater verletzt) SHT**

- **leichtes, mittelschweres und schweres SHT (s. ► Tab. 4.1)**
- **SHT durch lineare (translationale) oder Rotationsbeschleunigung**

*Die in der Vergangenheit überwiegend angewandte Einteilung (nach Tönnies und Loew 1953) erfolgte in:*

- *SHT 1. Grades (volle Rückbildung innerhalb von 4 Tagen)*
- *SHT 2. Grades (volle Rückbildung innerhalb von 3 Wochen)*
- *SHT 3. Grades (neurologische oder vegetative Störungen > 3 Wochen)*

*Sie bezieht sich auf die Dauer der neurologischen Symptomatik, wodurch die Einteilung häufig erst retrospektiv anwendbar ist.*

*Die früher außerdem häufig gebrauchte Einteilung lautete:*

- *Commotio cerebri (Gehirnerschütterung)*
- *Contusio cerebri (Hirnprellung)*
- *Compressio cerebri (Hirnquetschung)*

*Sie geht auf Victor von Bruns (1854) zurück und hat heute nur noch historische Bedeutung.*

*Wichtiger als die Einteilung ist die Behandlung des SHT, die sich am aktuellen klinisch-neurologischen Befund und dessen Verlauf orientiert. Dabei muss der Verlauf v. a. in der Phase der Akutversorgung engmaschig überwacht werden.*

## Frage 509

4

Bei einem Patienten ist eine Schädelkalottenfraktur diagnostiziert worden. Es besteht eine retrograde Amnesie, der GCS-Wert ist 15. Wie groß ist das Risiko für eine intrakranielle Blutung?

**Das Risiko für ein intrakranielles Hämatom liegt für diesen Patienten bei 1:7.**

*Generell ist das Risiko umso größer, je schlechter der GCS-Wert ist. Es steigt weiter, wenn eine Schädelfraktur diagnostiziert wurde oder eine Amnesie besteht (s. ► Tab. 4.2).*

**Tab. 4.1** Schweregradeinteilung des Schädel-Hirn-Traumas.

| Grad | GCS | Bewusstlosigkeit | Amnesie |
|---|---|---|---|
| leicht | 15–13 | < 30 min | < 1 Tag |
| mittelschwer | 12–9 | > 30 min | > 1 Tag < 7 Tage |
| schwer | 8–3 | > 24 h | > 7 Tage |

**Tab. 4.2** Abschätzung des Risikos für eine intrakranielle Blutung.

| GCS | Risiko | andere Faktoren | Risiko |
|---|---|---|---|
| 13–15 | 1:3 615 | keine Schädelfraktur | 1:31 300 |
| | | posttraumatische Amnesie | 1:6 700 |
| | | Schädelfraktur | 1:81 |
| | | Schädelfraktur und Amnesie | 1:7 |
| 9–12 | 1:51 | keine Schädelfraktur | 1:180 |
| | | Schädelfraktur | 1:5 |
| 3–8 | 1:7 | keine Schädelfraktur | 1:27 |
| | | Schädelfraktur | 1:4 |

## Frage 510

Bei Patienten mit einem schweren SHT soll der CPP mindestens 60 mmHg betragen. Was bedeutet das?

**Der CPP ergibt sich aus der Differenz von mittlerem arteriellen Blutdruck (mean arterial Pressure, MAP) und intrakraniellem Druck (intracranial Pressure, ICP):**

$$CPP = MAP\text{-}ICP$$

**Der MAP muss also um den Wert höher als der CPP sein, auf den der ICP geschätzt wird. Da für den ICP 20 mmHg die Grenze ist, ab der den Hirndruck senkende Maßnahmen ergriffen werden müssen, wird bei Patienten mit schwerem SHT in der Präklinik angenommen, dass der ICP bei 20 mmHg liegt.**

**Beispiel: Der CPP soll 60 mmHg betragen, für den ICP wird fiktiv ein Wert von 20 mmHg angenommen. Der MAP muss also mindestens 80 mmHg betragen.**

*MAP = diastolischer Druck + 1/3 (systolischer Druck–diastolischer Druck).*

*Wenn RR 120/80 mmHg:*

$$MAP = 80+\frac{1}{3}\times(120\text{-}80) = 80+\frac{1}{3}\times(40) = 80+13,3 = 93,3\ \text{mmHg}$$

oder

$$MAP = \frac{1}{3}\times(RR_{syst}+RR_{diast}+RR_{diast})$$

*Wenn 120/80 mmHg:*

$$MAP = \frac{1}{3}(120+80+80) = \frac{280}{3} = 93,3\ \text{mmHg}$$

*In der Literatur besteht keine Einigkeit darüber, welcher CPP genau anzustreben ist. Konsens besteht allerdings dahingehend, dass der CPP keinesfalls unter 50 mmHg liegen sollte. Werte über 70 mmHg sind aber auch nicht anzustreben.*

## Frage 511

Ein Patient hat bei einem Motorradunfall ein schweres SHT (GCS 5) erlitten und wurde daher narkotisiert und intubiert. Er wird nun kontrolliert beatmet. Zudem hat der Patient offensichtlich eine geschlossene Oberschenkelfraktur erlitten und es besteht der V.a. ein stumpfes Bauchtrauma. Nach der Narkoseeinleitung liegt der Blutdruck bei 90/55 mmHg, die Herzfrequenz bei 90/min. Unter Flüssigkeitsersatz mit kristalloiden und kolloidalen Infusionen sind keine klinischen Zeichen einer Hypovolämie erkennbar.

Ist der Kreislauf in dieser Situation damit ausreichend stabil, oder müssen weitere Maßnahmen ergriffen werden?

**Unter dem Gesichtspunkt der permissiven Hypotension wäre der Kreislauf ausreichend stabil. Allerdings hat dieser Patient ein schweres SHT. Das heißt, der CPP sollte 60–70 mmHg betragen.**

*Wenn für den ICP ein Wert von 20 mmHg angenommen wird, dann wäre der CPP bei diesem Patienten:*

$$MAP = \frac{1}{3}\times(90+55+55) = \frac{1}{3}\times 200 = 66,7\ \text{mmHg}$$

$$CPP = 66,7\text{-}20 = 46,7\ \text{mmHg}$$

*Bei einem RR von 90/55 mmHg ist der CPP damit keinesfalls ausreichend. Schon gar nicht, wenn der ICP sogar über 20 mmHg liegen sollte.*

## Frage 512

Welche Maßnahmen ergreifen Sie im o. g. Fall, damit der CPP ausreichend ist?

**Grundsätzlich ist ein Versuch, den Blutdruck durch Gabe eines Flüssigkeitsbolus zu erhöhen, gerechtfertigt. Allerdings sollte nach wenigen Minuten ein Effekt erkennbar sein. Da die Infusion von Flüssigkeit häufig jedoch zeitraubend ist, ist die Gabe eines Vasopressors i. d. R. sinnvoller.**

**Eine einfache Möglichkeit ist die Gabe von Cafedrin + Theodrenalin (Akrinor), z. B. 2 ml ad 10 ml NaCl 0,9 % in 2,5-ml-Bolusgaben titriert i. v.**

**Praktikabel ist auch die Gabe von Noradrenalin (Arterenol) als 10-µg-Bolus. Hierzu wird 1 mg (= 1000 µg) Noradrenalin in 100 ml NaCl 0,9 % verdünnt, sodass 1 ml dieser Lösung 10 µg Noradrenalin enthält. Von dieser Lösung kann jeweils 1 ml über eine Venenverweilkanüle gegeben werden. Ein Effekt sollte zeitnah erkennbar sein; andernfalls werden die Bolusgaben wiederholt. Hier wäre sicher die Gabe über Spritzenpumpe sinnvoller, um einen kontinuierlich adäquaten Perfusionsdruck sicherzustellen.**

*Prinzipiell ist es auch möglich, Noradrenalin kontinuierlich über eine Spritzenpumpe zu applizieren. Hierbei müssen aber folgende Aspekte beachtet werden:*

*Am sichersten ist es, wenn das Medikament gesondert über eine eigens dafür gelegte Venenverweilkanüle appliziert wird. Dabei sollte die Verweilkanüle nicht gelenknah liegen, sodass der Zufluss bei Bewegungen nicht behindert wird.*

*Wird die Spritzenpumpe an einen 3-Wege-Hahn angeschlossen, und das Medikament wird parallel zu einer Infusion verabreicht, ist zwingend erforderlich, dass das Infusionssystem mit einem Rückschlagventil ausgestattet ist. Sonst ist es möglich, dass das Medikament in die Infusionsleitung gepumpt wird, wenn der Zufluss zum Patienten behindert ist, z. B. durch ein Abknicken der Verweilkanüle. Ist der Zufluss wieder unbehindert, kann eine unerwünscht hohe Menge des hochwirksamen Medikamentes in den Kreislauf gelangen.*

*Des Weiteren muss bedacht werden, dass bei jeder Erhöhung der Tropfgeschwindigkeit der Infusion ein kleiner Bolus des Medikamentes zugeführt wird, v. a. dann, wenn es ein Zwischenstück zwischen Venenverweilkanüle und 3-Wege-Hahn gibt.*

## Frage 513

Ein 10-jähriges Kind wurde auf dem Schulweg auf seinem Fahrrad von einem Auto erfasst und hat ein schweres Schädel-Hirn-Trauma. Nach Narkoseeinleitung wird es invasiv beatmet.

Wie hoch soll der Blutdruck in dieser Situation sein?

**Bei einem Schädel-Hirn-Trauma ist ein adäquater zerebraler Perfusionsdruck (CPP) Voraussetzung für eine ausreichende zerebrale Durchblutung. Der CPP errechnet sich aus der Differenz des mittleren arteriellen Drucks (MAP) und des intrakraniellen Drucks (ICP):**

$$CPP = MAP - ICP$$

**Da der intrakranielle Druck in einer solchen Situation nicht bekannt ist, sollte der MAP im Bereich der 50.–95. Perzentile der Altersnorm liegen.**

*Die Formel hierfür lautet:*

$$MAP\,(mmHg)\,(50.\ Pc) = Alter \times 1{,}5 + 55$$

*Die 95. Perzentile liegt ca. 19 mmHg darüber.*

*Für das 10-jährige Kind bedeutet dies: 10 × 1,5 + 55 = 70 mmHg (50. Pc) bzw. 89 mmHg (95. Pc).*

## Frage 514

Beim SHT kommt es durch das Trauma innerhalb weniger Sekunden bis Minuten zur primären Hirnschädigung – in der Folge dann zur sekundären Hirnschädigung. Zu den gefürchteten Komplikationen eines SHT gehört ein akuter posttraumatischer Anstieg des intrakraniellen Druckes. An welchen klinischen Zeichen ist ein erhöhter ICP erkennbar?

**Die Ausprägung einer Bewusstseinsstörung korreliert bei akuter intrakranieller Drucksteigerung mit der Höhe des ICP (s. ► Tab. 4.3).**

*Dabei muss aber bedacht werden, dass bei einer Bewusstlosigkeit, die aufgrund der primären Hirnschädigung besteht, der ICP nicht 30–40 mmHg betragen muss. Gerade weil die Differenzierung in einer solchen Situation schwierig ist, muss auf Hirndruckzeichen hin untersucht werden.*

**Tab. 4.3** Höhe des intrazerebralen Druckes (ICP) und dazugehörige Symptome.

| Intrakranieller Druck (ICP) | Symptome |
|---|---|
| 20–30 mmHg | Kopfschmerzen, Übelkeit, Erbrechen (im Schwall, „Strahlerbrechen"), Somnolenz |
| 30–40 mmHg | Sopor → Koma |
| 40–50 mmHg | Mittelhirnsyndrom: Koma mit Cheyne-Stokes- oder Maschinenatmung, Muskeltonus erhöht mit Streckstellung der Arme und Beine, dabei lebhafte Muskeleigenreflexe, keine Reaktion auf Schmerzreize, Kornealreflex erloschen, mittelweite bis weite Pupillen, Hypertonie, Tachykardie, Schwitzen |
| > 50 mmHg | Bulbärhirnsyndrom: tiefstes Koma, weite & lichtstarre Pupillen, kein Kornealreflex, schlaffer Muskeltonus, keine Reaktion auf Schmerzreize, Cushing-Reflex („Druckpuls"), ggf. Schnappatmung/Atemstillstand, drohender Hirntod |

## Frage 515

Sie finden klinische Zeichen eines erhöhten Hirndruckes beim Patienten. Welche Maßnahmen sind geeignet, den Hirndruck zu senken?

**Bei der Behandlung eines erhöhten ICP sind protektive (z. B. Normoxie, Normokapnie, Normoglykämie, Analgosedierung) und therapeutische Maßnahmen (z. B. achsengerechte Lagerung, HWS-Stabilisierung, Oberkörperhochlagerung, Narkose, Osmotherapie) zu unterscheiden.**

*Zu den protektiven Maßnahmen gehören:*

- *Normoxie: Hypoxie vermeiden, d. h. $S_pO_2$ mindestens ≥ 90 %, besser ≥ 95 %*
- *Normokapnie: Hypoventilation vermeiden, keine ungezielte Hyperventilation*
- *Normothermie: Maßnahmen zur Senkung der Körpertemperatur spätestens ab 37 °C*
- *Normoglykämie: Blutzuckerkontrollen, bei Hypoglykämie vorsichtige Glukosegabe, Hyperglykämie vermeiden, ggf. Blutzucker senkende Maßnahmen*
- *Analgosedierung: Hirnmetabolismus senken (Schmerztherapie, Reizabschirmung)*

*Zu den therapeutischen (nicht operativen) Maßnahmen gehören:*

- *Kopf gerade achsengerecht lagern (kein Abknicken der V. jugularis interna)*
- *HWS-Immobilisationskrawatte ggf. etwas lockern, um venösen Abfluss zu verbessern (ggf. Immobilisation zusätzlich mit „Head Blocks“, s. ▶ Abb. 4.2)*
- *Oberkörperhochlagerung (15–30°): Bei V. a. Wirbelsäulentrauma ggf. gesamten Körper mit Kopf hochlagern; wenn aus hämodynamischen Gründen nicht möglich: flache Lagerung*
- *tiefe Narkose, ggf. Barbituratkoma*
- *Osmotherapeutika*

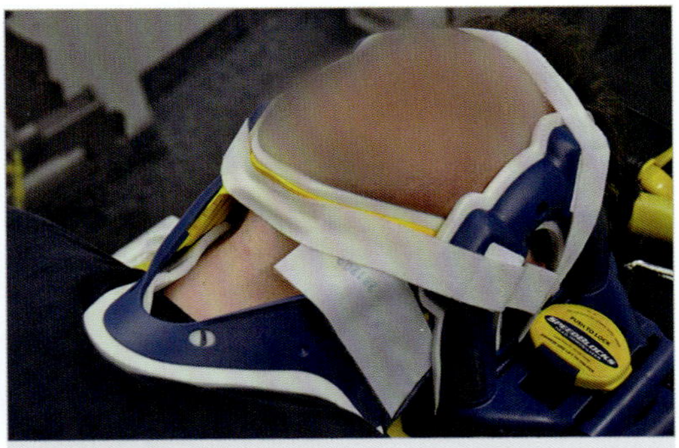

**Abb. 4.2 HWS-Stabilisierung mit Head-Blocks und HWS-Immobilisationskrawatte.** Bei V. a. erhöhten Hirndruck sollte die HWS-Immobilisationskrawatte gelockert werden.

## Frage 516

Ein Patient mit einem schweren SHT wird kontrolliert beatmet. Wie stellen Sie sicher, dass der Patient unter der Beatmung normokapnisch ist? Ist der kapnometrisch gemessene $CO_2$-Wert höher oder niedriger als der arterielle?

**Unter den Bedingungen der Präklinik kann $CO_2$ nur endtidal (Kapnometrie/Kapnografie) gemessen werden. Die Möglichkeit einer Kapnometrie (ggf. Kapnografie) muss gemäß DIN EN 1789 in jedem RTW/NAW gegeben sein.**

*Es ist besonders wichtig, sich den Zusammenhang zwischen dem endtidal (et) und arteriell gemessenen $CO_2$ zu verdeutlichen. Beim Lungengesunden beträgt die alveoloarterielle $CO_2$-Differenz (A-a$DCO_2$) 3–5 mmHg, d. h., der arteriell gemessene $CO_2$-Wert ($p_aCO_2$) ist höher als der endtidal gemessene, der dem alveolären $CO_2$-Wert entspricht. Ist die Lunge allerdings schlecht perfundiert (z. B. im schweren Volumenmangelschock), kann die A-a$DCO_2$ (durch eine Totraumventilation) wesentlich höher sein.*

*Patienten mit einem schweren SHT sollen moderat hyperventiliert werden, d. h., der arterielle $CO_2$-Wert ($p_aCO_2$) soll bei 30–35 mmHg liegen. Da die A-a$DCO_2$ aber nicht bekannt ist, der endtidale Wert aber niedriger ist als der arterielle, kann letztlich nur so vorgegangen werden:*

- *$etCO_2$ über 30 mmHg→Atemminutenvolumen erhöhen, Ziel: et $CO_2$ 30 mmHg.*
- *$etCO_2$ unter 30 mmHg→Atemminutenvolumen nicht reduzieren, wenn Beatmungsparameter korrekt eingestellt (AF ca. 14, AZV 6–8 ml/kgKG).*

## Frage 517

? Wie sollte der PEEP eingestellt werden, wenn ein Patient mit einem schweren SHT beatmet wird?

! **Ziel der Beatmung sind: eine optimale Oxygenierung und eine ausreichende Decarboxylierung.**

i *Kommt es zu Oxygenierungsproblemen, dann gibt es keine Kontraindikationen gegen einen moderaten PEEP (5–10 mbar).*

*Ist bei einem PEEP von 5 mbar die Oxygenierung ausreichend, ist es nicht notwendig, den PEEP zu erhöhen. Kann aber nur mithilfe eines erhöhten PEEP eine $S_pO_2 \geq 90\,\%$ erreicht werden, dann kann der PEEP auf 10 mbar erhöht werden – sofern dies die Oxygenierung verbessert.*

## Frage 518

? Bei Zeichen einer akuten intrakraniellen Hypertension (z. B. Anisokorie, Cushing-Reflex) ist die Gabe hyperosmolarer Flüssigkeiten indiziert. Welches Osmotherapeutikum kennen Sie und wie würden Sie es dosieren?

! **Das in der Notfallmedizin verfügbare Osmotherapeutikum ist Mannitol.**

**Ohne Bildgebung ist es nicht möglich, einen erhöhten Hirndruck/eine Einklemmung sicher nachzuweisen. Deshalb sollte Mannitol präklinisch nur als Ultima Ratio gegeben werden, wenn mit an Sicherheit grenzender Wahrscheinlichkeit von einem lebensbedrohlich gesteigerten Hirndruck ausgegangen werden kann.**

**Mannitol ist als 15 % und 20 %ige Lösung verfügbar. Die 15 %ige Lösung hat eine theoretische Osmolarität von 825 mosmol/l, die 20 %ige Lösung von 1100 mosmol/l.**

**Die Dosierungsangaben, die in der Literatur zur Senkung eines kritisch erhöhten Hirndruckes zu finden sind, schwanken stark – abhängig davon, ob Mannitol intermittierend zur Kontrolle des Hirndruckes (Dosierung 0,25–1 g/kgKG) oder bei Einklemmungszeichen (Dosierung 1–2 g/kgKG) gegeben werden soll. Bei Einklemmungszeichen entsprechen 1–2 g/kgKG ca. 6,7–13,4 ml/kgKG Mannitol 15 % oder 5–10 ml/kgKG Mannitol 20 %!**

i ***Beispiel:*** *Bei einem 75 kg schweren Patienten also mindestens 500 ml 15 % oder 375 ml 20 %ige Lösung verabreichen!*

*Aus Gründen der Praktikabilität wird in den Leitlinien die Gabe von 250 ml 20 % empfohlen.*

## Frage 519

? Ein Fußgänger ist beim Überqueren einer Landstraße von einem Pkw erfasst und zu Boden geschleudert worden. Die Frontscheibe ist in der Mitte etwa Kopf groß eingedrückt. Bei Eintreffen des Rettungsdienstes ist der Patient somnolent, aber schnell erweckbar. Er beantwortet Fragen korrekt, aber deutlich verlangsamt. Parietal ist ein Galeahämatom auffällig.

Der GCS-Wert liegt bei 14 (A3, V5, M6). Nach der Rettung und Erstversorgung ist der GCS-Wert auf 12 (A3, V4, M5) gefallen. Halten Sie eine Narkoseeinleitung und Intubation für indiziert?

! **Allgemein gilt: Patienten mit einer traumatischen Hirnschädigung und einem GCS ≤ 8 sollten narkotisiert und intubiert werden. Allerdings muss bei einem entsprechenden Trauma und einem neurologischen Defizit nicht gewartet werden, bis der GCS auf einen Wert auf ≤ 8 gesunken ist.**

**In diesem Beispiel verschlechtert sich der GCS, der Unfallmechanismus lässt ein schweres SHT vermuten. Eine frühzeitige Intubation ist in einer solchen Situation indiziert.**

i *Abhängig von der Unfallkinetik und der damit einhergehenden primären Hirnschädigung ist das Geschehen nach dem Ereignis dynamisch.*

*Eine Verschlechterung der Bewusstseinslage ist meist Ausdruck einer zunehmenden intrakraniellen Raumforderung, z. B. durch ein sich ausdehnendes epi- oder subdurales Hämatom. Da sich in solchen Situationen der Zustand eines Patienten in der Regel nur weiter verschlechtert, ist ein abwartendes Vorgehen meist nicht indizert.*

*Beispiel: Ein Patient stürzt ohne einen Helm zu tragen vom Fahrrad. Bei Eintreffen des Rettungsdienstes ist er zwar noch wach und kann seinen Namen und sein Geburtsdatum nennen, ist aber desorientiert und motorisch unruhig. Beim Verbringen in den Rettungswagen erbricht er – als Ausdruck eines erhöhten Hirndrucks. Er wird zunehmend somnolent. Formal beträgt der Wert des GCS zu diesem Zeitpunkt noch 11 Punkte. Auf Grund der Dynamik wird aber schon jetzt eine Narkose eingeleitet und der Patient intubiert uns beatmet. 30´ nach Eintreffen am Unfallort wird der Patient in der Klinik übergeben. Die Pupillen sind jetzt weit und lichtstarr.*

## Frage 520

? Ist die Gabe von Transexamsäure (1 g) bei Patienten mit einem SHT indiziert?

! **Für Gabe von Tranexamsäure beim SHT besteht eine unklare Evidenz und sie muss als Option gelten.**

i *Derzeit gibt es keine eindeutige Evidenz dafür, dass das Behandlungsergebnis bei Patienten mit SHT – im Sinne von reduzierter Sterblichkeit, geringerer Behinderung, geringere Zunahme einer intrakraniellen Blutung oder anderen Ereignissen – durch die Gabe von Tranexamsäure -signifikant verbessert werden kann.*

*Vor diesem Hintergrund ist die Gabe von Tranexamsäure beim SHT von unklarer Evidenz und muss als Option angesehen werden.*

## Frage 521

? Eine junge Frau ist beim Reiten von ihrem Pferd gestürzt. Der Rettungsdienst wurde alarmiert, nachdem das Pferd ohne Reiterin zum Reitstall zurückgekehrt ist. Während der Anfahrt zum Reitstall trifft die Reiterin dort auch ein, anscheinend hat sie den Weg alleine zurückgefunden.

Sie ist wach, aber eine motorische Unruhe ist auffällig; Fragen beantwortet sie verlangsamt. Zu Person und Örtlichkeit ist sie orientiert, die zeitliche Orientierung ist unscharf (Monat und Tag können nicht benannt werden) – die Situation kann sie nicht erklären. Es besteht eine retrograde Amnesie. Der GCS-Wert wird mit 14 bewertet (A4, V4, M6). Fokale Defizite bestehen nicht. Eine ca. 3 cm lange Kopfplatzwunde okzipital fällt auf, zudem eine leichte Hypothermie mit 35,4 °C tympanal, der BZ-Wert ist im Normbereich.

Die Patientin verweigert den Transport in eine Klinik und möchte beim niedergelassenen Chirurgen im Ort versorgt werden.

Was ist zu tun?

! **Diese Patientin gehört auf jeden Fall in ein Krankenhaus mit der Möglichkeit, ein CCT durchzuführen. Hierfür sprechen die Anamnese (unbeobachteter Sturz mit unklarer Liegezeit) und der Befund einer qualitativen Bewusstseinsstörung (verlangsamt, Amnesie, zeitlich desorientiert).**

**Kann die Patientin nicht davon überzeugt werden, dass eine Krankenhausbehandlung notwendig ist, muss die Behandlung erzwungen werden. Da der Patientin auf Grund des SHT nicht attestiert werden kann, dass sie einwilligungs- und steuerungsfähig ist, geschieht dies im Sinne des „rechtfertigenden Notstandes“ (§ 34 StGB).**

i *Nachbemerkung: Die Patientin wurde schließlich gegen ihren Willen in eine Klinik gebracht. In der CCT zeigten sich eine okzipitale Kontusionsblutung, eine traumatische SAB und ein Hirnödem. Die Patientin musste aufgrund eines erhöhten ICP eine Woche lang intensivmedizinisch behandelt werden!*

## Frage 522

? Ein Pkw ist mit hoher Geschwindigkeit (ca. 120 km/h) auf einer Landstraße gegen einen Baum geprallt. Durch den Aufprall wurde das Fahrzeug extrem verformt (s. ▸ Abb. 4.3).

Bei Eintreffen des Rettungsdienstes reagiert der im Fahrzeug eingeklemmte Fahrer auf äußere Stimuli. Anscheinend hat sich der Patient durch die Rasanz des Aufpralls und die starke Fahrzeugdeformierung auch eine schwere Mittelgesichtsfraktur zugezogen (V. a. Zusammenprall des Kopfes mit dem vorderen Dachholm). Der GCS-Wert liegt bei 9 (A2, V3, M4). Dabei fällt auf, dass die Extremitäten der linken Körperhälfte überhaupt nicht bewegt werden.

Wie kann dieser Befund erklärt werden?

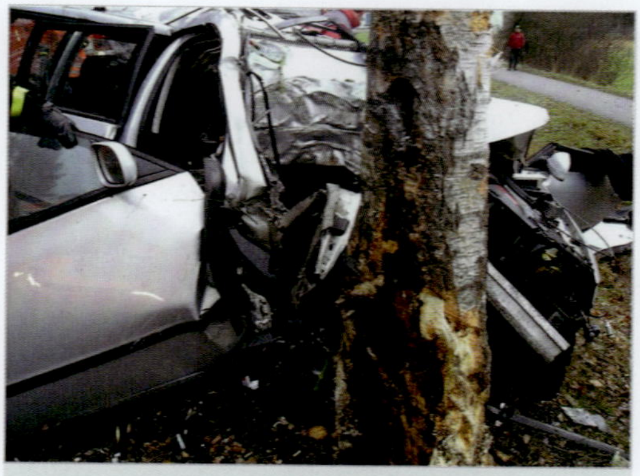

**Abb. 4.3 Pkw-Unfall.** Bei diesem schweren Pkw-Unfall erlitt der Fahrer ein Schädel-Hirn-Trauma sowie eine komplexe Mittelgesichtsfraktur.

**Bei einem schweren SHT, insbesondere in Verbindung mit einer komplexen Mittelgesichtsfraktur, kann es durch eine Schädelbasisfraktur (v. a. mit Fraktur des Processus clinoideus des Os sphenoidale) zu einer Dissektion der A. carotis interna kommen. Ist der Fluss in der A. carotis bereits primär eingeschränkt, ist eine entsprechende Hemisymptomatik auffällig. Da Patienten mit schwerem SHT und Mittelgesichtsfraktur präklinisch meist intubiert und beatmet werden, muss der klinische Befund unbedingt mitgeteilt werden. Allerdings kann es auch erst sekundär zu einer Thrombosierung mit entsprechender Klinik kommen.**

*Schweres SHT mit Schädelbasisfraktur: an Möglichkeit einer Dissektion der A. carotis interna denken!*

- *Hemisymptomatik?*
- *transkranieller Doppler: Fluss seitengleich?*
- *CCT mit Angiografie*

## Frage 523

Ein Patient hat ein schweres SHT. Der Patient ist tief komatös und hat keine Schutz- oder Abwehrreflexe mehr, der GCS-Wert ist 3. Müssen in einer solchen Situation zur Intubation Analgetika, Sedativa und/oder Hypnotika verabreicht werden?

**Auch wenn ein Patient tief komatös ist, sollen zur Intubation auf jeden Fall Analgetika und Hypnotika/Sedativa verabreicht werden, denn eine Intubation ist ein starker Reiz, der zu einem Anstieg des zerebralen Sauerstoffverbrauchs führen kann.**

*Unbedingt muss vermieden werden, dass ein Patient mit schwerem SHT während der Intubation hustet oder presst, da dies zu einem starken Anstieg des ICP führen würde.*

## Frage 524

Ein 3-jähriges Kleinkind ist mit seinem Bobbycar einen Treppenabsatz (ca. 5 Stufen) in einem Einfamilienhaus hinuntergefallen. Bei Eintreffen des RTW war das Kind wach und hat zur Mutter Kontakt aufgenommen. Neurologische Defizite waren nicht auffällig. Kurze Zeit später wird ein Notarzt nachgefordert, da das Kind jetzt „eintrübt“.

Bei Eintreffen des Notarztes schläft das Kind auf dem Arm der Mutter. Die Vitalfunktionen sind stabil, die Werte unauffällig. Auf äußere Stimuli hin erwacht das Kind und fängt an zu weinen. Wird es in Ruhe gelassen, schläft es wieder ein. Äußere Verletzungszeichen sind nicht zu erkennen. Hat das Kind ein SHT – und wenn ja, wie schwer schätzen Sie es ein?

**Das Vorgehen bei Kindern unterscheidet sich prinzipiell nicht von dem bei Erwachsenen. Grundsätzlich werden also untersucht:**

- **Vitalfunktionen**
- **Neurostatus: Pupillengröße, Pupillomotorik; GCS**
- **Blutzuckerbestimmung**
- **allgemeine körperliche Untersuchung**

**Sind alle Befunde unauffällig, d. h., finden sich keine Befunde wie Bewusstseinsstörung, Lethargie, Unruhe, Erbrechen, neurologische Ausfälle, Krampfanfälle etc., spricht dies dafür, dass das Kind – wie in diesem Beispiel – nur ein leichtes SHT hat (Commotio) oder nach der Aufregung jetzt schläft. In diesem Fall ist ein Transport unter Überwachung der Vitalfunktionen und regelmäßiger Reevaluation des GCS ohne weitere Maßnahmen möglich.**

*Zur GCS für Kleinkinder s.* ► *Tab. 4.4.*

**Tab. 4.4** Glasgow Coma Scale für Kleinkinder.

| Punkte | Augen öffnen | beste verbale Reaktion | beste motorische Reaktion |
|---|---|---|---|
| 6 | | | spontan |
| 5 | | verständliche Worte | gezielt zum Schmerz |
| 4 | spontan | unverständliche Worte | Wegziehen vom Schmerz |
| 3 | auf Ansprache | durchgehendes Schreien | Beugen |
| 2 | auf Schmerzreize | einzelne Laute | Strecken |
| 1 | keine | keine | keine |

## Frage 525

Bei einem Unfall kommt es selten zu einer isolierten Rückenmarkverletzung. Welche Verletzungen erleiden Patienten häufig auch, die eine Rückenmarkverletzung haben, bzw. bei welchen Verletzungen muss daran gedacht werden, dass eine Rückenmarkverletzung wahrscheinlich ist?

**60 % der Patienten, die eine Wirbelsäulenverletzung mit Querschnittssyndrom erleiden, haben begleitende Verletzungen.**

**50 % der Patienten mit einer Rückenmarkverletzung sind polytraumatisiert.**

**In 75 % der Fälle ist eine Rückenmarkverletzung mit einem SHT kombiniert.**

**In 60 % geht eine Rückenmarkverletzung mit einem Thoraxtrauma und in 20 % mit einem Abdominaltrauma einher.**

*Moskopp D., Böker KD, Kurthen M.: Begleitende Wirbelsäulentraumata bei Schädel-Hirn-Verletzten. Unfallchirurg 93, 120 (1990)*

*Tscherne H., M. Blauth: Unfallchirurgie Wirbelsäule, Springer Verlag Berlin-Heidelberg (1998)*

*Aktuelle Zahlen – die wegen der relativ niedrigen Inzidenz schwanken – lauten:*

*Einzig leichtgradige Rückenmarksverletzungen (AIS 3) traten in den meisten Fällen im Rahmen eines Polytraumas auf (77,1 %).*

*Bezogen auf das Gesamtkollektiv traten schwere Begleitverletzungen (AIS ≥ 3) bei Polytraumata vor allem im Kopf- (55,8 %) und Thoraxbereich (55,9 %) auf.*

*Begleitverletzungen an den Extremitäten (33,7 %) und im Abdominalbereich (18,5 %) kamen seltener vor.*

*Rückenmarksläsionen: Inzidenz, Prognose und Outcome – Eine Analyse des Trauma Registers DGU® Dissertation Katharina Anna Klara Maria Stephan 2018 Medizinische Fakultät der Universität München*

## Frage 526

Bei welchen Unfallmechanismen sollte auf jeden Fall an die Möglichkeit einer Wirbelsäulen-/Rückenmarkverletzung gedacht werden?

**Typische Unfallmechanismen sind:**
- **Hochgeschwindigkeitsunfall (Geschwindigkeit > 50 km/h)**
- **Motorrad-/Fahrradunfall, angefahrener Fußgänger**
- **Sturz aus großer Höhe (> 3 m)**
- **Trauma mit axialer Belastung**
- **Trauma nach Sprung ins Wasser**
- **penetrierende Verletzungen im Bereich der Wirbelsäule**

*Die genannten Unfallmechanismen implizieren, dass erhebliche Belastungen im Sinne von g-Kräften – durch Akzeleration oder Dezeleration – am menschlichen Körper gewirkt haben.*

*Achten Sie einmal darauf, wie oft bei einem der genannten Unfallmechanismen in einem Ganzkörper-CT („Polytrauma-Scan") Frakturen von Wirbelkörpern bzw. Abrisse von Dorn- oder Querfortsätzen zu sehen sind.*

## Frage 527

Was ist ein neurogener Schock?

**Der neurogene Schock ist eine Kreislaufinsuffizienz, die durch eine Schädigung im Zentralnervensystem mit einer Störung der Makrozirkulation hervorgerufen wird. Konsekutiv kommt es zu einer Störung der Mikrozirkulation (ischämische Hypoxidose).**

*Je nach Ort der Schädigung sind medulläre Kreislaufzentren (z. B. bei einem SHT) oder efferente Bahnen (z. B. bei einem Wirbelsäulentrauma mit Schädigung präganglionärer sympathischer Neurone oder des sympathischen Grenzstranges) betroffen.*

## Frage 528

Wie erkennen Sie einen neurogenen Schock?

**Leitsymptom des neurogenen Schocks ist eine durch eine Bradykardie oder eine Hypotonie oder beides zusammen bedingte Kreislaufinsuffizienz. Pathognomonisch sind bei einer Schädigung efferenter sympathischer Bahnen (Wirbelsäulentrauma) die unterhalb der Läsionshöhe fehlenden Zeichen einer Vasokonstriktion, d. h.: Die Haut ist warm und – solange kein zusätzlicher Volumenmangel besteht – gut perfundiert.**

*Bei einem bewusstlosen Verletzten sollten eine Bradykardie und Hypotonie immer auch an eine Rückenmarksverletzung denken lassen!*

## Frage 529

Was ist ein spinaler Schock?

**Der spinale Schock ist ein akutes passageres Querschnittssyndrom mit Ausfall von:**

- **Sensibilität**
- **willkürlicher und reflektorischer Motorik (schlaffe Areflexie) mit Para- oder Tetraparese**
- **autonomer Funktion:**
  - **Retentio urinae = Überlaufblase**
  - **Retentio alvi = paralytischer Ileus**
  - **Vasoparalyse**
  - **Anhidrose**

**Diese Ausfälle liegen unterhalb der Höhe der Schädigung des Rückenmarks.**

**Die Symptome eines spinalen Schocks können Tage bis Wochen bestehen; sie können sich aber auch vollständig zurückbilden. Sind die Symptome einer Plegie innerhalb 1 Woche rückläufig, kann auf eine inkomplette Schädigung mit Teilremission geschlossen werden. Ansonsten ist zu befürchten, dass die Schädigung irreversibel ist.**

*Der Begriff „neurogener Schock" beschreibt die hämodynamische Manifestation einer Schädigung des Zentralnervensystems.*

*Der Begriff „spinaler Schock" bezieht sich auf die klinischen Manifestationen der Querschnittssymptomatik.*

## Frage 530

Ein Arbeiter ist bei Bauarbeiten durch ein Vordach aus ca. 3 m Höhe auf ein Kantholz gestürzt. Er klagt über starke Rückenschmerzen und kann die Beine nicht bewegen. Die Rekapillarisierungszeit an den Fingerkuppen beträgt 3–4 s, an den Fußzehen liegt sie bei ca. 2 s. Der Blutdruck liegt bei 70/40 mmHg, die Herzfrequenz bei 50/min.

In welcher Höhe vermuten Sie eine Schädigung der Wirbelsäule?

**Die Paraplegie der Beine spricht für eine Schädigung der Motoneurone des Rückenmarks in Höhe der Brustwirbelsäule. Die Hypotonie mit Verlust des Vasomotorentonus an den unteren Extremitäten ist durch eine Schädigung thorakaler präganglionärer sympathischer Neurone bzw. des sympathischen Grenzstranges bedingt.**

**Da gleichzeitig eine Bradykardie besteht, sind auch die Nn. cardiaci thoracici (auch Nn. accelerantes), die in Höhe von Th 2–Th 4 den sympathischen Grenzstrang verlassen, betroffen. Die Schädigung liegt demnach mindestens in Höhe von Th 2–Th 4.**

*Bei V. a. eine Wirbelsäulenverletzung sollte immer gezielt nach Zeichen gesucht werden, die auf eine Schädigung des Rückenmarks hinweisen:*

*Wie ist der Vasotonus an den unteren Extremitäten im Vergleich zu den oberen Extremitäten? Bei Schädigung des thorakalen Rückenmarks kann die Rekapillarisierungszeit im Vergleich zu den oberen Extremitäten regelrecht oder verkürzt sein und ggf. eine sehr gute Venenzeichnung auffällig sein.*

*Ist die motorische Funktion der Extremitäten beeinträchtigt (s. Frage 531)?*

*Ist die Sensibilität an den Extremitäten beeinträchtigt (s. Frage 532)? Ein Alarmsignal ist, wenn Verletzungen von Extremitäten auf Grund der Unterbrechung der sensiblen Afferenzen nicht wahrgenommen werden.*

*Kann ein Patient kraftvoll husten? Ist dies nicht der Fall ist ggf. eine Bauchpresse auf Grund einer Schädigung oberhalb von Th 12 nicht möglich.*

## Frage 531

Die Höhe einer Rückenmarksläsion ist durch das letzte noch intakte Rückenmarksegment gekennzeichnet. Nennen Sie die Myotome und die Bewegungen der dazugehörigen Kennmuskeln an den oberen und unteren Extremitäten, mit denen die Höhe einer Querschnittsläsion lokalisiert werden kann.

**Myotome obere Extremitäten:**

- **C 5: Oberarmabduktion**
- **C 6: Streckung im Handgelenk**
- **C 7: Streckung im Ellenbogen**
- **C 8: Fingerbeugung (greifen)**
- **Th 1: Finger spreizen**

**Kann ein Patient in Rückenlage beide Arme gestreckt senkrecht nach oben halten und die Hand zur Faust machen und öffnen, ist eine Läsion des zervikalen Rückenmarks praktisch ausgeschlossen.**

**Myotome untere Extremitäten:**

- **L 1/L 2: Hüftbeugung**
- **L 3/L 4: Streckung im Kniegelenk**
- **L 4: Extension im Fußgelenk**
- **L 5: Extension der Großzehe (Großzehe hochziehen)**
- **S 1: Flexion im Fußgelenk („Gas geben“)**

**Kann ein Patient die Beine nacheinander gestreckt anheben und mit den Füßen und allen Zehen wackeln, ist eine Läsion des thorakalen Rückenmarks praktisch ausgeschlossen (Hinweis: Die Nervenwurzeln treten in Höhe der Brustwirbelsäule aus und steigen dann ab.).**

*Bei der Benennung der Läsionshöhe gilt: Es wird das Segment genannt, auf dessen Höhe die Neurologie noch intakt ist.*

## Frage 532

Auch über Sensibilitätsstörungen im Bereich der sogenannten Dermatome kann die Höhe, auf der das Rückenmark geschädigt ist, lokalisiert werden. Nennen Sie 5 einfach erinnerbare Lokalisationspunkte.

- **C 4: Schulter**
- **C 6: Daumen**
- **C 8: kleiner Finger**
- **Th 4: Brustwarze**
- **Th 10: Bauchnabel**
- **Th 12: suprapubisch**
- **L 3: Innenseite des Knies**
- **L 5: Zwischenraum zwischen dem 1. und 2. Zeh**

*Eine Sensibilitätsstörung sollte orientierend erkannt werden, in dem in ein entsprechendes Dermatom hinsichtlich folgender Qualitäten untersucht wird:*

*Berührungswahrnehmung: wird eine Berührung wahrgenommen?*

*Kann kalt – warm differenziert werden? Hierzu z. B. ein nicht betroffenes Hautareal mit Desinfektionsspray besprühen. An dieser Stelle sollte die Verdunstung des Alkohols als kalt wahrgenommen werden. Wie ist die Wahrnehmung an dem betroffenen Areal? Kalt, warm, keine Wahrnehmung?*

*Kann spitz – stumpf unterschieden werden. Vorgehen wie zuvor.*

*Die Untersuchungen sollten an den Extremitäten immer im Seitenvergleich erfolgen.*

## Frage 533

Ein Patient ist nach einem Unfall bewusstlos, atmet unregelmäßig, und es besteht der V. a. eine HWS-Verletzung. Die HWS ist mithilfe einer steifen Halskrawatte bereits immobilisiert. Um die Atemwege freizumachen, muss jedoch der Kopf überstreckt werden. Ist dies erlaubt?

**Die Sicherung der Vitalfunktionen und damit auch der Atemwege, hat absoluten Vorrang vor anderen Maßnahmen. Können die Atemwege nur durch eine Überstreckung des Kopfes frei gemacht werden, dann ist dies erlaubt.**

*Bei einer Schädigung der Halswirbelsäule und ggf. des zervikalen Rückenmarks muss primär eine Flexion der HWS vermieden werden. Durch eine vorsich-*

*tige Extension zum Freihalten oder Freimachen der Atemwege sind keine Sekundärschädigungen beschrieben worden.*

*Muss bei V. a. auf eine Verletzung der HWS intubiert werden, sollte dies mit Hilfe eines Videolaryngoskops, am besten unter Verwendung eines hyperangulierten Spatels erfolgen, da damit eine Intubation möglich ist, ohne die HWS bewegen zu müssen.*

## Frage 534

Wie sollte praktisch vorgegangen werden, wenn bei V. a. eine HWS-Verletzung Maßnahmen zum Freimachen des Atemweges oder zur Atemwegsicherung durchgeführt werden müssen?

**Die Maßnahmen zum Freimachen des Atemweges oder zur Atemwegsicherung sollten unter einer „manuellen In-Line-Stabilisierung" (MILS) durchgeführt werden (s. ▸ Abb. 4.4): Durch einen Helfer wird sichergestellt, dass es v. a. zu keinen Rotations- und Flexionsbewegungen der HWS kommt.**

*Eine vorsichtige Überstreckung des Kopfes ist – wenn die Atemwege mithilfe des Esmarch-Handgriffs nicht frei gemacht werden können – erlaubt und führt i. d. R. auch nicht zu einer Sekundärschädigung.*

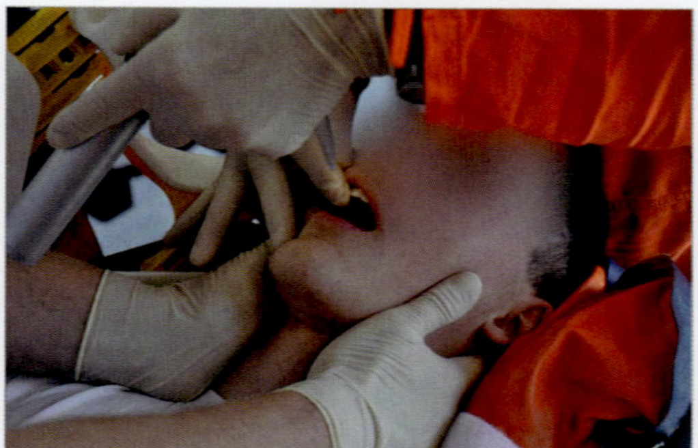

Abb. 4.4 Manuelle In-Line-Stabilisierung (MILS). Die MILS verhindert insbesondere Rotations- und Flexionsbewegungen der Halswirbelsäule.

## Frage 535

Ein Motorradfahrer ist mit einem Pkw, der ihm die Vorfahrt genommen hat, zusammengestoßen. Durch die Wucht des Aufpralls ist er mehrere Meter durch die Luft geschleudert worden. Bei Eintreffen des Rettungsdienstes ist der Patient bewusstlos.

Welche Befunde können darauf hinweisen, dass der Patient eine Rückenmarksverletzung mit Querschnittssyndrom erlitten hat?

**Bei bewusstlosen – natürlich aber auch bei wachen – Patienten können folgende Befunde Hinweise auf ein Querschnittssyndrom sein:**

**Bei V. a. thorakales Querschnittssyndrom (Paraplegie):**

- **Bradykardie und/oder warme Haut/regelrechte Kapillarfüllungspuls an den unteren Extremitäten**
- **keine Reaktion/Fluchtbewegung auf Schmerzreiz an unteren Extremitäten bei erhaltener Reaktion/Fluchtbewegung an oberen Extremitäten**
- **keine Muskeleigenreflexe an unteren Extremitäten bei erhaltenen Muskeleigenreflexen an oberen Extremitäten**
- **Priapismus**
- **durch schlaffen Muskeltonus keine Dislocatio ad longitudinem cum contractione (v. a. bei Oberschenkelfraktur)**

**Bei V. a. zervikales Querschnittssyndrom (Tetraplegie) zusätzlich:**

- **warme Haut/regelrechter Kapillarfüllungspuls an allen Extremitäten**
- **ggf. Bauchatmung durch Ausfall der Interkostalmuskulatur und Zwerchfellatmung bzw. Atemstillstand bei hoher zervikaler Läsion**
- **keine Reaktion/Fluchtbewegung auf Schmerzreiz an allen Extremitäten**
- **keine Muskeleigenreflexe an allen Extremitäten**

***Cave:*** *Bei einem schweren SHT mit einem GCS-Wert von 3 (keinerlei motorische Reaktion) kann der Muskeltonus an allen Extremitäten schlaff sein und auch eine Bradykardie vorliegen – selbst wenn keine Rückenmarkverletzung vorliegt!*

## Frage 536

Ein Pkw ist mit hoher Geschwindigkeit seitlich gegen einen Baum geprallt. Ersthelfer haben den Verletzten aus dem Auto gerettet. Bei Eintreffen des Rettungsdienstes ist der Patient komatös bei einem GCS-Wert von 3, es besteht ein Atemstillstand. Ein peripherer Puls ist nicht palpabel, im EKG zeigt sich aber ein bradykarder Sinusrhythmus mit einer Frequenz von 40/min.

Wegen des Atemstillstandes wird der Patient zunächst mit Beutel und Maske beatmet und 100 µg Adrenalin werden i. v. verabreicht. Kurz danach ist ein kräftiger Puls peripher palpabel, im EKG ist nun ein Sinusrhythmus mit einer Frequenz von 100/min erkennbar.

Welche Verletzung könnte hauptsächlich zu dieser Symptomatik geführt haben?

**Die Befundkonstellation Koma, Atemstillstand und Bradykardie sollte an diese Verletzungen denken lassen:**

- **schweres SHT**
- **Querschnittsläsion in Höhe des 4. Halswirbelkörpers oder darüber**

**Kommt es bei einer Verletzung der HWS zu einer Schädigung des zervikalen Myelons, wird die Spontanatmung erhalten sein, solange über den N. phrenicus die Zwerchfellinnervation intakt ist. Da der N. phrenicus aus der Radix motoria des Plexus cervicalis in Höhe von C4 entspringt, bedeutet ein Verlust der Zwerchfellatmung, dass die Läsion mindestens in Höhe des 4. Halswirbelkörpers liegen muss.**

*Eine Schädigung des zervikalen Myelons oberhalb der Nervenwurzel C4 führt innerhalb weniger Minuten zu einer lebensbedrohlichen Hypoxie, wenn der Patient nicht beatmet wird.*

## Frage 537

Ein Patient hat Zeichen eines Querschnittssyndroms. Durch die Läsion besteht ein neurogener Schock mit Bradykardie (40/min). Warum ist diese Bradykardie gefährlich?

- **Das Herzzeitvolumen kann nicht gesteigert werden**
- **Der Vagusreiz kann zum reflektorischen Herzstillstand führen.**

*Die Bradykardie ist aus 2 Gründen für den Patienten gefährlich:*

- *Das Herzzeitvolumen kann nicht gesteigert werden, da eine sympathoadrenerge Stimulation durch den fehlenden efferenten Einfluss der Nn. accelerantes ohne Effekt bleibt.*
- *Da das Herz vegetativ ausschließlich durch den N. vagus beeinflusst wird, kann ein Vagusreiz, z. B. durch eine Laryngoskopie, zum reflektorischen Herzstillstand führen.*

## Frage 538

Wie sollte eine solche Bradykardie (s. o.) behandelt werden?

**Prinzipiell kann die Bradykardie mit einem Parasympathikolytikum und/oder mit einem Betamimetikum behandelt werden.**

*Um den Einfluss des N. vagus – v. a. vor einem Vagusreiz – auf das Herz zu dämpfen, ist es sinnvoll, zunächst mit Atropin als Parasympathikolytikum zu beginnen. Erst wenn die Herzfrequenz steigt, ist die Dosis effektiv. Hierzu können bis zu 3 mg i. v. notwendig sein (Hinweis: eine Ampulle kann 0,5 mg oder 1 mg Atropin enthalten).*

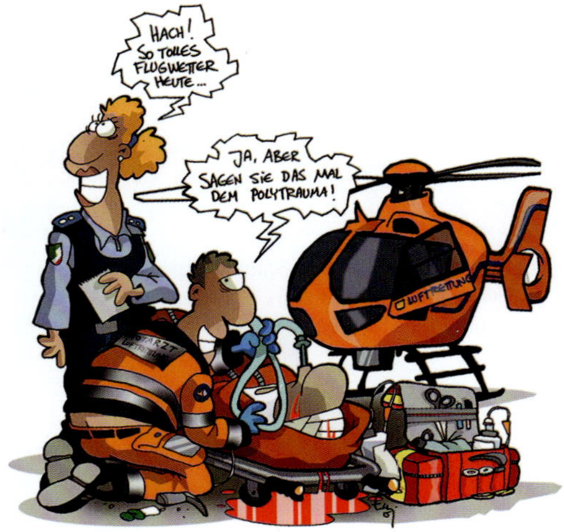
HACH! SO TOLLES FLUGWETTER HEUTE...
JA, ABER SAGEN SIE DAS MAL DEM POLYTRAUMA!

Mehr Cartoons unter: www.medi-learn.de/cartoons www.facebook.de/medilearn Instagram: medilearnde

*Wird mit einem Betamimetikum behandelt, sollte Epinephrin (Suprarenin) gegeben werden, da es auch alphamimetisch wirksam ist. Unter Orciprenalin (Alupent) würde – durch den rein betamimetischen Effekt – der systemische Gefäßwiderstand sinken, was in einer solchen Situation nicht wünschenswert ist.*

*Epinephrin (Suprarenin) sollte als 10-µg-Bolus verabreicht werden. Hierzu wird eine 1 mg (1000 µg)-Ampulle Epinephrin in 100 ml NaCl 0,9 % verdünnt. Es ergibt sich eine Epinephrin-Konzentration von 10 µg/ml. Ein Effekt sollte zeitnah erkennbar sein; andernfalls wird die Bolusgabe wiederholt.*

## Frage 539

? Welche Patienten sind besonders gefährdet, eine atlantookzipitale Dissoziation (AOD) zu erleiden.

! **Die AOD ist eine seltene schwere Verletzung der HWS, die bei Hochrasanztraumata auftritt, bei denen es zu einer ausgeprägten Hyperextension und/oder Lateralflexion kommt, was zu einer Zerreißung der ligamentären Strukturen führen kann. Kinder sind wegen des im Vergleich zum Körper größeren Kopfes häufiger betroffen.**

i *An eine AOD sollte immer gedacht werden, wenn eine besonders hohe kinetische Energie auf den Körper eingewirkt hat. Bei der HWS-Stabilisierung ist daher darauf zu achten, dass kein Zug auf die HWS ausgeübt wird.*

*Eine AOD kann überlebt werden, wenn es zu keiner Schädigung des Hirnstamms gekommen ist.*

*An diese seltene Verletzung sollte immer dann gedacht werden, wenn ein Unfallverletzter bei einem Hochrasanztrauma einen Atem- und/oder Kreislaufstillstand erlitten hat, schwere äußere Verletzungen fehlen und durch Wiederbelebungsmaßnahmen recht schnell – meist innerhalb weniger Minuten – ein Wiedereinsetzen des Spontankreislaufes erreicht werden kann.*

## Frage 540

? Mithilfe der NEXUS-Studie (National Emergency X-Radiography Utilization Study) wurden Kriterien identifiziert, wann eine Bildgebung zum Ausschluss einer HWS-Verletzung indiziert ist. Diese Kriterien finden auch im Rettungsdienst Anwendung, um zu entscheiden, ob ggf. auf eine präklinische Stabilisierung (s. a. Anmerkung unten) der Halswirbelsäule mittels HWS-Immobilisationskragen verzichtet werden kann.

Wie lauten diese Kriterien?

! **Folgende 5 Kriterien wurden identifiziert:**

- **Störung des Bewusstseins (GCS < 15)**
- **neurologisches Defizit**
- **Druckschmerz über der Mittellinie der HWS**
- **Anzeichen einer Intoxikation**
- **Extremitätentrauma oder andere schmerzhafte Verletzungen**

**Ist nur eines dieser Kriterien erfüllt, sollte eine HWS-Immobilisationskrawatte angelegt werden.**

i ***Anmerkung:*** *Bisher wurde der Begriff „Immobilisation“ verwendet. International setzt sich aber immer mehr der Begriff der „Stabilisierung“ durch, da eine vollständige Immobilisation der HWS mit den üblichen Verfahren nicht erreicht werden kann.*

## Frage 541

? In der Vergangenheit war bei Unfallverletzten die Stabilisierung der HWS mittels Immobilisationskragen Standard. Die Notwendigkeit dieser Maßnahme ist in den letzten Jahren aber hinterfragt worden.

In welchen Situationen sollte auf die Anlage eines HWS-Immobilisationskragens verzichtet werden oder die Indikation besonders streng gestellt werden?

!

- **Durch eine spinale Stabilisierung sollte niemals eine lebensrettende Intervention, wie z. B. eine Atemwegssicherung, die Behandlung einer Hypoxie oder die Entlastung eines Pneumothorax, verzögert oder verhindert werden.**
- **Bei Patienten mit isoliertem penetrierendem Trauma sollte auf eine HWS-Stabilisierung verzichtet werden.**

i *Bei Patienten mit schwerem SHT sollte eine HWS-Stabilisierung mittels manueller In-Line-Stabilisierung (MILS) oder mithilfe von Head Blocks erfolgen, da ein HWS-Immobilisationskragen zu einer Erhöhung des intrakraniellen Drucks führen kann.*

## Frage 542

Welche Immobilisationshilfsmittel gibt es, und wann können sie eingesetzt werden?

- **HWS-Immobilisationskrawatte**
- **Rettungskorsett**
- **Rettungsbrett**
- **Vakuummatratze**
- **HWS-Immobilisationskrawatte**

*Die HWS-Immobilisationskrawatte wird allein bei Unfällen, bei denen lediglich der V. a. eine Verletzung der HWS besteht, eingesetzt.*

*Das Rettungskorsett kann zur Rettung von Personen eingesetzt werden, bei denen eine teilweise oder vollständige Immobilisation der Wirbelsäule während der Rettungsmaßnahmen gewünscht, der Zugang zum Patienten jedoch limitiert ist oder er während der Rettung nicht hingelegt werden kann (z. B. Rettung aus Pkw, aus Schacht).*

*Mit Rettungsbrett oder der Vakuummatratze können die thorakale und lumbale Wirbelsäule immobilisiert werden. Für eine ausreichende Immobilisation der HWS ist die zusätzliche Verwendung einer HWS-Immobilisationskrawatte erforderlich.*

## Frage 543

Was sind Vor- und Nachteile der einzelnen Immobilisationshilfsmittel?

**HWS-Immobilisationskrawatte:**
- **Vorteile:**
  - **schnell einsetzbar**
  - **durchlässig für Röntgenstrahlen**
- **Nachteile:**
  - **keine ausreichende Immobilisation des zervikothorakalen Überganges**
  - **bei korrekter Anlage für den Patienten unbequem**
  - **kann den zerebralvenösen Abfluss behindern (Cave bei Hirndruckzeichen!)**

**Rettungskorsett:**
- **Vorteile:**
  - **leicht transportierbar**
  - **Immobilisation der gesamten Wirbelsäule**
  - **ausreichende Durchlässigkeit für Röntgenstrahlen**
  - **nach der Rettung keine Umlagerung auf Vakuummatratze o. ä. erforderlich**
- **Nachteile:**
  - **nur in Verbindung mit HWS-Krawatte ausreichende HWS-Immobilisation**
  - **korrekte Anlage unter beengten Verhältnissen schwierig bis unmöglich**

**Rettungsbrett:**
- **Vorteile:**
  - **einfacher Transport des Rettungsgerätes im Gelände**
  - **schnelle Rettung auch unter schwierigen Bedingungen**
  - **ausreichende Durchlässigkeit im konventionellen Röntgen, keine Störung der Röntgenstrahlen im CT**
  - **Umlagerung des Patienten unter Immobilisation mit 2 Personen möglich**
- **Nachteile:**
  - **für wache Patienten nicht so komfortabel wie Vakuummatratze**
  - **bei längerer Liegezeit Druckstellen möglich**

**Vakuummatratze:**
- **Vorteile:**
  - **für den Patienten angenehme Immobilisation**
- **Nachteile:**
  - **Transport des Rettungsgerätes aufwendig, da i. d. R. im Verbund mit Schaufeltrage eingesetzt; Absaugpumpe erforderlich**
  - **zeitaufwendige Immobilisation (umlagern, anpassen, absaugen)**
  - **nach Zustand und Qualität der Vakuummatratze wiederholtes Absaugen erforderlich; keine ausreichende Stabilität, wenn nicht mindestens durch 4 Helfer getragen**

*Im angloamerikanischen Sprachraum gehört es zum Standard, dass für die Immobilisation des zervikothorakalen Übergangs sogenannte Head Blocks eingesetzt werden. Die Verwendung dieser Head Blocks ist in Deutschland nicht die Regel. Eine Evidenz dafür, dass die Immobilisation nur unter Verwendung dieser Hilfsmittel ausreichend ist, gibt es allerdings nicht. Nachteilig sind sie aber auch nicht.*

## Frage 544

? Ein Patient mit dringendem V. a. Halswirbelkörperfraktur muss präklinisch intubiert werden. Nennen Sie mindestens 3 Techniken bzw. Hilfsmittel, mit denen die Intubation in einer solchen Situation erleichtert werden kann (s. a. ▸ Abb. 4.4).

! 
- **Die Intubation wird unter MILS durchgeführt. Dabei sollte daran gedacht werden, die HWS-Immobilisationskrawatte zu öffnen, da es hierdurch einfacher ist, den Mund des Patienten zu öffnen.**
- **Wird ein Oxford-non-kinking-Tubus mit federelastischem Führungsstab verwendet, ist eine korrekte Platzierung des Tubus auch bei eingeschränkter Sicht auf den Larynx (Cormack und Lehane Score II–III) möglich.**
- **Mithilfe des McCoy-Spatels kann die Sicht auf den Kehlkopfeingang ebenfalls verbessert werden.**
- **Bei Verwendung der Intubationslarynxmaske (ILMA) ist es möglich, zunächst die Ventilation sicherzustellen, bevor dann unter Beibehaltung der Neutralposition von Kopf und HWS der Endotrachealtubus eingeführt wird.**
- **Durch die Verwendung eines Videolaryngoskops kann der Kehlkopfeingang visualisiert werden, ohne Kopf und HWS zu bewegen. Allerdings kann das Einführen eines Endotrachealtubus so Schwierigkeiten bereiten.**

i *Innerklinisch können weitere Hilfsmittel (Fiberoptik, Bonfils-Optik) benutzt werden, die in der Präklinik – außer in Einzelfällen – nicht verfügbar sind.*

## Frage 545

? Ein Patient hat versucht, sich durch Erhängen umzubringen. Ersthelfer haben den Patienten nach kurzer Zeit gefunden und mit Wiederbelebungsmaßnahmen begonnen. Unter den erweiterten Maßnahmen der Wiederbelebung kam es zum Wiedereinsetzen eines Spontankreislaufes.

Zu welchen Schädigungen kann es durch das Erhängen kommen?

! 
- **venöse Stauung**
- **Dissektion der A. carotis communis**
- **Kompression der Atemwege**
- **Fraktur von Kehlkopf/Zungenbein**
- **Hangman's Fracture**

i *Durch die Strangulation selbst kommt es zur venösen Stauung intrakraniell. Ist auch die arterielle Perfusion unterbunden, kommt es zum zerebralen Kreislaufstillstand.*

*Die mechanische Kompression der Atemwege führt ihrerseits zur Hypoxie, z. T. mit Frakturen des Kehlkopfes und/oder Zungenbeins. Ferner kann es zur Dissektion der A. carotis communis kommen.*

*Durch die Zugbelastung an der HWS kann es zur Zerreißung der HWS mit Bruch der Bogenwurzel des 2. Halswirbelkörpers („Hangman's Fracture") und Zerreißung der Bandscheibe zwischen 2. und 3. Halswirbelkörper kommen.*

## Frage 546

? Worauf müssen Sie bei diesem Patienten nach Strangulationsversuch beim Transport achten?

! **HWS-Immobilisation.**

i *Da bei Patienten, die versucht haben sich zu erhängen, i. d. R. die Reanimationssituation im Vordergrund steht, wird die Immobilisation der – unter Umständen völlig instabilen – HWS immer wieder vergessen.*

## Frage 547

? Über welche Abteilung einer Klinik sollte der Patient nach Strangulationsversuch aufgenommen werden?

! **Schockraum.**

i *Ein solcher Patient sollte immer über den Schockraum eines Traumazentrums bei Anwesenheit eines Unfallchirurgen und Neurochirurgen aufgenommen werden. So können alle ggf. erforderlichen Untersuchungen (CCT, CT-HWS, Angio-CT der Halsgefäße) umgehend durchgeführt werden.*

Frage 548

Ein 60-jähriger Patient klagt nach einem Auffahrunfall mit niedriger Geschwindigkeit über Nackenschmerzen. Noch während der Erstversorgung durch den Rettungsdienst werden die Nacken- und Rückenschmerzen stärker. Hinzu kommen Gefühlsstörungen im Bereich beider Kleinfinger und an den Unterarmen. Recht schnell kommt es auch zu einem Kraftverlust in den Armen und Beinen.

Was ist Ihre Verdachtsdiagnose?

**Inkomplettes Querschnittssyndrom.**

*Bei diesem Patienten ist es zu einem sog. inkompletten Querschnittssyndrom gekommen. Ein inkomplettes Querschnittssyndrom ist nicht selten eine Folge einer unzureichenden Perfusion des Rückenmarks, v. a. wenn bereits vor dem Unfall die Durchblutung eingeschränkt war.*

*Bei diesem Patienten, der vor dem Unfall bereits an einer Spinalkanalstenose gelitten hat, kam es durch den Unfall zum „Arteria spinalis anterior"-Syndrom, d. h. es kam durch eine eingeschränkte Perfusion des Rückenmarks über die A. spinalis anterior zu einer ischämischen Schädigung.*

*Ein besseres neurologisches Ergebnis in den Fällen einer vaskulär bedingten inkompletten Rückenmarksläsion durch Anhebung des MAP und damit des spinalen Perfusionsdruckes ist denkbar. Evidenzbasierte Daten liegen hierzu jedoch nicht vor.*

Frage 549

Ein Patient hat durch einen Sturz ein Wirbelsäulentrauma mit einem Querschnittssyndrom erlitten. Symptome für ein SHT sind nicht erkennbar. Der Blutdruck liegt aktuell bei 90/60 mmHg. Die Herzfrequenz liegt bei 80/min. Halten Sie diesen Blutdruck für ausreichend in dieser Situation?

**Formal ist dieser Blutdruck ausreichend.**

**Es gibt jedoch Hinweise, dass ein höherer Blutdruck und damit ein höherer spinaler Perfusionsdruck in einer solchen Situation vorteilhaft sein kann.**

*Während für Patienten mit schwerem SHT gefordert wird, dass der CPP 60–70 mmHg betragen soll, gibt es diese Forderungen für Patienten mit einem traumatischen Querschnittssyndrom nicht.*

*Gleichwohl gibt es Untersuchungen, die ein besseres neurologisches Ergebnis nach einer Verletzung des Rückenmarks beobachtet haben, wenn der MAP bei mindestens 85–90 mmHg gehalten wurde. Gibt es keine Kontraindikationen gegen einen MAP von ≥ 90 mmHg, kann eine hämodynamische Stabilisierung – v. a. bei inkompletten Läsionen – möglicherweise dazu beitragen, das neurologische Ergebnis zu verbessern.*

## 4.2 Thorax- und Abdominaltrauma

*Robert Schiewe, frühere Bearbeitung: Michael Rust**

Frage 550

An welcher Stelle punktieren Sie zur Entlastung eines Spannungspneumothorax?

**Eine Nadeldekompression erfolgt in Bülau-Position, 4.–5. Interkostalraum (ICR) in der vorderen oder mittleren Axillarlinie**

*Gemäß aktueller Empfehlung nach ATLS erfolgt die Entlastungspunktion eines Spannungspneumothorax in Bülau-Position und nicht wie bisher in Monaldi-Position (2.–3. ICR in der Medioklavikularlinie). Dies beruht auf einer höheren Erfolgsrate, da eine Nadeldekompression in Monaldi-Position einen längeren Stichkanal aufweisen kann bzw. die Nadel relativ zu kurz ist. In Bülau-Position erreicht eine 5 cm lange Kanüle den Pleuraraum in > 50 % der Fälle, bei einer 8 cm langen Kanüle hingegen wird der Pleuraraum in > 90 % der Fälle erreicht, und es entweicht dabei möglicherweise hörbar Luft aus der Kanüle.*

*Die wahrscheinlichste Ursache für das Versagen der Methode liegt im Gebrauch einer zu kurzen Nadel. Bei Versagen der Punktion ist der Pleuraraum unverzüglich durch die Einlage einer Thoraxdrainage zu entlasten.*

## Frage 551

Welche absolute Indikation für eine prähospitale Thoraxdrainage kennen Sie?

**Spannungspneumothorax.**

*Beim Spannungspneumothorax kommt es über einen Ventilmechanismus zu einem akuten intrathorakalen Druckanstieg mit einer Verlagerung des Mediastinums zur Gegenseite. Ursächlich hierfür ist meist eine Verletzung des Lungenparenchyms. Die mit jedem Atemzug in den Pleuraspalt eindringende Luft kann nicht mehr entweichen. Die Folge sind eine aggravierende Atemnot und zunehmende Kreislaufinstabilität.*

*Nach Entlastungspunktion besteht die absolute Indikation für die Einlage einer Thoraxdrainage. Ein schweres Thoraxtrauma mit Rippenserienfrakturen oder nichtkomprimierendem Hämatothorax stellt hierfür präklinisch eine relative Indikation dar.*

## Frage 552

Sie haben bei einem Spannungspneumothorax eine Thoraxdrainage eingelegt, welche den Pneumothorax nicht oder nur unzureichend entlastet zu haben scheint.

Wie gehen Sie vor?

**Einlage einer zweiten Thoraxdrainage und Belassen der ersten Drainage!**

*Ist ein Spannungspneumothorax durch die erste eingelegte Drainage nicht entlastet, muss von einer Fehllage der Drainage ausgegangen werden, und die Anlage einer suffizienten Drainage ist weiterhin absolut indiziert. In diesem Fall wird die mutmaßlich fehlliegende Drainage belassen und eine zweite Thoraxdrainage eingelegt. Für diese ist es praktikabel, einen Interkostalraum über der bereits eingelegten insuffizienten Drainage als Punktionsort zu wählen.*

## Frage 553

Welche Basisuntersuchungen eines Patienten mit Thoraxtrauma kennen Sie?

- **Check-up (Überprüfung und Sicherung der Vitalfunktionen)**
- **Prüfung der Atemfrequenz**
- **Inspektion**
- **Palpation**
- **Auskultation**

*Bei jedem Trauma (insbesondere bei mehrfach- oder polytraumatisierten Patienten) sollte am Beginn der Behandlung ein kurzer Check-up gemäß ABCD-Schema zur Erkennung vitalbedrohlicher Funktionsstörungen erfolgen.*

*Die Basisuntersuchung des Patienten mit Thoraxtrauma umfasst folgende Punkte:*

- *Atemfrequenz: mit Dyspnoe verbundene Tachy- oder Bradypnoe?*
- *Inspektion: Verletzungszeichen, seitendifferente Atemexkursion, thorakale Vorwölbungen oder Einziehungen, paradoxe Atmung, Halsvenenstauung?*
- *Auskultation: abgeschwächtes oder fehlendes AG, Nebengeräusche?*
- *Palpation: Krepitationen, Instabilität, Hautemphysem, Druckschmerz?*
- *Perkussion (hypo- oder hypersonorer Klopfschall)?*
- *Differenzialdiagnose Spannungspneumothorax/Hämatothorax)*

*Die Bedeutung der Auskultation, Bestimmung der Atemfrequenz und Untersuchung auf einen Spontan- oder Druckschmerz ist wissenschaftlich belegt. Die übrigen Untersuchungen werden als sinnvoll eingestuft. Eine ständige Verlaufskontrolle (Reevaluation) der erhobenen Befunde ist obligat.*

## Frage 554

Sie werden als Notarzt zu einem Motorradunfall gerufen. Der Patient klagt über zunehmende Dyspnoe und gibt massive atemabhängige Schmerzen rechts thorakal an. Sie erheben folgende Befunde: Atemfrequenz 30/min, $SaO_2$ 89 % bei 4 l $O_2$ über Gesichtsmaske, Tachykardie (HF 120 SpM) und Hypotonie (85/60 mmHg). Die Halsvenen sind gestaut und das Atemgeräusch rechts fehlt bei hypersonorem Klopfschall.

Sie entschließen sich zur Intubation. Welche Maßnahme sollten Sie zuvor zwingend durchführen?

**Entlastung des Spannungspneumothorax durch Punktion oder Einlage einer Thoraxdrainage.**

*Die zunehmende respiratorische Insuffizienz und progrediente Hypoxie sind für den spontan atmenden Patienten mit Spannungspneumothorax akut lebensbedrohlich. Bei einer Intubation und Beatmung ohne Entlastung des Pleuraraums, kommt es zu einem rasch weiter steigenden Druck im Pleuraspalt (Anstieg des Beatmungsdruckes!). Die Folge ist eine respiratorische und kardiopulmonale Insuffizienz mit nachfolgender Kreislaufdekompensation aufgrund steigender intrathorakaler Druckverhältnisse mit Mediastinalverlagerung zur gesunden Seite. Vor Narkoseeinleitung muss eine sofortige Druckentlastung erfolgen. Dies ist durch eine einfache und rasch durchzuführende Nadelpunktion des Thorax oder die Einlage einer Thoraxdrainage möglich.*

*Die Nadelpunktion hat den Vorteil, dass sie rascher durchführbar ist – allerdings wird der Pleuraraum mit einer 4,5 cm langen Kanüle aufgrund der erheblichen Variationsbreite der Distanz Haut–Pleura nicht in allen Fällen (60 %) erreicht. Dann müsste noch vor der Intubation eine Thoraxdrainage gelegt werden.*

## Frage 555

Nennen Sie die Komplikationen bei der Anlage einer Thoraxdrainage.

- **Fehllage**
- **Blutung**
- **Infektion (spät)**

*Die Häufigkeit von Komplikationen präklinischer Thoraxdrainagen beträgt bis zu 60 %! In der Literatur werden Fehllagen der Drainagespitze im Interlobärspalt bzw. im Lungenparenchym oder extrathorakale Platzierungen der Drainage beschrieben. Es kann neben Verletzungen intraabdomineller Organe wie Leber oder Milz mit schweren Blutungen, auch zu einer Läsion der Interkostalgefäße oder gar des Herzens (Vorhöfe und Ventrikel) kommen.*

*Eine Verletzung der V. cava ist, wenn auch eine seltene, dann jedoch zumeist letale Komplikation für den Zugangsweg nach Bülau. Ein Pleuraempyem oder die Ausbildung eines Lungenabszesses sind beschriebene Spätkomplikationen präklinischer Thoraxdrainagen.*

## Frage 556

Beschreiben Sie die Technik der Einlage einer Thoraxdrainage nach Bülau.

**Sterile Einlage einer Thoraxdrainage über Minithorakotomie.**

*Nach Hautdesinfektion und ggf. Lokalanästhesie (Patient ohne Narkose) erfolgt unter sterilen Kautelen (Lochtuch, sterile Handschuhe, steriles Instrumentarium) ein horizontaler Hautschnitt (3–4 cm) etwa in Mamillenhöhe (3.–5. ICR) in der vorderen Axillarlinie am Oberrand der Rippe, die den zu punktierenden Interkostalraum unten begrenzt.*

*Präparation der Subkutis und Interkostalmuskulatur mit einer stumpfen Schere oder einer Klemme in Richtung der nächsthöheren Rippe (Tunnelbildung).*

*Stumpfe Perforation der Pleura parietalis mit Schere oder Finger am Oberrand der Rippe (Gefäße verlaufen am Unterrand). Die Exploration des geschaffenen Pleuraspaltes erfolgt zirkulär mit dem Finger (Lösen potenzieller Adhäsionen).*

*Die Einlage der Thoraxdrainage erfolgt unter digitaler Führung und immer ohne Trokar (Gefahr der Verletzung des Herzens oder der Lunge!). Anschließend Fixierung mittels Naht; steriler Verband. Konnektion mit Rückschlagventil (Heimlich-Ventil) oder einem Thoraxdrainagesystem (Klinik).*

## Frage 557

Sie reanimieren einen Patienten nach einem Motorradunfall. Welche Verletzung ist vor dem Abbruch der Reanimationsmaßnahmen auszuschließen und welche Maßnahme ergreifen Sie?

**Ein Spannungspneumothorax ist auszuschließen.**

**Maßnahme: Anlage einer Thoraxdrainage beidseitig.**

*Neben den durch mechanische Fixierung mittels einer Beckenschlinge beherrschbaren blutenden Beckenfrakturen, gilt der durch eine Thoraxdrainage entlastbare Spannungspneumothorax eines reanimationspflichtigen Patienten als vermeidbar eingeschätzte Todesursache bei jährlich etwa 300 Traumatoten. So wird die beidseitige Thoraxdekompression vor einem Reanimationsabbruch beim Trauma allgemein empfohlen, jedoch in der Praxis zu selten umgesetzt. Nicht zuletzt sollte unter medikolegalen Gesichtspunkten im Rahmen behandelbarer Ursachen des Herz-Kreislauf-Stillstandes die Differenzialdiagnose des Spannungspneumothorax erwogen werden (4 H und HITS ).*

## Frage 558

Wie lang sollte eine Entlastungskanüle für die Punktion in der MCL mindestens sein?

**5 cm.**

*Bei mindestens 25 % der Patienten reicht eine 5 cm lange Punktionskanüle jedoch nicht aus, um den Pleuraspalt zu punktieren. Nach Studienlage liegt bei 10 % der Patienten eine Thoraxwanddicke von über 6 cm vor. Längere Kanülen werden dennoch nicht empfohlen, da die Komplikationsrate (Gefäß- oder Herzverletzung) möglicherweise ansteigt.*

*Viele Experten raten daher dazu, Standardkanülen mit einer Länge von 4,5 cm zu verwenden und bei Erfolglosigkeit die chirurgische Eröffnung des Pleuraraums über eine Minithorakotomie durchzuführen.*

## Frage 559

Beschreiben Sie die Funktion eines Heimlich-Ventils.

**Verhinderung des Lufteintritts in den Pleuraraum durch eine Thoraxdrainage während der Inspiration beim spontanatmenden Patienten.**

*Nachteil: Verklebung und damit Funktionsverlust des Ventils durch Blut und Sekret sowie ein damit verbundenes Risiko des Rezidivspannungspneumothorax.*

*Ein intubierter und mit Überdruck (hohem PEEP) beatmeter Patient bedarf aufgrund theoretischer Überlegungen keines Heimlich-Ventils. Die Thoraxdrainage kann nach außen hin offen bleiben. Das Risiko für Infektionskrankheiten durch Sekrete/Blut aus Thoraxdrainagen wird für das Rettungsdienstpersonal durch das Anschließen eines geschlossenen Auffangbeutels reduziert. Allerdings kann es bei entsprechend großer Luftfistel zu einer Füllung des Beutels mit Luft, Blut oder Sekret und damit erneut zu einer Spannungskomponente im Pleuraraum kommen. Daher empfiehlt es sich, den Drainagebeutel sichtbar auf dem Patienten zu lagern, um ggf. zügig eine Entlastung vornehmen zu können.*

*Der Einsatz von gekammerten Drainagesystemen mit Wasserschloss, wie in den Kliniken üblich, hat sich präklinisch aufgrund schlechter Handhabung bei Umlagerung oder Transportmanövern und der erhöhten Gefahr, dabei umzukippen, nicht bewährt.*

## Frage 560

Als Notarzt behandeln Sie einen Patienten mit einer klaffenden thorakalen Stichverletzung. Bei der Inspektion sehen Sie in der Wundtiefe Lungengewebe, welches sich atemsynchron verschiebt. Wie versorgen Sie diese Wunde?

**Pflasterverband mit Heimlich-Ventil** (z. B. ACS, **Asherman Chest Seal Thoraxpflaster**).

*Stich- oder Schusswunden und andere penetrierende Traumen können zu einem offenen Pneumothorax führen, über den während der Inspiration Luft in den Thorax gelangen kann. Zur sterilen Abdeckung derart offener Thoraxverletzungen wurde ein steriler Pflasterverband mit einem integrierten 1-Wege-Ventil entwickelt. Durch seine extrem hohe Klebekraft passt sich dieses sterile Pflaster nahezu jeder Thoraxwunde an und ermöglicht so einen luftdichten aseptischen Wundverschluss.*

*Offene Thoraxverletzungen können durch die sich gegeneinander verschiebenden Weichteilschichten ein Kulissenphänomen mit Ventilcharakter entwickeln. Über ein solches, mitunter hörbar schmatzendes oder schlürfendes Leck, wird bei jedem Atemzug Luft in den Thorax gesaugt. So kann sich rasch ein lebensbedrohlicher Spannungspneumothorax entwickeln. Das Pflaster dichtet eine solche Wunde ab und durch das Ventil kann Luft oder Sekret aus dem Thorax nach außen gelangen – aber nicht umgekehrt. Die anschließend zu legende Thoraxdrainage wird davon entfernt im unverletzten Bereich platziert.*

## Frage 561

Sie werden als Notarzt zu einem Verkehrsunfall gerufen. Ein Pkw-Fahrer ist mit hoher Geschwindigkeit gegen einen Baum geprallt und wurde in seinem Fahrzeug eingeklemmt. Die B-Säule der Fahrerseite ist deformiert; ein Seiten-Airbag existiert nicht. Der Patient klagt über Dyspnoe und Schmerzen links thorakal. Bei der Inspektion erkennen Sie eine Prellmarke über der linken Thoraxseite, die bis zur Flanke reicht. Mit welchen Verletzungen müssen Sie rechnen?

**Komplexes Thoraxtrauma und Verletzung abdomineller Organe.**

*Bei dem beschriebenen Unfallmechanismus und der vermuteten Traumakinetik müssen Sie mit einen schweren Thoraxtrauma rechnen. Hierzu zählen Rippenserienfrakturen und Lungenkontusionen. Ein abgeschwächtes oder fehlendes Atemgeräusch lassen an einen Hämato- oder Pneumothorax, evtl. mit Spannungskomponente denken.*

*Der laterale Anprall des Fahrzeuges und die beschriebenen Prellmarken im Bereich der linken Flanke legen potenziell auch eine Verletzung der Milz oder retroperitonealer Organe, wie z. B. der Niere, mit einem sich rasch entwickelnden hämorrhagischen Schock nahe. Etwa 25 % der aortalen Scherverletzungen sind durch diese Seitenkollisionen verursacht.*

*Die Deformierung einer B-Säule in die Fahrgastzelle hinein lässt auch Beckenfrakturen oder ein schweres Schädel-Hirn-Trauma vermuten. Der Unfallmechanismus (hohe Geschwindigkeit, fehlende Bremsspuren und Airbags) sowie die Deformierung eines Fahrzeuges, sind neben dem Untersuchungsbefund wichtige Kriterien, die die beschriebenen Verletzungsmuster vermuten lassen.*

## Frage 562

Wie differenzieren Sie klinisch ein hämodynamisch wirksames Hämatoperikard von einem Spannungspneumothorax?

**Über den Auskultationsbefund: fehlendes Atemgeräusch beim Spannungspneumothorax!**

***Perikardtamponade:*** *Seitengleiches Atemgeräusch und volumenrefraktäre Schocksituation!*

*Beck'sche Trias: Hypotonie, Halsvenenstauung, leise Herztöne (Niedervoltage).*

*Pulsus paradoxus (systolischer Blutdruckabfall > 10 mmHg oder Abfall der Pulsqualität bei Inspiration).*

***Spannungspneumothorax:*** *Fehlendes Atemgeräusch und verstärkter Klopfschall (Tympanismus) ipsilateral! Hypotonie, Tachykardie, Dyspnoe, obere Einflussstauung und Pulsus paradoxus. Rasch ansteigender Beatmungsdruck bei intubierten Patienten.*

## Frage 563

Wie entlasten Sie notfallmäßig eine Perikardtamponade?

**Durch eine subxiphoidale Perikardpunktion.**

*Bei V. a. eine hämodynamisch wirksame Perikardtamponade sollte noch am Einsatzort eine subxiphoidale Perikardpunktion durchgeführt werden. Bei leicht erhöhtem Oberkörper wird nach Desinfektion mit einer mindestens 10 cm langen Kanüle (z. B. Angiocath) und einer aufgesetzten 50 ml-Spritze zwischen Xiphoid und linkem Rippenbogen im Winkel von 45° in Stichrichtung auf die Mitte der linken Klavikula punktiert. Nach frühestens 5 cm wird, erkennbar am Nachlassen des Gewebswiderstandes, das Perikard erreicht und bei Aspiration von Blut die Diagnose bestätigt.*

*Die Punktion kann lebensrettend sein, birgt jedoch auch hohe Risiken (Fehlpunktion des rechten Ventrikels oder intraabdomineller Organe wie Leber oder Darm). Das Einführen eines (Pigtail-)Katheters in Seldinger-Technik lässt evtl. eine Aussage über eine anhaltende Blutung zu (zumeist in der Klinik).*

## Frage 564

Mit welcher Verletzung müssen Sie bei einem linksseitigen Thoraxtrauma mit Rippenserienfraktur immer rechnen?

**Milzruptur.**

*Die Milz ist, bedingt durch ihre subphrenische Lage im linken lateralen Oberbauch, exponiert für stumpfe oder perforierende Verletzungen bei Frakturen der distalen Rippen. Eine traumatische Milzruptur kann neben sichtbaren Prellmarken auch imponieren durch:*

- *eine Schmerzsymptomatik im linken Oberbauch (ggf. mit Ausstrahlung in die linke Schulter – Kehr'sches Zeichen)*
- *einen sich rasch entwickelnden hämorrhagischen Volumenmangelschock durch eine massive Blutung in die freie Bauchhöhle*

## Frage 565

Weshalb ist der Wärmeerhalt bei einem stumpfen Bauchtrauma mit hämorrhagischem Schock (z. B. Leberruptur) auch in der präklinischen Versorgung wichtig?

**Eine Hypothermie hat Einfluss auf die Blutgerinnung und wird zusammen mit der Koagulopathie und Azidose als „letale Trias des Polytrauma" bezeichnet.**

*Hypotherme polytraumatisierte Patienten weisen im Vergleich zu normothermen Patienten mit gleicher Verletzungsschwere eine höhere Letalitätsrate auf. Dabei korreliert eine Körpertemperatur von unter 35 °C mit einem 3-fach erhöhten Letalitätsrisiko. Dies ist u. a. begründet in:*

- *einer Abnahme der enzymatischen Aktivität plasmatischer Gerinnungskomponenten (z. B. direkte Temperaturabhängigkeit des von-Willebrand-Faktors)*
- *einer erhöhten Fibrinolyse und Thrombozytenfunktionsstörung mit reduzierter Clotfestigkeit*
- *einer nachfolgend massiven Koagulopathie mit Hyperfibrinolyse*

*Gerade bei Patienten im hämorrhagischen Schock, bedingt durch abdominelle Massenblutungen nach Leber- oder Milzrupturen, ist der präklinische Wärmeerhalt daher von hoher Bedeutung.*

## Frage 566

Als Notarzt werden Sie zu einer 28-jährigen Patientin gerufen, die eine Messerstichverletzung rechts thorakal erlitten hat und über massive Dyspnoe klagt. Sie ist hypoton ($RR_{syst}$ 80 mmHg) und tachykard (HF 130 SpM). Die $SaO_2$-Messung zeigt einen Wert von 87 % an. Rechts thorakal sehen Sie eine schmale schlitzförmige Stichwunde submamillär. Ein Atemgeräusch fehlt auf dieser Seite.

Die Patientin ist im 7. Monat schwanger und befindet sich in Rückenlage. Welche Maßnahme ergreifen Sie zuerst?

**Entlastungspunktion im 4. ICR vor der mittleren Axillarlinie rechts.**

*Die Patientin hat ein akutes respiratorisches Problem und zudem ein Kreislaufproblem.*

*Gemäß ATLS-Prinzip („Treat first, what kills first") wird zuerst das „B-Problem" mit Entlastung des vermuteten Spannungspneumothorax durch eine Entlastungspunktion beseitigt.*

*Zu bedenken ist, dass es bei einer Schwangerschaft im 7. Monat in Rückenlage zu einem aortokavalen Kompressionssyndrom (Zurückfallen des schwangeren Uterus in Rückenlage mit Kompression der V. cava und Aorta abdominalis) und damit zu einer akuten C-Problematik mit den Zeichen eines Volumenmangelschocks und einer Drosselung der Uterusdurchblutung kommen kann.*

*Ob die C-Problematik im vorliegenden Fall durch den Spannungspneumothorax allein und/oder durch eine abdominelle Gefäßkompression mit Rückflussbehinderung verursacht wird, bleibt spekulativ. In der Praxis wird man eine hochschwangere Patientin noch vor der Untersuchung und Erhebung der Vitalparameter sofort in eine Linksseitenlage verbringen und damit ein symptomatisches aortokavales Kompressionssyndrom (Inzidenz etwa 10 %) behandeln.*

## Frage 567

Ein Bauarbeiter ist in einem engen Treppenhaus etwa 15 m tief abgestürzt und hat sich eine thorakale Pfählungsverletzung durch eine Gerüststange zugezogen. Bei Ankunft des Rettungsdienstes liegt der Patient auf der Treppe in Seitenlage. In seiner linken Thoraxapertur steckt halsnah eine 2,5 m lange und etwa 5 cm durchmessende Gerüststange. Der Patient ist kontaktbar, kreislaufstabil und bietet ein reduziertes Atemgeräusch links ($S_aO_2$ 88 % unter Raumluft).

Im Rahmen der Erstversorgung erhält der Patient eine Analgosedierung sowie eine Sauerstoffgesichtsmaske (8 l/min). Vor dem Transport des Patienten wird die im Thorax des Patienten steckende Gerüststange mit einer Flex gekürzt.

Worauf müssen Sie bei diesen Rettungsarbeiten achten?

**Verpuffungsgefahr durch Funkenflug bei hohem Sauerstoff-Flow! Schutz des Patienten!**

*Im vorliegenden Fall muss die Gerüststange (potenzielles Intubationshindernis bei halsnaher Lokalisation) noch vor Ort gekürzt werden, um den Patienten überhaupt transportieren zu können. Bei den gesichtsnahen Arbeiten mit einer Flex muss mit starkem Funkenflug gerechnet werden. Durch die hohe Sauerstoffgabe (8 l/min) über eine Gesichtsmaske bildet sich ein explosionsfähiges Sauerstoff-Luft-Gemisch. Für die Arbeiten mit dem Trennschleifer müssen die Sauerstoffgabe nach entsprechender Präoxygenierung kurzfristig unterbrochen und die Flexarbeiten in Abhängigkeit von der Sauerstoffsättigung des Patienten ggf. in Etappen durchgeführt werden. Kopf und Gesicht des Patienten sind vor dem Funkenregen (z. B. durch Helm und Decke) zu schützen.*

## Frage 568

Wann muss ein schweres Thoraxtrauma intubiert werden?

- **Atemfrequenz < 10 oder > 30/min**
- **$S_pO_2$ < 90 % trotz Sauerstoffgabe**
- **Bewusstseinstrübung mit GCS < 8**
- **hämorrhagischer Schock**
- **Verlegung der Atemwege (z. B. durch enorale Blutung) und gestörte Schutzreflexe**
- **pathologische Atemmuster (z. B. paradoxe Atmung)**
- **stärkste atemabhängige Schmerzen**
- **polytraumatisierte Patienten**
- **Reanimationszustände**

*Die Indikation zur präklinischen Intubation hängt von vielen Faktoren ab und bleibt letztlich in Abhängigkeit von der Transportzeit in die Klinik immer eine Einzelfallentscheidung des Notarztes. Ein Patient mit schwerem Thoraxtrauma und ausgeprägter respiratorischer Insuffizienz profitiert von der maschinellen Beatmung. Eine ausgeprägte Tachy- und Dyspnoe mit einer schlechten Sauerstoffsättigung kann nicht selten über die Hypoxie zum Kreislaufversagen führen. Allerdings gilt es auch zu bedenken, dass sich ein Patient mit Spannungspneumothorax unter der Beatmung rapide (ansteigender Beatmungsdruck) bis zur Reanimationspflichtigkeit verschlechtern kann, wenn dieser nicht vor der Intubation entlastet und wurde.*

*Der Nutzen einer prophylaktischen Intubation aufgrund vermuteter Verletzungen ist nicht belegt und birgt die Gefahr intubationsbedingter Komplikationen.*

## Frage 569

Welches ist der größte Fehler in der Behandlung eines Patienten mit komplexem Thoraxtrauma?

**Die Unterschätzung der Verletzungsschwere.**

*Nur in etwa knapp 50 % der Fälle wird die Verletzungsschwere eines Thoraxtraumas richtig eingeschätzt. Dies mag den eingeschränkten Untersuchungsbedingungen an der Unfallstelle oder fehlenden äußeren Verletzungszeichen bei stumpfen Traumen geschuldet sein.*

*Gerade die Anamnese und Traumakinetik bei Verkehrsunfällen (eingeklemmte Personen in stark deformierten Fahrzeugen) oder die Krafteinwirkungen bei Stürzen aus großer Höhe müssen den Notarzt an ein schweres Thoraxtrauma denken lassen. Eine fehlende Gurtmarke schließt bei einem Pkw-Fahrer, dessen Lenkrad-Airbag nicht ausgelöst hat, ein stumpfes Thoraxtrauma mit schwersten Verletzungen nicht aus. Die klinische Untersuchung der Atemwege stellt neben der Gerätediagnostik ($S_aO_2$, EKG, Blutdruck oder ggf. der Kapnografie) und der erwähnten Anamnese einen essenziellen Baustein in der Beurteilung des Thoraxtraumas dar.*

## Frage 570

Welche Untersuchungsbefunde erwarten Sie beim massiven Hämatothorax?

- **hämorrhagischer Volumenmangelschock**
- **Dyspnoe mit Sättigungsabfall**
- **abgeschwächtes Atemgeräusch**
- **gedämpfter Thoraxklopfschall**

*Durch eine Blutung aus verletzten Interkostalarterien, rupturierten Bronchialarterien, der A. mammaria oder dem Lungenparenchym kommt es zu einer massiven Blutung in den Pleuraspalt. Diese führt neben dem hämorrhagischen Schock über eine Kompression der Lunge zu einer schweren respiratorischen Insuffizienz und Oxygenierungsstörung.*

## Frage 571

Wie behandeln Sie einen komprimierenden und hämodynamisch wirksamen Hämatothorax?

**Mit Thoraxdrainage, Volumentherapie, ggf. permissiver Hypotonie.**

*Zur Entlastung der pulmonalen Kompression durch eine intrapleurale Blutung (B-Problem) sollte eine Thoraxdrainage gelegt werden. Der Volumenmangelschock (C-Problem) wird mit kristalloiden oder ggf. kolloidalen Infusionsboli über großkalibrige Venenzugänge (> 18 G) behandelt.*

*Bei fehlenden Kontraindikationen (SHT!) sollte bei massiver Blutung (> 1500 ml) aus der Thoraxdrainage ein systolischer Blutdruck von 80–85 mmHg (permissive Hypotonie) angestrebt werden. Da nur eine Notfallthorakotomie und chirurgische Blutstillung den Patienten zu retten vermag, ist ein schneller Transport („Scoop and run") in die nächstgeeignete Klinik zwingend.*

*Als Ultima Ratio kann bei drohendem Verbluten aus der Thoraxdrainage durch deren Abklemmen eine Autotamponade der Blutungsquelle versucht werden – sofern kein Pneumothorax vorliegt und die Oxygenierung hierdurch nicht unmöglich wird.*

## Frage 572

Warum sollte die Einlage einer Thoraxdrainage ohne Trokar erfolgen?

**Um eine massive Blutung bei Verletzung von Organen oder Gefäßstrukturen zu verhindern.**

*Bei der Anlage einer Thoraxdrainage darf aufgrund der hohen Verletzungsgefahr intrathorakaler (Herz, Lunge, große Gefäße) oder abdomineller Strukturen (Zwerchfell, Leber, Milz) kein Trokar in den Thorax vorgeschoben werden! Nach digitaler Austastung des Pleuraraums sollte die Drainage digital geführt werden. Allenfalls kann sie unter Nutzung einer Klemme oder eines zurückgezogenen Trokars vorgeschoben werden, um diese Komplikationen zu vermeiden.*

## Frage 573

An welche Verletzungen in Thorax und Abdomen müssen Sie bei Hochrasanztraumata und Verkehrsunfällen mit Lateralaufprall bei Patienten im hämorrhagischen Schock denken?

- **Hämatothorax**
- **Aortenruptur**
- **Leberruptur**
- **Milzruptur**

*Durch eine massive Gewalteinwirkung auf den Thorax kann es beim Seitenaufprall zu Rippenserienfrakturen mit schweren Lungenkontusionen und begleitendem mediastinal verdrängendem Hämatothorax kommen. Bei einem linksseitigen Hämatothorax nach einem Dezelerationstrauma sollte immer auch an eine traumatische Aortenruptur gedacht und mit Verletzungen parenchymatöser Organe (Fahrer: Milz; Beifahrer: Leber) sowie nachfolgender abdomineller Massenblutung gerechnet werden.*

## Frage 574

Mit welcher Verletzung ist eine Contusio cordis beim Verkehrsunfall häufig vergesellschaftet?

**Mit einer Sternumfraktur.**

*Ein typischer Unfallmechanismus der Sternumfraktur (etwa 5 % aller knöchernen Brustkorbverletzungen) ist das Hochrasanztrauma durch Direktaufprall des Thorax auf ein Lenkrad im Rahmen von Verkehrsunfällen. Klinisch imponieren diese Frakturen mit Prellmarken (Gurt?), atemabhängigen Thoraxschmerzen und tastbaren Stufen oder Krepitationen. Häufig ist die Sternumfraktur mit weiteren schweren intrathorakalen Verletzungen an Herz, Lunge oder Gefäßen verbunden.*

*Eine Contusio cordis vermag ein buntes klinisches Bild mit einem atemunabhängigem Thoraxschmerz und EKG-Veränderungen (Verlängerung der QT-Zeit oder ST-Streckenveränderungen) zu bieten.*

*Eine akute traumatische Perikardtamponade (> 50 ml) mit gestauten Halsvenen, Hypotonie und leisen Herztönen (Beck'sche Trias) ist für den Patienten akut vitalbedrohend und wird häufig durch Begleitverletzungen eines Polytraumas verschleiert. Die subxiphoidale Perikardpunktion ist ein präklinisch heroischer mit einer hohen Komplikationsrate behafteter, aber potenziell lebensrettender Eingriff.*

## Frage 575

Dürfen Fremdkörper aus einer perforierenden Thoraxverletzung präklinisch entfernt werden?

**Nein.**

*Da die Lage der Fremdkörper und damit das Ausmaß verletzter Organ- oder Gefäßstrukturen nicht abschätzbar ist, kann es nach deren Entfernung sehr rasch zu lebensbedrohlichen Blutungen nach innen (z. B. ins Perikard oder in den Pleuraspalt) oder außen kommen. Diese dürfen daher erst unter kontrollierten Bedingungen im OP (nach Thoraxeröffnung) entfernt werden.*

## Frage 576

Was verstehen Sie unter einer paradoxen Atmung beim Thoraxtrauma?

**Einziehungen der Thoraxwand bei der Inspiration.**

*Liegen durch eine massive stumpfe Gewalteinwirkung auf den Thorax (Anpralltrauma, Einklemmung, Sturz aus großer Höhe, Verschüttung) Rippenserienfrakturen (> 3 benachbarte Rippen) als Stückfrakturen vor, so kann dies zur Thoraxwandinstabilität und damit zu einer erhöhten Mobilität führen. Beim spontan atmenden Patienten können Einziehungen der Thoraxwand während der Inspiration und Vorwölbungen während der Exspiration (paradoxe oder inverse Atmung, „Flail Chest") beobachtet werden.*

*Infolge der durch Schmerz reduzierten Atemexkursionen, einer hohen Atemarbeit und regelmäßig vergesellschafteten Begleitverletzungen (Lungenkontusionen, Hämatothorax, Pneumothorax oder Spannungspneumothorax) sind diese Patienten zumeist respiratorisch insuffizient und lebensbedrohlich hypoxiebedroht. Häufig liegen weitere schwere Begleitverletzungen (z. B. im Abdomen) vor.*

## Frage 577

Wie behandeln Sie einen Patienten mit instabilem Thorax?

**Mit Intubation und maschineller Beatmung.**

*Durch die Intubation und Beatmung des respiratorisch insuffizienten Patienten folgt die knöchern verletzte Brustwand den Exkursionen des Thorax (innere Schienung durch erhöhten intrathorakalen Druck – PEEP 8–10-Beatmung).*

*Ziel der Behandlung ist die Aufhebung der schmerzbedingten Hypoventilation, die Schienung der instabilen Thoraxwand und letztlich über eine Verminderung alveolärer Atelektasen auch die Reduktion der intrapulmonalen Shuntfraktion.*

*Die Kontrolle der Pulsoxymetrie, Kapnometrie und des Beatmungsdruckes (Spannungspneumothorax) sind als obligates Monitoring gefordert.*

## Frage 578

Thoraxdrainagen welcher Größe benötigen Sie zur Entlastung eines Hämatothorax beim Erwachsenen bzw. bei Kindern?

- **Erwachsene: Frauen 28 Charrière,**
- **Männer 28(–30) Charrière**
- **Schulkinder: 20 Charrière**
- **Kleinkinder: 14–16 Charrière**

*Das Kaliber einer erforderlichen Thoraxdrainage hängt auch davon ab, ob ein Pneumothorax oder ein Hämatothorax entlastet werden soll. Beim Hämato- und Hämatopneumothorax sollten eher kaliberstärkere Drainagen eingesetzt werden, um eine Verlegung des Drainagelumens mit Blutkoageln zu vermeiden.*

## Frage 579

Sie wollen notfallmäßig eine Thoraxdrainage einlegen. An welcher Landmarke orientieren Sie sich?

**Am Oberrand der Rippe.**

*Der Hautschnitt erfolgt am Oberrand der den Interkostalraum unten begrenzenden Rippe. Zur Schonung des am Unterrand der Rippe verlaufenden Gefäß-Nerven-Bündels wird die Interkostalmuskulatur stumpf mit dem Finger oder mit spreizenden Bewegungen einer Präparierschere oder gebogenen Klemme am Oberrand der Rippe auseinandergedrängt und die Pleura parietalis stumpf eröffnet.*

## Frage 580

Welche Gefahr stellt ein nicht entlasteter traumatischer Pneumothorax während eines Hubschraubertransportes für den Patienten dar?

**Die Gefahr des Spannungspneumothorax!**

*Beim nicht beatmeten Patienten sind während eines Transportes durch ein luftgebundenes Rettungsmittel eine engmaschige klinische Kontrolle aufgrund der Transportumstände und die Entlastung eines sich entwickelnden Spannungspneumothorax durch eine Thoraxdrainage aus Platzgründen technisch oft nicht möglich. Insbesondere der beatmete Patient mit Pneumothorax hat ein noch weit höheres Risiko, einen Spannungspneumothorax während des Fluges zu entwickeln. Eine rasch durchzuführende Nadeldekompression bleibt jedoch mit 40–67 % ineffektiv und erfordert die umgehende Einlage einer Thoraxdrainage. Die Dekompression des diagnostizierten Pneumothorax (klinische Zeichen; Auskultationsbefund!) sollte daher vor dem Flug erwogen werden.*

*Bei Patienten mit Thoraxtrauma und fehlenden Zeichen eines Pneumothorax (seitengleiches Atemgeräusch) besteht keine Indikation zur Dekompression durch eine Drainage.*

## Frage 581

Worauf kann ein einseitig abgeschwächtes oder fehlendes Atemgeräusch beim nichtintubierten Patienten mit einem schweren Thoraxtrauma hindeuten?

- **Pneumothorax**
- **Spannungspneumothorax oder**
- **Hämatothorax**

- *Pneumothorax: fehlendes Atemgeräusch*
- *Spannungspneumothorax: fehlendes Atemgeräusch, Hypotension, obere Einflussstauung, hypersonorer Klopfschall*
- *Hämatothorax: abgeschwächtes Atemgeräusch, gedämpfter Klopfschall, evtl. hämorrhagischer Schock*

## Frage 582

Sie beatmen einen Patienten mit einem schweren beidseitigen Thoraxtrauma aufgrund respiratorischer Insuffizienz mit einem PEEP von 5 mmHg. Bei fehlendem Atemgeräusch rechts und zunehmender Kreislaufinstabilität vermuten Sie einen Spannungspneumothorax und legen eine Thoraxdrainage, aus der sich hörbar massiv Luft entleert. Der Blutdruck verbessert sich schlagartig bei nun seitengleichem Atemgeräusch und einem kapnografisch gemessenem $etCO_2$ von 38 mmHg.

Nach der Umlagerung auf die Vakuummatratze fällt dieser Wert schlagartig auf 20 mmHg ab und der Beatmungsdruck steigt drastisch an. Der Blutdruck bleibt dabei stabil. Woran müssen Sie zunächst denken?

**Einseitige Beatmung bei Tubusdislokation.**

*Der abrupte Abfall des $etCO_2$ in der für jeden beatmeten Patienten geforderten Kapnografie und der Anstieg des Beatmungsdruckes kurz nach seiner Umlagerung oder während des Transportes in einem Bergetuch (z. B. durch ein Treppenhaus) legen die Vermutung eines Tieferrutschens des Endotrachealtubus (zumeist in den rechten Hauptbronchus) mit nachfolgend einseitiger Beatmung nahe. Ein plötzlich einseitig fehlendes Atemgeräusch und eine veränderte Lage der Tubusmarkierung passen zu dieser Diagnose.*

*Differenzialdiagnostisch sind der kontralaterale Spannungspneu (dann Kreislaufauswirkung) oder ein Hämatothorax (selten schlagartiger Verlust des Atemgeräusches) bzw. die endobronchiale Blutung (Blut endotracheal abzusaugen) abzugrenzen.*

*Ebenso ist ein Abknicken des Beatmungstubus oder der Beatmungsschläuche auszuschließen. Nach dem ATLS-Airway management:*

***„Don't be a DOPE"** (Dislodgement – Obstruction-Pneumothorax – Equipment Failure).*

*Bei Lagerungs- oder Transportmanövern ist auf eine sichere Tubusfixierung (insbesondere im Falle pädiatrischer Traumapatienten) zu achten. Neben der Kapnografie ist der Beatmungsdruck (Alarmgrenzen!) im Auge zu behalten.*

## Frage 583

Nennen Sie Ursachen für eine traumatische Ruptur der thorakalen Aorta.

- **Hochrasanztrauma mit lateralem oder frontalem (Lenkrad) Aufprall**
- **Stürze aus großer Höhe (Arbeits- und Sportunfälle, Suizide)**
- **Einklemm- oder Überrolltraumata**
- **Explosionen**

*Zumeist handelt es sich um stumpfe Verletzungen durch Dezelerationstraumata im Rahmen eines Polytraumas. Durch Torsions- und Scherkräfte aufgrund einer gleichzeitigen Bewegung der Mediastinalorgane (Dezelerationsbewegung) oder einer massiven Thoraxkompression mit intrathorakaler und intraabdomineller Druckerhöhung (Wasserhammereffekt) kann es zu Transsektionen der Aortenwand kommen. 25 % der aortalen Scherverletzungen entstehen bei der Seitenkollision mit einem Pkw.*

## Frage 584

Welches ist die Prädilektionsstelle der traumatischen Ruptur der thorakalen Aorta?

**Am Ligamentum arteriosum Botalli auf Höhe des Abgangs der linken A. subclavia.**

*Bei einem linksseitigen Hämatothorax nach einem Dezelerationstrauma sollte immer auch an eine traumatische Ruptur der Aorta descendens (Typ B-Dissektion nach Stanford) gedacht werden. Die thorakale Aorta ist nach dem Abgang der linken A. subclavia durch das Ligamentum arteriosum Botalli bindegewebig an der A. pulmonalis fixiert. An dieser Prädispositionsstelle (etwa 60 % der Rupturen) kann es zu einer gedeckten Aortenruptur kommen.*

*Eine Verletzung im Bereich der Aorta ascendens oder eine Aortenbogendissektion bis auf den Aortenring bzw. mit einer Beteiligung der Koronarostien birgt die Gefahr einer akuten Herzinsuffizienz (Klappenschädigung) oder Myokardischämie, einer Perikardtamponade oder einer zumeist letalen intrathorakalen Massenblutung (Typ-A-Dissektion nach Stanford).*

## Frage 585

Mit welchen Untersuchungsbefunden müssen Sie bei einem Patienten mit einem schweren Thoraxtrauma rechnen?

- **Inspektion: Zyanose, Jugularvenenstauung, sichtbare Verletzungszeichen (perforierende Thoraxverletzungen), pathologische Thoraxexkursionen ( z. B. Einziehungen oder paradoxe Atmung)**
- **Atemfrequenz: Tachy-, Bradypnoe, Atemwegsverlegung**
- **Auskultationsbefund: Rasselgeräusche, abgeschwächtes oder fehlendes Atemgeräusch**
- **Palpation: Thoraxschmerz, Krepitationen, Hautemphysem**

*Die klinischen Untersuchungsbefunde werden durch eine apparative Diagnostik vor Ort ergänzt. Die pulsoxymetrisch gemessene Sauerstoffsättigung stellt neben der klinischen Ersteinschätzung des Patienten die Weichen in der Erstversorgung beim schweren Thoraxtrauma (z. B. Nadeldekompression, Thoraxdrainage, Intubation und Beatmung).*

*Die frühzeitige Gabe von Sauerstoff über eine Gesichtsmaske mit hohem Flow ist bei respiratorischer Insuffizienz und einer $SaO_2 < 94\%$ zur Vermeidung einer Hypoxie bei akuter Hämorrhagie oder zur Präoxygenierung vor einer Intubation ebenso obligat wie die Dokumentation der $etCO_2$ (endtidal gemessene $CO_2$-Konzentration: 35–45 mmHg) bei maschineller Beatmung.*

## Frage 586

Wie stellen Sie Ihren Respirator zur Beatmung eines komplexen Thoraxtraumas ein?

- **Modus: volumengesteuert**
- **Atemfrequenz: 14–20/min**
- **Atemzugvolumen: 4–6 ml/kgKG (bezogen auf Idealkörpergewicht)**
- **Verhältnis Inspiration/Exspiration: 1:1 bis 1:2**
- **PEEP: 5–10 cm $H_2O$**

*Präklinisch sollte ein volumengesteuerter Beatmungsmodus gewählt werden, um ein eingestelltes Tidalvolumen sicherzustellen. Dieses unterliegt im Falle einer druckgesteuerten Ventilation einer unkalkulierbaren Variationsbreite, mit der Folge einer* *alveolären Hypoventilation und einem Anstieg des arteriellen $paCO_2$ – bedingt durch:*

- *endotracheale Sekretansammlungen*
- *unzureichende Narkosetiefe*
- *intrathorakale Druckzunahme (z. B. Spannungspneumothorax)*

*In Kombination mit einem schweren SHT führt die Hypoventilation zu einem zerebralen Hyperperfusionssyndrom und einer weiteren intrakraniellen Drucksteigerung. Jede Zunahme des intrathorakalen Druckes führt über einen reduzierten intrakraniellen Abfluss zu einer Zunahme des Hirndruckes. Daher ist bei diesen Begleitverletzungen eine PEEP-Erhöhung über 5 mmHg zu vermeiden.*

*Gleiches gilt für einen schweren hämorrhagischen Schock, bei dem eine zusätzliche intrathorakale Druckerhöhung durch folgende Reduktion der Vorlast und konsekutiv des Schlagvolumens das Herzzeitvolumen und den systolischen Blutdruck weiter reduzieren könnte. Zu hohe Atemzugvolumina führen zu exzessiven alveolären Scherkräften (Mechanical-Distress-Syndrom), durch die gerade bei schweren Lungenkontusionen über eine Mediatorenfreisetzung weitere Sekundärschäden verursacht werden.*

## Frage 587

? Was versteht man unter Mediastinalflattern?

! **Schaukelbewegungen des Mediastinums und seiner Organe im Rahmen eines offenen Pneumothorax.**

i *Während der Inspiration entsteht bei einer offenen Thoraxverletzung auf der gesunden (nicht verletzten) Seite ein Unterdruck. Gleichzeitig dringt auf der verletzten Seite Luft in den offenen Pleuraspalt ein. Dies bedingt eine Verschiebung des Mediastinums zur gesunden und während der Exspiration zur verletzten Seite. Die Folge ist eine mediastinale Schaukelbewegung mit lebensbedrohlich hämodynamischen Störungen, Herzrhythmus- und Ventilationsstörungen.*

*Die Therapie besteht in:*

- *Intubation und Beatmung,*
- *Anlage einer Thoraxdrainage,*
- *steriler Abdeckung der Verletzung.*

## Frage 588

? Darf eine Thoraxdrainage für den kurzen Transport eines beatmeten Patienten abgeklemmt werden?

! **Nein, niemals!**

i *Nach Anlage der Thoraxdrainage muss diese umgehend mit einem Ventilverschluss konnektiert werden. Dieser hat die Aufgabe, Flüssigkeiten (z. B. Blut oder Sekret) oder Luft nach außen zu drainieren. Durch den Ventilmechanismus wird ein Eindringen von Umgebungsluft und damit ein Kollabieren der Lunge bei der Exspiration verhindert.*

*Bei einem beatmeten Patienten mit Thoraxtrauma und abgeklemmter Thoraxdrainage kann während der Inspiration Luft durch eine bronchopulmonale Leckage in den Pleuraspalt eindringen. Die Folge: ein vital bedrohlicher Spannungspneumothorax mit hämodynamischen Auswirkungen. Während eines Transportes dieser Patienten ist bei der Lagerung penibel darauf zu achten, dass die Schläuche der Thoraxdrainage nicht abgeknickt werden.*

*Zur frühzeitigen Erkennung eines sich entwickelnden Spannungspneumothorax ist neben der $SaO_2$ und Kapnometrie die engmaschige Überwachung der Beatmungsdrücke obligat. Das Abklemmen von Thoraxdrainagen ist auch für kürzeste Transportwege streng verboten.*

## Frage 589

? Sie werden als Notarzt zu einem noch eingeklemmten Pkw-Fahrer nach einem Verkehrsunfall gerufen. Der Patient ist kaltschweißig, blass und bedingt kontaktierbar (GCS 10). Er ist tachykard (Herzfrequenz 145 SpM), und sein Blutdruck beträgt 70 mmHg systolisch. Die Bauchdecke ist prall gespannt.

In welcher Form führen Sie seine Rettung aus dem Fahrzeug und die weitere Versorgung durch?

! **Crash-Rettung, dann “Scoop and run”.**

i *Dieser Patient muss ohne jegliche Verzögerung sofort aus dem Fahrzeug befreit und in eine Klinik gebracht werden. Bei schweren Bauchtraumata mit Organ- und/oder Gefäßverletzung sowie hämorrhagischem Schock ist einzig die unverzügliche chirurgische Blutstillung über eine Notfalllaparotomie lebensrettend. Die technische Rettung aus dem Fahr-*

*zeug sollte so rasch wie möglich, auch unter Inkaufnahme einer potenziellen Sekundärschädigung (z. B. durch fehlende achsengerechte Befreiung) erfolgen.*

*Da am Unfallort eine Stabilisierung eines solchen Patienten mit abdomineller Massenblutung (z. B. durch Leber- oder Milzruptur) nicht gelingen wird, gilt hier das Versorgungsprinzip „Load and go" („Scoop and run"). Die Behandlung (Sicherung der Atemwege, Volumentherapie, Analgesie) erfolgt ohne zeitliche Verzögerung während des Transportes.*

## Frage 590

? Sie vermuten bei einem Patienten nach einem Motorradunfall (Hochrasanztrauma) neben einem schweren SHT eine intraabdominelle Massenblutung. Welchen systolischen Blutdruck streben sie mindestens an?

! **Normotension mit systolischem Blutdruck nicht unter 90 mmHg.**

i *Ein Blutdruckabfall unter 90 mmHg systolisch verdoppelt die Letalität beim schweren SHT (55 % vs. 27 %). Deshalb wird unabhängig von Begleitverletzungen eine Normotension (> 90 mmHg systolisch) empfohlen. Mit einem Abfall des zerebralen Blutflusses (CBF) unter 18 ml/100 g/min steigt die Letalität und das Outcome verschlechtert sich signifikant.*

*Der CBF ist vom zerebralen Perfusionsdruck (CPP), dem zerebralen Gefäßwiderstand (CVR) und dem intrakraniellen Druck (ICP) abhängig. Der CPP wird über den mittleren arteriellen Druck (MAP) und den ICP definiert:*

CPP = MAP-ICP

*Zur Vermeidung weiterer struktureller Hirnschädigungen darf der CPP nicht unter 50 mmHg abfallen.*

*Bei einer alleinigen abdominellen Massenblutung (z. B. Leberruptur) hingegen wäre eine permissive Hypotension ($RR_{syst}$ 80–85 mmHg, MAP 50–65 mmHg) anzustreben, um die Blutung nicht weiter zu fördern. Der Patient muss schnellstmöglich einer einzig lebensrettenden chirurgischen Versorgung zugeführt werden.*

*Ein begleitendes schweres SHT mit einer intrakraniellen Drucksteigerung > 20 mmHg hat dagegen Behandlungspriorität und bedarf eines deutlich höheren RR (CPP 60–70 mmHg). Eine Hypotension ist aufgrund der drohenden zerebralen Hypoxie bei gestörter Autoregulation nicht vertretbar.*

## Frage 591

? Ein 8-jähriger Junge ist am Vortag in den Lenker seines Fahrrades gestürzt und klagt nun über starke Bauchschmerzen. Das Kind ist kaltschweißig, auffallend blass und erbricht sich. Im Rahmen der Untersuchung finden Sie neben einer gespannten Bauchdecke eine Prellmarke im linken Oberbauch. Welche Verdachtsdiagnose stellen Sie?

! **Zweizeitige Milzruptur.**

i *Bei einer zweizeitigen Milzruptur liegt zunächst nur ein Riss des Milzparenchyms bei intakter Milzkapsel vor. Es bildet sich ein Hämatom in der Milz bzw. unter der Milzkapsel. Mehrere Stunden bis Tage nach dem zumeist stumpfen Trauma reißt die Milzkapsel dann ein, und es kommt zur Blutung in die freie Bauchhöhle mit Ausbildung eines hämorrhagischen Volumenmangelschocks.*

*Der beschriebene Unfallmechanismus des stumpfen Bauchtraumas (Sturz auf einen Fahrradlenker) ist neben der linksseitigen kaudalen Rippenserienfraktur beim Thoraxtrauma ein klassischer Unfallmechanismus dieser Verletzung.*

## Frage 592

? Mit welcher Häufigkeit müssen Sie im Rahmen eines stumpfen Bauchtraumas mit einer Zwerchfellverletzung rechnen?

! **Bis zu 5 % bei stumpfen Bauchtraumata.**

i *Zumeist sind stumpfe Brauchtraumata auf Verkehrsunfälle, Stürze aus großer Höhe oder Einklemmunfälle zurückzuführen. Durch einen abrupten Anstieg des intraabdominellen Druckes kommt es zu Einrissen der Zwerchfellkuppe überwiegend im linken Oberbauch. Präklinisch wird diese Verletzung häufig übersehen.*

*Ein basal abgeschwächtes Atemgeräusch, ein hoher Beatmungsdruck und eine respiratorische Verschlechterung können auf diese Verletzung hindeuten. Potenzielle thorakale Peristaltikgeräusche als Hinweis auf eine Eventeration und Herniation von Hohlorganen in den Thorax (häufigste Komplikation) sind am Einsatzort bei entsprechender Geräuschkulisse selten und schwer zu hören.*

*__Cave:__ Verletzung eines intrathorakal dislozierten Abdominalorganes bei Einlage einer Thoraxdrainage!*

*Nach stumpfen Bauchtraumata sind die am häufigsten verletzten Organe die Milz (40–55 %) und die Leber (35–45 %).*

## Frage 593

Wo liegt die Hauptlokalisation traumatischer Zwerchfellrupturen?

**Im linken Hemidiaphragma.**

*Durch stumpfe Gewalteinwirkung (selten perforierende Abdominaltraumata durch Stich-, Pfählungs- oder Schussverletzungen) kann es zu Einrissen der physiologischen Schwachstelle der Zwerchfellsehnenplatte (Centrum tendineum) im linken Oberbauch kommen – meist in Verbindung mit weiteren thorakoabdominellen Verletzungen. Die Leber liegt schützend unter dem Zwerchfell im rechten Oberbauch und ist partiell mit diesem verwachsen (Area nuda pars affixa).*

*Zwerchfellrupturen rechts sind eine Rarität, dann aber häufig mit Leberverletzungen und entsprechenden Blutungen verbunden.*

## Frage 594

Welches ist der wichtigste Hinweis für das Vorliegen eines stumpfen Bauchtraumas?

**Der Unfallmechanismus.**

*Die Unfallanamnese (Verkehrsunfälle mit Lenkradaufprall, Hochrasanzunfälle, Stürze aus großer Höhe, Überrolltrauma) kann neben sichtbaren Verletzungen (z. B. Prellmarken durch Gurt oder Fahrradlenker) hilfreich zur Abschätzung der Intensität eines potenziellen Bauchtraumas sein.*

*Die Symptome sind uneinheitlich und reichen von geringen bis stärksten Schmerzen (z. B. mit Ausstrahlung in die Schultern), schmerzbedingter Schonatmung, Übelkeit und Erbrechen, diskreter bis ausgeprägter Abwehrspannung – bis hin zu den Zeichen des Volumenmangelschocks.*

## Frage 595

Sie vermuten bei einem Patienten nach einem Motorradunfall ein stumpfes Bauchtrauma. Der Patient ist wach und kontaktierbar (GCS 15), zeigt ein prallgespanntes Abdomen und bietet die klinischen Zeichen eines massiven Volumenmangelschocks.

Welches ist Ihre Behandlungsstrategie?

**„Load and go“; permissive Hypotension anstreben!**

*Ein Patient mit einer intraabdominellen Massenblutung bedarf der sofortigen Notfalllaparotomie und chirurgischen Blutstillung. Eine Kreislaufstabilisierung am Unfallort wird nicht gelingen. Der Zeitfaktor bis zum Erreichen der nächsten Klinik und die entsprechende Voranmeldung bestimmen die Überlebenschancen eines solchen Patienten wesentlich mit.*

*Die Sicherung der Atemwege (erforderliche Intubation) und Venenkanülierungen erfolgen ggf. während des Transportes. Nicht überlebensrelevante Maßnahmen, wie zeitraubende Repositionen oder die Stabilisierung von Extremitätenfrakturen, müssen zugunsten achsengerechter Lagerungen unterbleiben. Bei fehlenden Kontraindikationen (z. B. schweres SHT) ist eine permissive Hypotonie mit systolischen RR-Werten von 80–85 mmHg anzustreben.*

## Frage 596

Sie werden zu einem ansprechbaren 30-jährigen Patienten mit einer Schussverletzung im rechten Unterbauch gerufen. Er ist normotensiv (RR 120 mmHg systolisch), tachykard (HF 110 SpM), tachypnoisch (AF 25/min) und kaltschweißig. Das Abdomen ist mäßig gespannt und über allen Quadranten druckschmerzhaft. Eine Ausschussverletzung ist nicht zu finden.

Wodurch ist dieser Patient gefährdet, und wie würden Sie ihn versorgen?

**Der Patient bietet die Zeichen eines noch kompensierten Volumenmangelschocks – daher zügiger arztbegleiteter Transport, Volumensubstitution, Analgesie, Sicherung der Vitalfunktionen.**

*Vorrang hat der zügige Transport dieses Patienten (Traumamanagement ist Zeitmanagement!). Selbst bei kleinen Einschussverletzungen können Projektile durch Kavitationsphänomene entlang des Schusskanals oder Taumelbewegungen schwere intraabdominelle Gefäßverletzungen oder die Zerreißung parenchymatöser Organe wie Leber oder Milz mit massiver Blutung verursachen.*

*Gemäß der prioritätenorientierten Versorgungsstrategie („Treat first what kills first") ist auf eine Sicherung der Atemwege und ausreichende Oxygenierung des Patienten zu achten. Gerade junge Patienten können einen Volumenmangel noch einige Zeit gut kompensieren und ihre hämodynamischen Parameter in nahezu normalen Bereichen halten. Das Volumenmanagement mit kristalloiden oder kolloidalen Volumenersatzlösungen orientiert sich an der Klinik des Patienten (ggf. permissive Hypotension).*

*Die Schussverletzung wird steril abgedeckt (keine Exploration oder Sondierungsversuche des Schusskanals!).*

## Frage 597

Nach prolongierter Reanimation eines 51-jährigen Patient mit bekannter KHK stellt sich ein ROSC ein (normofrequenter Sinusrhythmus und kräftig tastbarer Leistenpuls). Während des Transportes wird er tachykard und hypoton, das Abdomen nimmt an Umfang deutlich zu.

Woran müssen Sie denken?

**An eine iatrogene Verletzung parenchymatöser Oberbauchorgane (Leber- und Milzruptur).**

*Bei diesem Patienten entwickelt sich nach primär erfolgreicher Reanimation eine akute Kreislaufinstabilität (C-Problem). Unter Berücksichtigung der Anamnese (lange Reanimationsdauer) und der während des Transportes erhobenen Befunde muss als Ursache an eine schwere abdominelle Blutung durch eine Verletzung bis hin zur Zerreißung parenchymatöser Organe wie Leber oder Milz gedacht werden. Durch einen falschen Druckpunkt während der CPR können diese Organe direkt oder durch Rippenfrakturen indirekt (selten) geschädigt werden.*

*Bei dieser Verdachtsdiagnose ist nur ein zügiger Transport in eine Klinik zur sofortigen Notfalllaparotomie lebensrettend. Die Diagnose wird unmittelbar nach der notärztlichen Übergabe im Schockraum bei akutem C-Problem durch massiv freie Flüssigkeit in der FAST-Sonografie (Focused Assessment with Sonography for Trauma) gestellt.*

## Frage 598

Ein Patient hat im Rahmen eines Streites eine Stichverletzung rechts periumbilikal erlitten. Eine aktive Blutung nach außen ist nicht ersichtlich. Er ist wach, orientiert, in seinen Vitalparametern stabil und klagt über geringe abdominelle Schmerzen über der rechten Flanke. Das Abdomen selbst ist druckempfindlich. Über das Tatwerkzeug sind keine Informationen vor Ort zu erhalten.

Wie ist Ihr weiteres Vorgehen?

**Venenzugang legen, Analgesie, steriler Verband (keine Exploration der Stichwunde!). Dann zügiger notärztlich begleiteter Transport unter engmaschiger Kontrolle der Vitalparameter.**

*Stichverletzungen des Abdomen dürfen auf keinen Fall unterschätzt werden, da weder die Stichrichtung noch die Verletzungstiefe vorherzusagen sind. Kulissenphänomene können die Verletzungstiefe maskieren. Mitunter kann in der Klinik die orientierende Sonografie im Primary Survey (FAST) nahezu unauffällig sein, obgleich eine Hohlorganperforation (z. B. Dünndarm oder Magen) mit drohender konsekutiver Peritonitis vorliegt. Im beschriebenen Fall kann weder die Verletzung von Darmstrukturen, der Leber oder angrenzender Organe ausgeschlossen werden. Auch an eine Verletzung tieferliegender Gefäße, z. B. in einer Mesenterialwurzel mit akuter Blutung (in der Klinik dann FAST-positiv), muss gedacht werden.*

*Das notärztliche Handeln sollte in Kenntnis dieser drohenden potenziellen Verletzungsmuster immer auf einen arztbegleiteten Patiententransport und die Sicherung der Vitalparameter ausgerichtet sein.*

## Frage 599

Wie versorgen Sie bei einem perforierenden Abdominaltrauma einen Dünndarmprolaps?

**Steril abdecken.**

*Keine forcierte Reposition prolabierter Organstrukturen am Notfallort (Volvulusgefahr), allenfalls lockeres Repositionsmanöver (Ischämieprophylaxe) und sterile Abdeckung. Pressen des Patienten vermeiden. Intubation und Beatmung in Abhängigkeit vom Verletzungsausmaß und weiteren Begleitverletzungen vornehmen. Primärversorgung gemäß ABCD-Schema mit kontinuierlicher Reevaluation der Vitalparameter.*

Frage 600

Können Sie aufgrund von Prellmarken oder Hämatomen allein Rückschlüsse auf die Schwere eines stumpfen Abdominaltraumas ziehen?

**Nein!**

*Die Anamnese des Unfallmechanismus (z. B. Überrolltrauma) und der einwirkenden kinetischen Energie auf das Abdomen (z. B. Lenkradverletzungen bei Hochrasanztraumata) können wertvolle Informationen zur Beurteilung eines potenziellen Verletzungsmusters geben. Prellmarken im linken Oberbauch nach einem Sturz auf einen Fahrradlenker können mitunter sehr diskret sein und dennoch eine lebensbedrohliche Milzruptur mit hämorrhagischen Schock nach sich ziehen.*

Frage 601

Welches ist der häufigste Fehler in der Behandlung des nicht penetrierenden Bauchtraumas?

**Die Unterschätzung der Verletzungsschwere.**

*Gerade Abdominaltraumata im Rahmen einer Mehrfachverletzung können in ihrem Ausmaß häufig verkannt und unterschätzt werden, wenn augenscheinlich keine Prellmarken, Schürfwunden, Hämatome oder sichtbare Verletzungen vorliegen. Spektakuläre Begleitverletzungen und äußere Einflüsse an der Unfallstelle sind mitunter in der Lage, den Blick des Notarztes vom Abdomen wegzulenken.*

*Die Traumaanamnese sowie eine subtile Inspektion und Untersuchung des Abdomens sind für die Beurteilung der Verletzungsschwere daher unerlässlich.*

Frage 602

Wie häufig finden sich beim polytraumatisierten Patienten relevante Verletzungen des Abdomens sowie des Thorax (AIS ≥ 3)?

**Relevante Verletzungen des Thorax finden sich in ca. 46 % sowie des Abdomens in ca. 12 % der Fälle.**

*Bei 46,3 % der schwer verletzten Patienten findet sich eine relevante Verletzung (AIS ≥ 3) des Thorax sowie in 11,9 % eine relevante Verletzung des Abdomens. Verkehrsunfälle und Stürze aus großer Höhe sind hierbei die häufigsten Ursachen. Nicht nur bei den weniger häufigen Ursachen (Sportunfälle, Schlag) wird allerdings die Schwere der Verletzungen häufig unterschätzt.*

## 4.3 Extremitäten- und Beckentrauma

*Michael Hoffmann, Nikolaus Kreitz,*
*frühere Bearbeitung: Nikolaus Kreitz**



Frage 603

Welches ist das vital bedrohende Problem für einen Verletzten mit einer instabilen Beckenverletzung?

**Der Blutverlust.**

*Blutungen aus dem venösen Venenplexus präsakral und dem Beckenboden sowie arterielle Gefäßverletzungen können zu vital bedrohlichen Blutungen führen.*

Frage 604

Ein Patient hat nach einem Verkehrsunfall in der klinischen Untersuchung am Unfallort den naheliegenden Verdacht, dass bei ihm eine Beckenverletzung vorliegt. Die Untersuchung der Halswirbelsäule erbringt keinen Verletzungsverdacht. Kann ich auf die HWS-Immobilisation verzichten?

**Nein.**

*Polytraumatisierte Patienten differenzieren Schmerzen häufig nicht ausreichend.*

Frage 605

Womit müssen Sie rechnen, wenn bei einem Frontalzusammenstoß die Kraft über die Kniescheibe auf die Oberschenkelknochen des Patienten wirkt?

**Man muss mit Azetabulumfrakturen oder/und traumatischen Hüftgelenkluxationen rechnen (Dashboard-Verletzung).**

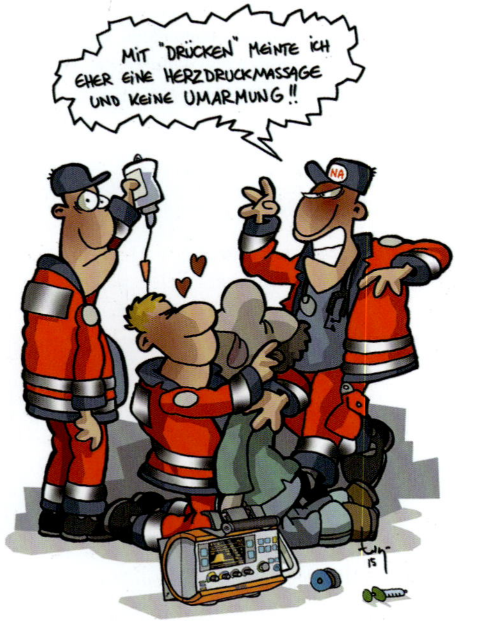
MIT "DRÜCKEN" MEINTE ICH EHER EINE HERZDRUCKMASSAGE UND KEINE UMARMUNG !!
NA



*Bei der traumatischen Hüftgelenkluxation ist eine erhebliche Krafteinwirkung auf den Oberschenkel notwendig. Hierbei kann es zu Azetabulumfrakturen mit Hüftkopfluxation und Verletzungen des N. ischiadicus und Kapselzerreißungen kommen.*

## Frage 606

Sollte beim klinischen V. a. eine Hüftgelenksluxation präklinisch reponiert werden?

**Nein.**

*Ohne Röntgendiagnostik können knöcherne (Begleit-)Verletzungen nicht ausgeschlossen werden. Eine präklinische Reposition von Luxationen sollte daher unterlassen werden.*

## Frage 607

Was sind typische Begleitverletzungen im Rahmen der traumatischen Hüftgelenkluxation?

- **Beckenfrakturen insbesondere im Bereich der dorsalen Hüftgelenkpfanne**
- **Verletzungen des N. ischiadicus**

*Häufiger Mechanismus der traumatischen Hüftgelenkluxation ist die Dashboard-Verletzung, also das axiale Einleiten der Kraft über den Oberschenkel in die Hüftpfanne. In unmittelbarer Nachbarschaft zum hinteren Pfannenrand liegt der N. ischiadicus, der im Rahmen der Luxation geschädigt werden kann.*

## Frage 608

Warum sollten Sie beim Verdacht auf eine Beckenverletzung einen Beckengurt/Kompressionsbinde anlegen?

**Um einen möglichen Blutverlust in das Becken zu minimieren.**

*Durch korrekte Anlage des Beckengurts kommt es zu einer Volumenverkleinerung des Beckens. Bei Blutungen resultiert hieraus in der Regel ein geeigneter Gegendruck, um insbesondere die häufigen präsakralen Venenblutungen zu tamponieren und die Blutung zu reduzieren. Für einen optimalen Kompressionseffekt ist auf die korrekte Lage des Beckengurts auf Höhe der Trochanteren zu achten.*

## Frage 609

Welches sind die Grundpfeiler bei der Behandlung der instabilen Beckenfraktur?

**Ruhigstellung/Kompression mittels Beckenschlinge und zurückhaltende Volumengabe zur Stabilisierung des Blutdrucks auf niedrig-stabilem Niveau.**

*Die Fixierung des Beckens mittels Gurt führt zu einer Schmerzreduktion und Verringerung der Blutungsneigung. Die S 3-Leitlinie Polytrauma/Schwerverletzten-Behandlung empfiehlt eine zurückhaltende Volumentherapie bei unkontrollierbaren Blutungen, um den Blutdruck auf niedrig-stabilem Niveau (90 mmHg systolisch) zu halten und die Blutung nicht zu verstärken*

## Frage 610

Welcher Unfallhergang ist typisch für eine instabile Beckenverletzung?

- **Hochrasanztrauma**
- **Sturz aus großer Höhe**
- **Überrolltrauma**
- **seitliches Anpralltrauma im Pkw**

*Diese 4 Unfallmechanismen sind häufig ursächlich für eine schwere Beckenringverletzung.*

## Frage 611

Wie untersucht man die Stabilität am Becken?

**Eine Stabilitätsprüfung des Beckens wird in Rückenlage mit kräftiger Kompression beider Beckenschaufeln nach oben und innen durchgeführt. Die Untersuchung wird bei Nachweis einer Instabilität nicht mehr wiederholt.**

*Durch die Mobilisation des Beckens bei Vorliegen einer instabilen Beckenverletzung besteht eine erhöhte Blutungsgefahr. Insofern ist die Mobilisation des Beckens zu vermeiden und für die Stabilitätsdiagnostik auf ein Minimum zu begrenzen.*

## Frage 612

In welche Klinik transportiere ich einen Patienten mit instabiler Beckenfraktur?

**Bei instabiler Beckenfraktur mit hämodynamisch relevanter Blutung sollte eine Voranmeldung mit Hinweis auf ein C-Problem in einem für die Versorgung ausgestatteten überregionalen Traumazentrum erfolgen.**

*Ein überregionales Traumazentrum hält für die Versorgung einer instabilen Beckenfraktur neben Blutprodukten verschiedene Möglichkeiten der Immobilisation (Beckenzwinge, Fixateur extern) und die Möglichkeiten der Blutstillung (Laparotomie mit Packing, Angiografie und Embolisation) vor.*

## Frage 613

Auf welcher Höhe sollte der Beckengurt/die Beckenschlinge idealerweise angelegt werden, um einen größtmöglichen Effekt zu erzielen? Spielt die Rotation der Beine hierbei eine Rolle?

**Auf Höhe der Trochanter der proximalen Femora mit beidseits innenrotierten und adduzierten Beinen.**

*Der Beckengurt ist häufig zu proximal über den Beckenschaufeln angelegt. Eine optimale Kompression ergibt sich bei Anlage der Kompression auf Höhe der Trochanter der proximalen Femora. Mit innenrotierten und adduzierten Beinen ergibt sich eine optimale Kompressionsmöglichkeit.*

## Frage 614

Sind Begleitverletzungen oder weitere Verletzungen bei instabilen Beckenverletzungen selten?

**Nein.**

*60 % der Patienten mit komplexen Beckenverletzungen sind polytraumatisiert und haben signifikante Verletzungen anderer Körperregionen.*

## Frage 615

Welche Maßnahmen sind bei einer offenen Sprunggelenkluxationsfraktur präklinisch zu ergreifen?

- **achsgerechte Reposition**
- **steriler Verband**
- **Ruhigstellung mittels Schiene**

*Der Versuch einer einmaligen achsgerechten Reposition bei einer offenen Sprunggelenkluxationsfraktur zur Schonung der gespannten Weichteile und Sicherung der peripheren Durchblutung sowie zur Weich-*

*teildeckung von herausstehenden Knochenanteilen ist sinnvoll. Neben einem Verband ist die Schienung zur Immobilisation und Vermeidung einer Reluxation erforderlich.*

## Frage 616

Welche Möglichkeiten gibt es zur Immobilisation einer Unterarmfraktur?

**Beispiele: Vakuumschiene, pneumatische Schiene, Cramer-Schiene, SAM-Splint.**

*Bei der Immobilisation einer Unterarmfraktur müssen die angrenzenden Gelenke (Hand- und Ellenbogengelenk) mit geeigneter Schienung ruhiggestellt werden.*

## Frage 617

Welches Gelenk luxiert am häufigsten, und was sind typische Begleitverletzungen?

**Das Schultergelenk. Begleitverletzungen sind knöcherne Verletzungen am Humeruskopf, Verletzungen am Glenoid, der Rotatorenmanschette und des Nervenplexus.**

*Das Schultergelenk hat im menschlichen Körper die höchste Luxationstendenz. Typische Begleitverletzungen sind neben Kapsel-Labrum-Verletzungen Frakturen des proximalen Humerus sowie Druckschädigungen des Plexus axillaris.*

## Frage 618

Bei einer suizidalen Schnittverletzung kommt es zu einer Durchtrennung der A. radialis. Welche Maßnahmen ergreifen Sie?

- **Hochlagerung des Armes**
- **sterile Wundauflage**
- **Anlage eines Druckverbandes**

*Die initiale Hochlagerung des Arms führt häufig zu einer deutlichen Reduktion der Blutung. Der Druckverband ist die suffiziente Maßnahme zur Blutstillung.*

## Frage 619

Worin besteht die Indikation zur Anlage eines Tourniquets?

**Blutungen an den Extremitäten, die sich mit Druckverbänden nicht stoppen lassen.**

*Generell werden initial immer ein Druckverband und ggf. ein 2. Druckverband angelegt. Liegen gleichzeitig an verschiedenen Extremitäten stark blutende Wunden mit vitaler Bedrohung vor, kann ein Tourniquet auch initial angelegt werden.*

## Frage 620

Bei einem Patienten nach mutmaßlichem Hochrasanztrauma besteht der Verdacht auf eine mediale Klavikulafraktur oder eine Luxation des Sternoklavikulargelenks.

An welche zusätzlichen Verletzungen müssen Sie denken?

**Zusätzliche Verletzungen im Bereich des Mediastinums, des Plexus axillaris oder der subklavialen Gefäße.**

*Proximale Klavikulafrakturen und Luxationen des sternoklavikulären Gelenks haben eine hohe Inzidenz an mediastinalen Begleitverletzungen bzw. an Verletzungen der neurovaskulären Strukturen unterhalb der Klavikula.*

## Frage 621

Was ist bei der Anlage eines Tourniquets zu beachten?

**Das Tourniquet sollte direkt auf der Haut an der Extremität angelegt und die Zeit dokumentiert werden. Die Abbindung einer Extremität sollte 2 h nicht überdauern.**

*Wird Kleidung zwischen Haut und Tourniquet belassen, ist die Wirksamkeit evtl. eingeschränkt, sodass es nicht zu einer Abbindung, sondern zu einer Stauung kommt. Bei zu lange angelegter Abbindung kommt es zu einer vitalen Bedrohung der abgebundenen Extremität.*

## Frage 622

? Sie kommen zu einem Patienten, der sich im Rahmen von Baustellenarbeiten mit einer Säge akzidentell den Unterarm abgetrennt hat. Wie gehen Sie vor?

! **Rettung aus dem Gefahrenbereich, Blutstillung durch Kompressionsverband oder Tourniquet. Amputat mit sterilen Kompressen versehen, Einpacken in einen sterilen Beutel. Diesen inneren Beutel in einen weiteren Beutel legen und den äußeren Beutel mit kaltem Wasser befüllen. Rascher Transport in eine zur Replantation geeignete Klinik.**

i *Blutungskontrolle sowie korrekter Umgang mit dem Amputat zur Vermeidung von Sekundärschäden. Möglichst sterile Verpackung des Amputats und Vermeidung eines direkten Kontakts zur Kältequelle. Verlängerung der Ischämiezeit durch Kühlung.*

## Frage 623

? Im Rahmen eines terroristischen Anschlags behandeln Sie einen Patienten mit einer Schussverletzung im Bereich des Oberschenkels mit Verdacht auf schussbedingte Fraktur des Oberschenkels. Was gibt es hier zu berücksichtigen?

! **Präklinisch werden Schussfrakturen nicht anders behandelt als offene Frakturen: Blutungskontrolle, steriles Abdecken, Reposition und Schienung.**

i *Bei Schussbruchverletzungen in der Präklinik gelten die identischen Leitlinien, die bei der präklinischen Behandlung offener Frakturen anzuwenden sind.*

## Frage 624

? Wie behandeln Sie eine traumatische Patellaluxation?

! **Schmerztherapie und langsames Strecken des Beins. Hierunter kommt es in der Regel bereits zu einer Reposition der Patella.**

i *Die traumatische Patellaluxation erfolgt typischerweise nach lateral und stellt keine Gefahr für die periphere Durchblutung dar. Schmerzbedingt kommt es häufig zu einer forcierten Flexion des Kniegelenks, die die Schmerzsymptomatik in der Regel weiter verstärkt. Schmerztherapie und langsames Strecken des Beins führen i. d. R. zu einer deutlichen Schmerzlinderung und spontanen Reposition der Patella.*

## Frage 625

? Ist die traumatische Kniegelenkluxation gefährlich?

! **Ja.**

i *Bei einer traumatischen Kniegelenksluxation kommt es neben Verletzungen der Menisken und Bandstrukturen bei bis zu 20 % zu einer Verletzung der A. poplitea. Dieses kann im Verlauf zu einer vitalen Bedrohung für den Unterschenkel werden. Weiterhin kommt es auch häufig zu Nervenverletzungen und gelegentlich zum Kompartmentsyndrom am Unterschenkel.*

## Frage 626

? Wo vermuten Sie bei Schussverletzungen die größere Wunde – im Ein- oder Ausschussbereich?

! **Im Ausschussbereich.**

i *Die Ausschusswunde ist aufgrund des Taumelns des Projektils im Gewebe deutlich größer als die Einschusswunde. Es ist daher bereits in der Präklinik darauf zu achten, sowohl nach der Ein- als auch nach der Ausschusswunde zu suchen, um den Schusskanal und mögliche assoziierte Begleitverletzungen besser einschätzen zu können.*

## Frage 627

? Wird eine Extremität auch bei unsicheren oder erst bei sicheren Frakturzeichen ruhiggestellt?

! **Die Ruhigstellung einer Extremität erfolgt auch bei unsicheren Frakturzeichen.**

i *Bei jeglichem V. a. eine Fraktur oder Bandverletzung erfolgt die Ruhigstellung einer Extremität zur Schmerzlinderung.*

## Frage 628

Was sind typische Verletzungen im Rahmen von Explosionen?

**Trommelfellrupturen sowie Verletzungen der Lunge und der Bauch- und Hohlorgane; darüber hinaus penetrierende Verletzungen am gesamten Körper.**

*Im Rahmen von Explosionsverletzungen kommt es durch die Druckwelle zu typischen Verletzungen drucksensibler Organe. Dies sind neben dem Trommelfell typischerweise die Lunge sowie die Bauch- und Hohlorgane. Zudem kommt es zu penetrierenden Verletzungen am gesamten Körper.*

## Frage 629

Beim „Armdrücken" kommt es gelegentlich zu klinisch einfach diagnostizierbaren Humerusschaftbrüchen. Was ist bei einem Humerusschaftbruch präklinisch immer zu dokumentieren?

**Die Funktion des N. radialis (Funktionsfähigkeit der Handhebung).**

*Bei Humerusschaftfrakturen kann es zu einer Verletzung des N. radialis mit einer Fallhand kommen. Dies sollte präklinisch erkannt und dokumentiert werden.*

## Frage 630

Nach Sprung aus großer Höhe finden Sie einen Patienten mit sichtlichen Zeichen für dislozierte Oberschenkelbrüche beidseits vor. Welche Maßnahmen ergreifen Sie?

**Zunächst erfolgt die prioritätenorientierte Erstversorgung nach dem ABCDE-Schema zum Erkennen und Behandeln von lebensbedrohlichen Verletzungen und danach die Untersuchung von Kopf bis Fuß nach weiteren Verletzungen.**

**Immobilisation (z. B. Vakuummatratze) und Volumengabe.**

*Bei offensichtlichen Verletzungen dürfen weitere relevante Verletzungen und Blutungsquellen nicht übersehen werden. Nach dem Bodycheck müssen eine suffiziente Immobilisation sowie eine Volumentherapie anhand von Kreislaufparametern erfolgen.*

## Frage 631

Nach einem Skateboardsturz klagt eine junge Patientin über Schmerzen im Ellenbogen. In der klinischen Untersuchung stellen Sie den Verdacht auf eine Ellenbogenluxation. Was machen Sie?

**Schmerztherapie, Schienung, kein Repositionsversuch.**

*Vor Reposition einer Ellenbogengelenkluxation ist eine Röntgendiagnostik indiziert, da eine Fraktur ohne Röntgenbild in der Präklinik nicht sicher ausgeschlossen werden kann.*

## Frage 632

Lässt sich präklinisch eine Luxation von einer Fraktur unterscheiden?

**Nein.**

*Zur sicheren Diagnosestellung ist immer ein Röntgenbild notwendig.*

## Frage 633

Welche Maßnahmen sollte der Notarzt im Rettungswagen bei einem Polytrauma mit Extremitätenverletzungen und einem C-Problem ergreifen?

- **2 großlumige venöse Zugänge legen**
- **kristalloide Volumengabe nach Kreislaufparametern**
- **Immobilisation bei Verletzungen der großen Röhrenknochen**

*Die Immobilisation bei Frakturen der großen Röhrenknochen bewirkt eine Reduktion der Schmerzen und der Blutung.*

## Frage 634

? Welche Maßnahmen ergreifen Sie bei einem Patienten nach Suizidversuch mit multiplen Schnittverletzungen am Handgelenk?

! 
- **Untersuchung der peripheren Durchblutung**
- **Überprüfung von Puls, Sensibilität und Motorik**
- **ggf. Anlage eines Druckverbandes**
- **venöser Zugang an der unverletzten Seite**

i *Die Dokumentation der peripheren Durchblutung, Sensibilität und Motorik vor Anlage eines Druckverbandes gibt wertvolle Hinweise für die aufnehmende Klinik und spielt bei Gefäß-/Nerven- und Sehnenverletzungen für die Auswahl der Zielklinik eine Rolle.*

## Frage 635

? Wie wird eine komplette Unterarmfraktur ruhiggestellt?

! **Zur Ruhigstellung einer kompletten Unterarmfraktur ist die Ruhigstellung von Hand- und Ellenbogengelenk mit geeigneten Schienen erforderlich.**

i *Angrenzende Gelenke müssen zur effektiven Ruhigstellung bei Frakturverdacht immer mit ruhiggestellt werden.*

## Frage 636

? Welche Maßnahmen ergreifen Sie bei einer offenen distalen Femurfraktur?

! 
- **Überprüfung der peripheren Durchblutung**
- **Anlage eines sterilen Verbandes**
- **Ruhigstellung, z. B. mittels Vakuummatratze**
- **venöser Zugang und Analgesie**

i *Offene Frakturen sollten mittels sterilem Verband und Schienung versorgt werden. Bei fehlendem Fußpuls sollten ein Repositionsversuch und eine sofortige Reevaluation vorgenommen werden.*

## Frage 637

? Der Unterschenkel eines Motorradfahrers wird zwischen Motorrad und Pkw eingeklemmt. Bei Eintreffen ist der linke Unterschenkel kalt und asensibel. Welche Ursache könnte vorliegen?

! **Es könnte eine knienahe arterielle Gefäßverletzung vorliegen.**

i *Eine knienahe arterielle Gefäßverletzung ist eine vitale Bedrohung für den Unterschenkel.*

## Frage 638

? Welche Form der Lagerung ist bei multiplen Verletzungen der Extremitäten sinnvoll?

! **Achsgerechte Lagerung.**

i *Bei achsgerechter Lagerung ist die geringste Weichteilkompromittierung mit bestmöglicher peripherer Durchblutung zu erwarten.*

## Frage 639

? Womit müssen Sie stets bei Ober- und Unterschenkelverletzungen beidseits mit sicheren Frakturzeichen rechnen?

! **Volumenmangelschock.**

i *Verletzungen der langen Röhrenknochen (Femur und Tibia) können mit einem erheblichen Blutverlust mit vitaler Bedrohung einhergehen.*

## Frage 640

? Nach der Anlage eines Druckverbandes kommt es zu einem Durchbluten des Verbandes.
Welche Maßnahme ergreifen Sie?

! **Anlage eines 2. Druckverbandes.**

i *Ein 2. Druckverband kann die Blutung zum Stoppen bringen. Falls dieses nicht möglich ist, kann ein Tourniquet zur Abbindung angelegt werden.*

## Frage 641

Wo legen Sie venöse Zugänge bei einem mehrfachverletzten Patienten mit Verletzungen an allen 4 Extremitäten?

**In diesem Fall sind auch venöse Zugänge an verletzten Extremitäten erlaubt.**

*Sind alle Extremitäten verletzt, ist ein venöser Zugang an einer verletzten Extremität dennoch sicherer durchzuführen als ein zentraler Zugang.*

## Frage 642

Was versteht man unter „Life before limb"?

**Die Behandlung eines vital bedrohten Patienten mit Sicherung von Atmung und Kreislauf.**

*Bei sehr drastischen Verletzungen an den Extremitäten hat die Sicherung der Vitalfunktionen Vorrang. Das Überleben eines Patienten geht vor Gliedmaßenerhalt.*

## Frage 643

Ein verunfallter Motorradfahrer hat offensichtlich Frakturen an beiden Armen und Oberschenkeln.

Wie gehen Sie initial vor?

**Untersuchung der Vitalparameter und ggf. Stabilisierung der Vitalfunktionen.**

*Auch bei offensichtlich schwer verletzten Extremitäten liegt die 1. Priorität auf der Sicherung der Vitalfunktionen und der Untersuchung auf weitere mögliche Blutungsquellen.*

## Frage 644

Bei der Untersuchung eines angefahrenen Fußgängers stellen Sie im Verlauf ein instabiles Kniegelenk fest. Welche Maßnahmen ergreifen Sie?

**Schienung des betroffenen Gelenks und Dokumentation von peripherer Durchblutung, Puls, Sensibilität und Motorik.**

*Bei Verletzungen der Extremitäten ist die Peripherie auf Ausfälle zu untersuchen und der Befund zu dokumentieren.*

## Frage 645

Welche der Aussage zur Behandlung von Luxationen ist richtig?

- Eine präklinische Reposition sollte immer erfolgen.
- Eine Schienung nach Reposition ist nicht mehr erforderlich.
- Neben einer Luxation kann auch immer eine Fraktur vorliegen.
- Die Lagerung der Extremität erfolgt zwingend am Körper.
- Die periphere Durchblutung und Sensibilität müssen nicht dokumentiert werden.

**Neben einer Luxation kann auch immer eine Fraktur vorliegen.**

*Da nur im Röntgenbild eine Fraktur ausgeschlossen werden kann, ist eine knöcherne Verletzung nie klinisch auszuschließen.*

## Frage 646

Ist eine Vakuummatratze zur Immobilisation instabiler Beckenverletzungen geeignet?

**Nein.**

*Zur suffizienten Immobilisation ist ein Beckengurt erforderlich.*

## Frage 647

Ein Arbeiter wird mit seinem rechten Arm in einer rotierenden Maschine schwer eingeklemmt. Die Feuerwehr kann die Maschine nicht demontieren. Der Monteur der Firma benötigt weitere 90 Minuten, bis er eintreffen kann.

Welche Entscheidung treffen Sie?

- Ich amputiere den Arm primär, um keine Zeit zu verlieren. Das Amputat muss der Rettungsdienst später mit Sondersignal schnellstens in die Klinik transportieren.

- Ich warte auf die Feuerwehr. Bekommt diese den Arm nicht frei, amputiere ich den Arm möglichst distal.
- Das NEF darf nicht so lange belegt werden. Ich verabreiche ggf. ein Analgetikum und rücke wieder ein. Falls nach der Rettung eine schwere Verletzung vorliegt, kann man mich erneut alarmieren.
- Ich überlasse die Entscheidung dem Patienten.
- Ich warte auf den Monteur und mache bis zur definitiven Rettung eine suffiziente Analgesie und Volumengabe.

**Die letzte Aussage ist korrekt: auf den Monteur warten; bis zur definitiven Rettung suffiziente Analgesie und Volumengabe.**

*Bei einer Monoverletzung ohne vitale Bedrohung ist auch eine deutlich verlängerte Rettungszeit zum Extremitätenerhalt in Kauf zu nehmen.*

## Frage 648

Ein Heimbewohner verspürt auf der Toilette beim Bücken nach der Klopapierrolle plötzliche Schmerzen und Bewegungsunfähigkeit im rechten Hüftgelenk. Das rechte Bein ist stark verkürzt und Innenrotiert. Über dem rechten Hüftgelenk befindet sich eine Narbe. Was vermuten Sie?

**Hüftgelenkendoprothesenluxation rechts (TEP-Luxation).**

*Je nach operativem Zugang können bestimmte Bewegungsmuster, z. B. Flexion, Adduktion und gleichzeitige Innenrotation beim Bücken, zu einer TEP-Luxation führen.*

## Frage 649

Werden geschlossene und offene Frakturen präklinisch unterschiedlich behandelt?

**Ja.**

*Beide Frakturformen werden achsgerecht gelagert und geschient. Die offene Fraktur bedarf eines sterilen Verbandes und der Dokumentation der Wunde.*

## Frage 650

Welche Besonderheit findet man bei Frakturen im Kindesalter?

**Grünholzfrakturen und Epiphyseolysen.**

*Im Kindesalter kann es zu inkompletten Schaftbrüchen (Wulstbrüche) oder zu Verletzungen der Wachstumsfugen kommen. Die präklinische Therapie der Extremitätenverletzung unterscheidet sich nicht von Frakturen bei Erwachsenen.*

## Frage 651

Bei kindlichen ellenbogengelenknahen Oberarmbrüchen sind welche Strukturen besonders gefährdet?

**Läsionen der Nn. medianus und radialis sowie der A. brachialis.**

*Die suprakondyläre Humerusfraktur macht ca. 4 % aller Frakturen im Kindesalter aus. In 1–2 % der Fälle kommt es zu einer begleitenden Gefäßverletzung und in bis zu 20 % zu Nervenläsionen.*

## Frage 652

Hat die Harnröhren- oder Harnblasenruptur beim Beckentrauma eine präklinische Relevanz?

**Nein.**

*In der klinischen Diagnostik ist die Abklärung einer möglichen Verletzung der Harnröhre (bis zu 10 %) oder der Harnblase (10–15 %, davon 85 % extraperitoneale und 15 % intraperitoneale Läsionen) zwingend notwendig und bedarf einer sofortigen Therapie.*

## 4.4 Polytrauma

*Markus Roessler*

### Frage 653

Wie lautet die Definition für Polytrauma (Schwerstverletzter)?

**H. Tscherne definierte Polytrauma 1978 als die „Verletzung mehrerer Körperregionen und Organsysteme, wobei wenigstens eine Verletzung oder die Kombination mehrerer Verletzungen lebensbedrohlich ist".**

*Die von O. Trentz 1994 erweiterte Definition bezeichnet Polytrauma als ein „Syndrom von Verletzungen mehrerer Körperregionen, mit konsekutiven systemischen Funktionsstörungen, die zum posttraumatischen Immunversagen mit nachfolgender Sepsis und Multiorganversagen führen können."*

### Frage 654

Was ist der ISS?

**Der ISS (Injury Severity Score) ist ein Bewertungssystem für die Beurteilung der Gesamtverletzungsschwere. Als Polytrauma gelten die Patienten, bei denen der ISS ≥ 16 Punkte beträgt.**

*Der ISS errechnet sich aus den Punktwerten für Einzelverletzungen. Diese Punktwerte wiederum basieren auf den Überlebenswahrscheinlichkeiten der Einzelverletzungen, die im Abbreviated Injury Scale (AIS) definiert sind.*

*Im AIS wird die Verletzungsschwere für jede Körperregion von 0–6 klassifiziert:*

- *0: keine Verletzung*
- *1: gering*
- *2: mäßig*
- *3: schwer, nicht lebensbedrohlich*
- *4: schwer, lebensbedrohlich*
- *5: kritisch, Überleben unsicher*
- *6: maximal*

*Der ISS unterscheidet 6 Körperregionen:*

- *Kopf/Hals*
- *Gesicht*
- *Thorax*
- *Abdomen*
- *Extremitäten/Beckengürtel*
- *Weichteile*

*Die Punkte der 3 am schwersten verletzten Körperregionen werden quadriert und dann addiert:*

$$ISS = (AIS\ a)^2 + (AIS\ b)^2 + (AIS\ c)^2$$

*Bei 6 Punkten in einer Region ist der ISS per Definition 75. Daher kann der ISS maximal 75 betragen ($5^2 + 5^2 + 5^2 = 75$ oder $6 > 75$).*

*Ab 16 Punkten spricht man von einem Polytrauma (z. B.: SHT 3 Punkte + Femurfraktur 3 Punkte = $3^2 + 3^2 = 18$); ab 25 Punkten von einem schweren Polytrauma.*

*Aktuell findet der sogenannte New Injury Severity Score (NISS) Anwendung, bei dem mit den 3 schwersten Verletzungen – unabhängig von der Körperregion – der Wert errechnet wird. Damit soll eine Unterschätzung der Verletzungsschwere vermieden werden (z. B. wenn „nur", aber mehrere, Verletzungen im Bereich der Extremitäten vorliegen).*

### Frage 655

Bei welchen Unfallmechanismen sollte an die Möglichkeit eines Polytraumas gedacht werden (s. a. ► Abb. 4.5)?

**Jeder Unfallmechanismus, bei dem eine hohe kinetische Energie auf den Körper des Verletzten eingewirkt hat. Dabei handelt es sich häufig um ein schweres Dezelerationstrauma.**

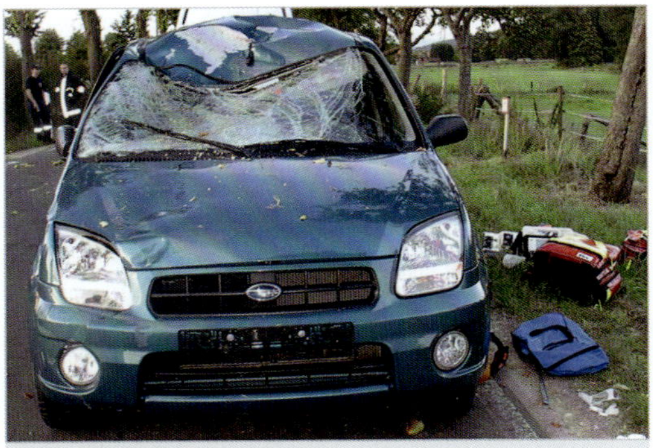

**Abb. 4.5 Verkehrsunfall.** Pkw nach Kollision mit Fahrradfahrer. Der Fahrradfahrer war von einem Feldweg in eine Kreisstraße eingefahren. Erkennbare äußere Verletzung war lediglich eine Kopfplatzwunde.

*Typische Unfallmechanismen bzw. -konstellationen, die zu einer Polytraumatisierung führen, sind:*
- *Sturz aus über 3 m Höhe*
- *Verkehrsunfall*
- *Frontalaufprall mit Intrusion von mehr als 50–75 cm*
- *Geschwindigkeitsveränderung von Δv > 30 km/h*
- *Fußgänger-/Zweirad-Kollision*
- *Tod eines Insassen*
- *Ejektion eines Insassen*

## Frage 656

Welche Aufgabe übernimmt die Luftrettung in Bezug auf die Versorgung eines Schwerstverletzten?

**Der Einsatz der Luftrettung kann bei der Behandlung eines Schwerstverletzten aus 3 Gründen sinnvoll sein:**
- **schnelle Heranführung des Behandlungsteams**
- **subsidiäre Unterstützung des bodengebundenen Rettungsdienstes**
- **Sekundärtransport des Verletzten**

- *Schnelle Heranführung eines notfallmedizinischen Behandlungsteams (Notarzt und Rettungsassistent) zur Einsatzstelle (v. a. auch bei schlechten Straßenverhältnissen, Stau, in unwegsamem Gelände etc.).*
- *Subsidiäre Unterstützung des bodengebundenen Rettungsdienstes: d. h. die Luftrettung kann parallel zu einem bodengebundenen Notarztsystem alarmiert oder von diesem jederzeit nachgefordert werden, wenn dies aus Gründen der Einsatztaktik (z. B. lange Transportdistanz zu einem Traumazentrum) sinnvoll ist. Ebenso kann die Anforderung aber auch zur medizinischen Versorgung eines Verletzten an der Einsatzstelle erfolgen, wenn dies vom bodengebundenen Rettungsdienst gewünscht wird.*
- *Sekundärtransport eines Schwerstverletzten nach Primärversorgung in ein Traumazentrum. Dies kann z. B. notwendig sein, weil in einem Krankenhaus die Behandlung durch spezielle Fachdisziplinen (z. B. Neurochirurgie, Herz-Thorax-Gefäßchirurgie) nicht möglich ist oder weil eine spezielle intensivmedizinische Behandlung (invasives Neuromonitoring, Hämofiltration) erforderlich ist.*

## Frage 657

Was ist gemeint, wenn von der „Golden Hour of Shock" die Rede ist?

**Das Konzept der „Golden Hour of Shock" wurde 1976 von R. Adams Cowley formuliert:**

**„There is a golden hour between life and death. If you are critically injured, you have less than 60 minutes to survive. You might not die right then; it may be three days or two weeks later – but something has happened in your body that is irreparable."**

**Grundlage für seine Hypothese waren französische Daten aus dem 1. Weltkrieg, die gezeigt hatten, dass die Letalität am niedrigsten ist, wenn eine Versorgung innerhalb der 1. Stunde nach der Verletzung erfolgte.**

**Gleichwohl gibt es Kritik an diesem Konzept. Denn die derzeitige Datenlage zeigt nicht, dass die Letalität sich grundsätzlich erhöht, wenn die Zeitspanne vom Unfallereignis bis zur operativen Versorgung länger als 60 min beträgt.**

*Dennoch gilt: Da bei einem Schwerstverletzten eine lebensbedrohliche Blutung nur durch eine chirurgische Intervention kontrolliert werden kann, müssen die Versorgungsmaßnahmen das Ziel haben, so schnell wie möglich eine chirurgische Intervention zu ermöglichen.*

## Frage 658

„Scoop and run", „Stay and play", „Work and go" sind verschiedene Konzepte bei der Versorgung von Unfallverletzten.

Worin unterscheiden sich diese Versorgungskonzepte, und welches Konzept hat Gültigkeit?

**Das Konzept des „Work and go" ist das derzeit favorisierte bei Schwerstverletzten.**

***„Scoop and run" (synonym: „Load and go")*** *– Der Patient wird so schnell wie möglich gerettet und in ein Krankenhaus transportiert.*

*Eine Indikation für dieses Konzept ist nur gegeben, wenn am Einsatzort eine Sicherung und Stabilisierung der Vitalfunktionen nicht möglich ist. Am häufigsten ist dies bei einer penetrierenden Verlet-*

*zung von Thorax oder Abdomen (z. B. Schuss- oder Stichverletzung) der Fall. Dennoch müssen die Atemwege frei und eine ausreichende Ventilation sichergestellt sein, da sonst selbst bei schnellstem Transport eine lebensbedrohliche Hypoxie droht.*

*„**Stay and play**“ – Am Einsatzort wird versucht, die Vitalfunktionen vor Transportbeginn zu stabilisieren und eine vollständige Untersuchung des Patienten durchgeführt, Wunden versorgt u. a.*

*Dieses Konzept ist in der Vergangenheit durch zu lange Versorgungszeiten in die Kritik geraten – v. a., wenn ein Transport nicht begonnen wurde, weil der Patient noch nicht stabilisiert werden konnte oder weil zeitkritische Verletzungen übersehen oder nicht ausreichend gewürdigt wurden. Ein tragisches Beispiel hierfür ist die Versorgung von Prinzessin Diana. Wach und orientiert bei Eintreffen der Einsatzkräfte, wurde sie erst 110 min nach dem Unfall in ein Krankenhaus eingeliefert.*

*„**Work and go**“ – Am Einsatzort werden die für einen sicheren Transport notwendigen Maßnahmen durchgeführt, wie z. B. Intubation, Entlastung eines Spannungspneumothorax mittels Thoraxdrainage, Immobilisation/Schienung insbesondere frakturierter Röhrenknochen. Nicht notwendige Maßnahmen unterbleiben. Der Transport des Patienten erfolgt so früh wie möglich.*

## Frage 659

Welches sind die Haupttodesursachen beim Polytrauma?

**Bei der Letalität werden Früh-, Intermediär- und Spätletalität unterschieden. Die meisten Schwerstverletzten sterben in den ersten Minuten nach dem Unfallereignis.**

*Von den Patienten, die das Unfallereignis zunächst überleben, sterben etwa 17 % nach Erreichen der Klinik. 49,3 % hiervon innerhalb der ersten 24 h nach dem Trauma (Frühletalität). Hauptursächlich sind nicht kontrollierbare Blutungen oder ein schweres SHT.*

*Weitere 15,6 % versterben innerhalb von 24–72 h (Intermediärletalität); 35,1 % nach 72 h und später (Spätletalität). Die Spätletalität ist v. a. durch ein septisches Multiorganversagen bedingt.*

## Frage 660

Woran können Sie äußerlich eine Polytraumatisierung erkennen?

**Cave: In den meisten Fällen ist eine Polytraumatisierung äußerlich nicht erkennbar!**

**Die Unterschätzung der Verletzungsschwere ist daher ein häufiger Fehler bei der Behandlung Polytraumatisierter.**

*Äußerlich erkennbare Hinweise auf eine Polytraumatiserung können lediglich gegeben sein, wenn z. B. an den Extremitäten Fehlstellungen offensichtlich oder äußerliche Blutungen auffällig sind.*

*Passive Sicherheitseinrichtungen und Schutzbekleidung führen dazu, dass selbst bei schwersten stumpfen Verletzungen der Organsysteme Kopf, Thorax, Abdomen und Becken, keine oder nur geringe äußerliche Verletzungszeichen erkennbar sind.*

*Daher immer systematisch nach Verletzungen – v. a. stumpfen Verletzungen – suchen. Im Zweifelsfall von einer Verletzung in einem untersuchten Organsystem ausgehen.*

## Frage 661

Wie gehen Sie vor, wenn Sie zu einem Verletzten kommen und zu diesem Zeitpunkt noch keine Untersuchungen und Maßnahmen durchgeführt worden sind?

**1. Die Untersuchung sollte in 2 Stufen erfolgen:**

- **die Erstbeurteilung („5-Sekunden-Visite“, „Primary Survey“):**
  - **Suche nach unmittelbar lebensbedrohlichen Zuständen**
  - **Vorgehen gemäß ABC-Schema**
- **die weiterführende Beurteilung („5-Minuten-Visite“, „Secondary Survey“):**
  - **Reevaluation und Untersuchung nach ABCDE-Schema**
  - **kraniokaudale Untersuchung aller Körperregionen**

*Zeitgleich mit der Untersuchung werden durch das Behandlungsteam alle Maßnahmen ergriffen, um die Vitalfunktionen zu sichern oder wiederherzustellen.*

## Frage 662

Die 1. Untersuchung (5-Sekunden-Visite, Primary Survey) des Unfallverletzten erfolgt nach dem ABC-Schema.

Worauf achten Sie bei dabei genau? Welche Fragen wollen Sie beantwortet haben?

**Bei der Erstuntersuchung wird nach unmittelbar lebensbedrohlichen Zuständen gesucht.**

**Hierzu werden nach dem ABC-Schema die für die Vitalfunktionen entscheidenden Befunde erhoben von:**

- **A: Atemweg (Airway)**
- **B: Beatmung (Breathing)**
- **C: Circulation (Kreislauf)**

*Zu A sind 3 Fragen zu beantworten:*

- *Ist der Atemweg frei?*
- *Ist der Atemweg bedroht?*
- *Ist der Atemweg verlegt?*

*Zu B sind 4 Fragen zu beantworten:*

- *Wie ist die Atemfrequenz?*
- *Wie ist die Atemarbeit?*
- *Wie ist das Atemzugvolumen?*
- *Wie ist die Oxygenierung ($S_pO_2$)?*

*Zu C sind 5 Fragen zu beantworten:*

- *Ist ein Puls palpabel?*
- *Wie ist die Herzfrequenz?*
- *Wie ist der Blutdruck?*
- *Wie ist die periphere Perfusion (Rekapillarisierungszeit)?*
- *Wie ist die Vorlast?*
- *Die Vorlast kann klinisch nur grob abgeschätzt werden. Füllen sich die V. jugularis externa bei einem liegenden Patienten durch moderaten Druck auf das Abdomen rechts subkostal, kann davon ausgegangen werden, dass der rechtskardiale bzw. linksatriale Druck nicht stark erniedrigt sind. Dieses Manöver kann auch hilfreich sein, wenn die V. jugularis externa punktiert werden soll. Hingegen sollten gut sichtbare Halsvenen bei einem verunfallten Patienten an einen Spannungspneumothorax oder gar an einen Perikarderguss denken lassen.*

*Wird präklinisch oder im Schockraum eine abdominelle Notfallsonografie (FAST) durchgeführt, weist beim spontan atmenden Patienten ein inspiratorischer Kollaps der V. cava inferior auf einen Volumenmangel hin. Beim beatmeten Patienten sind ein Kollaps oder eine sehr leichte Komprimierbarkeit der V. cava inferior ein Hinweis auf eine reduzierte Vorlast.*

## Frage 663

Auf welche Befunde achten Sie speziell bei der Untersuchung von A, den Atemwegen (Airway)?

**Nutzen Sie bei der Untersuchung von A Ihre klinischen Sinne Sehen, Hören, Fühlen.**

- *Sehen: Verletzungen im Gesicht-/Halsbereich? Halsvenenstauung?*
- *Hören: Atemgeräusche?*
- *Fühlen: Hautemphysem? Trachea verlagert? Laryngeale Krepitation?*

## Frage 664

Auf welche Befunde achten Sie speziell bei der Untersuchung von B, der Beatmung (Breathing)?

**Auch hier prüfen Sie wieder mit Sehen, Hören, Fühlen.**

- *Sehen: Verletzungen am Thorax? Atemexkursionen? Einziehungen?*
- *Hören: Atemgeräusche beidseits? Perkussionsbefund?*
- *Fühlen: Hautemphysem? Krepitation? Instabiler Thorax?*

## Frage 665

Auf welche Befunde achten Sie speziell bei der Untersuchung von C, der Zirkulation (Circulation)?

**Bei der Untersuchung von C verlassen Sie sich wiederum auf Ihre Sinne.**

- *Sehen: äußere Blutung? Halsvenenstauung? Blässe? Zentralisation? Rekapillarisierungszeit? Herzfrequenz (Monitor)?*
- *Hören: Blutdruck?*
- *Fühlen: Radialispuls? Blutdruck?*

## Frage 666

Ganz praktisch: Beschreiben Sie, was Sie tun und worauf Sie in den ersten Momenten achten, wenn Sie zum allerersten Mal Kontakt zum Patienten aufnehmen?

**Nach dem Motto: Sehen – Hören – Fühlen!**

*Benutzen Sie alle Sinne zeitgleich, d. h.: Augen auf, eine Hand auf den Thorax, eine Hand am Radialispuls:*

- *Sehe und fühle ich Atembewegungen?*
  - *Ist eine sofortige Intervention notwendig, um den Atemweg freizumachen?*
  - *Sind die Ventilation und Oxygenierung ausreichend?*
- *Ist der Patient auffallend blass?*
- *Sehe ich eine externe Blutung, die durch äußere Maßnahmen gestoppt werden kann?*
- *Hat der Patient einen Kreislaufstillstand?*
- *Fühle ich einen peripheren Puls?*
- *Wie ist die Hauttemperatur?*
- *Sehe ich auffällige Deformitäten an Kopf, Hals, Rumpf, Extremitäten?*

## Frage 667

Zu den Basismaßnahmen bei der Versorgung eines Unfallverletzten gehört die Gabe von Sauerstoff. Nennen Sie drei Gründe, warum eine Sauerstoffgabe sinnvoll ist.

- **Optimale Sauerstoffsättigung**
- **Präoxygenierung**
- **Erhöhung der physikalisch gelösten Sauerstoff-Menge**

- *Zur (möglichst) vollständigen Sättigung von Hämoglobin mit Sauerstoff, d. h., der Wert der pulsoxymetrisch gemessenen Sättigung soll so hoch wie möglich sein.*
- *Zur Präoxygenierung. Sind eine Narkoseeinleitung und Intubation vorgesehen, wird durch eine ausreichend lange Atmung von reinem Sauerstoff der Luftstickstoff aus der funktionellen Residualkapazität (FRC) der Lunge ausgewaschen (Denitrogenisierung). Hierdurch kann die Zeit verlängert werden, die ein Patient ohne Spontanatmung auskommen kann ohne eine Hypoxie zu erleiden.*
- *Zur Erhöhung des physikalisch gelösten Sauerstoffs im Blut. Sauerstoff wird nicht nur chemisch an Hämoglobin gebunden, sondern löst sich auch physikalisch im Blut. Je ausgeprägter eine Anämie durch eine Hämorrhagie ist, desto bedeutsamer ist der Anteil von physikalisch gelöstem Sauerstoff.*

## Frage 668

Ein Patient hat durch einen Sturz ein stumpfes Bauchtrauma und eine Beckenfraktur erlitten. Klinisch besteht der V. a. einen schweren hämorrhagischen Schock. Die pulsoxymetrisch gemessene Sättigung beträgt 98 %. Welchen therapeutischen Effekt hat die Gabe von 100 % Sauerstoff?

**Sauerstoff wird im Blut sowohl chemisch gebunden als auch physikalisch gelöst. Die Sauerstofftransportkapazität des arteriellen Blutes kann mit folgender Formel berechnet werden:**

$$CaO_2 = (1,34 \times Hb \times SaO_2) + (0,003 \times paO_2)$$

**1,34 ist die Hüfner-Zahl. Sie bedeutet, dass 1 g Hämoglobin in vivo 1,34 ml Sauerstoff transportieren kann.**

*Bei einem Patienten ohne Anämie (Hb 15 g/dl) transportieren 100 ml Blut ca. 20 ml Sauerstoff (1,34 × 15 × 1,0). Der physikalisch gelöste Anteil ist bei Atmung von Luft und damit einem $p_aO_2$ um 100 mmHg zu vernachlässigen (0,003 × 100 = 0,3 ml).*

*Bei einer schweren Anämie (z. B. Hb 5 g/dl) sinkt die Sauerstofftransportkapazität auf kritische Werte (1,34 × 5 = 6,7 ml/dl Blut). Durch eine Sauerstoffgabe kann dieser Wert nicht beeinflusst werden, wenn Hämoglobin bereits maximal mit Sauerstoff gesättigt ist ($SaO_2$ 98 %). Allerdings führt die Atmung von reinem Sauerstoff dazu, dass der $p_aO_2$ ansteigt (maximal ca. 550 mmHg). Die nun physikalisch transportierte Menge Sauerstoff kann also bis 1,65 ml/dl Blut betragen (0,003 × 550). Dies entspricht etwa der Sauerstofftransportkapazität von 1 Erythrozytenkonzentrat!*

## Frage 669

Ein Patient ist bei einem Frontalzusammenstoß auf einer Landstraße verletzt worden. Sie treffen mit RTW und NEF als erste Kräfte zeitgleich am Einsatzort ein. Der Patient befindet sich noch im Fahrzeug. Wie strukturieren Sie Ihre Versorgung, nicht nur medizinisch?

**Bei der Versorgung eines Schwerverletzten steht die medizinische Behandlung zwar im Mittelpunkt, die Maßnahmen müssen jedoch mit den weiteren an einem Einsatz beteiligten Kräften (Rettungsdienst, Feuerwehr, Polizei) abgestimmt werden. Das geplante Vorgehen sollte außerdem regelmäßig reevaluiert werden. Bei der Feuerwehr spricht man in diesem Sinne vom Führungsvorgang, der nach folgendem Schema abläuft:**

**Lagefeststellung – Erkundung → Planung → Befehlsgebung → erneute Lagefeststellung – Erkundung.**

*Die Versorgung sollte in diesem Sinne wie folgt strukturiert sein:*

- *Lageerkundung: Eigensicherung, Unfallhergang, weitere Verletzte?*
- *Erstbeurteilung (Primary Survey) nach ABC-Schema*
- *Suche und behandle unmittelbar lebensbedrohliche Zustände*
- *Festlegung sofortige, schnelle oder schonende Rettung*
- *technische Rettung*
- *weiterführende Beurteilung (Secondary Survey) nach ABCDE-Schema*
- *so lange wie nötig Erstversorgung, so früh wie möglich Transport („Work and go")*

## Frage 670

Eine junge Frau ist mit ihrem Kleinwagen unter einen entgegenkommenden Lkw gefahren. Dadurch ist sie in ihrem Fahrzeug schwer eingeklemmt worden. Bei Ihrem Eintreffen liegt der GCS bei 11, die Atemwege sind frei, die Ventilation ist ausreichend, der Puls ist peripher palpabel (105/min), die Kapillarfüllungszeit beträgt 4 s.

Beide Oberschenkel sind offensichtlich frakturiert und disloziert. Die Patientin erhält Sauerstoff über eine Maske, über einen venösen Zugang läuft eine Infusion. Die Patientin stöhnt und ist unruhig, ein Helfer sitzt auf der Rückbank und hält ihr den Kopf. Der Zugang zur Patientin ist aufgrund der starken Deformation des Fahrzeugs erschwert.

Geben Sie der Patientin ein Analgetikum? Wenn ja, warum – wenn nein, warum nicht?

**In dieser Situation müssen die möglichen positiven Effekte einer Analgesie gründlich gegen das Risiko, das eine Analgesie mit sich bringen kann, abgewogen werden.**

**Mögliche positive Effekte:**

- **Schmerzlinderung (nicht zuletzt als humanitäre Aufgabe)**
- **geringere Bewegung frakturierter Extremitäten durch reduzierte Unruhe, damit evtl. reduzierter Blutverlust**

**Potenzielle Gefahren sind:**

- **Demaskierung eines hämorrhagischen Schocks durch reduzierten Sympathikotonus (bis hin zur Kreislaufdekompensation)**
- **Ateminsuffizienz durch Analgetikum bei SHT, ggf. mit der Notwendigkeit einer Beatmung/ Atemwegsmanagement**

*Gerade der Notarzt sieht sich in einer solchen Situation mit der expliziten oder impliziten Erwartung konfrontiert, „etwas zu tun", damit es der Patientin besser geht. Da diese sicher leidend wirkt, erscheint es naheliegend, eine Analgesie zu verabreichen. Eine solch gut gemeinte Analgesie kann aber auch eine Gefährdung bedeuten.*

*Ist der Zugang zu der Patientin limitiert, und kann bei einer aufwendigen technischen Rettung nicht vorausgesagt werden, wie lange es dauern wird, bis die Patientin befreit ist, ist Respekt vor der Verabreichung von Analgetika angezeigt. Ist der Zugang zur Patientin dergestalt möglich, dass alle Maßnahmen durchgeführt werden können, bzw. sobald sie befreit ist, können Analgetika mit mehr Sicherheit nach Bedarf verabreicht werden.*

## Frage 671

Sie entschließen sich dazu, im o. g. Fall der eingeklemmten Patientin ein Analgetikum zu verabreichen. Was für Analgetika stehen im der Regel zur Verfügung, und für welche Substanzgruppe würden Sie sich entscheiden?

**Als starke Analgetika stehen Opioide (z. B. Morphin, Piritramid, Fentanyl) oder Ketamin (Racemat) bzw. Esketamin ([S]-Enantiomer) zur Verfügung.**

*Präklinisch steht als Nichtopoidanalgetikum Novaminsulfon zur Verfügung, das in einer solchen Situation von der analgetischen Potenz her zu schwach ist. Zudem kann der Blutdruck bei einer zügigen i. v. Gabe absinken.*

## Frage 672

Welche Vor- und Nachteile haben Opioidanalgetika in der o. g. Situation?

**Vorteile:**

- **bei angepasster Titration keine Bewusstseinstrübung**
- **keine psychotrope Wirkung**

**Nachteile:**

- **effektive Dosierung durch Titration vergleichsweise zeitaufwendig, andernfalls Gefahr der Überdosierung (Wirkmaximum Morphin nach ca. 20', Piritramid nach ca. 10', Fentanyl nach ca., 5–7')**
- **Atemdepression**
- **durch zentrale Sympathikolyse Demaskierung einer Hypovolämie mit Gefahr der akuten Kreislaufdekompensation**

*Bedenken Sie, dass Schmerz ein Phänomen ist, dass psychisch stark beeinflusst werden kann. Nutzen Sie die Angst reduzierende suggestive Wirkung von positiven Aussagen, wie z. B. „wir sind bei Ihnen", „wir tun alles, damit es Ihnen besser geht", „durch die Immobilisation werden Sie weniger Schmerzen haben" o. ä.*

## Frage 673

Welche Vor- und Nachteile haben Ketamin bzw. Esketamin in dieser Situation?

**Vorteile:**

- **effektive Dosierung schnell möglich (Wirkmaximum nach ca. 2–4 min)**
- **keine Atemdepression**
- **keine Kreislaufdepression**

**Nachteile:**

- **psychotrope Wirkung, die meist eine Sedierung mit Benzodiazepinen erfordert**
- **bei höheren Dosierungen des Razemats (> 1 mg/kg KG) Zunahme des zerebralen Blutflusses, wenn ICP bereits erhöht. Dieser Effekt ist bei Normoventilation aber vernachlässigbar und ist unter Esketamin nicht zu erwarten.**

*Auf Grund des Wirkprofils sollte die Kombination von Es-Ketamin und einem Benzodiazepin nur dann zum Einsatz kommen, wenn die neurologische Beurteilbarkeit eines Patienten von nachrangiger Bedeutung ist, da bei effektiver Dosierung eine verbale Kommunikation nur noch eingeschränkt möglich sein wird.*

*Der Einsatz dieser Substanzkombination kann daher sinnvoll sein, wenn ein Schädel-Hirn-Trauma sicher ausgeschlossen ist oder wenn der Patient ohnehin zeitnah – z. B. nach einer technischen Rettung – narkotisiert und intubiert wird.*

## Frage 674

Ein ca. 80 kg schwerer Patient wird an der Einsatzstelle intubiert und kontrolliert beatmet.

Wie wird die Beatmung eingestellt?

**Die Parameter sollten wie folgt eingestellt werden:**

- **$F_iO_2$: 1,0**
- **Atemzugvolumen: 480–640 ml = 6–8 ml/kg Idealkörpergewicht (Idealkörpergewicht bedeutet einen Body-Mass-Index von ca. 20–25. Bei 170 cm Körpergröße sind das 59–72 kg, bei 180 cm 66–82 kg.)**
- **Atemfrequenz: 14–18/min**
- **wenn einstellbar: I:E 1:2 bis 1:1**
- **PEEP: 5–10 cm $H_20$**

*Bezüglich der Einstellwerte des I:E-Verhältnisses und des PEEP gibt es keine Daten für die Präklinik. Steht eine Oxygenierungsstörung im Vordergrund, erscheint ein I:E von 1:1 bei einem PEEP von mindestens 5, ggf. sogar 10 cm $H_2O$ sinnvoll, da hiermit ein erhöhter transpulmonaler Mitteldruck erreicht werden kann (geringerer Ventilations-Perfusions-Mismatch). Ist die Hämodynamik instabil oder liegt ein schweres SHT mit Zeichen einer intrakraniellen Drucksteigerung vor, ist mit einem erhöhten PEEP (5 cm $H_2O$) Vorsicht geboten.*

## Frage 675

? Welchen Beatmungsmodus wählen Sie, wenn eine solche Einstellung möglich ist: druckkontrollierte Beatmung oder volumenkontrollierte Beatmung?

! **Unter den Bedingungen der Präklinik sollte eine volumenkontrollierte Beatmungseinstellung gewählt werden.**

i *Bei der druckkontrollierten Beatmung besteht die Gefahr, dass sich das Tidalvolumen durch erhöhte Beatmungsdrücke, z. B. aufgrund unzureichender Narkosetiefe, Sekret in den Atemwegen, Pneumothorax/Spannungspneumothorax schnell ändert und der Patient dann hypoventiliert wird.*

## Frage 676

? Sie sind mit einem schwer verletzten Patienten auf dem Weg in ein Traumazentrum. Der Patient ist intubiert und beatmet, der Wert für das endtidale $CO_2$ liegt bei ca. 32 mmHg. Plötzlich fällt der Wert des $CO_2$ auf Werte um 15 mmHg.

Was ist die wahrscheinlichste Ursache, und was tun Sie?

! **Fällt der Wert des endtidalen $CO_2$ plötzlich ab (jedoch nicht auf 0 mmHg), ist in einer solchen Situation ein akuter Abfall des Herzzeitvolumens (HZV) am wahrscheinlichsten. Unter dem verminderten HZV wird die Lunge weniger perfundiert, es kommt zur Totraumventilation (Ventilation ohne Perfusion) und damit zum Abfall des $etCO_2$.**

**Suchen Sie nach möglichen Ursachen eines sich akut verschlechternden Volumenmangelschocks!**

**Unbedingt sollte auch überprüft werden, ob die Beatmung einwandfrei funktioniert und z. B. keine Tubusdislokation oder ähnliches vorliegt. Dabei kann die Beatmung ggf. zwar noch funktionieren, aber nicht mehr korrekt.**

i *Keinesfalls sollte bei einem plötzlichen Abfall des $etCO_2$-Wertes das Atemminutenvolumen reduziert werden. Eine Hypoventilation wäre die Folge. Wäre der Patient tatsächlich hyperventiliert worden, würde der $etCO_2$-Wert langsam absinken.*

## Frage 677

? Ein Dachdecker ist aus ca. 5 m Höhe von einem Gerüst gestürzt. Bei Eintreffen des Rettungsdienstes ist er wach und reagiert adäquat auf Ansprache. Sie führen eine Erstuntersuchung nach dem ABCDE-Schema durch. Dabei stellen Sie u. a. fest, dass die Atemfrequenz mit 28/min erhöht ist, die $S_pO_2$ trotz 10 l/min $O_2$ nur 89 % beträgt und das Atemgeräusch auf der linken Thoraxseite deutlich abgeschwächt ist.

An welche Verletzungen denken Sie?

! **Sicher haben Sie an einen Pneumothorax oder einen Spannungspneumothorax gedacht.**

i *Denken Sie aber auch daran, dass eine Lungenkontusion die Verletzung sein kann, die zur Oxygenierungsstörung führt.*

## Frage 678

? Wie können Sie differenzieren, ob ein Pneumothorax, ein Spannungspneumothorax oder eine Lungenkontusion vorliegt?

! **Ohne ein bildgebendes Verfahren ist die Differenzierung nicht sicher möglich.**

i
- *Bei einem Pneumothorax und einem Spannungspneumothorax wäre nicht nur ein abgeschwächtes oder gar aufgehobenes Atemgeräusch auffällig, ein Hinweis wäre auch ein hypersonorer Klopfschall.*
- *Hat der Patient aber lediglich einen Mantelpneumothorax oder eine COPD, ist es schwierig, einen Seitenunterschied bei der Perkussion zu bemerken.*
- *Ein sicherer Hinweis auf einen Pneumothorax ist ein Hautemphysem. Ist der Thorax aufgrund einer Rippenserienfraktur auch noch instabil, dann ist es eher wahrscheinlich als unwahrscheinlich, dass sich ein Spannungspneumothorax entwickelt.*
- *Fällt bei der Auskultation ein inspiratorisches und/oder exspiratorisches feinblasiges Rasselgeräusch auf (ohne dass es kardiale Vorerkrankungen gibt), kann dies auf eine schwere Lungen-*

*kontusion hinweisen. Hustet der Patient wiederholt, ggf. sogar blutiges Sputum, dann sollte dies auch an eine schwere Lungenkontusion denken lassen.*

*Diese Aufzählung macht deutlich, warum die Point of Care-Sonography (POCUS) einen hohen Stellenwert hat. In kürzester Zeit ist es damit möglich einen Pneumothorax zu diagnostizieren oder auszuschließen und auch die Diagnose einer Lungenkontusion ist damit möglich.*

## Frage 679

Wie entsteht ein traumatischer Pneumothorax? Was ist der Pathomechanismus?

**Es gibt grundsätzlich zwei Pathomechanismen:**

**Durch eine Kompression des Thorax im Rahmen eines Traumas kommt es – begünstigt durch einen Stimmlippenschluss – zur akuten intrathorakalen Druckerhöhung. Hierdurch kommt es bronchusnah zum Einriss der Pleura am Übergang zwischen Pleura visceralis und parietalis und es tritt – meist nur für eine kurze Zeit – Luft aus, die sich im Pleuraspalt sammelt.**

**Dieser Mechanismus findet sich typischerweise bei Patienten, bei denen in der Bildgebung ein Mantelpneumothorax diagnostiziert wird. Wird eine Thoraxdrainage gelegt, fördert diese für eine kurze Zeit die extrapulmonale Luft, eine kontinuierliche Fistel findet sich meist aber nicht. Daher entwickeln diese Patienten auch unter Beatmung fast nie einen Spannungspneumothorax.**

**Durch eine Rippenfraktur oder eine Rippenserienfraktur kommt es zu einer Verletzung der Lungenoberfläche und der Pleura visceralis. In der Folge tritt kontinuierlich Luft aus.**

**Dies ist der Grund, warum sich unter kontrollierter Beatmung schnell ein Spannungspneumothorax entwickeln kann.**

**Wird eine Thoraxdrainage angelegt, ist eine kontinuierliche Luftfistel typisch.**

**Fällt bei der Erstuntersuchung ein Hautemphysem und Rippenfrakturen, ggf. mit instabilem Thorax auf, so spricht dies sehr für diesen Mechanismus.**

- *Sehr selten kommt es bei einem schwersten Pneumothorax zu einem Bronchuseinriss oder gar -abriss. Daran muss immer gedacht werden, wenn ein ausgedehntes Hautemphysem vorliegt und die Anlage einer Thoraxdrainage zu keiner Besserung führt.*

## Frage 680

Ein polytraumatisierter Patient mit einem schwerem SHT wird nach Narkoseeinleitung invasiv beatmet. Aufgrund eines schweren Thoraxtraumas wurde eine Thoraxdrainage gelegt, die bei einer offensichtlichen Lungenfistel deutliche Mengen Luft fördert. Der Patient wiegt ca. 80 kg.

Wie stellen Sie die Beatmung ein, worauf müssen Sie besonders achten?

**In einer solchen Situation wird ohne eine BGA eine $F_iO_2$ von 1,0 gewählt, auch wenn im Sinne des SHT eine Normoxie das eigentliche Ziel ist.**

**Die Atemfrequenz sollte physiologisch sein, also 12–16/min, so lange nicht eine Hyperkapnie ($etCO_2 > 35$ mmHg) ein erhöhtes Minutenvolumen erfordert. Als Tidalvolumen wird 6 ml/kg Idealkörpergewicht, also ca. 480 ml angestrebt.**

**Entscheidend in dieser Situation ist aber, dass eine druckkontrollierte Beatmung als Modus gewählt wird. Wird eine volumenkontrollierte Beatmung gewählt, kann dies zu einer schweren Hypoventilation führen, wenn das über die Thoraxdrainage abgeleitete Fistelvolumen einen relevanten Anteil des Tidalvolumens hat!**

*Bei einer sehr großen Lungenfistel muss innerklinisch daran gedacht werden, die Drainage ggf. nur mit einem Wasserschloss zu versehen, aber keinen Sog an der Drainage anzulegen.*

## Frage 681

Ein 4-jähriges Kind hat ein Thoraxtrauma mit V.a. Spannungspneumothorax erlitten.

Welcher Ort wird für eine Nadeldekompression oder eine Mini-Thorakotomie zur Entlastung des Pneumothorax empfohlen?

**Empfohlen wird, die Eröffnung der Pleura im 4. Interkostalraum (ICR) in der vorderen Axillarlinie durchzuführen.**

*Von einer Punktion – wie bei Erwachsenen nicht unüblich – im 2. ICR in der Medioklavikularlinie wird abgeraten, da in diesem Alter eine sogenannte intrapleurale Sicherheitszone, d. h. die Strecke, bis vitale Strukturen durch die Punktion erreicht werden können, z. T. gar nicht vorhanden ist, z. B. weil das Herz der Thoraxwand direkt anliegt.*

## Frage 682

Ein Motorradfahrer ist auf einer Landstraße in ein entgegenkommendes Fahrzeug geprallt. Der Rettungsdienst findet ihn etwa 30 m entfernt von der Unfallstelle in einem Feld liegen. Der Patient ist wach und orientiert. Er klagt über starke Schmerzen im Bereich des Beckens und des linken Oberschenkels (▶ Abb. 4.6). Die Herzfrequenz liegt bei 105/min, der Blutdruck bei 140/70 mmHg.

Hat der Patient einen Volumenmangelschock (hämorrhagischen Schock)?

**Die Befunde von Herzfrequenz und Blutdruck sind nicht ausreichend, um einen Volumenmangelschock auszuschließen.**

- *Junge Patienten – das Durchschnittsalter Schwerstverletzter (Polytraumatisierter) liegt bei ca. 45 Jahren – können einen Volumenmangel zunächst gut kompensieren.*
- *In der hyperdynamen Phase eines Volumenmangelschocks liegen die hämodynamischen Parameter Herzfrequenz und Blutdruck oft noch im Normbereich.*

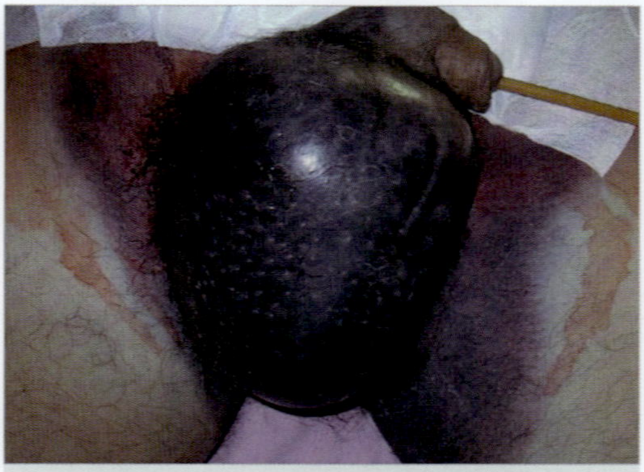

**Abb. 4.6 Open-Book-Verletzung.** Motorradfahrer nach Unfall, mit starken Schmerzen im Bereich des Beckens und des linken Oberschenkels.

- *Der von Allgöwer 1967 formulierte Schockindex hat aufgrund der heute kurzen Rettungszeiten praktisch kaum noch eine Bedeutung. Der Schockindex wurde aus dem Quotienten von Herzfrequenz und systolischem Blutdruckwert ermittelt. Werte über 1 (z. B. Herzfrequenz 120/min, $RR_{syst}$ 80 = 1,5) wurden als diagnostisch für einen Schock angesehen.*
- *Wer sich am Schockindex orientiert, wird einen Volumenmangelschock häufig übersehen oder ihn zu spät diagnostizieren.*

4

## Frage 683

Welche Behandlungsstrategie verfolgt das Konzept der permissiven Hypotension bei polytraumatisierten Patienten?

**Das Konzept der permissiven Hypotension wird bei der sogenannten Damage Control Resuscitation angewandt.**

**Dabei ist das Ziel, durch hypotensive Blutdruckwerte den Blutverlust bei einer unkontrollierten, massiven Blutung zu reduzieren. Angestrebt wird ein mittlerer arterieller Druck von 65 mmHg bzw. ein systolischer Druck von 90 mmHg (bei Kindern an das Alter adaptiert), der Radialispuls sollte erhalten sein. Die Dauer der Hypotension sollte 60 min nicht überschreiten.**

*Bei Patienten mit einem stumpfen Trauma ist die Evidenz dieser Maßnahme gering, bei Patienten mit einem schweren Schädel-Hirn-Trauma ist sie kontraindiziert.*

*Am häufigsten kann diese Strategie bei Patienten mit isolierten, penetrierenden Traumata angewandt werden.*

## Frage 684

Im Rahmen der sogenannten traumainduzierten Koagulopathie kommt es im Verlauf zu einer Hyperfibrinolyse, die mit Tranexamsäure (TXA) gehemmt werden kann.

Wann ist die Gabe von 1 g TXA in der Phase der präklinischen Versorgung indiziert?

**Auch wenn Tranexamsäure aktuell in vielen operativen Situationen – z. T. auch prophylaktisch – gegeben wird, muss man sich verdeutlichen, dass**

**durch die Gabe von Tranexamsäure die Fibrinolyse, eine physiologische Reaktion des Körpers, stark gehemmt wird.**

*Eine Hyperfibrinolyse, die mit einer erhöhten Letalität verknüpft ist, ist selten und findet sich nur bei stark blutenden Patienten. Daher wird die Gabe von 1 g Tranexamsäure in der Präklinik nur bei solchen traumatisierten Patienten empfohlen, die bluten oder ein Risiko für einen signifikanten Blutverlust haben. Eine TXA-Gabe „mit der Gießkanne" ist nicht indiziert, und es gibt Hinweise, dass dadurch die Letalität sogar erhöht werden kann.*

## Frage 685

Schwere, stumpfe Verletzungen des Körperstamms (Thorax, Abdomen, Becken) können zu lebensbedrohlichen inneren Blutungen führen. Welche Möglichkeiten haben Sie, eine relevante Blutung zu diagnostizieren oder zu lokalisieren?

**Ohne apparative Diagnostik ist es kaum möglich, Blutverluste in den „3. Raum", also in Kompartimente, die normalerweise keine Flüssigkeit/ Blut enthalten, zu diagnostizieren.**

**Sind die Körperregionen Thorax, Abdomen und Becken nicht allein, sondern in Kombination betroffen, wird es noch schwieriger. Denn dann können die Blutverluste sowohl/als auch intrathorakal, intraabdominell oder retroperitoneal lokalisiert sein.**

**Kann über den Lungen ein seitengleiches Atemgeräusch auskultiert werden und ist die Sauerstoffaufnahme wenig oder gar nicht eingeschränkt, erscheint ein ausgedehnter Blutverlust nach intrathorakal weniger wahrscheinlich.**

*Die gelegentlich beschriebene Zunahme des Bauchumfanges bei intraabdominellen Blutungen ist als diagnostisches Zeichen unsinnig, da der Umfang sichtbar erst dann zunimmt, wenn der Patient fast verblutet ist.*

*Daher kann der präklinische Einsatz eine transportablen Ultraschallgerätes sinnvoll sein, da mithilfe einer gezielten sonografischen Untersuchung (FAST) in wenigen Minuten eine Aussage darüber möglich ist, ob sich Flüssigkeit intrathorakal und/ oder intraabdominell sammelt (▶ Abb. 4.7).*

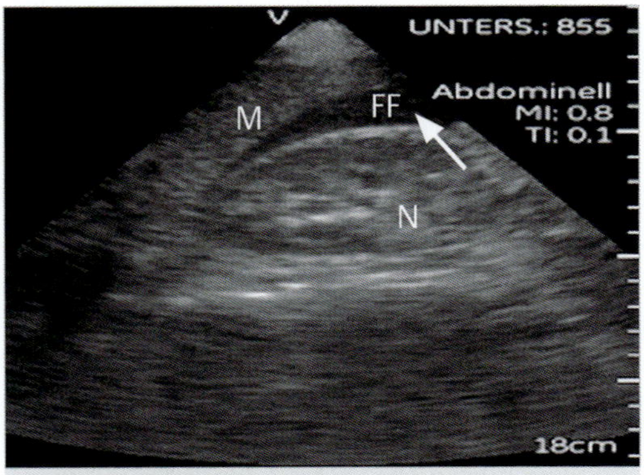


**Abb. 4.7 FAST-Diagnostik.** Ultraschallbild einer FAST-Sonografie: Koller-Pouch.
- N = linke Niere
- M = Milz
- FF = freie Flüssigkeit

*Kommt es bei einer komplexen Fraktur des Beckens zu einer arteriellen Blutung (typisch A. pudenda, A. obturatoria oder A. iliaca), ist eine schnell zunehmende und ausgedehnte Schwellung von Skrotum oder Labien ein beinahe pathognomisches Zeichen für eine arterielle Blutung im Bereich des Beckens.*

## Frage 686

Welche Befunde weisen bei einem solchen, oben beschriebenen Patienten auf einen Volumenmangelschock (hämorrhagischer Schock) hin?

- **Frieren**
- **Durst**
- **Blässe**
- **Zentralisation**
- **peripherer Puls schlecht/nicht tastbar**
- **Hypotonie**
- **Tachykardie**

- *Frieren – insbesondere dann, wenn dies aufgrund der Umstände ungewöhnlich ist (z. B. an einem heißen Sommertag trotz Schutzbekleidung).*
- *Durst: Ein spontan oder auf gezielte Befragung hin geäußertes, ggf. zunehmendes Durstgefühl*

- *Blässe: Durch die sympathikoadrenerge Reaktion des Körpers kommt es zur Vasokonstriktion, die v. a. am Schockorgan Haut gut erkennbar ist (der Patient „sieht schlecht aus"). Blasse Skleren weisen darüber hinaus auf eine Hämorrhagie hin.*
- *Zentralisation: Die genannte Vasokonstriktion führt zur Zentralisation und ist an einer verzögerten Rekapillarisierung (Nagelbettprobe) sowie an kalten Akren erkennbar.*
- *Peripherer Puls: Ein schlecht oder nicht mehr palpabler Puls ist ein untrügliches Zeichen für eine dekompensierte Kreislaufsituation.*
- *Hypotonie und Tachykardie: Hypotone Blutdruckwerte sind ein untrügliches Zeichen für ein schweres, häufig schnell progredientes Schock-Geschehen, insbesondere in Verbindung mit einer ausgeprägten Tachykardie. Ebenso ist denkbar, dass der Volumenverlust über längere Zeit unbemerkt stattgefunden hat.*

## Frage 687

? Sie stellen bei einem Schwerstverletzten Zeichen eines Volumenmangelschocks fest. Sie schätzen den Blutverlust aktuell auf ca. 1 l. Was ist das Ziel einer Volumenersatztherapie?

! **Ausreichende periphere Perfusion.**

i *Ziel einer Volumenersatztherapie ist eine ausreichende periphere Perfusion, ohne dass ein bestimmter Blutdruckwert erreicht werden muss. Dies gilt aber nur für Patienten ohne SHT!*

## Frage 688

? Welche klinischen Befunde sprechen dafür, dass die periphere Perfusion ausreichend ist?

!
- **peripher palpable Pulse**
- **Rekapillarisierungszeit nicht länger als 3 s (Pulsoxymetrie möglich)**
- **keine Bewusstseinsstörung durch Hypotension (Voraussetzung: kein SHT!)**

i *Ist die periphere Perfusion ausreichend, darf der Einsatz von Volumenersatzmitteln restriktiv erfolgen. Das bedeutet, dass der systemische Blutdruck durch Volumenersatzmittel zwar erhöht wird, normotone Blutdruckwerte (RR > 90 mmHg) aber nicht erreicht werden müssen = Konzept der permissiven Hypotension.*

## Frage 689

? Welche Infusionslösungen gibt es, die prinzipiell als Volumenersatz verabreicht werden können?

! **Kristalloide und kolloidale Infusionslösungen.**

i *Kristalloide Infusionslösungen*
- *physiologische Kochsalzlösung*
- *Vollelektrolytlösung*
- *balancierte Vollelektrolytlösung*

*Kolloidale Infusionslösungen*
- *Gelantine Humanalbumin*
- *HES (Anm.: HES wird seine Zulassung 11/2023 verlieren und dann in Deutschland nicht mehr im Handel sein)*
- *Dextran (Anm.: ist in Deutschland seit 2016 nicht mehr im Handel, kann jedoch noch aus den USA importiert werden)*

## Frage 690

? Um 1 l Blutverlust zu ersetzen, muss etwa wieviel einer kristalloiden oder kolloidalen Infusionslösung verabreicht werden?

!
- **Mindestens 3–5 l kristalloide Infusionslösung oder 1 l kolloidale Infusionslösung.**

i *Der Volumeneffekt von kristalloiden Infusionslösungen beträgt nur ca. 20 %, da diese sich auf Grund des sogenannten „Typ-I-Shift" vom Intravasalraum aus über den gesamten Extrazellulärraum verteilen.*

*Aus diesem Grund wird in Relation zum geschätzten Blutverlust mehr kristalloides Infusionsvolumen benötigt.*

## Frage 691

? Welche Volumenersatzlösung wird für die Behandlung eines hämorrhagischen Schocks empfohlen?

! **Balancierte, kristalloide Vollelektrolytlösungen sind das Volumenersatzmittel der Wahl.**

**Physiologische Kochsalzlösung (NaCl 0,9 %) soll nicht verwendet werden, da es bei der Gabe größerer Mengen aufgrund des unphysiologisch hohen Chloridanteils zu einer hyperchlorämischen Azidose kommt.**

*Balancierte Lösungen enthalten die wichtigsten Elektrolyte in physiologischer Zusammensetzung und haben einen physiologischen Säure-Basen-Status mit Bikarbonat oder ersatzweise metabolisierbaren Anionen. Ideal ist es, wenn die Osmolarität bei ±290 mosmol/kg $H_2O$ liegt und der Base Excess bei ±10 mmol/l. Diese Infusionslösungen führen zu keinen Störungen des Elektolyt- und Säure-Basen-Haushaltes und der Osmolarität.*

*Bei einer ausgeprägten Hypovolämie, die schnell fortschreitet, können auch balancierte kolloidale Volumenersatzmittel zum Einsatz kommen. Dabei muss allerdings bedacht werden, dass die Inzidenz einer anaphylaktoiden Reaktion auf Gelatine bei 0,3 % liegt und für die Applikation von HES jeder Arzt eine Online-Schulung absolvieren muss und für diese Substanz die Zulassung voraussichtlich ab 11/2023 ruhen wird.*

## Frage 692

Wie dosieren Sie bei einem schwerverletzten Kind die Volumenersatztherapie, und auf welche Art und Weise verabreichen Sie die Volumenersatzlösungen?

**Die Volumenersatztherapie soll gewichtsadaptiert dosiert werden.**

**Aktuell finden sich unterschiedliche Empfehlungen zur Menge einer initialen Volumenersatztherapie. In den ERC-Leitlinien 2021 werden bei Kindern im Kreislaufversagen 10 ml/kgKG genannt. Des Weiteren findet sich die Angabe, dass beim hämorrhagischen Schock maximal 20 ml/kgKG verabreicht werden sollen. Die Empfehlung der AWMF-Leitlinie zur Polytraumaversorgung des Kindes (10/2020) lautet 20 ml pro kgKG, die intravenös, ggf. intraossär, verabreicht werden sollen.**

*Ist das Körpergewicht nicht bekannt, kann es bei Kindern bis 5 Jahren mit der sogenannten APLS-Formel Gewicht in kg = (Alter in Jahren + 4) x 2 abgeschätzt werden. Bei Kinder > 5 Jahren sollte die neue APLS-Formel Gewicht in kg = (Alter x 3) + 7 abgeschätzt werden.*

*Ist das Kind z. B. 4 Jahre alt:*

(4 + 4) x 2 = 16 kg
16 x 20 = 320 ml

*Ist das Kind z. B. 10 Jahre alt:*

(10 x 3) + 7 = 37 kg
37 x 20 = 740 ml

*Je kleiner das Kind, desto mehr empfiehlt es sich, die Flüssigkeit mittels 20- oder 50-ml-Spritzen als Bolusgaben zu verabreichen.*

*Die verabreichten Mengen sollen exakt dokumentiert werden.*

*Die unterschiedlichen Angaben zur Menge des Volumenersatzes sollten kein zu großes Kopfzerbrechen bereiten, denn praktisch sollte das Vorgehen sein:*

*Bolusgabe → Reevaluation → ggf. erneute Bolusgabe.*

*Besonders wichtig ist daher eine regelmäßige und kurzfristige Reevaluation der Kreislaufsituation.*

## Frage 693

Was ist mit der „tödlichen Trias“ bei Schwerstverletzten gemeint?

**Die Befundkonstellation:**
- **Hypothermie**
- **Azidose**
- **Koagulopathie**

*Diese Kombination ist Ausdruck für das Unvermögen des Körpers, seine Homöostase aufrecht zu erhalten und mit einer hohen Letalität verknüpft. Daher sollte bei jedem Schwerstverletzten so früh wie möglich:*
- *die Körpertemperatur gemessen werden,*
- *eine Blutgasanalyse vorgenommen werden,*
- *der Gerinnungsstatus kontrolliert werden.*

## Frage 694

Über den Schockraum einer Klinik wird ein schwerstverletzter Patient aufgenommen. Der Patient wurde präklinisch intubiert und wird kontrolliert beatmet. Die $S_pO_2$ liegt bei 96 %, bei 100 % Sauerstoff, das endtidal gemessene $CO_2$ liegt bei 34 mmHg.

Bei der Auskultation ist das Atemgeräusch auf der linken Seite deutlich abgeschwächt. Der Klopfschall ist auf der rechten Seite hypersonor. Was ist Ihre Verdachtsdiagnose?

**Fehllage des Endotrachealtubus im rechten Hauptbronchus.**

*Die unbemerkte Fehllage eines Endotrachealtubus im rechten Hauptbronchus ist eine der häufigsten Komplikationen nach der Intubation (z. T. > 10 % der Fälle). Dabei wird – i. d. R. – ausschließlich die rechte Lunge ventiliert. Hierdurch kann der Klopfschall auf der ventilierten rechten Seite hypersonor sein, während auf der nicht ventilierten Seite der Klopfschall gedämpft und das Atemgeräusch abgeschwächt/nicht hörbar ist.*

*Bei einem (Spannungs-)Pneumothorax sind die pathologischen Befunde – hypersonorer Klopfschall und abgeschwächtes Atemgeräusch – stets auf derselben Seite zu finden.*

## Frage 695

Welche Maßnahmen ergreifen Sie im o. g. Fall des Schwerstverletzten?

- **Lagekontrolle mittels Röntgen-Thorax (bei schwierigem Atemweg mittels Fiberoptik) oder im CT**
- **Rückzug des Tubus, bis die Tubusspitze in der Trachea oberhalb der Carina zu liegen kommt**
- **weiterhin kontinuierliche Kontrolle des exspiratorischen $CO_2$**

*Nach der Intubation eines Patienten in der Präklinik soll die Einführungstiefe in cm an der Zahnreihe unbedingt nachvollziehbar dokumentiert werden.*

*Dies erlaubt zu erkennen, ob sich die Tubuslage durch die in der Regel erforderlichen Umlagerungsmanöver verändert hat. Leider erschweren die zum Teil klobigen Hilfsmittel zur Tubusfixierung diese Lagekontrolle, was die Kontrolle der Lagetiefe noch wichtiger macht.*

## Frage 696

Ein schwerstverletzter Patient erleidet einen Kreislaufstillstand. Wann ist aus Ihrer Sicht ein Reanimationsversuch gerechtfertigt?

**Eine Chance auf eine erfolgreiche Wiederbelebung mit guter Lebensqualität haben Patienten, wenn:**

- **sie jünger als 55 Jahre sind,**
- **bei schwerer Thoraxverletzung präklinisch Thoraxdrainagen gelegt wurden,**
- **eine behandelbare penetrierende Verletzung vorliegt,**
- **erst im Verlauf ein Kreislaufstillstand eingetreten ist und der Blutdruck initial > 0 mmHg war.**

*Die Chancen auf eine erfolgreiche Wiederbelebung sind dann sehr gering, wenn:*

- *bei einem stumpfen Trauma kein organisierter EKG-Rhythmus mehr erkennbar ist,*
- *bei einem durch Rettungspersonal bezeugtem Kreislaufstillstand Maßnahmen über 15 min ohne Erfolg sind.*

## Frage 697

Zu den reversiblen Ursachen eines traumatisch bedingten Kreislaufstillstands (TCA) gehört die Entlastung einer Herzbeuteltamponade.

Wie lauten die entsprechenden Empfehlungen der ERC-Leitlinien zur Wiederbelebung?

Welche Expertise, welche Ausrüstung und welche Bedingungen müssen gegeben sein, damit die Entlastung einer Herzbeuteltamponade am Einsatzort möglich ist, und worauf müssen Sie achten?

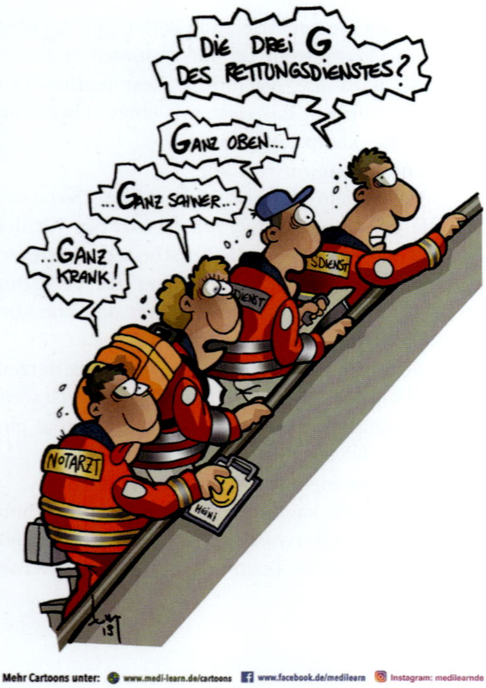
DIE DREI G DES RETTUNGSDIENSTES?
GANZ OBEN...
...GANZ SCHWER...
...GANZ KRANK!
NOTARZT

Die ERC-Leitlinien zur Wiederbelebung empfehlen daher im TCA-Algorithmus die Entlastung, wenn nach der ***4-E-Regel*** eine entsprechende ***Expertise*** und die Ausrüstung ***(Equipment)*** vorhanden sind, die Umgebungsbedingungen ***(Environement)*** es ermöglichen und der Kreislaufstillstand maximal vor 15 min ***(elapsed Time)*** eingetreten ist.

Expertise:

Um eine Notfallthorakotomie durchführen zu können, müssen die Teammitglieder darin geschult sein. Der Helfer, der die Thorakotomie durchführt, muss in der Lage sein, zügig eine beidseitige Mini-Thorakostomie durchzuführen, um diese dann zu einer Clamshell-Thorakotomie zu erweitern.

Nach Eröffnung des Thorax wird der Herzbeutel eröffnet, nach einer umschriebenen Verletzung des Myokards gesucht, die dann chirurgisch verschlossen wird; sodann wird das Hämatom aus dem Perikard entfernt.

Ein zweiter Helfer muss mindestens einen großlumigen Gefäßzugang etablieren und Volumenersatz zuführen, während ein dritter Helfer ggf. die Aorta manuell gegen die Wirbelsäule komprimieren muss, um die Nachlast in der Reanimationsphase zu erhöhen. Beides dient dazu, das Herz zu füllen.

Sobald die penetrierende Verletzung des Myokards verschlossen ist und Volumen zugeführt wird, wird die eigentliche Reanimation fortgeführt, indem das Herz mit einer „Fischmaul-Technik" komprimiert wird.

Equipment (Ausrüstung):

Neben dem Material für eine Mini-Thorakotomie wird eine kräftige Schere (zur Not Kleiderschere) benötigt, um das Brustbein zu durchtrennen. Wenn kein Rippenspreizer zur Verfügung steht, müsste ein weiterer Helfer den kranialen Teil des eröffneten Brustkorbs anheben.

Bei einer penetrierenden Wunde des Herzens sind mit Filz besetzte Nähte hilfreich, auch wenn es möglich ist, mit anderem Nahtmaterial eine Wunde zu verschließen.

Environement (Umgebungsbedingung):

Prinzipiell kann eine Clamshell-Thorakotomie überall dort durchgeführt werden, wo genügend Platz ist und das Team ungefährdet tätig werden kann.

Elapsed Time (Zeit):

Dieser archaisch anmutende Eingriff macht nur Sinn, wenn der Kreislaustillstand ***maximal*** seit 15 min besteht; rechnet man die Zeit bis zur erfolgreichen Durchführung mit ein, eher 10 min. Dies bedeutet, dass die Maßnahme nur dann Erfolg im Sinne eines Überlebens mit gutem neurologischem Outcome haben wird, wenn der Patient nicht unmittelbar nach dem auslösenden Ereignis leblos war, sondern der Kreislaufstillstand erst im Verlauf eingetreten ist.

*Neben der Clamshell-Thorakotomie gibt es ja auch als weniger maximale Interventionsmöglichkeit die subxiphoidale Punktion zur Entlastung des Herzbeutels. Diese Alternative sollte zumindest einmal erwähnt werden.*

## Frage 698

Es ist Nacht. Ein Motorradfahrer ist auf einer Landstraße mit ca. 70 km/h mit einem auf die Landstraße einfahrenden Pkw kollidiert. Der Patient klagt unter anderem über Schmerzen im Bereich der Symphyse und des Kreuzbeines.

Ein regionales Traumazentrum ist in 15 km Entfernung in einem Krankenhaus der Grund- und Regelversorgung erreichbar, ein überregionales Traumazentrum in einer Universitätsklinik ist 46 km entfernt.

Führen Sie bei diesem Patienten eine klinische Untersuchung des Beckens durch, um eine mechanische Instabilität festzustellen?

**Ja.**

*Die klinische Untersuchung des Beckens auf eine mechanische Instabilität am Einsatzort wird kontrovers diskutiert.*

*Gegner einer Prüfung des Beckens auf mechanische Instabilität führen an, dass diese Maßnahme weitere Blutverluste provozieren kann und der Untersucher in der Unfallchirurgie erfahren sein müsse. Nicht zuletzt deswegen findet sich diese Empfehlung in der S 3-Leitlinie Polytrauma/Schwerverletztenversorgung nur für die Phase der Schockraumversorgung (Empfehlung 2.44)*

*Es gibt gleichwohl mehrere Gründe, eine Prüfung des Beckens auf eine mechanische Instabilität am Einsatzort durchzuführen:*

- *Patienten mit einer komplexen Beckenverletzung sollen primär in ein überregionales Traumazentrum transportiert werden. Mithilfe der klinischen Untersuchung kann verhindert werden, dass ein Patient mit komplexer Beckenfraktur primär in ein dafür nicht optimal geeignetes Krankenhaus transportiert wird.*
- *Dazu kann es kommen, wenn ein überregionales Traumazentrum nicht das nächstgelegene Krankenhaus ist und/oder wenn es mehrere Verletzte gibt, bei denen entschieden werden muss, welcher Patient in welches Krankenhaus transportiert wird.*
- *Ist das Becken eines Verletzten bei der orientierenden klinischen Untersuchung mechanisch stabil, ist eine komplexe Beckenfraktur unwahrscheinlich und ebenso, dass der Patient aufgrund einer Beckenverletzung eine vital bedrohliche Hämorrhagie erleidet.*
- *Bei mechanisch stabilem Becken ist eine hämodynamische Instabilität ein starker Hinweis auf eine andere Blutungsquelle, die sonst übersehen werden kann.*

## Frage 699

Wie wird die klinische Untersuchung des Beckens auf mechanische Instabilität durchgeführt?

**Die orientierende Prüfung des Beckens auf mechanische Instabilität wird nur einmal mit vorsichtig zunehmendem Druck durchgeführt.**

**Hierzu werden die Handballen des Untersuchers beidseits auf die Spina iliaca anterior superior platziert und unter vorsichtig zunehmender Belastung von ventral nach posterolateral eine Distraktionsprüfung durchgeführt.**

**Danach erfolgt die Kompressionsprüfung, indem die Handflächen des Untersuchers im Bereich der Beckenschaufeln/Trochanter aufgelegt werden und von lateral nach medial Druck aufgebaut wird (▸ Abb. 4.8).**

*So bald bei der Distraktionsprüfung ein „Aufklappen" oder bei der Kompressionsprüfung eine Beweglichkeit des Beckens festgestellt wird, wird die mechanische Belastungsprüfung abgebrochen und nicht wiederholt.*

*Zudem ist bei der Prüfung auf Schmerzen und ggf. deren Lokalisation zu achten.*

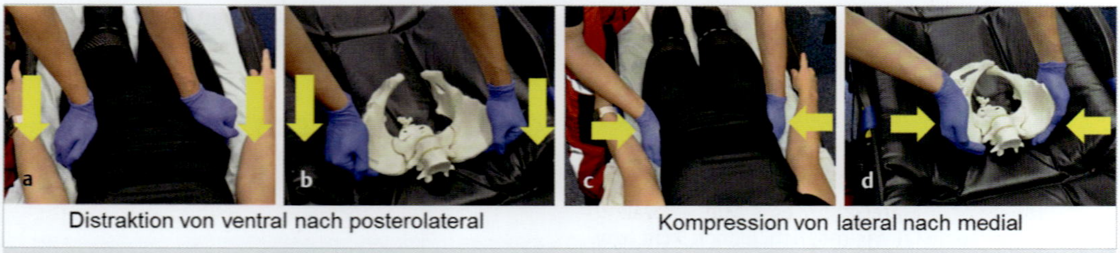


**Abb. 4.8 Prüfung des Beckens auf mechanische Instabilität.**

**a** Distraktionsprüfung von ventral nach posterolateral (klinischer Aspekt). (Quelle: Roessler M, Buschmann C, Gliwitzky B. et. al. AG Trauma des deutschen Beirates für Wiederbelebung – German Resuscitation Council. Externe nicht-invasive Beckenstabilisatoren – Wann ist die Anlage indiziert? Eine Empfehlung der AG Trauma des deutschen Rates für Wiederbelebung. Notfall Rettungsmedizin 2021.)

**b** Distraktionsprüfung (Darstellung am Modell). (Quelle: Roessler M, Buschmann C, Gliwitzky B. et. al. AG Trauma des deutschen Beirates für Wiederbelebung – German Resuscitation Council. Externe nicht-invasive Beckenstabilisatoren – Wann ist die Anlage indiziert? Eine Empfehlung der AG Trauma des deutschen Rates für Wiederbelebung. Notfall Rettungsmedizin 2021.)

**c** Kompressionsprüfung von lateral nach medial (klinischer Aspekt). (Quelle: Roessler M, Buschmann C, Gliwitzky B. et. al. AG Trauma des deutschen Beirates für Wiederbelebung – German Resuscitation Council. Externe nicht-invasive Beckenstabilisatoren – Wann ist die Anlage indiziert? Eine Empfehlung der AG Trauma des deutschen Rates für Wiederbelebung. Notfall Rettungsmedizin 2021.)

**d** Kompressionsprüfung (Darstellung am Modell). (Quelle: Roessler M, Buschmann C, Gliwitzky B. et. al. AG Trauma des deutschen Beirates für Wiederbelebung – German Resuscitation Council. Externe nicht-invasive Beckenstabilisatoren – Wann ist die Anlage indiziert? Eine Empfehlung der AG Trauma des deutschen Rates für Wiederbelebung. Notfall Rettungsmedizin 2021.)

**Frage 700**

Was sind die Indikationen für die Anlage eines Tourniquets?

**Am häufigsten ergibt sich eine Indikation aus einsatztaktischen Gründen, wie z. B.**

- **Polytraumaversorgung in der Frühphase („zu wenig Hände")**
- **Verletzung nicht erreichbar (z. B. eingeklemmter Lkw-Fahrer)**
- **MANV**
- **Versorgung im Gefahrenbereich (Terroranschlag, „Care under Fire")**
- **Versorgung in Dunkelheit**

**Viel seltener sind verletzungsbedingte Indikationen**

*Verletzungen, die die Anlage eines Tourniquets erfordern, sind ausgesprochen selten.*

*Sollte eine Verletzung bzw. eine Wunde sehr stark bluten, kann eine gute Strategie sein, unter kurzer temporärer Abbindung einen effektiven (Druck-) Verband, ggf. unter Zuhilfenahme eines Hämostyoptikums anzulegen und dann den Tourniquet wieder zu lösen.*

**Frage 701**

Worauf ist zu achten, wenn ein Tourniquet angelegt wird?

Nennen Sie mindestens 5 Punkte.

- **Anlage so distal wie möglich, jedoch 5 cm bzw. handbreit proximal der Blutungsquelle.**
- **Anlage nicht über Gelenken.**
- **Anlage nicht über offenen Frakturen, Fremdkörpern, Wundtaschen.**
- **Bei einsatztaktischen Gründen erfolgt die Anlage primär so proximal wie möglich.**
- **So bald wie möglich Konversion zu konventioneller Blutstillung.**
- **Effektive Abbindung; d. h. es darf peripher kein Puls, keine Rekapillarisierung mehr vorhanden sein.**
- **Wird durch das Tourniquet eine Blutungskontrolle erreicht, steigt der Blutdruck ggf., die Abbindung wird dadurch ggf. ineffektiv und muss verstärkt werden.**
- **Ein effektiv angelegter Tourniquet verursacht sehr starke Schmerzen. Auf eine ausreichende Analgesie ist zu achten.**
- **Anlagezeitpunkt dokumentieren.**

*Bei der Abbindung bei einem Mann in Höhe des Oberschenkels sind oft zwei Tourniquets erforderlich.*

**Frage 702**

Welche Maßnahmen ergreifen Sie bei grob dislozierten Extremitätenfrakturen oder Luxationen?

**Grob dislozierte Extremitätenfrakturen und Luxationen sollen durch axialen Zug und manuelle Korrektur in eine der Neutralstellung am nächsten kommende Position eingerichtet werden.**

*Vor und nach dem Repositionsmanöver sollen Durchblutung, Motorik und Sensibilität überprüft und dokumentiert werden.*

*Eine kontinuierliche Kontrolle der Durchblutung ist gut möglich, wenn der Clip eines Pulsoxymeters an der verletzen Extremität positioniert wird.*

*Vor allem dann, wenn die Durchblutung oder die Sensibilität beeinträchtigt sind oder der Weichteilmantel über der Fraktur beeinträchtigt ist, sollte ein Repositionsversuch unternommen werden.*

## 4.5 Leitsymptom Schock

*Holger Maurer*

**Frage 703**

Welche typischen Symptome lassen bei der Patientenuntersuchung ein Schockgeschehen vermuten?

- **kalte, blasse oder marmorierte Haut**
- **Kaltschweißigkeit**
- **blasse Schleimhäute**
- **Dyspnoe, Tachypnoe, Zyanose**
- **Zeichen zerebraler Minderdurchblutung: Unruhe, Agitiertheit, Verwirrtheit oder Verlangsamung, Bewusstseinstrübung, Bewusstlosigkeit**

*Beim Schock kommt es zu einem kardiozirkulatorischen Versagen; die Kreislaufinsuffizienz führt zur Sauerstoffminderversorgung mit Dyspnoe und zerebralen Symptomen. Durch Kreislaufzentralisierung versucht der Körper gegenzusteuern; dies erklärt den Befund an Haut und Schleimhäuten in der Kreislaufperipherie. Je nach Schockursache können bestimmte Symptome fehlen, so kann beispielsweise beim septischen Schock die Haut zunächst noch heiß und überwärmt sein.*

## Frage 704

Welche Störung auf zellulärer Ebene liegt bei einem Schock vor?

**Ein Missverhältnis zwischen Sauerstoffangebot und Sauerstoffbedarf.**

*Bei einem Schock ist aufgrund einer Mikrozirkulationsstörung die Gewebeperfusion inadäquat; dies gefährdet die Funktion lebenswichtiger Organe. Hält die Störung längerfristig an, kommt es zu einer irreversiblen hypoxischen Zellschädigung.*

## Frage 705

Welche Parameter nutzen Sie zur Einschätzung des Schweregrades eines Schocks?

**In der Initialphase ist die klinische Einschätzung maßgeblich; die Pulsqualität (schneller, flacher Puls) und insbesondere eine verlängerte „Rekap"-Zeit geben die entscheidenden Hinweise. Messwerte wie Blutdruck, Herzfrequenz sowie die Pulsoxymetrie helfen bei der Beurteilung.**

*Viele Patienten können einen absoluten oder relativen Volumenmangel eine Zeit lang kompensieren, so dass Herzfrequenz und Blutdruck zunächst normal bleiben. Während eine Hypotonie nahezu immer auftritt, kann ein Herzfrequenzanstieg bei Patienten, die Betablocker einnehmen, auch gänzlich ausbleiben.*

*Der Schock als Ausdruck unzureichenden Herzzeitvolumens mit Zentralisation des Kreislaufs führt zu einer verlängerten Rekapillarisierungszeit (auch als kapilläre Füllungszeit bezeichnet) in der Peripherie; als pathologisch gilt eine Verlängerung über 2 s.*

## Frage 706

Wo können Sie die Rekapillarisierungszeit bei Säuglingen und Kleinkindern gut erfassen?

**Am besten am Fuß, der Glabella oder über dem Sternum.**

*Während beim Erwachsenen üblicherweise ein Fingerendglied für etwa fünf Sekunden komprimiert wird und danach die Zeit gemessen wird, bis die Fingerbeere wieder rosig ist, bieten sich beim kleineren Kind dazu die genannten Stellen an.*

## Frage 707

Nennen Sie eine gängige Einteilung der verschiedenen Schockformen!

**Man kann je nach Ursache zwischen einem kardiogenen, einem hypovolämischen, einem neurogenen, einem anaphylaktischen und einem septischen Schock unterscheiden. Die drei letztgenannten werden bisweilen als distributiver oder vasodilatatorischer Schock zusammengefasst.**

*Es gibt verschiedene Klassifikationen des Schocks (s. ▸ Tab. 4.5). Spannungspneumothorax und Herzbeuteltamponade werden gelegentlich in einer Gruppe „obstruktiver Schock" subsumiert.*

## Frage 708

Sie werden zu einer 47-jährigen Patientin mit Morbus Crohn und immunsuppressiver Therapie gerufen, die laut Ehemann seit dem Vortag über Husten und Dyspnoe klage. Sie öffnet die Augen auf Ansprache und gibt unverständliche Laute von sich. Die Patientin hat einen reduzierten Hautturgor bei deutlich überwärmter Haut. Tympanal messen Sie eine Temperatur von 40,0 °C. Der Puls ist schnell und flach; am Finger lässt sich kein Pulsoxymetriesignal ableiten.

Welche Schockform liegt vermutlich vor? Wie therapieren Sie diese? Gibt es eine spezifische Therapie?

**Tab. 4.5** Klassifikationen des Schocks.

| Schockform | Erklärung | Beispiele |
|---|---|---|
| **Kardiogener Schock** | | |
| | myokardiales Pumpversagen | akute Herzinsuffizienz, Myokardinfarkt, Rhythmusstörung, Perikardtamponade |
| **Hypovolämischer Schock** | | |
| | intravasaler Volumenmangel | |
| hämorrhagischer Schock | akute Blutung ohne wesentliche Gewebsverletzung | GI-Blutung<br>Stichverletzung Gefäß |
| hypovolämischer Schock im engeren Sinne | Missverhältnis Flüssigkeitsverlust/Flüssigkeitszufuhr | Verlust an Plasmavolumen: z. B. Durchfall, Erbrechen, massiver Aszites u. a. |
| traumatisch-hämorrhagischer Schock | Gewebeschaden und Blutung | Polytrauma |
| traumatisch-hypovolämischer Schock | Gewebeschaden, Mediatorenfreisetzung | Verbrennung |
| **Vasodilatatorische/distributive Schockformen** | | |
| | relativer Volumenmangel | |
| neurogener Schock | spinales Trauma, Sympathikusblockade | Wirbelsäulentrauma |
| anaphylaktischer Schock | allergische Reaktion | Insektenstich<br>Allergie auf Nahrungsmittel<br>Medikamente u. a. |
| septischer Schock | infektionsvermittelte generalisierte Entzündungsreaktion | Pneumonie<br>abdominelle Sepsis<br>Urosepsis u. a. |

**Es besteht der Verdacht auf einen septischen Schock. Dieser kann präklinisch nur symptomatisch behandelt werden (übliche Schocktherapie: Verbesserung des Sauerstoffangebots im Gewebe durch Sauerstoffgabe und Gabe von kristalloiden Infusionslösungen); zügiger Transport. Als kausale Therapie stehen im Krankenhaus Antibiotika zur Verfügung.**

*Im präklinischen Setting ist bei einem qSOFA-Score ≥ 2 (wobei je 1 Punkt für eine Atemfrequenz ≥ 22/min, ein reduziertes Bewusstsein GCS < 15 sowie einen systolischen Blutdruck ≤ 100 mmHg vergeben wird) mit entsprechendem klinischem Korrelat eine Sepsis anzunehmen. Tritt Kreislaufinsuffizienz hinzu, wird pragmatisch vom Verdacht auf septischen Schock gesprochen (die exakte definitionsgemäße Diagnosestellung erfordert u. a. Laborparameter sowie einen zeitlichen Verlauf, sodass sie typischerweise erst in der Klinik erfolgt).*

*Bei Verdacht auf einen septischen Schock wird präklinisch durch Sauerstoffapplikation, die Gabe von kristalloiden Infusionen und ggf. fraktionierte Katecholamingaben behandelt. Die spezifische Therapie (zügige Gabe geeigneter Antibiotika) findet zumeist in der Klinik statt; nur wenige Rettungsmittel führen Antibiotika mit.*

## Frage 709

Sie werden zu einem Auffahrunfall mit hoher Geschwindigkeit gerufen. Bei dem 77-jährigen Patienten fehlen außer einer Gurtmarke nennenswerte sichtbare Verletzungen oder Blutungen. Der Patient zeigt gleichwohl Schocksymptome, klagt über Dyspnoe und thorakalen Schmerz. Warum könnte dieser Patient auch einen kardiogenen Schock haben?

**Es muss beim Thoraxtrauma immer an eine Lungen- und Herzkontusion gedacht werden.**

*Der kardiogene Schock ist durch ein myokardiales Pumpversagen gekennzeichnet, das bei Myokardinfarkt, Rhythmusstörungen, dekompensiertem Klappenvitium, aber auch bei Herzbeuteltamponade, Lungenembolie oder, wie in diesem Fall, einer Contusio cordis auftreten kann. Bei diesem Unfall könnte zudem ein kardiales Ereignis wie z.B. ein Herzinfarkt oder eine Synkope ursächlich sein.*

## Frage 710

Sie betreuen eine 67-jährige Patientin mit ST-Hebungsinfarkt und typischem Beschwerdebild. Während der Therapie in ihrer Wohnung verschlechtert sich die Patientin, sie wird desorientiert bis schläfrig. Die Rekapillarisierungszeit am Finger beträgt 4 s, die Herzfrequenz 140/min und der Blutdruck systolisch 65 mmHg. Die Sauerstoffsättigung zeigt bei Dyspnoe und Zyanose 87 % unter Raumluft.

Welches Krankheitsbild liegt vor und wie behandeln Sie es?

**Es handelt sich wahrscheinlich um einen kardiogenen Schock. Körperliche Belastung ist in jedem Fall zu vermeiden, die Lagerung erfolgt mit erhöhtem Oberkörper, Sauerstoffgabe, Monitoring, Medikation je nach Ursache.**

*Als Folge eines Myokardinfarkts ist es zu einer deutlichen Reduktion des Herzzeitvolumens gekommen. Die Therapie des kardiogenen Schocks unterscheidet sich diametral von derjenigen bei den meisten anderen Schockformen. So werden die Patienten volumenrestriktiv behandelt (lediglich beim isolierten Rechtsherzversagen kann bei Hypotonie vorsichtig Flüssigkeit gegeben werden) und mit erhöhtem Oberkörper gelagert. Morphin sediert, wirkt analgetisch, mindert Angst und Dyspnoe und wirkt sich über eine Vasodilatation vor allem beim Rechtsherzversagen positiv aus. Beim schweren kardiogenen Schock können Inotropika und Vasopressoren (Dobutamin, Noradrenalin, Adrenalin) notwendig werden, die vorsichtig titriert oder besser via Spritzenpumpe kontinuierlich gegeben werden. Erheblich beeinträchtigte Patienten werden intubiert und beatmet, wobei die hämodynamischen Effekte während der dazu notwendigen Narkose häufig mittels Katecholaminen antizipiert werden müssen.*

**Tab. 4.6** Möglicher Blutverlust in Abhängigkeit von der verletzten Körperregion.

| Betroffene Körperregion | Möglicher Blutverlust |
|---|---|
| ein Oberarm | 750 ml |
| ein Unterarm | 350 ml |
| Brustkorb | 4 000 ml |
| Bauchraum | 5 000 ml |
| Becken | 5 000 ml |
| ein Oberschenkel | 2 000 ml |
| ein Unterschenkel | 1 000 ml |

## Frage 711

Sie untersuchen einen Patienten nach einem schweren Verkehrsunfall. Der Atemweg (A) ist gesichert, ein Problem mit der Atmung (B) liegt gleichfalls nicht mehr vor, die Befunde am Thorax sind unauffällig. Im Rahmen der Untersuchung des Kreislaufs (C) stellen Sie ein instabiles Becken sowie einen prall gespannten und instabilen rechten Oberschenkel fest. Eine Blutung nach außen findet sich nicht. Mit welchem Blutverlust müssen Sie rechnen?

**Bei einer Beckenfraktur muss mit bis zu 5 l, bei einer Oberschenkelfraktur mit bis zu 2 l Blutverlust gerechnet werden.**

*Je nach Literaturquelle werden unterschiedliche Zahlen genannt; der Blutverlust hängt natürlich auch von der Statur des Patienten ab. Als Anhalt kann (▸ Tab. 4.6) dienen.*

## Frage 712

Ein Traumapatient hat ein kritisches Kreislaufproblem und von Ihnen inzwischen etwa 2000 ml Kristalloide bekommen. Was halten Sie von der Gabe kolloidaler Infusionslösungen?

**Die Bedeutung kolloidaler Infusionslösungen ist deutlich zurückgegangen; eine der verbleibenden Indikationen wäre bei diesem Patienten gegeben, wenn Kristalloide nicht ausreichen.**

*Unter Berücksichtigung der zahlreichen Anwendungsbeschränkungen (u. a. Verbrennung, Sepsis, eingeschränkte Nierenfunktion etc.) können Hydroxyethylstärke (HES) enthaltende Lösungen bei Pa-*

*tienten mit Volumenmangel aufgrund akuten Blutverlusts eingesetzt werden, wenn die Gabe kristalloider Lösungen allein nicht ausreichend ist. Es sollen dann Maßnahmen zur Risikominimierung ergriffen werden.*

*Mit Nebenwirkungen muss gerechnet werden. Bei der Gabe von HES-haltigen Infusionslösungen sind die aktuellen Zulassungsmodalitäten der Europäischen Arzneimittel-Agentur (EMA) und des Bundesinstituts für Arzneimittel und Medizinprodukte (BfArM) zu beachten.*

*Gelatine steht als Alternative zur Verfügung, ist jedoch mit einer (im Vergleich zu HES) erhöhten Inzidenz allergischer Reaktionen assoziiert.*

## Frage 713

Welchen Blutdruck streben Sie bei einem Patienten im traumatisch-hämorrhagischen Schock an?

**Grundsätzlich sollte ein normaler Blutdruck angestrebt werden; bei nicht kontrollierbaren Blutungen wird eine sogenannte permissive Hypotension zugelassen.**

*Bei nicht kontrollierbaren Blutungen reduziert ein bewusst niedrig gehaltener Blutdruck den Blutverlust (permissive Hypotension je nach Literatur systolisch etwa 90 mmHg, Mitteldruck 50–60 mmHg). Die Gabe größerer Mengen an Infusionslösungen birgt zudem die Gefahr verstärkter Blutung durch Verdünnung der Gerinnungsfaktoren.*

## Frage 714

Für welche Patientengruppe ist die permissive Hypotension ungeeignet?

**Bei Patienten mit Schädel-Hirn-Trauma sollte ein Zielblutdruck von systolisch 120 mmHg erreicht werden.**

*Die permissive Hypotension reicht nicht aus, um einen ausreichenden zerebralen Perfusionsdruck beim SHT, insbesondere bei erhöhtem Hirndruck, zu erreichen. Bei schweren kombinierten Traumata mit SHT gibt es kein Patentrezept. Auch bei Schwangeren gilt wegen der Uterusdurchblutung ein normaler Zielblutdruck. Bei pädiatrischen Patienten ist die Studienlage unzureichend, sodass auch hier die Anwendung permissiver Hypotension sehr kritisch zu betrachten ist.*

## Frage 715

Sie werden zu einer 14-jährigen Patientin in ein Eiscafé gerufen, die laut Umstehenden nach Genuss von Pistazieneis zunächst Quaddeln, Hautrötung und Luftnot bekommen habe. Die Patientin liegt nun am Boden, reagiert deutlich verlangsamt auf Ansprache, hat einen inspiratorischen Stridor, kann aber noch sprechen. Die Haut ist sehr kühl und marmoriert. Welche Maßnahmen sollten zügig ergriffen werden?

**Die Patientin sollte Adrenalin (500 µg intramuskulär) appliziert bekommen.**

*Hier besteht der dringende Verdacht auf einen anaphylaktischen Schock. Typisch für eine anaphylaktische Reaktion sind ein plötzlicher Beginn, die Beteiligung von Haut und Schleimhäuten sowie eine respiratorische und zirkulatorische Beeinträchtigung; im Verlauf kommen häufig gastrointestinale Beschwerden hinzu. Bei lebensbedrohlichen Symptomen wird umgehend Adrenalin verabreicht. Einige Patienten mit bekannter allergischer Diathese tragen Adrenalinautoinjektoren bei sich.*

## Frage 716

Welche Adrenalin-Dosen werden beim anaphylaktischen Schock bei Kindern empfohlen?

**Intramuskulär: bei Kindern unter 6 Jahren 150 µg, zwischen 6 und 12 Jahren 300 µg.**

*Über 12 Jahre alte Kinder werden wie Erwachsene therapiert. Die intramuskulären Gaben können alle 5 min wiederholt werden. Wenn Adrenalin intravenös gegeben wird, muss dies vorsichtig titriert werden; Monitoring von Herzfrequenz und Blutdruck sind erforderlich. Erwachsene erhalten bolusweise 50 µg, Kinder 1 µg pro kgKG.*

## Frage 717

Welche weiteren Maßnahmen gehören zur Therapie des anaphylaktischen Schocks?

**Therapie nach ABCDE-Schema, Flachlagerung, Entfernung des auslösenden Agens, Sauerstoffgabe, Monitoring, i. v.-Zugang, Gabe von Kristalloiden.**

*Neben Adrenalin werden in der Akutphase üblicherweise Antihistaminika und ein Glukokortikoid sowie kristalloide Infusionen gegeben. Da allergische Reaktionen häufig ein dynamisches Geschehen darstellen, ist die Überwachung im Krankenhaus dringend anzustreben, Patienten sollten auch nach erfolgreicher Initialtherapie eingewiesen werden. Der optimale Zeitraum für die Überwachung ist unbekannt und muss klinisch beurteilt werden.*

## 4.6 Thermische Schädigungen, Stromunfall

*Hans Lemke*

### Frage 718

Was versteht man unter dem „Afterdrop" beim stark unterkühlten Patienten nach der Rettung?

**Das weitere Absinken der Körperkerntemperatur des Patienten im Anschluss an die Rettung.**

*Ursache des Afterdrops: Durch aktive oder passive Bewegung des Patienten kommt es zur Durchmischung des kalten Schalenblutes mit dem wärmeren Blut des Körperkerns. Die Folge: die weitere rasche Abkühlung der Körperkerntemperatur. Außerdem führt die relative Wiedererwärmung der Peripherie zur peripheren Vasodilatation und zum Abstrom saurer Stoffwechselmetabolite nach zentral, was zu malignen Herzrhythmusstörungen und zu einem Herz-Kreislauf-Stillstand führen kann.*

### Frage 719

Was tun Sie an der Einsatzstelle mit stark unterkühlten Patienten, um den sog. „Bergungstod" zu verhindern?

**Der Patient darf weder aktiv noch passiv bewegt werden. Um nicht weiter auszukühlen, muss die nasse Kleidung vom Körper entfernt werden, ohne den Patienten zu bewegen. Danach muss für Wärmeerhalt gesorgt und die Einweisung in die nächste geeignete Klinik veranlasst werden.**

*Wichtige Maßnahmen für die Rettung unterkühlter Patienten:*

- *aktive und passive Bewegungen des Patienten unter allen Umständen vermeiden*
- *nasse Kleidungsstücke entfernen: Hierzu wird die Kleidung aufgeschnitten, der Patient jedoch nicht bewegt.*
- *RTW-Innenraum anwärmen*
- *angewärmte Elektrolytinfusionen geben*
- *Transport in ein Krankenhaus mit der Möglichkeit der Anlage eines extrakorporalen Kreislaufs (Herz-Lungen-Maschine)*

### Frage 720

Wie lange müssen Sie einen reanimationspflichtigen unterkühlten Patienten reanimieren?

**Solange, bis der Patient wieder eine normale Körperkerntemperatur aufweist.**

*Begründung:*

- *Die Unterkühlung kann zu einem therapierefraktären Kammerflimmern führen.*
- *Nur ein wieder aufgewärmter Patient darf für tot erklärt werden.*

### Frage 721

Bei Schweißarbeiten kommt es in der Heizungsanlage eines Industriebetriebes zu einer schweren Explosion. Der Patient wird 5 m durch den Raum geschleudert und bleibt danach bewusstlos liegen.

Wie gehen Sie einsatztaktisch vor?

- **Kontakt zur Einsatzleitung aufnehmen**
- **Eigensicherung**
- **erst danach Patientenkontakt herstellen**

*Taktisches Vorgehen nach Explosion:*

- *Kontakt zum Einsatzleiter der Feuerwehr aufnehmen*
- *klären, ob die Räumlichkeiten für den Rettungsdienst gefahrlos begehbar sind oder ob der Patient aus dem Gefahrenbereich gerettet und dem Rettungsdienst außerhalb des Gefahrenbereiches übergeben werden muss*

## Frage 722

Mit welchem Verletzungsmuster müssen Sie bei einem Explosionstrauma grundsätzlich rechnen?

- **Verbrennungen**
- **Lungenschädigung**
- **Weichteilverletzungen**
- **Frakturen**

*Häufige Verletzungskombinationen nach Explosionstrauma sind:*
- *Verbrennungen durch die Hitzeentwicklung*
- *Barotrauma der Lunge und der Ohren durch den bei der Explosion entstehenden Luftdruck*
- *Verletzungen beim Aufschlag des durch die Luft geschleuderten Patienten*
- *Verletzungen und Splitterwirkungen durch umherfliegendes Material*

## Frage 723

Welche Gradeinteilungen der Verbrennungen kennen Sie?

**Die Grade 1–4.**

*Definition der Verbrennungsgrade:*
- *Grad 1: Schwellung, Rötung, Schmerz*
- *Grad 2: Schwellung, Rötung, Schmerz und Blasenbildung*
- *Grad 3: abgeblasster, derber Verbrennungsschorf; Analgesie, teils thrombosierte Gefäße*
- *Grad 4: Verkohlung (Fechterstellung der Extremitäten)*

## Frage 724

Nach welcher Faustformel berechnet man den Flüssigkeitsbedarf eines Schwerbrandverletzten innerhalb der ersten 24 h?

**Nach der Parkland-Formel (modifiziert nach Baxter):**

4 (-6 ml) balancierte Vollelektrolytlösung × kgKG × % verbrannter Körperoberfläche (KOF)

**Hinweis: 6 ml bei zusätzlichem Inhalationstrauma oder bei Elektroverbrennungen.**

***Beispielberechnung:***

*Welchen grob geschätzten Flüssigkeitsbedarf hat ein 50-jähriger Patient mit 80 kgKG mit 30 % verbrannter KOF und einem schweren Inhalationstrauma innerhalb der ersten 24 h?*

*6 ml × 80 kg × 30 % verbrannter KOF = 14 400 ml balancierte Vollelektrolytlösung innerhalb der ersten 24 h, davon die Hälfte innerhalb der ersten 8 h.*

## Frage 725

Wie viel Volumen sollte ein schwerbrandverletzter Erwachsener präklinisch innerhalb der 1. Stunde nach dem Unfallereignis erhalten?

**Etwa 500–1000 ml balancierte Vollelektrolytlösung innerhalb der 1. Stunde.**

*Präklinische Flüssigkeitssubstitution bei Erwachsenen:*
- *ca. 500–1000 ml balancierte Vollelektrolytlösung innerhalb der 1. Stunde.*
- *Spätestens 1 Stunde nach Unfallereignis sollte der Patient in ein geeignetes Krankenhaus eingeliefert worden sein.*
- *Eine Überwässerung des Patienten muss vermieden werden.*

## Frage 726

Wie viel Volumen sollte Schwerbrandverletzten, je nach Alter, präklinisch in der 1. Stunde nach dem Unfallereignis infundiert werden?

**Faustregel des präklinischen Flüssigkeitsbedarfs:**
- **Erwachsene: 500–1000 ml/h kristalloide Vollelektrolytlösung**
- **Kinder 10–15 Jahre: 500 ml/h kristalloide Vollelektrolytlösung**
- **Kinder 5–10 Jahre: 250 ml/h kristalloide Vollelektrolytlösung**
- **Kinder < 5 Jahre: keine Flüssigkeit**

*Präklinische Flüssigkeitssubstitution bei Kindern < 5 Jahren:*
- *Immer Zugang legen!*
- *Bei Kreislaufdepression evtl. 10–20 ml kristalloide Vollelektrolytlösung fraktioniert verabreichen bis zum Eintreffen im Krankenhaus.*

- *Spätestens 1 h nach Unfallereignis sollte das Kind in ein geeignetes Krankenhaus eingeliefert worden sein.*
- *Eine Überwässerung des Kindes muss vermieden werden.*

## Frage 727

Worauf müssen Sie bei verbrannten Patienten bei der Kühlung der Wunden achten?

- **Kühlungsmaßnahmen zur Schmerztherapie sollten nur vom Laien angewandt werden. Schmerztherapie durch den Rettungsdienst erfolgt mittels entsprechender Analgetika.**
- **Die Patienten dürfen bei Kühlungsmaßnahmen der Brandwunden keinesfalls auskühlen.**
- **Das Wasser (Leitungswasser) sollte nicht kälter als ca. 20 °C sein.**
- **Den Kühlungsvorgang beenden, wenn der Patient beginnt zu frieren oder nach ca. 10 min Kühlungszeit bzw. wenn der Rettungsdienst die Therapie übernimmt.**
- **Bewusstlose oder anästhesierte Patienten dürfen nicht gekühlt werden. Hier ist für Wärmeerhalt zu sorgen.**

*Folgen einer Hypothermie < 35 °C beim Traumapatienten sind:*

- *deutlich erhöhte Letalität*
- *signifikante Verlängerung der Beatmungstage*
- *deutlich verlängerte Liegedauer auf der Intensivstation*

## Frage 728

Ein Kind (10 kgKG) und ein Erwachsener (70 kgKG) erleiden jeweils eine Verbrennung von 20 % KOF. Wer hat den höheren Flüssigkeitsbedarf?

**Das Kind.**

*Der Flüssigkeitsverlust bei Kleinkindern ist sehr viel höher als bei Erwachsenen bei gleicher verbrannter KOF:*

- *20 % verbrannte KOF beim Erwachsenen (70 kg) = 20 % Volumendefizit*
- *20 % verbrannte KOF beim Kind (10 kg) = 60 % Volumendefizit*

*Berechnung des Flüssigkeitsbedarfs für 24 h nach der Parkland-Formel (modifiziert nach Baxter):*

- *Erwachsene: 4 ml balancierte Vollelektrolytlösung × kgKG × Prozent verbrannter KOF,*
- *Kinder: 6 ml balancierte Vollelektrolytlösung × kgKG × Prozent verbrannter KOF Das widerspricht ein wenig der oben getätigten Aussage (s. p_Frage_0725 (S. 226)), dass Kinder < 5 Jahren in der 1. Stunde nach Verbrennung gar keine Flüssigkeit erhalten sollten, und sollte daher durch einen kleinen zusätzlichen Kommentar eingeordnet werden.*

## Frage 729

Nach welcher Faustformel können Sie die verbrannte Körperoberfläche berechnen?

**Nach der Neunerregel (nach Wallace).**

*Nach der Neunerregel beträgt der Anteil an der Körperoberfläche beim Erwachsenen:*

- *Kopf: 9 %*
- *Rumpf vorne und hinten: je 18 %*
- *je 1 Arm: 9 %*
- *je 1 Bein: 18 %*
- *Genitalbereich: 1 %*
- *Handfläche (inkl. der Finger!): 1 %*

## Frage 730

Womit müssen Sie als Notarzt rechnen, wenn ein Patient aus seiner stark verrauchten Wohnung gerettet wurde?

**Rauchgasintoxikation, meist Mischintoxikation.**

*Bei einem Wohnungsbrand kommt es i. d. R. zu Mischintoxikationen, v. a. mit:*

- *CO:*
  - *Dafür gibt es kaum vernünftige Messmöglichkeiten an der Einsatzstelle.*
  - *daran denken!*
- *Zyanid:*
  - *nachweisbar mit Handprüfröhrchen durch die Feuerwehr*
  - *wird frei beim Verbrennen von Kunststoffen (z. B. Gardinen, Teppiche etc.)*
  - *daran denken!*

## Frage 731

Warum ist die Pulsoxymetrie bei Rauchgasvergiftungen wenig aussagekräftig?

**Die Messgenauigkeit der gängigen Pulsoxymetriegeräte ist unbefriedigend, da die Geräte nicht zwischen CO und $O_2$ differenzieren können.**

*Die Pulsoxymetrie zeigt lediglich die Aufsättigung des Hämoglobins an. Dabei kann aber nicht unterschieden werden, ob das Hämoglobin mit $O_2$ oder CO aufgesättigt ist.*

*CO hat zudem eine ca. 300-fach höhere Bindungskapazität an das Hämoglobin als $O_2$.*

## Frage 732

Welche Maßnahmen sind bei V. a. Kohlenmonoxidvergiftungen einzuleiten?

- **Eigenschutz (!), CO-Melder an der Einsatzkleidung**
- **Retten des Patienten aus dem Gefahrenbereich**
- **100 % $O_2$-Gabe**

*Wichtige Maßnahmen bei CO-Vergiftung:*
- *zwecks Eigenschutz das Vorgehen immer eng mit der Feuerwehr abstimmen*
- *100 % $O_2$-Gabe zur Verdrängung des CO durch den Sauerstoff*
- *Bestimmung des COHb und MetHb in der Klinik*
- *wenn möglich Druckkammerbehandlung (HBO)*

## Frage 733

Unter welchen Voraussetzungen sollte ein brandverletzter Patient in ein Zentrum für Schwerbrandverletzte eingewiesen werden?

**In ein Zentrum für Schwerbrandverletzte eingewiesen werden müssen nach den Leitlinien der Deutschen Gesellschaft für Verbrennungsmedizin (DGV):**
- **alle Patienten mit Verbrennungen an Gesicht/Hals, Händen, Füßen, Anogenitalregion, Achselhöhlen, Bereichen über großen Gelenken oder sonstigen komplizierten Lokalisationen**
- **Patienten mit mehr als 15 % zweitgradig verbrannter KOF**
- **Patienten mit mehr als 10 % drittgradig verbrannter KOF**
- **Patienten mit mechanischen Begleitverletzungen**
- **alle Patienten mit Inhalationstrauma**
- **Patienten mit präexistenten Erkrankungen oder Alter unter 8 Jahren bzw. über 60 Jahren**
- **alle Patienten mit elektrischen Verletzungen**

## Frage 734

Wo können jederzeit freie Intensivbettenkapazitäten aller Verbrennungszentren bundesweit abgerufen werden?

**Über die lokalen Leitstellen können bei der Leitstelle der Feuerwehr Hamburg alle freien Intensivkapazitäten aller Brandverletzungszentren erfragt werden.**

*Leitstelle der Feuerwehr Hamburg:*
- *Telefon: 040/42 851–4 950*
- *Fax: 040/42 851–4 269*

## Frage 735

Welche Erstversorgungsmaßnahmen müssen bei Schwerbrandverletzten erfolgen?

- **Eigenschutz**
- **Rettung des Verbrannten aus dem Gefahrenbereich**
- **ausreichende Schmerztherapie**
- **Volumentherapie mit balancierter Vollelektrolytlösung**
- **sterile Wundversorgung**
- **evtl. Intubation**
- **zeitkritischer Transport in das nächste geeignete Krankenhaus**

*Therapieempfehlungen des Bundesverbandes der ÄLRD in Zusammenarbeit mit der Deutschen Gesellschaft für Verbrennungsmedizin sind:*
- *Die durch die Laien als Schmerztherapie begonnene Kühlung unterbrechen und die Schmerzbehandlung mit entsprechenden Analgetika weiterführen.*
- *für Wärmeerhalt sorgen*
- *Zum Transport Wunden steril abdecken, keine weitere Kühlung. Spezialsysteme sind nicht erforderlich.*

- *1–2 große Volumenzugänge legen*
- *ausschließlich balancierte Vollelektrolytlösungen, keine HES o. ä. applizieren*
- *Volumengabe:*
    - *Erwachsene: 500–1000 ml/h balancierte Vollelektrolytlösung*
    - *Kinder je nach Alter zwischen 0 und 250 ml/h balancierte Vollelektrolytlösung (s. a. p_Frage_0725 (S. 226))*
- *ausreichende Analgosedierung (z. B. Fentanyl/Dormicum)*
- *Kortison in jeglicher Form ist zu vermeiden!*
- *bei V. a. Inhalationstrauma:*
    - *100 % $O_2$*
    - *bei Spastik Reproterol (z. B. Bronchospasmin) und/oder $\beta_2$-Sympathomimetika (Salbutamol/Fenoterol)*
- *Indikation zur Intubation rechtzeitig stellen – eine „prophylaktische" Intubation sollte jedoch vermieden werden!*

### Frage 736

Sie werden zu einem schweren Zugunfall gerufen. Beim Eintreffen sehen sie einen Zug mit 2 entgleisten Personenwagons, einer davon ist umgekippt. Die Lokomotive hat ein Stromkabel abgerissen, das nun auf das Gleisbett herunterhängt. Sie hören Schreie verletzter Patienten. Sie sind das ersteintreffende Rettungsmittel. Die Feuerwehr ist noch nicht vor Ort.

Wie verhalten Sie sich?

- **Eigenschutz**
- **1. Rückmeldung an die Leitstelle**
- **Sicherung der Unfallstelle**
- **Betreten der Einsatzstelle erst nach Sicherung und Freigabe durch den Einsatzleiter der Feuerwehr und/oder den Notfallmanager der Bahn AG**

***Taktische Vorgehensweise:***

*1. Rückmeldung an die Leitstelle*

*Eigenschutz!*

- *Keinesfalls in die Einsatzstelle hineinrennen.*
- *Warten, bis die Einsatzstelle vom Einsatzleiter der Feuerwehr und/oder dem Notfall-Manager der Bahn AG gesichert und für das Rettungsdienstpersonal freigegeben ist. Hierzu müssen die benachbarten Bahngleise für den Zugverkehr gesperrt, der Strom abgeschaltet und die Hochspannungsleitung vor und hinter der Einsatzstelle geerdet sein.*

### Frage 737

An welchen Gewebestrukturen ist der Widerstand und somit die entstehende Hitze beim Stromdurchfluss durch den Körper am größten?

**An den Knochen.**

*Die Stromstärke I und der Widerstand R beeinflussen das Maß der thermischen Schädigung beim Elektrounfall. Dort, wo der Widerstand am größten ist, entsteht die größte Hitze. Dies ist der Knochen.*

*Deswegen sind Stromverletzungen so heimtückisch. Denn man kann von außen nichts oder, wenn überhaupt, nur die „Spitze des Eisberges" erkennen.*



## 4.7 (Beinahe-)Ertrinken, Tauchunfälle

*Jan Patrick Roesner*

### Frage 738

Erläutern Sie die Begriffe „Badetod", „Beinahe-Ertrinken" und „Ertrinken".

**Der Begriff „Badetod" bezieht sich auf einen Todesfall, der im Wasser auftritt. Die Örtlichkeit ist dabei zufällig. Der Tod des Patienten ist nicht auf Ertrinken, sondern auf andere Gründe zurückzuführen. Ein typisches Beispiel wäre der akute Myokardinfarkt beim Baden.**

**Der Begriff „Beinahe-Ertrinken" bezieht sich auf einen Ertrinkungsnotfall, der mindestens 24 h überlebt wurde.**

**Der Begriff „Ertrinken" beschreibt einen Todesfall durch Hypoxie nach Ein- oder Untertauchen in einer Flüssigkeit.**

*Das International Liaison Committee on Resuscitation (ILCOR) definiert Ertrinken als „einen Prozess, der in einer primären respiratorischen Verschlechterung durch Submersion/Immersion in einem flüssigen Medium resultiert" (ERC-Leitlinien: Notfall Rettungsmed 2010 · 13:679–722). Die ILCOR empfiehlt, die folgenden, bisher gebräuchlichen Begriffe wie „trockenes und nasses Ertrinken, aktives und passives Ertrinken, stilles Ertrinken, sekundäres Ertrinken" nicht länger zu verwenden. Für eine einheitliche Dokumentation über das Outcome von Ertrinkungsunfällen soll die Utstein-Systematik für Ertrinken verwendet werden, wie sie im Reanimationsregister Anwendung findet.*

## Frage 739

An welche Begleitverletzungen müssen Sie bei der Wasserrettung denken?

- **Wirbelsäulenverletzungen**
- **Kopfverletzungen**

*Patienten, die aus dem Wasser gerettet werden, haben sich häufig Verletzungen der Wirbelsäule – insbesondere im Bereich der HWS – und des Kopfes durch Sprünge in Gewässer mit geringer Wassertiefe zugezogen. Dies sollte bei der Rettung bedacht werden.*

*Eine Immobilisation im Wasser ist technisch oft schwierig und zeitverzögernd. Sie sollte nur erfolgen, wenn ein sicherer Hinweis auf eine HWS-Verletzung vorliegt. Eine Flexion oder Extension des Nackens sollte jedoch generell bei der Rettung vermieden werden.*

## Frage 740

Muss bei der Wiederbelebung eines Ertrunkenen mit einer erhöhten Wahrscheinlichkeit einer Regurgitation gerechnet werden?

**Ja, in ca. 75–90 % der Fälle.**

*Durch Verschlucken von Wasser während des Ertrinkens tritt bei 75–90 % aller Patienten unter Reanimation eine Regurgitation von Mageninhalt auf. Daher sollte unbedingt eine Absaugung vorbereitet sein und die Intubation so schnell wie möglich erfolgen.*

## Frage 741

Was sollten Sie bei der Durchführung einer Defibrillation von Patienten nach der Rettung aus dem Wasser bedenken?

- **Brustkorb abtrocknen – Cave: Fortleitung des Stroms bei Nässe.**
- **Bei Körpertemperatur unter 30 °C maximal 3 Defibrillationsversuche.**

*Sollte eine Defibrillation bei Kammertachykardie notwendig sein, muss der Brustkorb des Patienten ausreichend abgetrocknet werden, damit die Klebeelektroden ausreichend anhaften. Des Weiteren sollte darauf geachtet werden, dass der abgegebene Strom bei Nässe weitergeleitet werden kann und keine Stromunfälle bei den beteiligten Rettungskräften und Ersthelfern auftreten.*

*Bei Körpertemperaturen unter 30 °C sollten die Defibrillationsversuche auf 3 beschränkt werden, da das hypotherme Myokard bei Temperaturen unter 30 °C kaum auf Medikamente, Pacing und Defibrillationen reagiert.*

## Frage 742

Bedürfen Patienten nach einem Beinahe-Ertrinken einer längeren Überwachung? Könnte ein solcher Patient nach 24 h problemlos wieder entlassen werden?

**Patienten nach einem Beinahe-Ertrinken müssen bis zu 72 h überwacht werden. In diesem Zeitraum besteht ein erhöhtes Risiko für die Entwicklung eines akuten Lungenversagens (ARDS).**

*Eine weitere Komplikation nach Beinahe-Ertrinken s. o. Eine prophylaktische Antibiotikatherapie wird jedoch nicht empfohlen.*

## Frage 743

Ein Patient, zu dem Sie gerufen werden, berichtet über Hautjucken, Muskel- und Gelenkschmerzen, Müdigkeit sowie Seh- und Sprachstörungen. Aus der Anamnese erfahren Sie, dass der Patient am Vortag einen Tauchgang zu einem Wrack in der Ostsee in größerer Tiefe unternommen hat.

Was ist Ihre Verdachtsdiagnose, und was machen Sie mit dem Patienten?

**V. a. Tauchunfall mit Anzeichen einer Dekompressionserkrankung. Unmittelbare Therapie:**

- **Sauerstoffgabe mindestens über eine dicht sitzende Maske mit hohem Sauerstofffluss**
- **flache Lagerung**
- **Volumenausgleich**
- **Transport in eine geeignete Klinik (Vorhandensein einer Dekompressionskammer)**

*Der Patient äußert die Symptome einer Dekompressionserkrankung. Ursächlich ist ein zu rasches Auftauchen ohne Einhaltung der vorgegebenen Dekompressionsphasen. Dabei entstehen Gasblasen in Blut und Gewebe. Durch Gasblasen im Gefäßsystem kön-*

*nen Gefäßverschlüsse mit einer entsprechenden Symptomatik entstehen. Gasblasen im Gewebe erzeugen durch Verdrängung und mechanische Irritationen eine Schmerzsymptomatik.*

*Als unmittelbare Therapie sollte eine Sauerstofftherapie mit hoher inspiratorischer Konzentration (100 %) über eine dichtsitzende Maske oder einen endotrachealen Tubus erfolgen. Der Patient sollte flach liegend transportiert werden. Eine Volumentherapie sollte unmittelbar begonnen werden, um die Rheologie zu verbessern. Nach Stabilisierung erfolgt die zügige Verlegung in eine geeignete Klinik, in der eine Druckkammer vorhanden ist, um eine Dekompressionstherapie mittels hyperbarer Sauerstofftherapie zu beginnen.*

## Frage 744

? Wie erklären Sie die respiratorischen Probleme bei Patienten nach Beinahe-Ertrinken?

!
- **Denaturierung von Surfactant**
- **Atelektasenbildung**
- **Rechts-links-Shunt**
- **evtl. Entstehung eines akuten Lungenversagens**

i *Ab einer Aspiration von ca. 2 ml Wasser/kgKG wird der pulmonale Gasaustausch gestört. Ursache ist die Auswaschung von Surfactant bzw. die Denaturierung des Surfactants. Dadurch sinkt die Compliance der Lunge, es bilden sich Atelektasen und es kommt zum Rechts-links-Shunt. Im weiteren Verlauf kann sich ein ARDS mit einer schweren Hypoxie entwickeln. Die Symptome können nach der Rettung noch zunehmen, sodass eine Überwachung dieser Patienten indiziert ist.*

*Eine Hypoxie sollte verhindert bzw. therapiert werden. Nach der Rettung sollte Sauerstoff insuffliert werden.*

*Bei bewusstseinsgetrübten Patienten oder bestehender Dyspnoe sind die Intubation und eine druckkontrollierte Beatmung mit einem ausreichend hohen PEEP indiziert, um einer Hypoxie und Atelektasenbildung entgegenzuwirken. Bei Intubation ist auf eine erhöhte Aspirationsgefahr nach Beinahe-Ertrinken zu achten.*

*Des Weiteren kann ein mit Wasser prallgefüllter Magen insbesondere bei Kindern zu einem Zwerchfellhochstand mit Beatmungsschwierigkeiten führen.*

## Frage 745

? Sie werden zu einem Taucher gerufen, der in niedrigem Gewässer einen Tauchgang absolvierte. Wegen einer beginnenden Panik unter Wasser tauchte der Patient rasch auf. Als Sie zu ihm kommen, klagt der Patient über akute Luftnot. Woran müssen Sie denken?

!
- **Barotrauma nach raschem Auftauchen**
- **Pneumothorax**

i *Die Wahrscheinlichkeit, dass dieser Patient an einer Dekompressionskrankheit (s. Frage 743) leidet, ist gering. Die klassischen Symptome wie Hautjucken, Müdigkeit, Muskel- und Gelenkschmerzen fehlen. Bei diesem Patienten ist es aufgrund des raschen Auftauchens zu einem Barotrauma im Thorax gekommen. Dabei können insbesondere bei vorgeschädigter Lunge (COPD, Bullae), aber auch bei einer gesunden Lunge Einrisse in den Alveolen auftreten, sodass ein Pneumothorax entsteht. Aufschlüsse gibt evtl. eine Auskultation. Zur Therapie sollte die Anlage einer Thoraxdrainage bzw. die Punktion mittels großlumiger Braunüle erfolgen.*

## Frage 746

? Mit welcher Reaktion müssen Sie bei einem aus dem Wasser geborgenen, unterkühlten Patienten rechnen?

! **Mit einem weiteren Abfall der Körperkerntemperatur (sog. Afterdrop).**

i *Auch nach Beendigung der Kälteexposition kann die Körperkerntemperatur eines unterkühlten Patienten weiter sinken. Dieser „Afterdrop" kann vom Zeitpunkt der Bergung des Unterkühlten über die Erstbehandlung, den Transport bis hin zur Krankenhaustherapie auftreten. Unterschreitet die Körperkerntemperatur 33 °C, besteht akute Lebensgefahr durch Herzrhythmusstörungen.*

*Außerdem kann es zu einer tiefen Bewusstlosigkeit mit Atemstillstand und darauf folgender Hypoxie kommen. Der Afterdrop wird durch den Abstrom von Wärme aus dem relativ wärmeren Körperkern in die kalte Peripherie entlang des Temperaturgradienten erklärt.*

## Frage 747

Erklären Sie den Begriff „Bergungstod" beim unterkühlten Patienten nach Rettung aus dem Wasser.

**Von Bergungstod spricht man, wenn ein unterkühlter Patient bei der Rettung aus dem Wasser an einem Kreislaufversagen verstirbt.**

*Beim Beinahe-Ertrunkenen bzw. unterkühlten Patienten kann beim Retten in Abhängigkeit von der gewählten Technik ein Kreislaufversagen auftreten – der Bergungstod. Ursächlich liegt ein Volumenmangel vor. Bei der Rettung kann es bei nicht horizontaler Lagerung des Patienten zu einer Umverteilung in die abhängigen Körperpartien kommen. Schiffbrüchige bzw. Schwimmer treiben meist annähernd waagerecht im Wasser. Dadurch wird ein hydrostatischer Druck auf die venösen Gefäße der Becken- und Beinstrombahn ausgeübt. Werden die Verunfallten nun z. B. von einem Hubschrauber senkrecht aus dem Wasser gezogen, fällt der hydrostatische Druck weg und durch die resultierende Vasodilatation versackt das Blut in den Beinen, wodurch es zu einer Unterversorgung lebenswichtiger Organe kommt. Ähnliches kann auch bei der aktiven Bewegung von Unterkühlten außerhalb des Wassers passieren, sodass „wärmeres Blut" aus dem Körperkern in die Peripherie gelangt und dort zu einer Vasodilatation führt.*

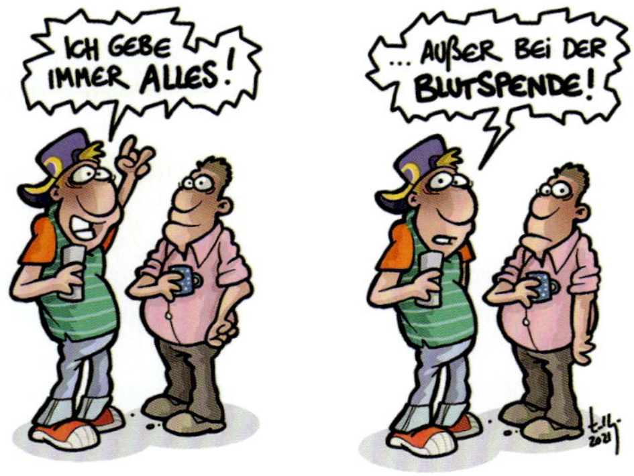




*Bei unterkühlten Patienten kommt es außerdem durch eine Wärme-induzierte Vasodilatation in den kalten Extremitäten zu einem Einstrom von kühlerem Blut aus der Peripherie in das zentrale Kompartiment sowie auch umgekehrt zu einem Abstrom von wärmerem Blut aus dem zentralen Körperkompartiment in die Peripherie. In der Folge kann es zu schweren Rhythmusstörungen des Patienten kommen.*

# Kapitel 5

## Sonstige Notfälle


| | | |
|---|---|---|
| 5.1 | Intoxikationen und Drogennotfälle | 234 |
| 5.2 | Neurologische Notfälle | 242 |
| 5.3 | Psychiatrische Notfälle | 251 |
| 5.4 | Psychosoziale Notfälle, Krisenintervention | 255 |
| 5.5 | Leitsymptom Bewusstseinsstörungen | 258 |
| 5.6 | Notfälle Augenheilkunde, HNO und MKG | 265 |
| 5.7 | Urologische Notfälle | 270 |
| 5.8 | Notfälle bei terminal niereninsuffizienten Patienten | 274 |
| 5.9 | Notfälle aus den Bereichen Geburtshilfe und Gynäkologie | 279 |
| 5.10 | Pädiatrische Notfälle (Neugeborenen-Erstversorgung) | 288 |
| 5.11 | Notfälle bei Patienten mit COVID-19-Infektion | 300 |
| 5.12 | Sonstige Notfälle – Cardiac-Assist-Systeme, Notfall bei Patienten mit Kunstherz | 305 |

# 5 Sonstige Notfälle

## 5.1 Intoxikationen und Drogennotfälle

*Jan-Thorsten Gräsner*

### Frage 748

Welche wichtige Grundsatzregel gilt, wie bei allen Notarzteinsätzen, besonders aber beim Einsatzstichwort „Intoxikation"?

**Der Eigenschutz.**

*Grundsätzlich gilt für alle Einsatzsituationen: Erst nach primärer Lagebeurteilung wird entschieden, ob gefahrlos mit der Patientenversorgung begonnen werden kann. Je nach Noxe und Aufnahmeweg bei Intoxikationen können auch Gefahren für das eingesetzte Rettungsdienstpersonal auftreten.*

*Eine Opiatintoxikation aufgrund einer iatrogenen Überdosierung in einer Arztpraxis unterscheidet sich daher im Hinblick auf eigene Schutzmaßnahmen elementar von einer Intoxikation mit der gleichen Substanz, jedoch vorgefunden auf einer Bahnhofstoilette. Neben den direkten Gefahren durch den Giftstoff kann es aufgrund der Wirkung zu paradoxen und inadäquaten Reaktionen des Patienten kommen (z. B. bei Halluzinogenen). Dies ist bei der Vorgehensweise am Einsatzort ebenfalls zu beachten.*

### Frage 749

Welche Formen der primären Giftelimination für oral aufgenommene Giftstoffe gibt es?

- **Auslösen von Erbrechen**
- **Magenspülung**

*Ziel der primären Giftelimination ist es, eine Aufnahme der Noxe vor der Verteilung in das Körpergewebe zu entfernen. Hierbei spielen die Aufnahmewege die entscheidende Rolle.*

*Oral aufgenommene Giftstoffe können mittels provozierten Erbrechens entfernt werden. Dies erfolgt jedoch nur noch zurückhaltend und bei sichererer Informationslage zum Zeitraum nach Giftaufnahme. Kontraindiziert ist diese Eliminationsform bei schäumenden Substanzen, Säuren oder Laugen, bewusstseinsgetrübten Patienten, organischen Lösungsmitteln oder einer Giftaufnahme, die länger als 60 min zurückliegt. Auch bei Kindern unter 1 Jahr ist diese Methode kontraindiziert.*

***Cave:*** *Die Auslösung von Erbrechen mittels Salzgabe ist bei Kindern wegen der Gefahr einer Hypernatriämie streng kontraindiziert!*

*Eine Magenspülung ist bei bewusstseinsgetrübten Patienten nach Sicherung der Atemwege mittels Intubation nach Narkose möglich. In nur sehr wenigen Fällen wird dies jedoch präklinisch durchgeführt und ist auf Intoxikationen mit Betablockern, Digitalis, Paraquat, Organosphosphaten, Arsen und Blausäure beschränkt.*

*Gerade bei den Kontaktgiften ist auf einen ausreichenden Eigenschutz zu achten.*

### Frage 750

Von welchen Faktoren hängt die Indikation zur präklinischen Magenspülung ab?

- **Art des Giftstoffes**
- **Zeitpunkt der Giftaufnahme**
- **Fehlen spezieller anderer Therapieformen**

*Die Magenspülung kommt präklinisch nur sehr selten zur Anwendung und erfordert hohe technische und personelle Ressourcen. Bis zu 50 % eines oral aufgenommenen Giftstoffes lassen sich in den ersten 60 min nach Einnahme eliminieren. Hierfür sind 15–20 l Spülflüssigkeit bei einem erwachsenen Patienten notwendig. Somit muss die Entscheidung zur Magenspülung entweder am Einsatzort oder aber in der Klinik getroffen werden, da entsprechende Flüssigkeitsmengen nicht regelhaft auf den Rettungsmitteln vorhanden sind. Eine Voranmeldung in der Klinik und die Durchführung der Maßnahmen im Krankenhaus sind daher ggf. sinnvoller.*

*Die Indikation zur Magenspülung ist auf Betablocker, Digitalis, Paraquat, Organosphosphate, Arsen und Blausäure beschränkt. Direkte Antidote fehlen für diese Substanzen, sodass eine Verminderung der Intoxikationswirkung nur durch die Reduktion der aufgenommenen Menge erreicht werden kann. Im Anschluss an die Magenspülung erfolgt die Gabe von medizinischer Aktivkohle.*

## Frage 751

? Welche medikamentöse Therapie sollte nach einer Magenspülung und unabhängig davon bei den meisten oralen Intoxikationen angewendet werden?

! **Die Gabe von Aktivkohle.**

i *Bis zu 90 % einer Giftsubstanz können durch Aktivkohle gebunden und dadurch an einer Resorption gehindert werden. Aktivkohle bindet bei fast allen Medikamentenintoxikationen gut mit der jeweiligen Substanz. Dosiert wird mit 0,5–1 g/kgKG. Durch die Kombination mit Glaubersalz kommt es zu forcierter Diarrhö und somit zur Giftausscheidung. Aktivkohle kann unabhängig von einer Magenspülung auch dem bewusstseinsklaren Patienten verabreicht werden.*

*Bei Intoxikationen mit Säuren/Laugen, Schwermetallen und Elektrolyten ist die Gabe von Aktivkohle kontraindiziert.*

## Frage 752

? Welche Formen der primären Giftelimination für kutan aufgenommene Giftstoffe gibt es?

! 
- **Abwaschen**
- **Ausspülen**

i *Über die Haut aufnehmbare Giftstoffe lassen sich durch Abwaschen der Haut entfernen, im Bereich der Augen einwirkende Giften werden durch eine Augenspülung eliminiert. Bei Verletzungen der Augen durch Chemikalien sollte jedoch vor einer Wasseranwendung Rücksprache mit entsprechenden Experten (Feuerwehr, Giftnotrufzentrale) gehalten werden, um weitere schädliche Reaktionen zu vermeiden.*

*Gerade bei den Kontaktgiften ist auf einen ausreichenden Eigenschutz zu achten.*

## Frage 753

? Was versteht man unter der sekundären Giftelimination?

! **Das Entfernen des bereits resorbierten Giftes aus dem Körper.**

i *Bei den für die sekundäre Giftelimination verfügbaren Methoden wie forcierte Diurese, Hämodialyse, Hämoperfusion oder Plasmapherese handelt es sich um klinische Verfahren, die nicht im Notarztdienst zur Anwendung kommen. Lediglich die forcierte Diurese kann nach Rücksprache mit einer Giftnotrufzentrale präklinisch durchgeführt werden.*

## Frage 754

? Wo erhalten Sie als Notarzt zusätzlich Informationen bei Vergiftungsnotfällen?

! **Bei den Giftnotrufzentralen.**

i *Giftnotrufzentralen sind an spezialisierten Kliniken in Deutschland eingerichtet und stehen für genaue Informationen und Hinweise zur initial notwendigen Antidottherapie, zur Einschätzung der Vitalgefährdung, zur Analyse von Mischintoxikationen oder für sonstige Hilfestellungen zur Verfügung. Die Zentralen sind durchgehend 24 h täglich telefonisch erreichbar (z. B. Giftnotrufzentrale Nord unter der Rufnummer 0551/19 240). Zusätzlich zu den allgemein veröffentlichten Rufnummern existieren z. T. auch direkte Durchwahlverbindungen zu den entsprechenden Kollegen. Diese Rufnummern stehen in den lokalen Rettungsleitstellen zur Verfügung.*

## Frage 755

? Welche präklinischen Maßnahmen müssen für die weitergehende Analyse bei Vergiftungen durchgeführt werden?

! **Asservierung und Transport des Giftes in ein entsprechendes Labor.**

i *Zur Sicherung der Diagnose und Einleitung einer spezifischen Therapie sind so viele Informationen wie möglich über Art und Umfang der Intoxikation notwendig. Hierfür sind Medikamentenschachteln, Behältnisse, in denen der Giftstoff gelagert war etc. zu sichern. Bei Vergiftungen mit Rausch- oder Partydrogen sollte zusätzlich das Umfeld nach Art und Menge der aufgenommenen Substanz, ggf. unabhängig von der Polizei unter Hinweis auf die ärztliche Schweigepflicht, befragt und zur Herausgabe einer „vergleichbaren Pille“ bewogen werden.*

## Frage 756

Nennen Sie die häufigsten Ursachen für Intoxikationen.

- **akzidentelle Aufnahme des Giftstoffes**
- **Suizidversuch**
- **chronische Zufuhr (bei Drogen)**
- **Nebenwirkungen von Medikamenten**

*Giftstoffe werden akzidentell, in suizidaler Absicht oder chronisch aufgenommen. Die Ursachen einer akuten Intoxikation unterscheiden sich je nach Altersgruppe, wobei bei Kindern bis zum 6. Lebensjahr in 99 % der Fälle von einer akzidentellen Aufnahme ausgegangen werden kann. Bei Schulkindern bis zum 14. Lebensjahr folgt nach 85,6 % akzidenteller Einnahme bereits mit 7,8 % eine suizidale Absicht, in 2,3 % eine Drogenintoxikation.*

*In der Gruppe der 14–18-Jährigen beträgt der Anteil der suizidalen Intoxikationen 50,2 %, der akzidenteller Unfälle 32,4 % und der Drogenintoxikationen 13 %. Nur 2 % der Intoxikationen beruhen auf einer chronischen Zufuhr, in 98 % sind es akute Notfallsituationen.*

*Der Anteil der Suizidversuche beträgt in der Gruppe der Erwachsenen bis 65 Jahre 46,6 %. Hierbei kann es zu einer verminderten Bereitschaft der Patienten kommen, den behandelnden Arzt komplett und umfassend über Art und Umfang der eingenommenen Substanzen zu informieren. Die akzidentellen Vergiftungen rangieren auf Platz 2 mit 12,1 %. 4,7 % sind das Ergebnis von Arzneimittelnebenwirkungen und in 1 % der Intoxikationen ist Fremdeinwirkung die Ursache.*

*In der Gruppe der über 65 Jahre alten Patienten steigt der Anteil der Arzneimittelnebenwirkungen mit Vergiftungssymptomen auf 12,5 %.*

## Frage 757

Beschreiben Sie die Verlaufsstadien einer Alkoholintoxikation.

- **1 – Erregungsstadium**
- **2 – hypnotisches Stadium**
- **3 – narkotisches Stadium**
- **4 – asphyktisches Stadium**

*Erläuterungen zu den einzelnen Stadien:*

- *Erregungsstadium (ca. 1–2 Promille): Enthemmung, Aggressivität, Gleichgewichtsstörungen, Lallen*
- *Hypnotisches Stadium (ca. 2–2,5 Promille): Bewusstseinseintrübung, Tachykardie, vermindertes Schmerzempfinden, schlaffer Muskeltonus*
- *Narkotisches Stadium (ca. 2,5–4 Promille): Bewusstlosigkeit, träge weite Pupillen, Tachykardie, Hypoglykämie, unwillkürlicher Stuhl- und Harnabgang, Blutdruck normal, eher niedrig*
- *Asphyktisches (pulsloses) Stadium (> 4 Promille): tiefes Koma, Cheyne-Stokes-Atmung, Bradypnoe, Exitus letalis.*

**Cave:** *„Alkoholiker" vertragen unter Umständen wesentlich mehr, Kinder und Jugendliche haben eine wesentlich niedrigere Toleranz.*

## Frage 758

Welche Besonderheiten ergeben sich bei Intoxikationen mit Organophosphaten?

- **Organophosphate sind Kontaktgifte, daher unbedingt Schutzkleidung anlegen.**
- **Symptome: Hypersalivation, Miosis, Bradykardie und Koliken**
- **Therapie: Atropin**

*Organophosphate werden als Kontaktgifte in der Landwirtschaft eingesetzt. Bekanntester Vertreter ist das E605. Die Resorption erfolgt über die Haut sowie die Schleimhäute, wodurch sich die direkte Gefährdung auch für das eingesetzte Rettungsdienstpersonal ableitet. Patienten, bei denen der V. a. eine Vergiftung mit Kontaktgiften besteht, sind daher durch Fachpersonal mit Schutzausrüstung (Feuerwehr) aus dem Gefahrenbereich zu retten. Auch die anschließende Dekontamination durch Entfernung der Kleidung des Patienten und die Giftentfernung durch Abwaschen sollte unter der Anwendung von Schutzkleidung erfolgen.*

*Die Klinik ist typischerweise mit Hypersalivation, Miosis, Bradykardie und Koliken zu beschreiben. Therapeutisch kommt Atropin in Dosierungen von 2–5 mg bis zum Rückgang der Hypersalivation zum Einsatz.*

## Frage 759

Welche pathophysiologische Reaktion ist charakteristisch für Organophosphatvergiftungen?

**Organophosphate hemmen die Cholinesterasen und führen zu einer endogenen Acetylcholinvergiftung (cholinerges Syndrom).**

*Eine Organophosphatvergiftung ist eine akute Toxizität, die durch die Exposition gegenüber Organophosphatverbindungen verursacht wird, die in vielen Pestiziden, Herbiziden und Nervengasen vorkommen. Die pathophysiologische Reaktion bei einer Organophosphatvergiftung ist in erster Linie auf die Hemmung des Enzyms Acetylcholinesterase (AChE) im Körper zurückzuführen.*

*Hier ist der grundlegende Mechanismus der pathophysiologischen Reaktion:*
*1. Hemmung von Acetylcholinesterase (AChE):*
*Organophosphatverbindungen hemmen die Aktivität des Enzyms AChE. AChE ist normalerweise dafür verantwortlich, Acetylcholin (einen Neurotransmitter) inaktiv zu machen, indem es es in Essigsäure und Cholin spaltet.*
*Die Hemmung von AChE führt zu einem Anstieg des Acetylcholinspiegels an den synaptischen Spalten zwischen Nerven- und Muskelzellen.*
*2. Überstimulation des cholinergen Systems:*
*Ein erhöhter Acetylcholinspiegel führt zu einer anhaltenden Stimulation des cholinergen Systems, was zu einer übermäßigen Signalübertragung an den Synapsen führt.*
*3. Neurologische Symptome:*
*Dies führt zu einer übermäßigen Stimulation des Nervensystems und kann zu einer Vielzahl von neurologischen Symptomen führen, darunter Muskelzuckungen, Krämpfe, Übelkeit, Erbrechen, Durchfall, Schwitzen, Speichelfluss, verengte Pupillen, Muskelschwäche und möglicherweise Bewusstseinsstörungen.*
*4. Atemlähmung:*
*In schweren Fällen kann die übermäßige Stimulation des Atemmuskelsystems zu Atemnot und Atemlähmung führen, was lebensbedrohlich sein kann.*

## Frage 760

Welche diagnostischen Schritte sind bei Patienten mit Intoxikationen wichtig?

- **Basischeck:**
  - **Überprüfen der Vitalfunktionen Bewusstsein, Atmung, Kreislauf**
  - **Blutdruckmessung, Blutzuckerbestimmung und Pulsoxymetrie**
- **Eigen- und Fremdanamnese: Mit den klassischen W-Fragen (wann, was, wer, wie, wieviel und ggf. auch warum) erhält man schnell und strukturiert einen Überblick über den Umfang der Gefährdung des Patienten.**
- **Klinische Untersuchung:**
  - **Basisdiagnostik**
  - **Beurteilung von Hautfarbe, Geruch (Foetor ex Ore), Körpertemperatur, Atemmuster, Pupillenfunktion, Schweiß- und Speichelsekretion**
  - **Ausschluss von Begleitverletzungen**
- **Inspektion des Patienten und der Umgebung**

*Je nach Vergiftungsart liegen hinweisende Begleitumstände vor, die nicht ausschließlich, jedoch ergänzend in die Gesamtbeurteilung einbezogen werden sollten. Tablettenschachteln, Verpackungen von Chemikalien oder auch Rahmenbedingungen wie „Drogenmilieu“, könnten die eigentliche Diagnosefindung unterstützen. Der Eigenschutz ist hierbei besonders zu beachten.*

## Frage 761

Welche Gruppen von Rauschdrogen gibt es und welche Besonderheiten ergeben sich für den Notarztdienst?

- **Analeptika**
- **Halluzinogene**
- **Sedativa**

*Die häufigsten Rauschdrogen lassen sich 3 Gruppen zuordnen:*
- *Die Analeptika führen zu hyperdynamen, hyperaktiven, sympathikusaktivierten Symptomen. Substanzen dieser Gruppe sind: Ecstasy, Kokain, Crack, Speed und Amphetamine.*
- *Halluzinogene lösen vielfältige neurologische und psychiatrische Reaktionen aus, die zum Teil sehr schwankend und somit schwer einzuschätzen sind. Zu dieser Gruppe zählen: Rauschpilze, LSD, Meskalin und PCP.*
- *Bei den Sedativa stehen die Bewusstseinsstörungen sowie atem- und kardiodepressive Wirkungen im Vordergrund. Vertreter dieser Gruppe sind: Hasch, Opioide, Heroin und Benzodiazepine.*

## Frage 762

Welche Besonderheiten sind bei Intoxikationen mit Partydrogen zu beachten?

- **unklare Substanzen**
- **unspezifische, unterschiedliche Symptome**
- **häufig Begleitintoxikationen**
- **mögliche Begleitverletzungen**

*Vergiftungen mit Ecstasy (Methyldimethoxymetamphetamin) führen zu einer Serotoninausschüttung mit gesteigertem Antrieb, Sympathikusaktivierung, Hemmung von Müdigkeitserscheinungen, Appetitlosigkeit und vermindertem Durstgefühl. Aufgrund der extrem hohen Varianz der Tablettenzusammensetzung mit zum Teil zusätzlichen toxischen Substanzen, sind die Symptome sehr unterschiedlich ausgeprägt.*

*Initial imponiert die Sympathikusaktivierung mit Tachykardie und Hypertonie. Aufgrund der Rahmenbedingungen (Partydroge = Party, warme Umgebung, körperliche Anstrengung) und dem medikamentös bedingten, verminderten Durstgefühl, kommt es zu einer Hypovolämie, die dekompensieren kann. Delirien, Krämpfe, Tremor, Halluzinationen und Ruhelosigkeit können ebenfalls auftreten.*

*Diagnostisch imponiert eine Mydriasis, die eine klare Abgrenzung zu den Opiatintoxikationen erlaubt. Einer Hyperpyrexie mit Ausbildung einer malignen Hyperthermie ist beschrieben; sie geht mit einer hohen Letalität einher.*

*Durch Stürze kann es außerdem zu Zusatzverletzungen kommen, auf die bei der Ganzkörperuntersuchung gezielt geachtet werden sollte.*

## Frage 763

Welche Therapiemaßnahmen sind bei Intoxikationen mit Amphetaminen notwendig?

- **Beruhigung**
- **Infusionstherapie**
- **Kühlmaßnahmen**
- **Kreislaufregulation**

*Patienten mit Amphetaminintoxikationen sind durch Hypertonie, Tachykardie, relative oder absolute Hypovolämie, Hyperpyrexie und Unruhezustände gefährdet. Gerade die Kreislaufreaktionen sind einer großen Schwankungsbreite unterworfen und reichen von Hypotonie mit Schocksymptomatik bis zu hypertonen Entgleisungen.*

*Therapeutisch steht eine Beruhigung des Patienten verbal (Talk down) oder medikamentös (Benzodiazepine) im Vordergrund. Eine großzügige Infusionstherapie (1000 ml kristalline Infusionslösung) ist bei Tachykardie und Hyperthermie angezeigt. Physikalische Kühlmaßnahmen wie Entkleiden, Kaltwasseranwendung oder Kühlpacks wirken der begleitenden und ab Temperaturanstiegen über 39,5 °C potenziell lebensbedrohlichen Hyperthermie entgegen. Je nach Kreislaufreaktion sind Betablocker zur Frequenzsenkung und Antihypertonika (z. B. Urapidil) zur Drucksenkung notwendig.*

## Frage 764

Welche Besonderheiten sind bei Intoxikationen mit LSD zu beachten?

- **Eigenschutz**
- **Bewusstseinsstörungen**
- **psychotische Entgleisungen**
- **Halluzinationen**

*Lysergsäurediethylamid ist das Alkaloid des Mutterkornpilzes und der Trichterwinde. Erstmalig wurde es 1938 von Albert Hofmann in den Labors von Sandoz (Basel) extrahiert. LSD ist die Substanz mit der stärksten bekannten psychoaktiven Wirkung. Der Konsum erfolgt in Form einer oralen Aufnahme von LSD-getränkten Löschpapierblättchen („Trips"), seltener als Pillen („Micros"). LSD wirkt bereits ab etwa 0,1 mg. Mischintoxikationen, besonders mit Alkohol, sind beschrieben. Berichte über Todesfälle aufgrund einer Überdosierung mit der Monosubstanz sind selten.*

*Bei den Symptomen einer LSD-Intoxikation stehen psychovegetative Auswirkungen im Vordergrund. Abhängig vom Zeitpunkt der Substanzzufuhr kommt es zu:*

- *Horrortrips mit massiven akuten Angstanfällen, Stimmungslabilität, Übelkeit, Erbrechen,*
- *Flash-back-Phänomen, die bei chronischer Substanzzufuhr vorkommen. Dieser Zustand kann oft Monate nach der letzten LSD-Einnahme auftreten und wird von intensiver Angst und Desorientierung begleitet,*
- *Auslösung von Psychosen, die schon bei einmaligem Gebrauch von Halluzinogenen bei Personen mit instabiler psychischer Situation beschrieben sind.*

*Die Therapie konzentriert sich auf eine vegetative Abschirmung und ggf. Sedierung mittels Benzodiazepinen. Paradoxe Benzodiazepinwirkungen sind beschrieben worden.*

## Frage 765

Welche Besonderheiten sind bei Intoxikationen mit Opioiden zu beachten?

- **Eigenschutz**
- **Bewusstseinsstörungen**

- **Atemdepression**
- **mögliche Antidottherapie**

*In Deutschland konsumieren Opioid-/Opiatabhängige am häufigsten Heroin, Methadon und Dihydrocodein. Weniger verbreitet und daher seltener für Komplikationen verantwortlich sind: Tramadol, Tilidin, Morphium, Pethidin und Pentazocin. Stark wirksame Opioide wie Fentanyl und die Folgesubstanzen spielen im Bereich des illegalen Drogenkonsums in Deutschland so gut wie keine Rolle.*

*Die Aufnahme von Heroin erfolgt entweder intravenös, durch Inhalation des Dampfes, nasal oder in Form von Zigaretten. Die parenterale Anwendung führt zu einer schnellen zentralen Anflutung und zur gewünschten Rauschwirkung. Diacetylmorphin wird nach Resorption rasch in alle Gewebe verteilt und zu seinem wirksameren Metaboliten 6-Monoacetylmorphin und Morphin verstoffwechselt. Die Wirkung hält dosisabhängig ca. 4 h an. Erste Entzugssymptome beim Abhängigen treten nach ca. 6–14 h auf.*

*In der Therapie von Drogenkonsumenten wird seit 1998 in Deutschland vielfach Methadon eingesetzt, ein synthetisches Opioid. Hierfür wird es als Saft oder Tropfen zu 5 mg/ml (0,5 %) L-Polamidon oder 10 mg/ml (1 %) Methadon-Racemat („Methadon") konfektioniert. Wirksam ist das R-(-)-l-Enantiomer, das eine mittlere Plasmahalbwertszeit von 48 h hat. Seine Pharmakokinetik schwankt interindividuell stark. Zur Substitution werden Tagesdosen von 20–120 mg (Racemat) gegeben. Es wirkt ca. 24 h, Entzugserscheinungen treten nach ca. 36–48 h Abstinenz auf. Intoxikationen mit Methadon, besonders bei Kindern abhängiger Bezugspersonen, sind beschrieben und führen zu vergleichbaren Symptomen wie die Opioidintoxikation.*

*Die Symptome einer klassischen, reinen Opiatüberdosierung sind Miosis, Somnolenz bis Koma, Bradypnoe bis Apnoe, später Bradykardie und Hypotonie sowie eine begleitende Hypothermie. Bei schwerer Hypoxämie kann es zu einer Mydriasis im Rahmen der zentralen Auswirkungen kommen. Begleitend sind pulmonale Symptome (Lungenödem) und eine Beeinträchtigung des Gastrointestinaltraktes zu beobachten.*

*Abzugrenzen von den akuten Intoxikationssymptomen ist die Entzugssymptomatik, die selten lebensbedrohende Auswirkungen hat. Symptome sind: Naselaufen, Gänsehaut, Erbrechen, Durchfall, Inappetenz, Hypertonie, Tachykardie, „restless Legs", Muskelzucken, erhöhte Temperatur und Mydriasis. Zusätzlich werden von den Patienten Entzugserscheinungen in Form von Frieren, Hitzeempfinden, Gliederschmerzen, innerer Unruhe und Schlafstörungen berichtet.*

*Therapeutisch steht mit Naloxon ein potentes Antidot zur Verfügung, wobei die Anwendung unter dem Gesichtspunkt des Eigenschutzes kontrovers diskutiert wird. Drogenabhängige Patienten befinden sich nach Antagonisierung im komplexen Entzug mit den bekannten Symptomen. In der Notfallsituation mit beeinträchtigten Vitalfunktionen ist daher ggf. eine Intubation und Beatmung eine sinnvolle Alternative.*

## Frage 766

Welche Besonderheiten sind bei Intoxikationen mit Benzodiazepinen zu beachten?

- **Eigenschutz**
- **Sicherung der Vitalfunktionen**
- **Antidottherapie**

*Intoxikationen mit dieser Medikamentengruppe nehmen nach dem Rückgang der Verschreibung von Barbituraten zu. Vorrangig präsentiert sich eine Bewusstseinstrübung, nachfolgend kommt es zu Atemstörungen und Kreislaufdepression. Daher steht die Sicherung der Vitalfunktionen im Vordergrund.*

*Benzodiazepine können mittels Flumazenil (0,2-mg-Bolus, maximal 1 mg) antagonisiert werden.*

## Frage 767

Was ist bei einer Vergiftung mit Paracetamol zu bedenken?

**Es ist eine sekundäre Leberschädigung in Betracht zu ziehen.**

*Paracetamol zählt als freiverkäufliches, nicht rezeptpflichtiges Medikament zu den am häufigsten verkauften Substanzen in Deutschland. Paracetamol ist häufiger Kombinationspartner in Grippemitteln. Die toxische Menge für einen Erwachsenen liegt bei 5–7,5 g. Diese Menge kann bereits durch die Einnahme von 20 Erkältungskapseln (entsprechend 6,5 g) erreicht werden. Die therapeutischen Maximaldosierungen im Kindesalter werden mit 60 mg/kgKG angegeben. Paracetamolintoxikationen führen nach 24–48 h zur Leberschädigung mit möglichem Leberausfallkoma.*

*Als spezifisches Antidot steht Acetylcystein (z. B. Fluimucil Antidot) zur Verfügung. Die Dosis beträgt 300 mg/kgKG über 20 h nach einem entsprechenden*

*Schema. Ein präklinischer Beginn der Antidottherapie kann erwogen werden. Wichtig sind die klinische Serumspiegelbestimmung und die Auswahl einer Zielklinik mit intensivmedizinischer Überwachungsmöglichkeit.*

***Cave:** Der Patient mit Paracetamolvergiftung weist zum Zeitpunkt des Kontaktes mit dem Rettungsdienst meist kaum Symptome auf, was die potenziell letale Vergiftung harmlos erscheinen lässt.*

## Frage 768

Welche Besonderheiten sind bei Intoxikationen mit Betablockern zu beachten?

- **Kreislaufdepression**
- **fehlende Antidottherapie**

*Betablocker zählen zu den anerkannten und somit weit verbreiteten Therapeutika der arteriellen Hypertonie. Intoxikationen mit Betablockern sind selten, aber aufgrund der geringen therapeutischen Breite bereits nach der 2- bis 3-fachen Tagesdosis mit akuten Kreislaufbeeinträchtigungen verbunden. Lipophile Betablocker (Alprenolol, Bupranolol, Oxprenolol, Propranolol, Metoprolol, Pindolol, Timolol) sind toxischer als hydrophile Betablocker (z. B. Atenolol, Nadolol, Sotalol). Die kompetitive Hemmung der Adrenalin- und Noradrenalinwirkung auf $\beta_1$- und $\beta_2$-Rezeptoren beginnt bei akuter Intoxikation oft schon nach 20 Minuten. Möglich ist aber auch eine Latenz von mehreren Stunden. Das Maximum der Symptomatik wird nach 12 h erreicht.*

*Eine unklare, auf Katecholamine nicht reagierende, hypodyname Kreislaufsituation mit Hypotonie sowie Bradykardie in Kombination mit Bewusstseinsstörungen, unabhängig von der Therapie einer begleitenden Hypoglykämie, können auf eine Betablockerintoxikation hinweisen.*

*Als Symptome sind beschrieben:*

- *Bradykardie*
- *AV-Block Grad I–III*
- *schneller Übergang zur Asystolie*
- *Hypotonie*
- *periphere Zyanose*
- *Oligurie*
- *Azidose*
- *Hyperkaliämie*
- *Dyspnoe durch Bronchospastik*
- *Hypoglykämie, v. a. bei Kindern*

*Bei guter Passage der Blut-Hirn-Schranke (lipophile Betablocker) kommt es auch zu zentralen Wirkungen, wie:*

- *Schwindel, Benommenheit, Bewusstlosigkeit*
- *Erregung mit Erbrechen, zerebralen Krampfanfällen, halluzinatorischer Psychose*

*Wenn zeitlich möglich (Einnahme < 60–120 min), sollte aufgrund von fehlenden Antidoten eine direkte Magenspülung durchgeführt und anschließend Kohle in der Dosierung 0,5–1 g/kgKG verabreicht werden. Parallel steht die Stabilisierung der Kreislaufparameter im Vordergrund. Der Versuch der Blutdruckstabilisierung erfolgt mit Alpha-Agonisten der Katecholamingruppe. Gegen die Bradykardie wird Atropin eingesetzt, wobei sowohl hier als auch bei den Katecholaminen Dosierungen oberhalb des normalen Anwendungsbereichs notwendig werden.*

*Bei therapieresistenter Bradykardie ist frühzeitig an den Einsatz von externen Schrittmachern (transthorakal oder transvenös) zu denken.*

*Die Inotropie kann unabhängig vom Katecholaminrezeptor zusätzlich durch Glucagon 10 mg i. v. als Bolus mit einer anschließenden Dauerinfusion von 10 mg/h und Phosphodiesterasehemmern (Enoximon oder Milrinon) gesteigert werden. Allerdings sind diese medikamentösen Therapien der klinischen Intensivtherapie vorbehalten. Bei der Auswahl der Zielklinik spielen Möglichkeiten für invasive Techniken wie eine IABP oder eine HLM eine logistische Rolle.*

## Frage 769

Welche Besonderheiten sind bei Intoxikationen mit trizyklischen Antidepressiva zu beachten?

- **Bewusstseinsstörungen**
- **Kreislaufreaktionen**
- **fehlende Antidottherapie**

*Vergiftungen mit trizyklischen Antidepressiva stellen die zweithäufigste Intoxikation bei Erwachsenen in suizidaler Absicht dar. Eine vitale Bedrohung besteht bei Erwachsenen ab 7 mg/kgKG und bei Kindern ab 100 mg, wobei bereits das 10-Fache der therapeutischen Dosis eine vital bedrohliche Intoxikation mit kardiotoxischen Effekte auslösen kann. Bei oraler Aufnahme werden die Medikamente dieser Gruppe schnell und fast vollständig resorbiert. Es besteht eine hohe Plasmaeiweißbindung, die je nach Substanz zwischen 80 und 95 % variiert.*

*Die Wirkungsweise der trizyklischen Antidepressiva zeigt sich in der Hemmung der Wiederaufnahme der Neurotransmitter Noradrenalin, Dopamin und Serotonin. Es besteht eine Wirkungsverstärkung durch Alkohol, Opiate, Narkotika, Hypnotika, Sym-*

*pathomimetika, Klasse-I-Antiarrhythmika, Antihistaminika, Phenothiazine, MAO-Hemmstoffe und Neuroleptika. Dadurch können sich Komplikationen im Rahmen einer Allgemeinanästhesie ergeben.*

*Vergiftungen mit trizyklischen Antidepressiva werden unterteilt in leichte bis mittelschwere sowie schwere Vergiftungen. Bei den leichten bis mittelschweren Vergiftungen dominiert die zentrale anticholinerge Symptomatik (ZAS) mit Sinustachykardie, Mundtrockenheit, Obstipation, Sprachstörungen, Hyperkinese, Zittern, Reflexveränderungen, Harnretention, Erregung und Halluzinationen. Mit steigender Dosierung verstärken sich die Bewusstseinseinschränkungen bis zur Somnolenz.*

*Im Stadium der schweren Vergiftung zeigen sich neben generalisierten, tonisch-klonischen Krampfanfällen auch Bewusstseinsverlust sowie kardiotoxische Effekte. Diese bedingen EKG-Veränderungen mit Erregungsbildungs- und Reizleitungsstörungen (ventrikuläre Tachykardie, breite QRS-Komplexe). Je nach Substanz ist die Reihenfolge der Symptome (Koma, kardiale Symptome, Krampfanfälle) variabel.*

*Therapeutisch stehen keine Antidote zur Verfügung, sodass initial eine Magenspülung durchgeführt werden sollte. Je nach Bewusstseinslage ist hierfür eine Narkoseeinleitung und Intubation notwendig. Prinzipiell ist aufgrund der verminderten Darmmotilität eine therapeutische Magenspülung bis zu 12 h nach Substanzaufnahme möglich. Anticholinerge Symptome können mit Physostigmin therapiert werden. Stehen Bewegungskrämpfe im Vordergrund, ist eine Therapie mit Biperiden angezeigt. Je nach Ausprägung der kardialen Symptomatik ist der Einsatz von Antiarrhythmika indiziert.*

## Frage 770

? Welche Besonderheiten sind bei Intoxikationen mit Blausäure zu beachten?

! 
- **Eigenschutz**
- **Antidottherapie**

i *Vergiftungen mit Blausäure können durch Zyankali (Kaliumsalz der Blausäure, KCN) oder aber auch durch CN-haltige Brandgase entstehen. Bei der Zyankalivergiftung imponiert der Bittermandelgeruch, der genetisch bedingt jedoch nicht von allen Menschen wahrgenommen werden kann. Die letale Dosis liegt bei 1–2 mg/kgKG, was 0,5–1 bittere Mandel/kgKG entspricht. Diese Angabe ist besonders bei akzidentellen Vergiftungen im Kindesalter von Bedeutung.*

*Das Zyanid-Ion hemmt die Atmungskette, indem es die Bindungsstelle für Sauerstoff, den Eisen(III)-enthaltenden Kofaktor der Cytochrom-c-Oxidase, irreversibel blockiert. Dadurch kommt zu einer sogenannten inneren Erstickung. Vergiftungssymptome sind: Atemnot, Kopfschmerzen, Schwindel und Erbrechen.*

*Die Therapie besteht neben der hochdosierten Sauerstoffgabe in der Applikation von 4-Dimethylaminophenol (4-DMAP, 250 mg i. v. bei Erwachsenen), das rasch einen Teil des Eisen(II) des Hämoglobins zu Eisen(III) oxidiert sowie dem Angebot von Sulfat für die Reaktion in Form von Natriumthiosulfat (50–100 mg/kgKG). Alternativ kann Hydroxycobalamin (Cyanokit) eingesetzt werden. Bei Mischintoxikationen mit Kohlenmonoxid und Blausäure bei Kunststoffbränden darf jedoch kein 4-DMAP verabreicht werden, da die Sauerstoffversorgung zusätzlich bereits durch COHb vermindert wurde und die zusätzliche Bildung von MetHb eine Hypoxie verstärken würde.*

## Frage 771

? Welche Besonderheiten sind bei CO-Intoxikationen zu beachten?

! 
- **Eigenschutz**
- **Atemstörungen bis Atemstillstand**
- **Einsatzlogistik**

i *Bei Rauchgasintoxikationen handelt es sich in den meisten Fällen um Mischintoxikationen unterschiedlicher Gase. Hierbei steht besonders CO im Vordergrund. Die CO-Intoxikation gehört noch immer zu den häufigsten tödlichen Vergiftungen. Ursache sind neben Suiziden immer wieder Unfälle durch den unsachgemäßen Betrieb von Öfen, Brände oder – selten – eine berufliche Exposition (z. B. Schornsteinfeger, Feuerwehrmänner).*

*CO ist ein farb- und geruchloses Gas. CO-Vergiftungen sind die häufigste inhalative Intoxikationsursache und führen zu 1500–2000 Todesfällen/Jahr in Deutschland. Vergiftungsquellen sind:*

- *Brände (Rauch: bis zu 10 Vol.-% CO)*
- *Autoabgase (ohne Katalysator: 5–20 Vol.-% CO; mit Katalysator: < 1 Vol.-% CO)*
- *unvollständige Verbrennung bei Gasbrennern (z. B. Durchlauferhitzer)*
- *defekte Öfen oder Kamine*
- *Dämpfe von Methylenchlorid-haltigen Abbeizmitteln; Methylenchlorid ($CH_2Cl_2$) wird endogen in CO umgewandelt.*

*Die Toxizität von CO beruht darauf, dass es mit ca. 300-mal stärkerer Affinität an Hämoglobin (COHb) bindet als Sauerstoff. Je höher die COHb-Konzentration im Blut, desto schlechter die $O_2$-Versorgung des Gewebes. Am empfindlichsten sind die Organe mit hohem $O_2$-Verbrauch (z. B. Herz, Gehirn). Der COHb-Gehalt des Blutes hängt nicht nur vom CO-Gehalt der Einatmungsluft, sondern auch von der Expositionszeit und dem Atemzeitvolumen ab. So wird z. B. bei einem CO-Gehalt der Luft von 0,1 % eine lebensgefährliche COHb-Konzentration von über 65 % bei Ruheatmung nach 3–5 h, bei körperlicher Arbeit mit 3-fach erhöhtem Atemvolumen aber schon nach 2 h erreicht.*

*Eine direkte toxische Wirkung besteht in der Hemmung der Cytochrom-A3-Oxygenase, dem terminalen Enzym der mitochondrialen Atmungskette.*

*Neben der akuten Lebensgefahr kommt es infolge der CO-Intoxikation häufig zu neurologischen Folgeschäden. Innerhalb eines Monats erkranken viele Patienten an Parkinsonismus, psychotischen und psychomotorischen Symptomen oder an Gedächtnisstörungen. Auch Hör- und Sehstörungen sind möglich.*

*Je nach COHb-Konzentration kommt es zu unterschiedlich stark ausgeprägten Symptomen wie Kopfschmerzen, Übelkeit und Erbrechen, kardialen Symptomen, Lungenödem, Dyspnoe, generalisierten Krampfanfällen, Wahrnehmungsstörungen, Halluzinationen. In hohen Dosierungen oberhalb von 40 % imponieren Atemstörungen (z. B. Cheyne-Stokes-Atmung), die bei Dosierungen oberhalb von 70 % in 10–60 Minuten letal enden. COHb-Spiegel ab 10 % gelten als klinisch bedeutsam.*

*Therapeutisch steht die Rettung unter Beachtung des Eigenschutzes (Rettung durch die Feuerwehr mit Atemschutz) an erster Stelle. Bei akuten CO-Vergiftungen steht die Sicherung der Vitalfunktionen im Vordergrund. Abhängig vom COHb-Gehalt sind Intubation und kontrollierte Hyperventilation indiziert. Eine weitere Option zur Steigerung des frei verfügbaren und damit für die Oxygenierung nutzbaren Hb ist die hyperbare Oxygenierung.*

***Cave:** Monofrequente Pulsoxymeter liefern falsch positive Sauerstoffsättigungswerte!*

### Frage 772

? Welche unterschiedlichen Therapien zur Oxygenierung bei Kohlenmonoxidvergiftungen kennen Sie?

! 
- **Sauerstoffinhalation**
- **Beatmung mit reinem Sauerstoff**
- **hyperbare Oxygenierung**

i *Der Anteil des CO-Gehaltes im Blut kann mit Raumluft in 4 h, mit Inhalation von 15 l Sauerstoff in ca. 90 min, bei kontrollierter Beatmung mit einer $F_iO_2$ von 1,0 in ca. 60 min und mittels hyperbarer Oxygenierung bei 3 bar in 22 min halbiert werden.*

*Eine hyperbare Oxygenierung erfordert einen hohen logistischen Aufwand. In Betracht gezogen werden sollte sie nach Rauchgasintoxikation bei allen komatösen Patienten, bei Schwangeren sowie bei allen neurologisch auffälligen Patienten. Eine Messung des COHb ist mittels spezieller Pulsoxymeter, die über zusätzliche Wellenlängen verfügen, bereits präklinisch möglich.*

## 5.2 Neurologische Notfälle

*Andreas Bohn*

### Frage 773

? Welche Formen des Schlaganfalles kennen Sie?

! **Es werden ischämischer und hämorrhagischer Insult unterschieden.**

i *Innerhalb des Kollektivs der Schlaganfallpatienten finden sich ca. 85 % ischämische Schlaganfälle. Etwa 15 % der Schlaganfälle gehen auf intrazerebrale Blutungen zurück.*

### Frage 774

? Welche Untersuchungen nehmen Sie zum Erkennen eines Schlaganfalles vor?

! **Das Prüfen auf:**
- **Mit dem Face-Arm-Speech test (FASt) werden geprüft:**
- **faziale Parese**
- **Armparese**
- **Sprech- und Sprachstörungen**

**Mit diesen 3 Untersuchungen können Schlaganfälle mit einer Sensitivität von 80 % und Spezifität von 90 % erkannt werden.**

**Der FASt zeigt niedrige Spezifität beim Erkennen von Ischämien im vertebrobasilären Stromgebiet (sehen, Gleichgewicht) Bei negativem Testergebnis Erweiterung der Untersuchung z. B. um die Frage nach:**

- **Sehstörungen**
- **Taubheitsgefühl**

*Standardisierte Schemata wie der „Face-Arm-Speech"-Test haben sich zur Diagnostik bewährt.*

## Frage 775

Welche Maßnahmen umfasst die notärztliche Therapie des Schlaganfalls?

**Der Notarzt sollte sich zugunsten eines raschen Transports auf wenige wichtige Maßnahmen beschränken:**

- **Behebung von gestörter Oxygenierung und Ventilation**
- **Hydratation bei Volumenmangel**
- **Anstreben einer Normothermie**
- **Normalisierung des Blutzuckers**
- **Halten des Blutdruckes im hochnormalen Bereich**

*Eine antihypertensive Therapie darf keinesfalls unkritisch erfolgen.*

*Da ein hämorrhagischer Infarkt nur mittels Bildgebung ausgeschlossen werden kann, sind Antikoagulanzien kontraindiziert.*

## Frage 776

Ein Patient mit einem Schlaganfall zeigt einen Blutdruck von 180/90 mmHg. Therapieren Sie diese Hypertension?

**Nein. Ein hochnormaler Blutdruck führt zu einer besseren Perfusion der Penumbra.**

*Als Penumbra bezeichnet man Hirngewebe, das minderperfundiert, aber nicht irreversibel geschädigt ist.*

## Frage 777

Ein Patient mit einem Schlaganfall zeigt einen Blutdruck von 260/100 mmHg. Wie therapieren Sie diese Hypertension?

**Titrierte Gabe von Urapidil i. v. mit dem Ziel, einen Blutdruck von 160–180/90–100 mmHg zu erreichen.**

*Stark erhöhte Blutdruckwerte, insbesondere dann, wenn diese zusätzliche Beschwerden wie Stenokardie oder Cephalgie verursachen, können ab Blutdruckwerten ≥ 220 mmHg systolisch oder ≥ 120 mmHg diastolisch behandelt werden, um den Blutdruck moderat um nicht mehr als 25 % zu senken.*

*Die gute Steuerbarkeit lässt hier Urapidil als besonders geeignet erscheinen.*

## Frage 778

Wie dringlich ist die Versorgung eines Patienten mit ischämischem Schlaganfall?

**Das Therapieprinzip des akuten ischämischen Schlaganfalls besteht in der Rekanalisierung, z. B. mittels Thrombolyse und/oder Thrombusentfernung über Katheter. Zuvor muss das Vorliegen eines hämorrhagischen Schlaganfalles ausgeschlossen werden.**

*Ist seit Beginn der ersten Schlaganfallsymptome längere Zeit vergangen, so steigt das mögliche Risiko einer Einblutung in das Infarktareal unter Thrombolyse. Dennoch kann auch in diesen Fällen häufig noch eine gezielte Therapie im Stroke-Unit-Zentrum erfolgen.*

## Frage 779

Welches Zielkrankenhaus wählen Sie für einen Patienten mit Schlaganfall?

**Ein Krankenhaus mit einer Stroke Unit.**

*Da der Beleg für die Wirksamkeit einer Behandlung in Stroke-Unit-Krankenhäusern erbracht worden ist, sollten Patienten in diese Einrichtungen transportiert werden.*

## Frage 780

Welche Information müssen Sie bei einem Schlaganfall unter allen Umständen erfragen und an den weiterbehandelnden Neurologen weitergeben?

**Den letzten sicher symptomfreien Zeitpunkt, da hiervon die Entscheidung für oder gegen die Thrombolyse abhängt.**

*Die Wichtigkeit dieser Information für den Kliniker kann nicht überschätzt werden. Der Rettungsdienst kann am Einsatzort die benötigten fremdanamnestischen Angaben besser zusammentragen als der Krankenhausneurologe später am Telefon. Auch die Information, ob der Patient antikoaguliert ist, hat eine große Bedeutung für die weitere Versorgung.*

*Es empfiehlt sich zudem, Rückruftelefonnummern der Familienmitglieder/Mitbewohner/Betreuer mit in die Klinik zu bringen und diese darauf hinzuweisen, sich jederzeit für das Krankenhaus telefonisch erreichbar zu halten.*

## Frage 781

Welche Vorteile bringt die Behandlung auf einer Stroke-Unit und wirkt sich die Stroke-Unit-Behandlung auf die Prognose der Patienten günstig aus?

**Neben der Möglichkeit zur Thrombolyse verfügen zertifizierte Stroke-Units über weitere diagnostische Möglichkeiten. Auf Stroke-Units gelingt die optimale Einstellung von Vitalparametern besser und mit Rehabilitationsmaßnahmen wird früher begonnen. In vielen Studien konnte ein günstiger Einfluss der Behandlung in einer Stroke-Unit nachgewiesen werden.**

*Gegenüber einer Behandlung in einer allgemeinen Klinik konnte die Mortalität um 18–46 %, der Anteil der Patienten mit Pflegebedürftigkeit um 25 % gesenkt werden. Die Ergebnisse konservativer Stroke-Units (z. B. in Skandinavien) zeigen, dass schon die verbesserte Pflege und frühere Physiotherapie einen nachweisbar günstigen Effekt haben.*

## Frage 782

Welchen Stellenwert hat die Mikrokatheter-Thrombektomie (Bergungskatheter) bei der Schlaganfallversorgung? Soll der Rettungsdienst Patienten gezielt in Krankenhäuser mit dieser Therapiemöglichkeit transportieren?

**Die Katheterintervention kann bei proximalen Verschlüssen ergänzend zur Lysetherapie oder als Einzelverfahren (z. B. bei Kontraindikation gegen Lyse) eingesetzt werden. Hierfür kommen v. a. schwer betroffene Patienten (NIH-Stroke-Scale > 9) infrage. Der weitaus größte Anteil der Schlaganfallpatienten weist jedoch kleinere Infarkte auf, die distaler liegen.**

**Derzeit kann noch nicht empfohlen werden, präklinisch zu entscheiden, ob Patienten, ggf. über längere Transportwege, zu einer Klinik mit der Möglichkeit der Katheterintervention („Überregionale Stoke Unit") transportiert werden sollen.**

*Im Rahmen von Studien werden derzeit international Versorgungskonzepte untersucht, in denen der Rettungsdienst die Beurteilung einer primären Zuweisung in ein Katheterinterventionszentrum (inkl. Aktivierung des Interventionsteams) vornimmt. Derzeit entspricht dies noch nicht dem Standard der Versorgung.*

*Mit dem RACE-Score (Rapid Arterial Occlusion Evaluation Score) steht ein Instrument zur Verfügung, das den Verschluss eines großen hirnversorgenden Gefäßes ermöglicht. Ab einem Score von ≥ 5 gilt dies als belegt.*

## Frage 783

Welche Differenzialdiagnosen müssen gegenüber dem Schlaganfall abgegrenzt werden?

**Die sog. „Stroke Mimics" sind u. a.:**
- **Epilepsie mit Parese („Todd'sche Parese")**
- **Migräne mit Aura**
- **Unterzuckerung**
- **peripher-vestibuläre Störung**
- **dissoziative Störung**
- **akute entzündliche ZNS-Erkrankung**
- **Aortendissektion**

*Die o. g. Stroke Mimics können oft nicht präklinisch abgegrenzt werden. Im Zweifel sollte aufgrund der großen Tragweite für den Patienten von einem Schlaganfall ausgegangen werden.*

## Frage 784

Ein 43-jähriger Angestellter bemerkt beim Frühstück ein Taubheitsgefühl der rechten Gesichtshälfte. Seine Frau sieht den hängenden Mundwinkel und ruft darauf den Rettungsdienst. Bei Ihrem Eintreffen sind alle Symptome verschwunden.

Muss der Patient in ein Stroke-Unit-Krankenhaus transportiert werden?

**Ja. Das Risiko für einen Schlaganfall ist nach einer sog. transitorisch ischämischen Attacke (TIA) deutlich erhöht.**

*4–5 % der Patienten mit einer TIA erleiden binnen 48 h, 10 % binnen einem Monat einen Schlaganfall. Daher ist eine klinisch-ätiologische Abklärung nötig. Aus diesem Grund wird der Begriff der TIA heute nicht mehr unkritisch verwendet. Es ist entscheidend zu verstehen, dass bei der TIA das Verschwinden der Symptome nicht mit dem Verschwinden der zugrunde liegenden Pathophysiologie gleichzusetzen ist.*

## Frage 785

Was ist die häufigste Ursache für ICB und warum geht ihre Häufigkeit zurück?

**Häufigste Ursache: Hypertonus mit Angiopathie der kleinen Hirngefäße.**

**Durch bessere antihypertensive Therapie sinkt die Inzidenz.**

*Eine seltenere von Ursache von ICB sind vaskuläre Fehlbildungen.*

## Frage 786

Wo sind typischerweise ICB lokalisiert?

- **im Bereich der Basalganglien**
- **im Thalamus**
- **im Kleinhirn**
- **im Hirnstamm**

*Durch diese Lokalisationen erklären sich die i. d. R. schweren Bewusstseinsstörungen der Patienten.*

## Frage 787

Eine 47-jährige Angestellte kollabiert mittags plötzlich in ihrem Büro und zeigt einen Krampfanfall. Vorausgegangen war nach Auskunft ihrer Kollegin ein starker Kopfschmerz, den die Patientin seit dem Morgen beklagt hatte. Seit einigen Wochen sei sie wegen Migräne in Behandlung. Die Patientin ist bewusstlos. Die Pupillen sind isokor und weit.

Wie lautet Ihre Verdachtsdiagnose?

**V. a. ICB, am ehesten SAB.**

*Hinweisgebend ist hier die Kombination aus Zephalgie und Koma.*

## Frage 788

Welches Zielkrankenhaus wählen Sie für eine Patientin mit V. a. eine SAB?

**Ein Krankenhaus mit Neurochirurgie und einsatzbereitem CT.**

*Das Erkennen einer Blutung und die Entscheidung zur Operation sind als absolut zeitkritisch anzusehen.*

## Frage 789

Welche Symptome sind typisch für eine SAB?

- **Bewusstseinsstörungen**
- **Meningismus**
- **stärkster Kopfschmerz**

*Je nach Blutungsort treten ggf. auch Herdsymptome, wie z. B. eine Blickdeviation auf.*

## Frage 790

Was ist die häufigste Ursache von SAB?

**Rupturierte Aneurysmen im Bereich des Circulus Willisii.**

*Es resultieren daraus nachweisbare Blutungen in den Liquorraum.*

## Frage 791

Wie können Sie bei einem kontrolliert beatmeten Patienten mit V. a. eine intrazerebrale Blutung die intrazerebrale Perfusion verbessern?

- **30° Oberkörper-Hochlagerung**
- **Vermeidung von venöser Stauung an den Halsvenen**
- **Normokapnie**
- **Sicherstellung eines ausreichenden arteriellen Mitteldruckes durch Vermeidung von Hypotension**

*Eine Senkung des Hirndruckes, verbunden mit einem erhöhten arteriellen Mitteldruck verbessert die Perfusion.*

## Frage 792

Welche Formen der Epilepsie werden unterschieden?

- **generalisiert und fokal**
- **konvulsiv und non-konvulsiv**

*Generalisierte Anfälle zeichnen sich durch eine fehlende Zuordnung zu einem Hirnareal aus. Meist ist auch das Bewusstsein gestört. Ein konvulsiver Anfall wird von motorischen Entäußerungen begleitet.*

## Frage 793

Welche Phasen zeigt eine generalisierte tonisch-klonische Epilepsie?

**Typischerweise zeigen sich 3 Phasen:**

- **tonische Phase: plötzliche Muskelanspannung, gelegentlich verbunden mit einem Initialschrei. Apnoe für ca. 30 Sekunden, Anspannung der Muskulatur.**
- **klonische Phase: Zuckungen von Muskelgruppen beginnend im Gesicht**
- **komatöse Phase: Fehlen von motorischen Phänomenen, übergehend in den postiktalen Dämmerschlaf.**

*Bei der Erhebung der Fremdanamnese versucht man, durch gezieltes Fragen nach den o. g. Entäußerungen den Hergang des Anfalles zu klären. Auch die Aufforderung an Zeugen des Anfalles, den Hergang zu demonstrieren, hat sich in der Differenzialdiagnostik (z. B. zum Erkennen psychogener nichtepileptischer Anfälle) bewährt.*

## Frage 794

Neben den motorischen Phänomenen können welche Anhaltspunkte auf einen abgelaufenen epileptischen Anfall hinweisen?

- **lateraler Zungenbiss**
- **Enuresis bzw. Enkopresis**

*Ein mutmaßlich postiktaler Patient muss gründlich untersucht werden.*

## Frage 795

Welche Maßnahmen umfasst die diagnostische Aufarbeitung einer Erstmanifestation eines epileptischen Krampfanfalles?

**Den Ausschluss von:**

- **Sturzverletzungen (Frakturen, Hämatome)**
- **Hirntumor**
- **Hirnblutung**
- **Enzephalitis**
- **Sinusvenenthrombose**
- **Stoffwechsel- oder Elektrolytstörung**
- **Intoxikation**

*Die Vorstellung in einer neurologischen Klinik ist bei Erstmanifestation einer Epilepsie immer nötig.*

## Frage 796

Ein 28-jähriger Mann bricht auf der Tanzfläche einer Diskothek zusammen und zeigt einen tonisch-klonischen Krampf. Welche metabolische Störung müssen sie ausschließen?

**Hypoglykämie, z. B. bei insulinpflichtigem Diabetes mellitus Typ 1.**

*Die Hypoglykämie ist das Chamäleon der Notfallmedizin – jegliche qualitative und quantitative Bewusstseinsstörung muss auf das Vorliegen einer Unterzuckerung hin untersucht werden.*

## Frage 797

Wie ist die Diagnose Status epilepticus (SE) definiert?

**Ein SE bezeichnet epileptische Anfälle, die entweder über die typische Zeit eines Krampfes hinaus andauern; oder Serien von Krampfanfällen längerer Dauer, zwischen denen der Patient nicht zu Bewusstsein kommt.**

*Die moderne Definition des SE verzichtet auf die Nennung einer Mindestdauer. Typischerweise sistieren generalisierte tonisch-klonische Anfälle nach etwa 4 min. Generalisierte Anfälle von über 4 min Dauer persistieren häufig über 30 min hinaus. Bei weniger bedrohlichen Anfallsformen, wie z. B. fokalen Epilepsien, spricht man erst nach mehr als 20 min Anfallsdauer von einem SE.*

## Frage 798

Wann spricht man von einem „refraktären Status epilepticus"?

**Ein SE, der auf 2 medikamentöse Stufentherapien nicht anspricht, wird als „refraktärer SE" bezeichnet.**

*Zum Verständnis der modernen Definitionen der Neurologie ist der Begriff des refraktären SE auch für den Notarzt von Bedeutung.*

## Frage 799

Worin besteht die Therapie eines andauernden epileptischen Krampfes?

**In einer Stufentherapie aus:**

1. **Benzodiazepin (z. B. 10 mg Diazepam oder 8 mg Lorazepam i. v.)**
2. **Antiepileptikum**
   - **Levetiracetam (60 mg/kgKG, maximal 4,5 g)**
   - **Phenytoin (750–1500 mg)**
   - **Phenobarbital (500–1000 mg)**
3. **Narkose**
   - **Propofol**
   - **Thiopental**

**Bei Hinweisen auf eine alkoholassoziierte Genese: 100 mg Thiamin i. v.**

*Häufigster Fehler bei der Versorgung ist die zu geringe Dosis der Benzodiazepingaben. Bei normalgewichtigen Patienten sind regelmäßig 2 Ampullen der gewählten Substanz nötig (z. B. 2 × 5 mg Midazolam).*

*Eine Wiederholung der Benzodiazepin-Gabe soll erfolgen, wenn die initiale Dosis (mutmaßlich) zu gering war. Eine nasale Gabe kann regelmäßig als „potentiell unterdosiert" gelten, da die nasale Resorption unzuverlässig ist.*

*Die Gabe des Antiepileptikums Levetiracetam empfiehlt sich aufgrund des günstigen Wirkungs-/Nebenwirkungsprofils. Trotz ihrer regelmäßigen Anwendung hierfür hat die Substanz keine Zulassung für die Indikation „Status epilepticus".*

## Frage 800

Bei einem Patienten im SE gelingt es Ihnen nicht, einen i. v.-Zugang zu legen. Welche Alternativen kennen Sie?

- **intrarektale Gabe von Diazepam-Gel**
- **nasale Gabe von Midazolam-Aerosol**
- **Lorazepam buccal (Schmelztablette)**
- **intramuskuläre Injektion**

*Die Anlage eines i. v.-Zuganges ist bei Krampfenden oft eine Herausforderung. Daher müssen Alternativen bekannt sein.*

***Cave:** Wird kein i. v.-Zugang gelegt, wird häufiger vergessen, den Blutzucker zu bestimmen! In diesem Fall muss zur Bestimmung des Blutzuckers eine Probe an Finger/Ohrläppchen gewonnen werden.*

## Frage 801

Welche Schäden entstehen im Gehirn durch repetitive oder langdauernde Epilepsien?

**Neuronale Schäden durch Ödem bei Veränderungen der ionalen Homöostase sowie im MRT nachweisbare Diffusions- und Mikrozirkulationsstörungen.**

*Die Durchbrechung des Krampfgeschehens unter Wahrung der Oxygenierung hat Priorität für den Notarzt. Hierzu sind ausreichend hohe i. v. Benzodiazepindosen zu verabreichen.*

## Frage 802

Stellt die Relaxierung eine Therapieoption zur Beendigung eines Krampfanfalles beim intubierten Patienten dar?

**Nein. Die Relaxierung beendet nur die motorische Entäußerung, nicht aber die epileptische Krampfaktivität des Hirns.**

*Das Sistieren der konvulsiven motorischen Phänomene durch Muskelrelaxierung ist nicht mit dem Ende des epileptischen Anfalles im Gehirn gleichzusetzen.*

## Frage 803

Sie werden als Notarzt zu einer „Bewusstseinsstörung" in einen Linienbus gerufen. Dort treffen Sie eine bewusstlose 19-jährige Schülerin an, die generalisiert rhythmisch die Extremitäten bewegt. Die Patientin ist offenbar von ihrem Sitz gerutscht, sitzt nun auf dem Fußboden. Verletzungen oder Einnässen sind nicht erkennbar. Der linke Unterarm der Patientin weist dutzende, narbig verheilte Schnittwunden auf. Wie lauten Ihre differenzialdiagnostischen Überlegungen?

**Psychogener nichtepileptischer Anfall im Rahmen einer dissoziativen Störung (Selbstverstümmelung am Unterarm). Differenzialdiagnostisch sind Unterzuckerung, Trauma und Epilepsie auszuschließen.**

*Das Fehlen eines typischen Verlaufs und das Vorliegen von Stigmata sollten auch an einen psychogenen nicht epileptischen Anfall denken lassen (Ausschlussdiagnose!).*

## Frage 804

Was sind typische Kennzeichen psychogener nichtepileptischer Anfälle?

- **geschlossene, nur gegen Widerstand zu öffnende Augen**
- **asynchrone Arm- und Beinbewegungen, oft auch Beckendrehbewegungen**
- **Opisthotonus („Arc de Cercle")**
- **Kopfschütteln**
- **lange Dauer des Krampfes bei Fehlen einer Zyanose**

*Während epileptische Anfälle typischerweise mit einem Sturz, oft auch mit daraus folgenden Verletzungen einhergehen, zeigen Patienten mit psychogenen nichtepileptischen Anfällen ein „Herabsinken" ohne Verletzungsfolgen.*

## Frage 805

Können sie einen psychogenen nichtepileptischen von einem epileptischen Anfall als Notarzt sicher unterscheiden?

**Nein.**

*Olfaktorische Reize (Ammoniumcarbonathaltige Stäbchen) können Dissoziationen beenden.*

*Im Zweifelsfall ist aber zunächst die Klärung somatischer Ursachen angezeigt.*

## Frage 806

Ein 15-Jähriger hat seit Samstagnacht Fieber, Übelkeit und Kopfschmerzen beklagt. Die Eltern haben Sonntagmorgen den Kassenärztlichen Notdienstes bestellt. Da der Junge nun kaum mehr zu erwecken ist, wird der Rettungsdienst gerufen. Wie lautet Ihre Verdachtsdiagnose?

**Meningitis.**

*Insbesondere die Bewusstseinsstörung macht eine bakterielle Meningitis wahrscheinlicher.*

## Frage 807

Welche Differenzialdiagnosen gilt es bei einem Patienten mit Kopfschmerzen, Übelkeit und Somnolenz?

- **SAB**
- **Sepsis**
- **Hypoglykämie im Rahmen eines fieberhaften Infektes**

*Die wichtigste Differenzialdiagnose ist bei der geschilderten Symptomkonstellation die SAB. Hier besteht aber i. d. R. kein Fieber.*

## Frage 808

Was bezeichnet man als „meningitisches Syndrom“?

**Die Leitsymptome sind:**
- **Fieber**
- **Kopfschmerzen**
- **Nackensteife**
- **ggf. Bewusstseinsstörungen**

*Eine Meningitis ist ein zeitkritischer Notfall, daher sollte sie schnell erkannt und therapiert werden.*

## Frage 809

Welche Untersuchungen führen Sie als Notarzt bei V. a. Meningitis durch?

- **körperliche Untersuchung inkl. Prüfung auf Nackensteife (Meningismus) und Pupillenweite**
- **Messung von Temperatur, Blutzucker, Herzfrequenz und Blutdruck**

*10% der Patienten zeigen Hirnnervenläsionen. Die frühe Erkennung ermöglicht die zielgerichtete Therapie in der Klinik.*

## Frage 810

Welche Maßnahmen führen Sie bei V. a. Meningitis durch?

**Neben Maßnahmen zur Stabilisierung der Vitalfunktion ist die rasche Gabe von Kortikosteroiden (in der Neurologie i. d. R. Dexamethason 10 mg, im Rettungsdienst z. B. 100 mg Methylprednisolon) und Antibiotika (z. B. Ceftriaxon + Ampicillin) indiziert.**

*Die Gabe von Antibiotika sollte optimalerweise bei V. a. Meningitis bereits präklinisch erfolgen, insbesondere bei langen Transportzeiten, z. B. in ländlich strukturierten Rettungsdiensten.*

## Frage 811

Bei der körperlichen Untersuchung eines Meningitis-verdächtigen Kindes müssen Sie auf welche Erscheinungen besonders achten?

**Petechiale Einblutungen.**

*Beim seltenen Waterhouse-Friderichsen-Syndrom als Komplikation einer bakteriellen Meningitis zeigen sich im Verlauf in 75% der Fälle Petechien. Das Syndrom ist selten, verläuft aber in 50% der Fälle tödlich.*

## Frage 812

In welchen Altersgruppen fehlt typischerweise ein Meningismus?

**Bei Säuglingen, Kleinkindern und muskelschwachen Greisen zeigt sich regelmäßig kein Meningismus.**

*Hier muss das gemeinsame Auftreten von Fieber, Kopfschmerzen und Bewusstseinsstörungen an eine Meningitis denken lassen.*

## Frage 813

Welche Arten von Bewusstseinsstörungen unterscheidet man?

**Qualitative und quantitative Bewusstseinsstörungen.**

*Bewusstseinsstörungen sind häufig die Ursache von Notarzteinsätzen. Hierbei wird irrtümlich häufig eine Bewusstseinsstörung lediglich quantitativ bewertet.*

## Frage 814

Nennen Sie Beispiele für qualitative Bewusstseinsstörungen.

- **Verwirrung**
- **Delir**
- **dissoziative Störungen**

5

*Bei einer qualitativen Bewusstseinsstörung erscheint der Patient wach, reagiert aber inadäquat. Ursachen wie das Delir haben eine hohe Mortalität und müssen daher erkannt werden.*

## Frage 815

Nennen Sie Beispiele für quantitative Bewusstseinsstörungen.

- **Somnolenz**
- **Sopor**
- **Koma**

*Quantitative Bewusstseinsstörungen sind wegen der ggf. fehlenden Schutzreflexe besonders kritisch für die Sicherheit des Patienten.*

## Frage 816

Ein Patient öffnet auch auf Schmerzreize hin die Augen nicht, zeigt aber ungerichtete Abwehrbewegungen. Wie nennt man diesen Zustand?

**Koma.**

*Definitionen:*
- *Somnolenz: Augenöffnung auf Ansprache*
- *Sopor: Augenöffnung auf Schmerzreiz*
- *Koma: keine Augenöffnung*

## Frage 817

Nennen Sie Differenzialdiagnosen für akute Bewusstseinsstörungen.

- **Intoxikationen**
- **metabolische Störungen (z. B. Diabetes)**
- **Epilepsien**
- **ICB**
- **SHT**
- **entzündliche Hirnerkrankungen bzw. septische Enzephalopathie**
- **Eklampsie**
- **Hypo- oder Hyperthermie**
- **Hirnstamminfarkt**

*Die Hypoglykämie ist die häufigste akut reversible Form der Bewusstseinsstörung.*

## Frage 818

In einem Heim für geistig behinderte Kinder wird Ihnen ein 13-jähriger Junge mit Bewusstseinsstörung vorgestellt. Der Junge ist somnolent. Am Morgen habe sich der Junge nach Angaben der Pflegekräfte übergeben und Kopfschmerzen beklagt. Der Patient ist als ehemaliges Frühgeborenes (25. Schwangerschaftswoche) mit intraventrikulärer Hämorrhagie global retardiert. Er wurde mit einem ventrikuloperitonealen Liquorshunt versorgt.

Wie lautet Ihre Verdachtsdiagnose?

**Notfallsituation mit Hirndruck bei Dysfunktion des Liquorshunt-Systems.**

*Die meisten zu akuten Notfallsituationen führenden Dysfunktionen von Liquorshunt-Systemen sind mechanische Obstruktionen, die zu einer Unterdrainage führen.*

## Frage 819

Können Sie vor Ort durch eine körperliche Untersuchung Ihren V. a. ein dysfunktionales Liquorshunt-System erhärten?

**Ja.**

*Bei vielen ventrikuloperitonealen Liquorshunt-Systemen liegt die Pumpkammer retroaurikulär. Lässt die Pumpkammer sich nicht oder nur schwer eindrücken, weist dies auf eine Obstruktion des distalen Kammeranteils hin.*

## Frage 820

Wohin transportieren Sie den Patienten mit dysfunktionalem Liquorshunt-System?

**In ein Neuropädiatrisch-Neurochirurgisches Zentrum.**

*Es ist sinnvoll, Patienten mit V. a. Dysfunktion des Liquorshunt-Systems in ein Neuropädiatrisch-Neurochirurgisches Zentrum zu transportieren, da im Falle einer Unterdrainage mit Hirndruck nicht selten ein neurochirurgischer Notfalleingriff nötig ist.*

Frage 821

Eine 58-jährige Patientin ruft wegen stärkstem Schwindel und Erbrechen den Rettungsdienst. Der Ehemann gibt an, seine Frau habe vor einigen Tagen wegen Hörminderung den Arzt aufgesucht.

Wie lautet Ihre Verdachtsdiagnose?

**Zeigt die Patientin einen Nystagmus, so liegt aufgrund der berichteten Hörminderung am ehesten ein Morbus Menière (Morbus Menière) vor.**

*Differenzialdiagnostisch kommt neben dem Morbus Menière eine Neuritis vestibularis (hierbei besteht allerdings keine Hörminderung) infrage.*

Frage 822

Welche medikamentöse Akuttherapie kommt bei Morbus Menière infrage?

**Antivertiginosum (Dimenhydrinat) und Benzodiazepin.**

*Der Schwindel wird von den Patienten nicht nur als unangenehm empfunden, sondern kann forciertes Erbrechen bis hin zu metabolischen Störungen (metabolische Alkalose) auslösen.*

## 5.3 Psychiatrische Notfälle

*Alexander Jatzko, Stefan Hofer, Christian Madler,*
*frühere Bearbeitung: Alexander Jatzko*, Christian Madler**

Frage 823

Wann müssen Sie einen Patienten auch gegen seinen Willen behandeln?

**Wenn eine akute und erhebliche Eigen- oder Fremdgefährdung vorliegt, die ohne zu handeln zu einem Schaden des Patienten oder von Dritten führen würde, ohne dass der Patient seine Situation adäquat aufgrund einer organischen/psychischen Störung einschätzen kann. Sind Zwangsmaßnahmen erforderlich, muss abgewogen werden, ob (auch zum Eigenschutz) das Ordnungsamt/die Polizei hinzugezogen werden muss (Beachte: Die Zuständigkeit ist regional unterschiedlich, bei akuter Gefahr für das unmittelbare Umfeld sollte die Polizei angefordert werden). Wenn diese involviert sind, entscheiden die Beamten über eine Mitnahme/Gewahrsamnahme des Patienten. Hierbei ist es ggf. notwendig, eine Haftfähigkeit für den Patienten auszustellen.**

**Bei Nichthandeln in einer akuten Gefahrensituation würde es zu einer unterlassenen Hilfeleistung (§ 323c StGB) bzw. Körperverletzung durch Unterlassen (§ 13 StGB) kommen. Bei mangelnder Möglichkeit zur Kommunikation, z. B. bei Bewusstseinsstörungen, liegen die Voraussetzungen der Geschäftsführung ohne Auftrag vor (§§ 677, 680 BGB). Durch den rechtfertigenden Notstand (§ 34 StGB) ist die Notfallmaßnahme straffrei. Der mutmaßliche Wille des Patienten und eine Patientenverfügung sind in der Entscheidungsfindung einzubeziehen (§§ 630d BGB).**

**Liegt keine akute Gefahrensituation vor und könnten noch einige Tage mit der Behandlung gewartet werden, muss zuerst eine Eilbetreuung beim Amtsgericht eingerichtet werden, um weitere Maßnahmen durchführen zu können.**

*Besteht für den Patienten eine gesetzliche Betreuung, ist der Betreuer über die weiteren Maßnahmen sobald wie möglich zu informieren.*

Frage 824

Nennen Sie Gründe für eine Einweisung bei V. a. Suizidgefahr.

**Absolute Indikationen für eine Einweisung liegen vor:**

- **wenn sich der Patient nicht von einer geplanten suizidalen Handlung glaubwürdig distanzieren kann oder Angst hat, diese auszuführen,**
- **wenn Vorbereitungen für einen Suizid gemacht wurden (z. B. Abschiedsbrief, Tabletten gesammelt, Brücke ausgesucht),**
- **bei Hoffnungslosigkeit, ohne überzeugende Gründe für ein Weiterleben nennen zu können, bei bestehenden Suizidgedanken,**
- **wenn sich beim Patienten nach erheblicher Depressivität plötzlich eine unerklärliche Gelassenheit oder Heiterkeit einstellt („Ruhe vor dem Sturm“).**

**Weitere Hinweise, aber alleinig keine absolute Indikation zur Einweisung:**

5

- **Besteht eine akute Krise (z. B. Trennung des Partners, Tod eines Kindes/Angehörigen, Verlust des Arbeitsplatzes, tiefe Kränkung)?**
- **Sind frühere Suizidversuche bekannt?**
- **Sind psychiatrische Erkrankungen bekannt, wie z. B. Depression oder eine bipolare Erkrankung?**

*__Wichtig:__ Bei V. a. Suizidalität muss diese angesprochen werden. Dies wird vom Patienten fast immer als fürsorglich erlebt.*

*Bei einer Einweisung in eine psychiatrische Klinik können telefonisch die Aufnahmemodalitäten mit dem diensthabenden Psychiater besprochen werden. Dieser wird die Indikation zur stationären Unterbringung nochmals überprüfen. Zu beachten ist hier ggf. das Alter des Patienten: Bei unter 18-Jährigen ist die Versorgung über eine Kinder- oder Jugendpsychiatrie anzuraten.*

## Frage 825

Welche somatischen Überwachungsmaßnahmen sind in einer psychiatrischen Klinik zumeist möglich und welche nicht?

**Möglich ist in den meisten psychiatrischen Kliniken die Überwachung von Blutdruck, Puls, Temperatur, Blutzucker, teilweise auch Pulsoxymetrie – jeweils mittels eines Handgerätes.**

**Weitere somatische Überwachungen (Monitoring) sind zumeist nicht möglich.**

*Bei Unklarheiten bezüglich der lokalen Überwachungsmöglichkeiten sollte der Dienstarzt der regional zuständigen Psychiatrie kontaktiert werden.*

## Frage 826

Wie häufig sind psychiatrische Notfälle im Rettungsdienst?

**Psychiatrische Notfälle stellen nach den internistischen Notfällen mit ca. 9–16 % eine häufige Einsatzursache dar. Hierbei sind v. a. junge Menschen (18–39 Jahre) überwiegend männlichen Geschlechts betroffen.**

*Psychiatrische Notfälle sind ungefähr so häufig wie neurologische und traumatologische Notfälle und damit 2.–4. häufigste Ursache.*

## Frage 827

Was sind die häufigsten psychiatrischen Notfälle?

- **Alkohol- und Drogen-assoziierte Störungen (30–45 %)**
- **Erregungszustände (15–25 %)**
- **Suizidhandlungen (15–25 %)**

*Männer zeigen sich in allen Punkten in der Mehrzahl und führen somit zu häufigeren Notfalleinsätzen.*

## Frage 828

Wie verhalten Sie sich bei aggressiven (ggf. gefährlichen) Patienten?

- **Der Eigenschutz muss beachtet werden, ggf. muss die Polizei zum Schutz des Teams angefordert werden.**
- **Ziel ist es, in eine stabile Kontrolle der Situation zu kommen.**
- **Gegebenenfalls sind Zwangsmaßnahmen einzuleiten**

*Im Einzelnen empfiehlt sich folgendes Vorgehen:*

- *dem erregten Patienten nicht allein, sondern nur im Team gegenübertreten,*
- *ggf. Sicherheitsabstand zum Patienten einhalten,*
- *Fluchtwege sichern,*
- *ggf. zuvor ein Stichwort vereinbaren, sobald die Situation als unkontrollierbar erlebt wird,*
- *Entfernung von gefährlichen Gegenständen,*
- *sich selbst hinsetzen und auch den Patienten zum Hinsetzen bewegen,*
- *den Patienten versuchen zu beruhigen,*
- *den Patienten ernst nehmen, sprechen lassen und ihm wertschätzend zuhören,*
- *das weitere Vorgehen erklären,*
- *ruhig und bestimmt auftreten und Grenzen setzen,*
- *nicht durch den Patienten provozieren lassen und keine Versprechungen machen,*
- *den Patienten auf die Folgen von aggressiven Handlungen aufmerksam machen,*
- *Anwesenheit einer ausreichenden Anzahl von Fachpersonal (ggf. Polizei) sicherstellen, bevor Zwangsmaßnahmen durchgeführt werden,*
- *bei Einsatzstichworten wie „Hantieren mit Messer“ oder bei Ausdruck offener Gewalt (z. B. zerstörte Möbel) nicht ohne Polizei annähern.*

## Frage 829

Wann ist ein Notarzt bei aggressivem und gewalttätigem Verhalten zuständig?

- **bei einer zugrunde liegenden psychiatrischen Erkrankung**
- **bei körperlichen Erkrankungen, die psychische Veränderungen hervorrufen**
- **bei Intoxikationen oder Entzugssyndromen, die Ursache für das aggressive Verhalten sind und eine ärztliche Intervention erforderlich machen – Cave: Nicht jede Intoxikation ist ein ärztlicher Notfall!**
- **Nebenwirkungen medikamentöser Behandlungen**

*Alle weiteren Verhaltensauffälligkeiten gehören in den Zuständigkeitsbereich der Polizei.*

## Frage 830

Welche Medikamente setzen Sie bei einem Erregungszustand aufgrund einer Alkoholintoxikation ein?

**Zuerst sollten sie versuchen, durch beruhigende Maßnahmen die Kontrolle über die Situation zu erlangen. Falls dies nicht möglich ist, sollten sie daran denken, dass sedierende Medikamente nur bei kontinuierlicher Überwachungsmöglichkeit verabreicht werden dürfen.**

**Wenn notwendig, geben Sie:**

- **Benzodiazepine sollten wegen der Gefahr der Atemdepression zur Sedierung mit der nötigen Erfahrung und Vigilanz eingesetzt werden. Falls notwendig, muss die Möglichkeit der Atemwegssicherung vorhanden sein (Lorazepam 1–2,5 mg p. o. [Tavor expidet], Diazepam 5–10 mg i. v.).**
- **Haldol 5–10 mg i. m. oder p. o. (Beachte Kontraindikationen und Nebenwirkungsprofil).**

*Die begonnene Pharmakotherapie sollte dann konsequent weitergeführt werden. Gerade drogenabhängige Patienten benötigen mitunter höhere Dosierungen, können aber auch paradoxe Reaktionen auf Sedativa zeigen.*

## Frage 831

Wie gehen Sie bei einem Patienten mit einer Panikattacke vor?

- **beruhigen, ggf. medikamentös**
- **körperliche Beschwerden abklären**
- **soziale Situation ansprechen**
- **zu einer psychiatrischen/psychotherapeutischen Behandlung motivieren**

*Im Einzelnen empfiehlt sich folgendes Vorgehen:*

- *auf den Patienten beruhigend einwirken, ihn ggf. von der Außenwelt abschirmen*
- *auf Ängste und momentane Belastungen ansprechen*
- *nicht die Symptome bagatellisieren, keine persönlichen negativen Kommentare abgeben*
- *auf körperliche Beschwerden eingehen, z. B. durch körperliche Untersuchung*
- *lässt sich der Patient hierdurch nicht beruhigen, Gabe vom Lorazepam 1–2,5 mg p. o. oder Diazepam 5–10 mg p. o. oder i. v.*
- *Falls der Patient immer noch deutlich ängstlich ist und körperliche Ursachen sicher ausgeschlossen sind: Vorstellung in einer psychiatrischen Klinik*
- *Patient zu einer psychiatrischen/psychotherapeutischen Behandlung motivieren*

## Frage 832

Wie äußert sich ein psychomotorischer Erregungszustand?

- **motorische Erregung**
- **affektive Beteiligung**
- **Rededrang**
- **Einengung im Denken**

- *motorische Erregung: Unruhe, Impulshandlungen, Sachbeschädigungen, Selbstverletzungen, Umherlaufen etc.*
- *starke affektive Beteiligung: Wut, Gereiztheit, Ärger, Angst*
- *oft gesteigerter Rededrang, laute Sprache bis zum Schreien*
- *deutliche Einengung im Denken, verminderte Erreichbarkeit im Gespräch*
- *Sympathikotonie: Tachykardie, Hypertonie, Schwitzen etc.*

5

## Frage 833

Wodurch können Erregungszustände ausgelöst werden?

- **endogene Psychosen**
- **organisch psychische Störungen**
- **psychogene Störungen**
- **Intoxikation**
- **Entzug**

- *endogene Psychosen: z. B. schizophrene oder manische Störungen*
- *organisch psychische Störungen: SHT, zerebrale Gefäßprozesse, Epilepsie, Entzündungen, Tumoren, Demenz, metabolische Entgleisung, z. B. Hypo- oder Hyperglykämie*
- *Intoxikationen*
- *Entzug, z. B. Alkohol, Benzodiazepine etc.*
- *psychogene Störungen: Belastungsreaktionen, Flash-backs bei Traumatisierten, Panikattacken, Persönlichkeitsstörungen*

## Frage 834

Wie gehen Sie bei einem Patienten mit einem Alkoholentzugssyndrom vor?

- **bei deutlicher Entzugssymptomatik und Eigen- bzw. Fremdgefährdung: Klinikeinweisung**
- **bei leichter Symptomatik: Kontakt zu einer Suchtambulanz vermitteln**
- **Betreuung durch Angehörige veranlassen**

*Falls der Patient aufgrund der Entzugsparameter einer medikamentösen Behandlung bedarf, sollte eine Klinikaufnahme veranlasst werden. Besonders dann, wenn komplizierte Entzüge (Delirien, Entzugskrämpfe) in der Vergangenheit bekannt sind. Wird eine Aufnahme abgelehnt und besteht keine Eigen- oder Fremdgefährdung, sollte auf einen Kontakt zum Hausarzt oder zu einer Suchtambulanz/psychiatrischen Klinik am selben oder nächsten Tag gedrängt werden.*

*Eine sedierende Medikation sollte nur bei sicherer Blutalkoholkonzentration unter 1 Promille ohne weiteren Konsum von Alkohol in der Folgezeit gegeben werden.*

*Die Veranlassung einer Überwachung des Patienten durch verlässliche Angehörige empfinden viele Patienten als fürsorglich. Bei alleinstehenden Patienten und erheblicher Entzugssymptomatik ist möglichst eine Klinikeinweisung anzustreben.*

## Frage 835

In welche Klinik bringen Sie einen Patienten mit Alkoholentzugssyndrom?

**Entweder in ein Allgemeinkrankenhaus mit Intensivstation oder in eine psychiatrische Klinik.**

*In Abhängigkeit vom Allgemeinzustand und möglicher Eigen- bzw. Fremdgefährdung weisen Sie den Patienten ein in:*

- *ein Allgemeinkrankenhaus mit Intensivstation:*
  - *bei Alkoholentzugssyndrom und Delirien mit instabilen oder dekompensierten internistischen Störungen und Monitoringbedarf*
  - *bei zu erwartendem schwerem Alkoholentzug*
  - *bei schlechtem Allgemeinzustand*
- *eine psychiatrische Klinik:*
  - *bei Entzugssyndromen und Delir ohne instabile oder dekompensierte internistische Störungen oder Monitoringbedarf*
  - *bei akuter Eigen- oder Fremdgefährdung*

## Frage 836

Welche psychiatrischen Erkrankungen stehen häufig hinter einer Verwahrlosung?

- **organische Psychosyndrome (z. B. Demenz)**
- **Psychosen**
- **Suchterkrankungen**
- **chronische Depressionen**
- **Persönlichkeitsstörungen**

*Falls bei einem Patienten keine akute Indikation zu einer stationären Behandlung besteht, aber der V. a. eine gefährdende Verwahrlosung vorliegt und keine adäquate Betreuung durch Dritte möglich ist, sollte eine Meldung an das Gesundheitsamt und ggf. an den sozialpsychiatrischen Dienst ergehen.*

## Frage 837

Wie gehen Sie bei einem psychotischen Patienten vor?

- **Vertrauen aufbauen**
- **Ursache abklären**
- **ggf. medikamentöse Sedierung und Klinikeinweisung**

*Im Einzelnen empfiehlt sich folgendes Vorgehen:*
- *Ansprechen und versuchen Vertrauen aufzubauen, Ängste und Belastungen ansprechen*
- *den Patienten mit seinen Überzeugungen ernst nehmen, keine abwertenden Kommentare abgeben*
- *Einschätzen, ob eine psychiatrische Erkrankung vorliegt (z. B. Schizophrenie, Manie oder Depression mit psychotischen Symptomen) oder ob es Hinweise auf eine organische/metabolische Ursache oder eine Intoxikation gibt*
- *bei Erregung und gereiztem Verhalten ggf. Gabe von Haldol 5–10 mg p. o. oder i. m. (Beachte Kontraindikationen und Nebenwirkungsprofil); bei starken Ängsten Lorazepam 2,5 mg p. o. (Tavor expidet) oder Diazepam 5–10 mg p. o. oder i. v.*

### Frage 838

Wie häufig kommen delirante Syndrome vor?

- **Gesamtbevölkerung: 1–2 %**
- **>85-Jährige: 15 %**
- **Notaufnahme im Krankenhaus: 10–30 %**
- **postoperativ: 15–53 %**
- **Intensivstation: 50–80 %**

- *Mortalität: 35–40 %*
- *durch einweisenden Arzt übersehen: 80 %*

### Frage 839

Was sind Formen und Symptome des Delirs?

**Allgemeine Symptome des Delirs sind akute Veränderung**
- **des Denkens**
- **der Aufmerksamkeit**
- **des Gedächtnisses**
- **der Konzentration und Wahrnehmung**
- **des Affektes**
- **der Psychomotorik**
- **des Schlaf-Wach-Rhythmus**

**Formen des Delirs sind:**
- **hypoaktives Delir**
- **hyperaktives Delir**
- **Mischformen**
- **keine psychomotorischen Veränderungen**

***Hypoaktives** Delir (29 %):*
- *reduzierte motorische Aktivität bis Lethargie*
- *verminderte Kontaktaufnahme*
- *psychotische Symptome erst durch Befragen erkennbar*
- *kaum vegetative Symptome*

***Hyperaktives** Delir (21 %):*
- *Unruhe, Agitation, Angst*
- *Halluzinationen, Verhaltensauffälligkeiten*
- *Hypertension, Schwitzen*

***Mischformen** (43 %)*
*Keine psychomotorischen Veränderungen (7 %)*

## 5.4 Psychosoziale Notfälle, Krisenintervention

*Alexander Jatzko, Stefan Hofer,*
*frühere Bearbeitung: Alexander Jatzko*, Christian Madler**

### Frage 840

Wann sollten das Kriseninterventionsteam (KIT) bzw. die Notfallseelsorge alarmiert werden?

**Die Alarmierung erfolgt auf Anforderung der Einsatzkräfte (Rettungsdienst, Feuerwehr, Polizei) durch die Rettungsleitstelle. Sie erfolgt dann, wenn sich Beteiligte deutlich belastet zeigen, das Hilfsangebot nicht ablehnen und der Betreuungsbedarf das ärztliche Maß übersteigt. Der Notarzt sollte bis zum Eintreffen des KIT/Notfallseelsorge die Betreuung übernehmen – außer, weitere vitale Notfälle lassen dies nicht zu.**

*Hilfe durch das KIT bzw. die Notfallseelsorge für belastete Beteiligte kann z. B. angefordert werden bei:*
- *(erfolglosen) Reanimationen, Todesfällen oder schweren Verletzungen unter besonderen Umständen (z. B. in der Öffentlichkeit, bei Tötungsdelikten, Suiziden/Suizidversuchen)*
- *schweren Verkehrs-, Schienen-, Arbeitsunfällen oder Bränden*
- *massiver Gewalterfahrung oder persönlicher Bedrohung (Banküberfällen, Geiselnahmen, sexueller Traumatisierung, gewalttätigen Familienkonflikten etc.).*
- *schweren Verletzungen oder Tod eines Kindes*

- *Überbringung einer Todesnachricht, in enger Kooperation mit der Polizei*
- *fehlendem oder überfordertem (familiären) Unterstützungssystem*

*Auf beteiligte Kinder und deren Betreuungsmöglichkeiten achten, ggf. spezifische Hilfsangebote organisieren.*

## Frage 841

Wie gehen Sie mit anwesenden Angehörigen um bei und nach einer Reanimation?

- **Abklären, ob Angehörige anwesend bleiben möchten**
- **ggf. KIT/Notfallseelsorge anfordern**
- **bei erfolgloser Reanimation Situation besprechen**

*Im Einzelnen empfiehlt sich folgendes Vorgehen:*
- *Fragen, ob die Angehörigen dabei bleiben möchten, klare kurze Anweisungen geben (z. B. wo sie sich hinstellen können und wer ihr Ansprechpartner ist); wenn möglich in den Prozess einbinden (z. B. Halten der Infusionsflasche).*
- *Stark belastete Angehörige in den Nebenraum schicken, frühzeitig KIT/Notfallseelsorge hinzurufen (z. B. bei Reanimation eines Kindes).*
- *Eine Person als Ansprechpartner für die Angehörigen benennen.*
- *Nach erfolgloser Reanimation mit einfachen Worten und kurzen Sätzen den Angehörigen erklären, warum der Patient trotz aller Bemühungen verstorben ist. Hiernach kurze Erläuterungen, wie es weitergeht und was die Angehörigen veranlassen sollten.*
- *Bei unberechtigten Schuldgefühlen diese relativieren, denn bei vielen Angehörigen besteht das Gefühl, falsch reagiert zu haben.*
- *Keine Spekulationen über die Todesursache aussprechen!*

## Frage 842

Wie häufig ist häusliche Gewalt?

**2020 wurden 148 031 Fälle von Partnerschaftsgewalt registriert. Im gleichen Jahr bestand bei 60 600 Kindern offiziell eine Kindswohlgefährdung.**

*25 % aller Frauen zwischen 16 und 85 Jahren gaben an, physische und sexuelle Gewalt in engen sozialen Beziehungen erlebt zu haben. 12 % der Erwachsenen geben an, in ihrer Kindheit körperlich misshandelt, 6,2 % sexuell missbraucht, 10,2 % seelisch misshandelt und 13,9 % seelisch vernachlässigt worden zu sein.*

## Frage 843

Wie gehen Sie bei V. a. häusliche Gewalt in sozialen Beziehungen/gegen Ältere oder bei Kindesmissbrauch und -vernachlässigung vor?

- **Gefährdungslage klären**
- **Opfer nach Versorgung möglichst in ein sicheres Umfeld bringen lassen**
- **Behörden verständigen**
- **Gewalttat dokumentieren**

*Im Einzelnen empfiehlt sich folgendes Vorgehen:*
- *Identifikation der Gefährdung, Hinweise auf eine Gewalttat sammeln und dokumentieren. Eine erhebliche Diskrepanz zwischen Schilderungen und klinischem Bild kann ein wichtiger Hinweis für Gewaltanwendung sein.*
- *bei akuter Gefährdung die Polizei hinzuziehen*
- *eine Gewalttat nicht am Einsatzort ansprechen, sondern mit professioneller Distanz Erklärungen hinnehmen. Andernfalls können ggf. problematische bis gefährliche Situationen resultieren. Eigene Kommentare zurückstellen.*
- *versuchen, den Geschädigten/das Kind zur weiteren Behandlung und Organisation von Hilfsmaßnahmen in die Notfallambulanz mitzunehmen. Die somatische und psychische Rettungskette darf nicht unterbrochen werden.*
- *bei V. a. Gefährdung des Kindswohls/des Älteren, ohne dass eine Herauslösung des Kindes/Älteren aus der häuslichen Situation möglich ist, das Jugendamt/Gesundheitsamt verständigen*

## Frage 844

Wer ist für die Überbringung einer Todesnachricht zuständig?

- **Polizei**
- **Notarzt**

*Ist der Patient in keiner Institution wie Altenheim oder Klinik verstorben und sind keine Angehörigen oder Bekannten direkt anwesend, muss entschieden werden, ob die Polizei durch das Rettungsteam benachrichtigt wird. Die Polizei ist immer unverzüglich zu benachrichtigen, wenn nicht zweifelsfrei von einem natürlichen Tod auszugehen ist, bei ungeklärter Identität oder Sicherungsmaßnahmen von Wohnung/Eigentum. In diesem Fall obliegt dann die Benachrichtigungspflicht der Polizei.*

*Führt ein Notarzt eine Leichenschau durch und stellt einen natürlichen Tod fest, so sollte er die Angehörigen benachrichtigen, falls diese in Erfahrung zu bringen sind.*

## Frage 845

Wie gehen Sie mit einem psychisch Traumatisierten um (z. B. nach schweren Unfällen oder Gewalttaten, Lokführer nach Überfahrung)?

- **Exposition unterbrechen**
- **beruhigen, Sicherheit schaffen**
- **ggf. KIT/Notfallseelsorge anfordern**
- **ggf. bei Erregungszuständen medikamentöse Sedierung**

*Im Einzelnen empfiehlt sich folgendes Vorgehen:*

- *Übersicht über die Lage verschaffen.*
- *Expositionen für den Betroffenen unterbrechen, sicheren Rahmen schaffen.*
- *Beruhigend und empathisch einwirken, Hilfe anbieten („Ich bin jetzt für Sie da"); versuchen, eine Beziehung aufzubauen.*
- *Prüfen: Kann der Betroffene über die Situation reden? Sind Gefühle massiv vorhanden oder weg, um den weiteren Hilfebedarf einzuschätzen?*
- *Keine Verstärkung von Emotionen fördern, keine Deutungen machen.*
- *Erklärungen empathisch aufnehmen, bei geäußerten Schuldgefühlen ggf. diese relativieren (z. B.: „Das lag nicht in Ihrer Macht", „Hätten Sie dies nur geahnt, hätten Sie anders reagiert").*
- *Professionelle emotionale Distanz halten, um sich zu schützen.*
- *Wiederherstellung der Handlungsfähigkeit fördern: Fragen, was oder wer ihm/ihr jetzt helfen könnte, wo er/sie heute und in den nächsten Tagen Unterstützung finden und sich schützen kann.*
- *Die nächsten relevanten Abläufe erklären, bei Arbeitsunfällen an D-Arztvorstellung denken.*
- *Bei deutlicher Belastung KIT/Notfallseelsorge aktivieren.*
- *Bei Erregungszuständen Lorazepam 1–2,5 mg p. o. (Tavor expidet) oder Diazepam 5–10 mg p. o. verabreichen.*
- *Einschätzen, ob ggf. eine Vernehmung aufgrund der psychischen Belastung nicht zumutbar ist und dies der Polizei mitteilen.*

## Frage 846

Welche Besonderheiten müssen Sie bei der Versorgung von Obdachlosen beachten?

**Infolge häufig negativer Lernerfahrungen, psychischer Erkrankungen und Belastungen zeigen sich viele Obdachlose schnell kränkbar und reagieren mit Rückzug oder verbaler Aggressivität. Viele haben Schwellenangst und schämen sich, ärztlich behandelt zu werden.**

**Um eine Arbeitsbeziehung aufbauen zu können, ist daher eine empathische, fürsorgliche Haltung notwendig.**

**Aufgrund der mangelnden Selbstfürsorge und Bagatellisierung von Ereignissen ist bei der Untersuchung besondere Aufmerksamkeit geboten. Cave: Übersehen von Traumen, Gewalttaten, bedrohlichen Intoxikationen, metabolischen Störungen.**

*Weitere Besonderheiten bei der Behandlung von Obdachlosen:*

- *80–90 % der Obdachlosen benötigen dringend ärztliche Behandlung.*
- *Psychische Erkrankungen sind mit bis zu 70 % bei Obdachlosen häufig, Alkoholabhängigkeit besteht bei bis zu 40 %, die Suizidrate ist erhöht.*
- *Bis zu 69 % der obdachlosen Frauen berichten über erlittene körperliche und sexuelle Gewalt.*
- *3–12 % obdachloser Frauen waren laut Studien schwanger.*

## Frage 847

Wie gehen Sie mit eigenen Belastungen im und nach dem Einsatz um?

**Im Einsatz:**

- **Wenn Ähnlichkeiten zum eigenen Leben wahrgenommen werden: Gedanken stoppen, sich davon distanzieren und bewusst sachlich distanziert handeln; nicht an eigene Angehörige denken, sondern an den Patienten.**
- **Sich auch psychisch schützen, eigene Gefühle unter Kontrolle halten.**

- **bei schockierenden Sachlagen nur so lange hinschauen, bis man einschätzen kann, ob man handeln muss, dann ggf. wegschauen, sich auf die nächsten Schritte konzentrieren.**
- **Der beste Schutz ist, handlungsfähig zu bleiben, Algorithmus abzuarbeiten, sich den Menschen zuzuwenden.**

**Nach dem Einsatz:**

- **Wenn ein Einsatz weiter psychisch beschäftigt und man immer wieder mit viel negativen Gefühlen daran denken muss: Gespräche hierüber führen, um Erlebtes anders zu verknüpfen und verbessert abspeichern zu können.**
- **Falls sich hierdurch keine Besserung ergibt, sollte professionelle Hilfe in Anspruch genommen werden. Hierfür sollten Ansprechpartner sowie professionelle Hilfe im Umfeld der Organisation benannt werden.**
- **Auf Kollegen achten und diese frühzeitig ansprechen.**

*Die eigenen Gefühle und Gedanken unter Kontrolle zu halten und immer an den Patienten zu denken, was ihm jetzt hilft, ist ein Schutz, um diese Arbeit noch lange machen zu können.*

## 5.5 Leitsymptom Bewusstseinsstörungen

*Jan Patrick Roesner*

### Frage 848

Definieren Sie die Begriffe „somnolenter Patient", „soporöser Patient" und „komatöser Patient".

**Der somnolente Patient ist durch Stimuli erweckbar. Bei anhaltendem Stimulus (z. B. Gespräch) bleibt der Patient wach.**

**Der soporöse Patient ist noch erweckbar, jedoch verliert er wieder das Bewusstsein während des Stimulus (z. B. Gespräch).**

**Der komatöse Patient ist nicht erweckbar.**

*Die Begriffe Somnolenz, Stupor und Koma definieren eine Minderung der Wachheit d.h. sie geben eine quantitative Bewusstseinsstörung wieder.*

*Diese wird durch den Untersucher getestet. Dazu dient die direkte Ansprache des Patienten sowie das Setzen eines ZNS-nahen Schmerzreizes (z. B. Kneifen, manueller Druck/Reiben mit den Knöcheln über dem Sternum, Berühren der Nasenscheidewand mit einem spitzen Gegenstand). Der somnolente Patient wird wach und lässt sich auch wach halten, jedoch schläft er bei fehlender Ansprache immer wieder ein. Der soporöse Patient wird kurz wach, jedoch lässt er sich nicht wach halten. Der komatöse Patient wird nicht wach.*

### Frage 849

Sie werden zu einem ängstlichen und unruhigen jungen Patienten gerufen. Er zeigt zusätzlich weite Pupillen, eine erhöhte Atem- und Herzfrequenz, starkes Schwitzen und eine erhöhte Körpertemperatur.

Worum wird es sich am wahrscheinlichsten handeln?

**Um eine Drogenintoxikation, am wahrscheinlichsten mit Ecstasy.**

*Intoxikationen mit Ecstasy oder anderen NMDA-Vertretern (3,4-Methylendioxymethamphetamin) führen zu:*

- *einer erhöhten Atemfrequenz*
- *einer erhöhte Herzfrequenz*
- *einem erhöhten Blutdruck*
- *gesteigerter Bewusstseinslage (Agitation/Exzitation)*
- *aber auch gedämpfter Bewusstseinslage (Angst/Unruhe)*
- *einer erhöhten Körpertemperatur*
- *weiten Pupillen*
- *starkem Schwitzen*

*Des Weiteren können Nausea, Ataxie und Bruxismus auftreten.*

***Therapie:** Exzitationen, aber auch Angstzustände können mittels Lorazepam therapiert werden. Neuroleptika sollten nicht eingesetzt werden, da die Gefahr der Entwicklung einer Hyperthermie besteht. Hypertensive Entgleisungen sollten konsequent behandelt werden (Urapidil, Dihydralazin), da die Gefahr einer Hirnblutung besteht. Betablocker sollten nicht allein eingesetzt werden, da die Gefahr einer ungebremsten Alpharezeptorenwirkung besteht.*

*Die Patienten haben oft einen hohen Volumenbedarf, weil sie viel Flüssigkeit durch starkes Schwitzen, erhöhte Körpertemperatur und exzessives Tanzen (Raven) verlieren. Daher sollten größere Mengen an Kristalloiden infundiert werden. Auf eine ausreichende Diurese ist zu achten, da Rhabdomyolysen auftreten können. In diesem Fall sollte neben der In-*

*fusion von Kristalloiden auch eine Therapie mit Natriumbikarbonat erfolgen, um den Urin-pH-Wert zu alkalisieren.*

*Bei hyperthermen Zuständen empfiehlt sich die externe Kühlung. Antipyretika helfen i. d. R. nicht.*

*Bei refraktären Fällen sollte der Einsatz von Dantrolen in Erwägung gezogen werden. Die Dekontamination (Magenspülung/Aktivkohle) ist nur innerhalb von 1 h sinnvoll, wobei dieser Zeitraum nur selten eingehalten werden kann.*

## Frage 850

Sie werden in eine Diskothek zu einem somnolenten jungen Patienten gerufen. Er hat weite Pupillen, eine erhöhte Atem- und Herzfrequenz, starkes Schwitzen, eine erhöhte Körpertemperatur und eine Hemiparese rechts.

Wie lautet Ihre Diagnose?

**Ecstasy-Intoxikation und Hirnblutung oder SHT.**

*Bis auf die Halbseitensymptomatik liegen die typischen Anzeichen einer Ecstasy-Intoxikation vor. Bei einer Hemiparese muss an eine zusätzliche Hirnblutung (nicht selten unter Ecstasy-Einnahme), aber auch an ein SHT nach Sturz unter Drogenkonsum gedacht werden. Eine Pupillendifferenz bzw. eine einseitig weite Pupille ist nicht zu beobachten, da die Pupillen unter Ecstasy dilatiert sind.*

## Frage 851

Sie finden eine ältere, bewusstseinsgetrübte und nassgeschwitzte Patientin in ihrer Wohnung. Sie bewegt alle Extremitäten und hat beidseits mittelweite lichtreagible Pupillen. Plötzlich fängt die Patientin an, generalisiert zu krampfen. Woran sollten Sie denken?

**An eine Hypoglykämie.**

*An eine Hypoglykämie bei älteren Patienten sollte bei eingeschränkter Bewusstseinslage immer gedacht werden. Oft werden ältere Menschen von einem Pflegedienst betreut, der nach einem vorgegebenen Schema Insulin subkutan verabreicht. Eine Kontrolle, ob und wieviel im Anschluss an die Insulingabe gegessen wird, kann aufgrund der zeitlichen Limitationen der Pflegedienste nicht erfolgen. Typische Symptome einer Hypoglykämie sind:*

- *Bewusstseinsveränderungen (Somnolenz, aber auch ein teilweise aggressives Verhalten)*
- *Tachykardie*
- *starkes Schwitzen*

*Bei schwerer Hypoglykämie kann es auch zu zerebralen Krampfanfällen kommen. Nach Blutzuckermessung sollte als Therapie Glukose intravenös gegeben werden.*

*Bei dem oben geschilderten Fall ist ein Schlaganfall nahezu ausgeschlossen, da die Patientin alle Extremitäten bewegen kann und Schlaganfälle i. d. R. nicht mit einer eingeschränkten Bewusstseinslage einhergehen. Auch an eine ICB sollte man denken, jedoch treten dabei häufig Pupillendifferenzen auf.*

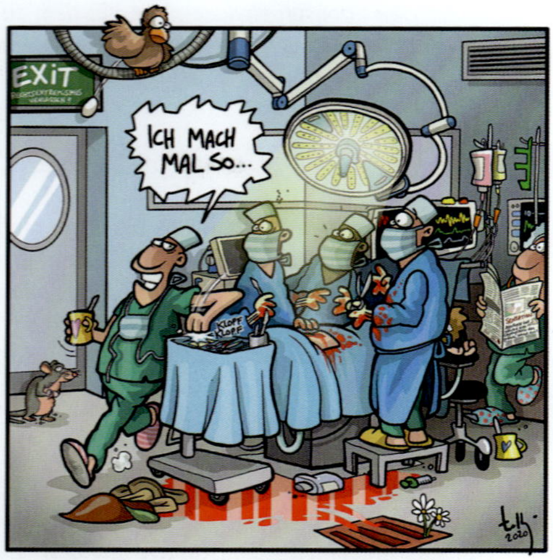




## Frage 852

Sie werden zu einer 30-jährigen Patientin gerufen, die hoch fiebernd (40,3 °C) und soporös im Bett liegt. Anamnestisch ist ein grippaler Infekt bekannt. Woran sollten Sie denken?

**An eine Meningitis.**

*Bei hochfieberhaften Infekten mit Bewusstseinstrübung sollte immer an eine Meningitis gedacht werden. Eine Nackensteifigkeit (Meningismus) sowie der Nachweis petechialer Blutungen (Meningokokkenmeningitis) der Haut sind diagnoseweisend. Diese Patientin sollte so schnell wie möglich in eine Klinik gebracht werden, um eine bildgebende und mikrobiologische Diagnostik durchzuführen.*

*Bei weiterer Verschlechterung der Vigilanz mit unzureichenden Schutzreflexen sollte eine Intubation vorgenommen werden. Über die Notwendigkeit einer Postexpositionsprophylaxe sollte mit dem zuständigen Mikrobiologen bzw. Infektiologen Rücksprache gehalten werden.*

## Frage 853

Sie werden zu einem 34-jährigen Mann gerufen. Seine Ehefrau teilt Ihnen mit, dass ihr Mann kurzzeitig bewusstlos wurde und umfiel, als er einen schweren Sack mit Zement trug. Der Patient sitzt auf dem Boden und ist wach und orientiert zu Zeit, Ort und Person. Er gibt starke Kopfschmerzen an.

Woran müssen Sie denken?

**An eine SAB.**

*Bei diesen Symptomen – Kopfschmerz und Bewusstlosigkeit unter Belastung – müssen Sie immer an eine SAB denken. Eine Bewussteinstrübung bis hin zum Koma kann auftreten (Klassifikation nach Hunt und Hess). Die SAB stellt einen absoluten Notfall dar.*

*Der Patient muss nach ausreichender Analgesie in ein Schwerpunktkrankenhaus transportiert werden, in dem eine neurochirurgische und/oder angiografische Intervention erfolgen kann. Hypertensive Phasen und Phasen der Anstrengung/Stress sollten unbedingt vermieden werden. Eine erneute Blutung mit Verschlechterung der Vigilanz kann jederzeit auftreten.*

## Frage 854

Sie werden zu einem 78-jährigen komatösen Patienten mit unregelmäßiger Atmung und einer weiten lichtstarren Pupille rechts gerufen. Die Ehefrau berichtet, dass seit 2 Wochen eine Wesensveränderung stattgefunden hätte. Eine Hemiparese links sei vor dem Bewusstseinsverlust aufgefallen. An einen leichten Sturz vor 3 Wochen kann sie sich erinnern.

Wie lautet Ihre Diagnose?

**Subduralhämatom nach Sturz.**

*Bei Vorhandensein einer weiten lichtstarren Pupille mit kontralateraler Hemiparese und langsamer progredienter Bewusstseinsstörung müssen Sie immer an eine intrakranielle Raumforderung (chronisches Hämatom oder Tumor) denken. Oft wird sich an ein Sturzereignis nicht mehr erinnert bzw. kein Bezug zu der gegenwärtigen Symptomatik hergestellt.*

*Dieser Patient sollte aufgrund seines komatösen Zustands intubiert und beatmet werden. Nach Stabilisierung der Vitalfunktionen erfolgt die Verlegung in ein Schwerpunktkrankenhaus mit dem Zugang zu einer 24-h-CT-Diagnostik sowie einer neurochirurgischen Interventionsmöglichkeit.*

## Frage 855

Sie werden zu einem 30-jährigen Mann gerufen, der eine steile Treppe heruntergestürzt ist. Der Patient ist tief komatös und bietet rechtsseitig eine weite Pupille. Bei Ihrem Eintreffen sistiert die Spontanatmung und der Patient wird im weiteren Verlauf asystol.

Wie lautet Ihre Diagnose?

**ICB mit zerebraler Herniation (Kleinhirntonsillen in das Foramen magnum) mit Atemstillstand in der Folge.**

*Bei dem beschriebenen Sturz kann es zu einem schweren SHT kommen. Anhalt für eine ICB mit raumforderndem Effekt ist die weite Pupille im Sinne eines fokalen neurologischen Zeichens. Bei schweren SHT mit Blutungen, Hämatomen und Hirnödem kann es zu einer zerebralen Herniation der Kleinhirntonsillen in das Foramen magnum kommen. Dabei wird der Hirnstamm (Medulla oblongata) komprimiert, sodass ein Atemstillstand und im weiteren Verlauf ein Kreislaufstillstand auftreten können.*

## Frage 856

Sie werden zu einer 70-jährigen Patientin gerufen, die stuporös in ihrer Wohnung gefunden wurde. Anamnestisch erfahren Sie, dass seit 1 Woche ein Infekt vorliegt. Die Patientin ist tachykard, hypoton und bietet Anzeichen einer Exsikkose. Die Pupillen sind mittelweit und beidseits lichtreagibel.

Welche Diagnose ist wahrscheinlich?

**Hyperosmolares Koma beim Patienten mit Diabetes mellitus Typ 2.**

*Das hyperosmolare Koma tritt vorwiegend beim älteren Patienten mit Diabetes mellitus Typ 2 auf. Die Blutzuckerwerte sind bis auf Werte über 500 (bis über 1000 mg/dl) erhöht. Das Krankheitsbild entwickelt sich über Tage bis Wochen. Häufig liegt ein Infekt begleitend vor. Anders als beim Patienten mit*

*Diabetes mellitus Typ 1 wird bei Diabetes mellitus Typ 2 noch Insulin produziert. Daher werden keine Ketonkörper gebildet, da die Lipolyse gehemmt ist.*

***Therapie:*** *Sie sichern die Vitalfunktionen, infundieren Vollelektrolytlösungen und transportieren die Patientin in eine Klinik mit einer Intensivstation. Durch die osmotische Diurese tritt eine hypertone Dehydratation auf, die ausgeglichen werden muss. Eine präklinische Insulintherapie oder Bikarbonattherapie ist nicht indiziert. Als Probleme können Hypokaliämie, schwere Herzrhythmusstörungen und ein Hirnödem auftreten.*

## Frage 857

Sie werden zu einem 5-jährigen Jungen gerufen. Er ist stuporös, tachykard und hypoton. Seine Atmung ist tief und hochfrequent. Die Schleimhäute und die Haut erscheinen trocken. Seine Mutter berichtet Ihnen von einem grippalen Infekt vor 3 Wochen und von Bauchschmerzen in den letzten 2 Tagen.

Welche Diagnose stellen Sie?

**Ketoazidotisches Koma beim Typ-1-Diabetiker.**

*Ein ketoazidotisches Koma ist häufig die Erstmanifestation eines Typ-1-Diabetes. Häufig tritt dies im Kindesalter auf (80 % dieser Notfälle sind Kindernotfälle). Pathophysiologisch liegt ein absoluter Insulinmangel mit Hyperglykämie vor. Diese wird verstärkt durch eine gesteigerte Glukoneogenese. Der Blutzuckerspiegel liegt bei 300–500 mg/dl.*

*Da die Lipolyse durch den absoluten Insulinmangel nicht gehemmt wird, werden Ketonkörper (Aceton, Acetacetat, Beta-Hydroxybutyrat) gebildet, die für die Azidose verantwortlich sind. Die Patienten sind exsikkiert, da eine Polyurie vorliegt. Diese wird von einer Polydipsie begleitet, jedoch wird der Flüssigkeitsverlust nicht ausreichend kompensiert. Die Patienten atmen tief und schnell (Kussmaulatmung), um die metabolische Azidose respiratorisch zu kompensieren. Eine abdominelle Symptomatik ist relativ häufig zu beobachten (ca. 50 %); sie wird als Pseudoperitonitis bezeichnet. Das Krankheitsbild entwickelt sich innerhalb von Stunden.*

***Therapie:*** *Sie sichern die Vitalfunktionen, infundieren Vollelektrolytlösungen und transportieren den Jungen in eine Kinderklinik mit einer Intensivstation. Eine präklinische Insulintherapie oder Bikarbonattherapie ist nicht indiziert. Als Komplikationen können Hypokaliämie, schwere Herzrhythmusstörungen und ein Hirnödem auftreten.*

## Frage 858

Sie werden zu einer 53-jährigen Patientin gerufen, die komatös in ihrer Wohnung liegt. Neben einer moderaten Hypoglykämie besteht ein Volumenmangel mit einer Hypotonie. Anamnestisch ist eine rheumatoide Arthritis bekannt, die seit Jahren mit Steroiden behandelt wird. Vor 5 Tagen wurde ein Harnwegsinfekt festgestellt und antibiotisch behandelt. Seitdem war eine zunehmende Adynamie aufgefallen.

Wie lautet Ihre Diagnose?

**Addison-Krise. Mehrbedarf an Kortikosteroiden durch Infektion bei latenter Nebennierenrindeninsuffizienz infolge langjähriger Steroidtherapie.**

*Eine Addison-Krise entsteht bei Mehrbedarf an Kortikosteroiden bei latenter Nebennierenrindeninsuffizienz. Dieser besteht z. B. beim Vorliegen einer Infektionskrankheit. Da die Funktion der Nebennierenrinde durch die langjährige Steroidtherapie supprimiert wurde, ist sie im Falle eines erhöhten Bedarfs nicht in der Lage, diesen zu decken. Alternativ kann auch eine Störung der hypothalamisch-hypophysären Achse durch raumfordernde Prozesse vorliegen.*

*Von dieser sekundären Nebennierenrindeninsuffizienz muss die primäre Form unterschieden werden: der Morbus Addison. Dieser tritt infolge einer Autoimmunadrenalitis oder seltener durch metastatische Destruktion (Bronchialkarzinom) der Nebenniere oder Infektion (Tuberkulose) auf.*

***Therapie:*** *Nach Stabilisierung der Vitalfunktionen und Volumensubstitution sollte die Patientin einer endokrinologischen Diagnostik und einer Therapie mit Hydrokortison zugeführt werden.*

## Frage 859

Sie finden einen tief komatösen Mann. Seine Ehefrau berichtet über eine zunehmende Vigilanzminderung, der eine Phase des Schwindels mit Übelkeit, Doppelbildern und Sprachstörungen vorangegangen ist. Der Babinski-Reflex ist beidseits positiv.

Welches Krankheitsbild könnte bei diesem Patienten bestehen?

**Basilaristhrombose.**

*Der Begriff Basilaristhrombose umfasst thrombotische und embolische Verschlüsse der A. basilaris. Dabei kommt es je nach Ausmaß des Gefäßverschlusses zu einer Hirnstammischämie. Typisch für eine Basilaristhrombose ist ein meist über Stunden fortschreitender Krankheitsverlauf, bei dem Schwindel, oft mit Übelkeit und Erbrechen, Okulomotorikstörungen, Dysarthrie, Dysphagie, Ataxie und oft uni- oder bilaterale Pyramidenbahnzeichen auftreten. Auch sensible Störungen sind möglich. Gelegentlich kann es zu einer schlagartigen Bewusstseinsstörung bis hin zum Koma kommen.*

*Patienten mit dieser Verdachtsdiagnose müssen schnellstmöglich einer Klinik mit einer CT-Diagnostik (CT-Angiografie) bzw. MRT-Diagnostik und der Möglichkeit einer interventionellen Lyse zugeführt werden.*

## Frage 860

Erklären Sie den Begriff „diffuser Axonschaden“.

**Ein diffuser Axonschaden ist ein Nervenschaden beim Hochgeschwindigkeitstrauma, ohne fokale Läsionen im CT (lediglich im MRT).**

*Im Rahmen von Hochgeschwindigkeitstraumata treten Scher- und Zerreißungsverletzungen von Nervenfasern im Gehirn auf. Besonders bei Verkehrsunfällen führen Rotations- und Beschleunigungskräfte zu gegenläufigen Bewegungen von Hirnteilen. Da graue und weiße Hirnsubstanz unterschiedliche Elastizitäten gegenüber Rotationskräften haben, sind im Bereich von Balken und Hirnstamm Scherverletzungen von Nervenfasern häufig.*

*Im CT sind oft keine Veränderungen zu beobachten. Im MRT können kleine Einblutungen im Hirnstamm beobachtet werden. Die klinische Symptomatik dieser Patienten ist dramatisch. Oft steht eine sofortige und andauernde Bewusstlosigkeit im Vordergrund.*

## Frage 861

Ein 2-jähriges Kind mit einer Körpertemperatur von 39,3 °C zeigt einen zerebralen Krampfanfall. Das Fieber hat am selben Tag erst begonnen.

Worum könnte es sich handeln?

**Fieberkrampf im Kindesalter.**

*Etwa 2–5 % aller Kinder im Alter zwischen 6 Monaten und 4 Jahren haben sog. Fieberkrämpfe. Die Ursache ist unklar. Im Regelfall sistieren diese Krämpfe selbstständig. Allerdings ist das Wiederholungsrisiko groß. Eine Abklärung zur Abgrenzung gegenüber einer Epilepsie ist sinnvoll.*

*Zur Prophylaxe sollten bei beginnendem Fieber antipyretische Substanzen eingesetzt und physikalische kühlende Maßnahmen ergriffen werden*

## Frage 862

Sie finden einen alkoholisierten bewusstlosen Patienten auf. Was müssen Sie bedenken?

- **Trauma (SHT)**
- **Hypotonie**
- **Hypothermie**
- **Hypoglykämie**
- **Mischintoxikation**
- **Mangelernährung**
- **Entzugssymptomatik**
- **Krämpfe**
- **Delir**

*Erklären Sie nie alle Symptome mit dem Konsum von Alkohol. Zu einer Bewusstlosigkeit können neben einer Alkoholintoxikation auch ein SHT oder Intoxikationen mit anderen Substanzen geführt haben. Der chronisch alkoholkranke Patient ist dehydriert, hypoton und mangelernährt (u. a. Vitamin-$B_1$-Mangel). Bei längerem Liegen kann eine lebensbedrohliche Hypothermie aufgetreten sein.*

*Sollte der chronisch alkoholkranke Patient längere Zeit keinen Alkohol zu sich genommen haben, kann es zu einer Entzugssymptomatik mit Krämpfen und Delir kommen, die einen letalen Ausgang nehmen kann.*

## Frage 863

Wodurch unterscheidet sich das subdurale vom epiduralen Hämatom?

- **subdurale Hämatom: lokalisiert zwischen der Hirnoberfläche und der harten Hirnhaut**
- **epidurale Hämatom: lokalisiert zwischen harter Hirnhaut und knöchernem Schädel**

*Das subdurale Hämatom ist zwischen der Hirnoberfläche und der harten Hirnhaut lokalisiert und wird ca. 4 h nach dem Trauma symptomatisch (zuneh-*

*mende Vigilanzminderung und fokale neurologische Zeichen, d. h. ipsilaterale Mydriasis und kontralaterale Hemiparese). Im CT imponiert es als sichelförmige Hyperdensität.*

*Es tritt vorwiegend bei älteren Patienten mit schwerer Hirnkontusion (Primärschaden) auf. Alter und Primärschaden sind auch die Gründe, warum es mit einer schlechteren Prognose assoziiert ist.*

*Das epidurale Hämatom ist zwischen harter Hirnhaut und knöchernem Schädel lokalisiert. Es wird innerhalb der ersten 8 h nach dem Trauma symptomatisch (zunehmende Vigilanzminderung und fokale neurologische Zeichen, d. h. ipsilaterale Mydriasis und kontralaterale Hemiparese). Es imponiert im CT als bikonvexe Hyperdensität. In 1/3 der Fälle tritt ein sog. „freies Intervall" auf. Das bedeutet, dass nach kurzer Vigilanzminderung eine Besserung eintritt. Im weiteren Verlauf verschlechtert sich die Vigilanz wieder. Die Prognose ist eher gut, wenn die Diagnose rechtzeitig gestellt und das Hämatom rechtzeitig operativ entlastet wird.*

## Frage 864

? Sie finden einen älteren Herrn vor, der offensichtlich bewusstlos auf seiner Couch liegt. Eine ausreichende Spontanatmung liegt vor. Der Puls ist sehr langsam. Die Pupillen sind mittelweit und reagieren kaum auf Licht. Woran müssen Sie denken?

! **An einen AV-Block III°.**

i *Bei diesem Patienten liegt ein AV-Block III° vor. Dabei tritt ein langsamer Ersatzrhythmus mit Herzfrequenzen um 20/min auf. Ursächlich können ein Myokardinfarkt, aber auch ein Bradykardiesyndrom (z. B. medikamentöse Genese) oder eine Schrittmacherdysfunktion sein.*

*Nach einem Versuch einer medikamentösen Stimulation (Atropin, Adrenalin) oder externem Pacing sollte der Patient in eine Klink transferiert werden. Bessert sich unter der medikamentösen Therapie die Vigilanz nicht, sollte die Indikation zur Intubation gestellt werden.*

## Frage 865

? Sie finden einen jungen alkoholisierten und bewusstlosen Patienten an einem Januarmorgen auf einer Parkbank vor. Sein Puls ist langsam und arrhythmisch, der Blutdruck ist nicht messbar und die Pupillen sind beidseits weit. Wovon gehen Sie aus?

! **Von einer Unterkühlung im alkoholisierten Zustand.**

i *Der beschriebene Fall ist typisch für eine Unterkühlung. Diese schreitet im alkoholisierten und vasodilatierten Zustand rasch voran. Bei Körpertemperaturen zwischen 27 und 30 °C treten Bradyarrhythmien, Hypotonie, weite Pupillen, Bradypnoe, respiratorische und metabolische Azidose auf.*

***Therapie:** Stabilisierung der Vitalfunktionen und Transport in horizontaler Position in eine Klinik.*

***Cave:** Afterdrop bzw. Bergungstod!*

## Frage 866

? Erläutern Sie die Einteilung der SAB nach Hunt und Hess.

!
- **Stadium 0: keine SAB bei nachgewiesenem Aneurysma**
- **Stadium 1: Meningismus**
- **Stadium 2: anhaltende Kopfschmerzen und Meningismus**
- **Stadium 3: Kopfschmerzen + Meningismus + Eintrübung**
- **Stadium 4: Bewusstlosigkeit nach SAB**
- **Stadium 5: Patient bewusstlos, reaktionslos, lichtstarre Pupillen nach SAB**

i *Die Klassifikation nach Hunt und Hess wurde 1968 publiziert. Sie dient der Einteilung des Schweregrades von Subarachnoidalblutungen anhand der klinischen Symptomatik und gibt zusätzlich eine Einschätzung über die Prognose des Patienten. Ein hoher Grad ist mit einem schlechteren Outcome und höherer Sterblichkeit assoziiert.*

## Frage 867

? Erläutern Sie die GCS.

! **Die GCS ist ein Punktescore zur Abschätzung von Bewusstseinsstörungen. Es gibt 3 Rubriken, für die jeweils Punkte vergeben werden:**
- **Augen öffnen**
- **verbale Kommunikation**
- **motorische (Bewegungs-)Reaktion**

5

**Für jede Rubrik werden Punkte vergeben und anschließend addiert. Die maximale Punktzahl ist 15 (bei vollem Bewusstsein), die minimale 3 Punkte (bei tiefem Koma).**

*Die Punkteverteilung in den jeweiligen Rubriken lautet wie folgt:*
- *Augen öffnen:*
  - *spontan: 4 Punkte*
  - *auf Aufforderung: 3 Punkte*
  - *auf Schmerzreiz: 2 Punkte*
  - *keine Reaktion auf Schmerzreiz: 1 Punkt*
- *beste verbale Kommunikation:*
  - *konversationsfähig, orientiert: 5 Punkte*
  - *konversationsfähig, desorientiert: 4 Punkte*
  - *inadäquate Äußerung („Wortsalat"): 3 Punkte*
  - *unverständliche Laute: 2 Punkte*
  - *keine Reaktion auf Ansprache: 1 Punkt*
- *beste motorische Reaktion:*
  - *auf Aufforderung: 6 Punkte*
  - *auf Schmerzreiz, gezielt: 5 Punkte*
  - *auf Schmerzreiz, abnorme Abwehr: 4 Punkte*
  - *auf Schmerzreiz, Beugeabwehr: 3 Punkte*
  - *auf Schmerzreiz, Strecksynergismen: 2 Punkte*
  - *keine Reaktion auf Schmerzreiz: 1 Punkt*

## Frage 868

Unterscheiden Sie die Primärschäden von den Sekundärschäden beim SHT.

**Der Primärschaden beim SHT entsteht beim Trauma und ist einer Behandlung nicht zugänglich. Er beinhaltet die (hämorrhagische) Hirnkontusion, die mechanische Schädigung der Nervenfasern (diffuser Axonschaden) sowie Läsionen intrakranieller Gefäße.**

**Den Sekundärschaden können wir durch therapeutische Maßnahmen beeinflussen. Er umfasst sowohl intra- wie extrakranielle Ursachen. Zu den intrakraniellen Ursachen des Sekundärschadens gehören intrakranielle Hämatome und ein sich entwickelndes Hirnödem mit nachfolgender intrakranieller Drucksteigerung. Wesentliche extrakranielle Ursachen sind Hypoxämie und Hypotension.**

**Daher gilt: Hypoxie vermeiden, $S_pO_2$ > 95 %; Hypotonie vermeiden (RR systolisch > 120, MAP > 90 mmHg; European Brain Injury Consortium).**

*Bzgl. des Primärschadens sind unsere therapeutischen Maßnahmen begrenzt bzw. lediglich eine Schadensabwendung im Vorfeld (Verwendung von Schutzausrüstung wie Helm, Airbag …) denkbar.*

*Die Ausprägung des sekundären Schadens hängt jedoch schon von den initialen therapeutischen Maßnahmen ab. Die meisten zielen auf eine Schadenbegrenzung durch Aufrechterhaltung von Perfusion und Gewebeoxygenierung ab. Dies gilt sowohl für den Transport des Patienten als auch die weiterführende Therapie im Klinikum.*

## Frage 869

An welche 6 Ursachen eines Komas müssen Sie denken?

- **Hypoxie**
- **Schädel-Hirn-Trauma**
- **neurologische Ursachen**
- **Intoxikation**
- **kardiovaskuläre Ursachen**
- **metabolische Ursachen**

- *Hypoxie:*
  - *respiratorische Insuffizienz*
  - *Atemstillstand*
  - *Kreislaufstillstand*
  - *schwerer Schock*
- *Trauma (SHT):*
  - *primäres SHT*
  - *sekundäres SHT durch Drogen, selbstlimitierende Rhythmusstörungen, vasovagale Synkopen, Hypoglykämie, zerebrale Krampfanfälle*
- *neurologische Ursachen:*
  - *zerebraler Krampfanfall*
  - *Apoplex*
  - *SAB*
  - *Meningoenzephalitis*
- *Intoxikation (akzidentell/suizidal) durch:*
  - *Drogen*
  - *Alkohol*
  - *Gifte*
- *kardiovaskuläre Ursachen:*
  - *vasovagale Synkopen*
  - *Adam-Stokes-Anfall*
  - *Rhythmusstörungen*
- *metabolische Ursachen:*
  - *Hypo- und Hyperglykämie*
  - *Hypothyreose*
  - *Addison-Krise*
  - *Coma hepaticum*

### Frage 870

Sie finden einen bewusstlosen Patienten in einer Gartenlaube im Winter auf. Der Raum wurde mittels eines Kohleofens beheizt. Woran sollten Sie denken?

**An eine CO-Vergiftung.**

*CO blockiert das Eisen(II) am Hämoglobinmolekül. In der Folge ist ein Sauerstofftransport nicht mehr möglich. Des Weiteren werden auch zelluläre Enzyme (Atmungskette) gehemmt. Symptome einer CO-Vergiftung sind:*

- *Kopfschmerz (COHb 10 %)*
- *Übelkeit, Erbrechen (COHb 20 %)*
- *Benommenheit, Atemnot, Erschöpfung (COHb 30 %)*
- *Kollaps (COHb 40 %)*
- *Koma, Krämpfe (COHb 50 %)*

***Therapie:*** *Eigenschutz! Entfernen des Patienten aus der toxischen Umgebung. Endotracheale Intubation und Beatmung mit einer $F_iO_2$ von 1,0. Hyperbare Sauerstofftherapie.*

### Frage 871

Sie kommen zu einer 56-jährigen Frau, die initial komatös ist. Im Verlauf bessert sich die Vigilanz. Die Patientin ist in Rettungswagen verwirrt und schläfrig. Im Mund stellen Sie einen Zungenbiss fest.

Wie lautet Ihre Diagnose?

**Generalisierter Krampfanfall.**

*Sehr häufig findet man einen Patienten bewusstlos vor, ohne den Krampfanfall beobachtet zu haben. Ein Zungenbiss und ein postiktaler schläfriger Zustand werden häufig beobachtet.*

*Eine medikamentöse Therapie ist oft nicht mehr notwendig und sollte auch prophylaktisch nicht erfolgen. Eine diagnostische Abklärung bei Erstmanifestation bzw. bei V. a. SHT sollte durchgeführt werden. Eine Intoxikation oder Hypoglykämie muss ausgeschlossen werden.*

### Frage 872

Sie kommen zu einem 76-jährigen Patienten, der eine Halbseitensymptomatik aufweist und generalisiert gekrampft hat. Der Patient ist schläfrig und nicht in der Lage zu sprechen. Die Pupillen sind isokor, eng und zeigen keine Blickdeviation. Welche Diagnose stellen Sie?

**Generalisierter Krampfanfall bei einem Patienten mit Zustand nach Schlaganfall mit einer Halbseitensymptomatik als Residuum.**

*Hier liegt am ehesten ein generalisierter Krampfanfall mit postiktalem Zustand vor. Dies könnte ursächlich für die mangelnde Sprache sein. Wahrscheinlicher ist aber, dass der Patient in der Vergangenheit einen Schlaganfall erlitten hat, dessen Residuen die Halbseitensymptomatik und die Sprachstörung sind.*

*Bei einem frischen Schlaganfall tritt oft ein sog. Herdblick, also eine Blickdeviation, auf.*

## 5.6 Notfälle Augenheilkunde, HNO und MKG

*Erol Cavus*

### Frage 873

Sie werden zu einer Patientin juvenilen Alters mit akut aufgetretener Dyspnoe und begleitendem inspiratorischem Stridor gerufen. Welche Verdachtsdiagnosen haben Sie?

**Verlegung der oberen Atemwege.**

*Leitsymptome einer Verlegung der oberen Atemwege sind:*

- *inspiratorischer Stridor*
- *akuter Beginn, z. B. bei Fremdkörperaspiration oder allergischer Reaktion*

*Differenzialdiagnosen sind:*

- *entzündliche Schwellungen von Trachea oder Larynx, die erst innerhalb einiger Stunden zur Dyspnoe führen*
- *abszedierende Entzündungen, die sogar erst innerhalb von Tagen zu einer Dyspnoe führen*

- *Eine sich noch langsamer entwickelnde Symptomatik ist verdächtig auf einen Tumor oder eine Larynx-/Trachealstenose.*

## Frage 874

Welche Maßnahmen führen Sie bei einer Fremdkörperaspiration durch?

- **Freimachen der Atemwege**
- **Sicherung von Atemwegen und Oxygenierung**
- **ggf. Intubation**

*Therapieoptionen bei einer Fremdkörperaspiration sind:*

- *Patienten bei Bewusstsein können durch aktives Abhusten in Oberkörperhochlagerung ggf. den Fremdkörper eliminieren.*
- *Bei progredienter Dyspnoe: Versuch, in Kurznarkose unter Sicht (Videolaryngoskopie!) durch Absaugen, mit manueller und instrumenteller (Magill-Zange) Hilfe, den Fremdkörper zu entfernen.*
- *Ultima Ratio: Heimlich-Manöver (kontrovers!).*

*Tief aspirierte Fremdkörper müssen in der Klinik endoskopisch entfernt werden. In 80 % der Fälle bei Erwachsenen ist der rechte Hauptbronchus betroffen.*

## Frage 875

Was ist die Therapie der Wahl bei einer konservativ nicht beherrschbaren Dyspnoe?

**Die assistierte bzw. kontrollierte Beatmung, ggf. mittels invasiver Sicherung der Atemwege (supraglottische Atemwegshilfe, endotracheale Intubation, Koniotomie).**

*Typische Indikationen für eine nicht beherrschbare Dyspnoe sind:*

- *(Weichteil)ödem von Larynx, Pharynx oder Trachea*
- *beidseitige Rekurrensparese*
- *starke nasopharyngeale Blutungen (insbesondere bei eingeschränktem Bewusstsein)*
- *Larynxkarzinom*
- *subglottische Tracheitis*
- *SHT*
- *Intoxikationen*
- *Status asthmaticus*
- *fulminante Lungenembolie*

## Frage 876

Ein verunfallter Motorradfahrer hat Gesichtsverletzungen, dabei scheinen Oberkiefer und Nasenrücken mobil zu sein.

Welche Verdachtsdiagnose haben Sie?

**Mittelgesichtsfraktur.**

*Die Einteilung der Mittelgesichtsfrakturen erfolgt nach Le Fort in:*

- *Le Fort I: Querfrakturen des Oberkiefers mit horizontaler Absprengung in Höhe des Nasen- und Kieferhöhlenbodens*
- *Le Fort II: Pyramidalfraktur mit Absprengung des Oberkiefers mit oder ohne Nasenbeteiligung*
- *Le Fort III: Absprengung des gesamten Mittelgesichts von der Schädelbasis*

## Frage 877

Woran müssen Sie bei diesem Patienten mit Mittelgesichtsfrakturen denken?

**An ein begleitendes SHT.**

*Zur Ätiologie eines begleitenden SHT:*

- *Patienten mit Mittelgesichtsfrakturen nach Verkehrsunfall haben in ca. 3/4 der Fälle ein begleitendes SHT.*
- *Bei Kindern und zweifelhafter Anamnese sollte man generell auch an Kindesmisshandlung denken.*

## Frage 878

Was müssen Sie bei der Versorgung einer Mittelgesichtsfraktur beachten?

- **Sicherung der Atemwege**
- **HWS-Stabilisierung**

*Zur Therapie einer Mittelgesichtsfraktur:*

- *Mittelgesichtstraumen sind häufig kombiniert mit HWS-Verletzungen (HWS-Stabilisierung)*
- *bei bewusstseinsklaren Patienten Blutabfluss gewährleisten (Lagerung), kein Blut verschlucken lassen (induziert Erbrechen!)*
- *bei eingeschränktem Bewusstsein zum Aspirationsschutz endotracheale Intubation unter kontinuierlicher Absaugung (**Cave:** erschwerte Sicht durch Blut im pharyngealen Raum!)*

- *keine nasalen Intubationsversuche*
- *Mittelgesichtstraumen sind häufig kombiniert mit Schädel-Hirn-Verletzungen (s. Therapie SHT; s. Kap. 4.1).*

## Frage 879

Aufgrund des Traumas gelingt Ihnen die endotracheale Intubation nicht – ebenso wenig führt die Anwendung supraglottischer Atemwegshilfen zum Erfolg. Die Oxygenierung des Patienten wird kritisch.

Welche Option haben Sie?

**Koniotomie.**

*Als Ultima Ratio bei Patienten, bei denen sich nicht auf anderem Wege eine ausreichende Oxygenierung erreichen lässt, kann eine Koniotomie (sehr selten: Tracheotomie) durchgeführt werden. Eine Koniotomie wird durchgeführt wie folgt:*
- *Präparation des prätrachealen Gewebes (digital, oder mithilfe eines Spekulums)*
- *Eröffnung des Ligamentum Conicum zwischen Schild- und Ringknorpel*
- *Vorschieben eines dünnen Trachealtubus/einer Trachealkanüle*
- *alternativ kommerzielle Punktionssets (z. B. Quicktrach, Melker) verfügbar*

*Bei einer Tracheotomie hingegen erfolgt eine Fensterung der Trachea auf Höhe der 3. und 4. Trachealspange.*

## Frage 880

Auf einem Dorffest werden Sie zu einem alkoholisierten Jugendlichen gerufen, in dessen unmittelbarer Nähe mit einer Schreckschusspistole geschossen worden sein soll. Der Patient reagiert nicht auf Ansprache, ist aber auf starken Schmerzreiz erweckbar. Welche Verdachtsdiagnosen haben Sie?

- **Alkoholintoxikation**
- **Knalltrauma**

*Explosionstrauma, Knalltrauma und der akute Lärmschaden (Lärmtrauma) sind akustische Traumata. Sie werden verursacht durch Knalltrauma bei extremen Lautstärken > 150 dB von sehr kurzer Dauer.*

*Zur Klinik: Meist ist nur 1 Ohr betroffen, es besteht eine Hörminderung mit Tinnitus. In ca. 50 % der Fälle erleiden die Patienten bleibende Schäden.*

## Frage 881

Welche Konsequenzen ziehen Sie aus dem o. g. Fall mit Knalltrauma?

**Einweisung des Jugendlichen in eine Klinik mit HNO-Abteilung.**

*Therapie:*
- *Überwachung der Vitalzeichen (Alkoholintoxikation)*
- *HNO-Therapie ähnlich wie beim Hörsturz mit Infusions- und Kortikoidtherapie*
- *hyperbare Sauerstofftherapie (der Wert dieser Therapie wird kontrovers beurteilt)*

## Frage 882

Welche Gefahr birgt die Manipulation eines vermeintlich trachealverletzten Patienten?

**Die Gefahr des vollständigen Trachealabrisses.**

*Ein Trachealeinriss kann, z. B. durch Intubationsversuche, zur vollständigen Kontinuitätsunterbrechung führen (Trachealabriss).*

*Vorgehen: Bei v. a. Trachealabriss vorsichtiges Vorschieben des Tubus oder direkte Intubation des distalen Trachealabschnitts.*

## Frage 883

Eine 54-jährige Patientin hat einen schweren Fahrradsturz erlitten. Sie ist über den Lenker geflogen und auf den Kopf gestürzt. Die Patientin äußert Kopfschmerzen und Sehstörungen; zusätzlich fällt Ihnen eine starke Blutung aus der Nase auf.

Welche Untersuchungen führen Sie durch?

**Vollständiger, systematischer Traumacheck nach ABCDE-Schema.**

*Nach Ausschluss von A (Atemweg)- und B (Breathing/Atmung)-Problemen erfolgt die C (Circulation/Kreislauf)-Untersuchung sowie die systematische Erhebung eines Ganzkörperstatus, beginnend am Kopf:*
- *Bewusstsein, Amnesie*

- *Okulo- und Pupillomotorik*
- *oropharyngeale Inspektion*
- *HWS-Trauma?*

*Dann beginnt die Suche nach Frakturen und Hämatomen:*

- *am Thorax:*
    - *Stabilität*
    - *Prellmarken, Hämatome*
    - *auskultatorisches Atemgeräusch*
- *am Abdomen:*
    - *Prellmarken, Hämatome*
    - *Palpation, Abwehrspannung, Druckdolenz, Pulsation*
- *an der Wirbelsäule, Becken und Extremitäten:*
    - *Stabilität, Krepitation*
    - *abnorme Beweglichkeit, Fehlstellung*

*Ist die Suche nach Frakturen und Hämatomen abgeschlossen, sollte ein Pulsstatus der Extremitäten erhoben werden.*

## Frage 884

? Die o. g. Patientin hat eine Anisokorie. Welche Verdachtsdiagnose haben Sie?

! **SHT.**

i *Differenzialdiagnosen eines SHT sind:*

- *Bulbusprellung*
- *Augen-OP*
- *Einklemmung eines Augennervs*

## Frage 885

? Die Patientin mit Anisokorie spuckt Blut. Was machen Sie?

! **Eine Inspektion des Oronasopharyngealraums sowie die Abklärung einer alternativen (pulmonalen oder ösophagogastrointestinalen) Blutungsquelle durchführen.**

i *Therapie:*

- *Abdrücken einer isolierten Blutungsquelle.*
- *Eine Eiskrawatte kann hilfreich sein.*
- *Bei nicht stillbarer Blutung kann eine Nasen-Rachentamponade (z. B. Bellocq-Tamponade) in Intubationsnarkose erforderlich sein.*

## Frage 886

? Was ist die vordringlichste Maßnahme bei Verätzungen im Augenbereich?

! **Eine Augenspülung.**

i *Typische Symptome für eine Verätzung im Augenbereich sind:*

- *Schmerz*
- *Fremdkörpergefühl*
- *Rötung*
- *Ödem*
- *Korneatrübung*
- *Blepharospasmus*
- *Epiphora*

***Therapie:*** *Spülung mit Wasser über mindestens 10 min.*

***Verlauf:*** *Die volle Ausbildung der Verätzung erfolgt erst nach bis zu 2 Tagen und wird initial eher unterschätzt (v. a. bei Laugenverätzungen, Kolliquationsnekrosen).*

## Frage 887

? Was sollte mit dem Fremdkörper bei einer perforierenden Augenverletzung gemacht werden?

! **Er sollte bis zur Klinikaufnahme in situ belassen werden.**

i ***Wichtig:***

- *keine Repositionsmanöver!*
- *ggf. stabilisieren und steril abpolstern für Transport*
- *hohe Infektionsgefahr*
- *meistens operative Entfernung in der Klinik nötig*

## Frage 888

? Sie werden abends als Notarzt zu einem 62-jährigen Patienten gerufen, der über Schmerzen im linken Auge sowie allgemeine Kopfschmerzen klagt. Außerdem hat er sich bereits einige Male übergeben.

Im Vorjahr war bereits ein Glaukom diagnostiziert worden, Sie haben jetzt V. a. einen akuten Glaukomanfall. Sollte der Patient am nächsten Morgen seinen Augenarzt aufsuchen?

**Nein, der akute Glaukomanfall (akuter Winkelblock) ist ein dringender Notfall.**

***Cave:*** *Der akute Glaukomanfall (Augeninnendruck > 20 mmHg bis > 60 mmHg) ist ein Notfall. Der Patient muss sofort in die Klinik gebracht werden!*

*Diagnose: durch das Oberlid tastbarer steinharter Bulbus im Vergleich zur Gegenseite.*

***Therapie:*** *meist analgetische Therapie notwendig, ggf. bereits präklinisch Senkung des Augeninnendrucks mit Azetazolamid (Diamox) 500 mg i. v. unter Beachtung der Kontraindikationen.*

## Frage 889

Die Eltern präsentieren Ihnen ihr 4-jähriges Kind mit hohem Fieber. Es bietet einen leidenden Gesamteindruck. Auffällig sind ein inspiratorischer Stridor sowie ein starker Speichelfluss.

Welche Verdachtsdiagnose haben Sie?

**Epiglottitis.**

*Ursache einer Epiglottitis ist eine bakterielle Infektion mit Haemophilus influenzae Typ B (Impfstatus erfragen!).*

***Therapiemaßnahmen:***

- *kausale Therapie antibiotisch in der Klinik*
- *beruhigende Maßnahmen für Eltern und Kind!*
- *Jegliche Manipulation an den kindlichen Atemwegen ist obsolet.*
- *schonender Transport des Kindes (einfaches Monitoring, Pulsoxymetrie) unter Intubationsbereitschaft in die Klinik, Intubation nur bei vitaler Bedrohung, ggf. Koniotomie*
- *Beim Erwachsenen kann präklinisch Prednisolon 1 g erwogen werden.*

***Differenzialdiagnosen*** *für einen inspiratorischen Stridor:*

- *Fremdkörper*
- *Pseudokrupp*
- *Peritonsillarabszess*
- *Rekurrensparese*
- *Larynxtumor*
- *Trachealstenosen*

## Frage 890

Eine 32-jährige polytraumatisierte Patientin mit großflächiger Ablederung der Kopfschwarte hat instabile Kreislaufverhältnisse. Stellen Sie eine Diagnose!

**V. a. lebensbedrohliche Begleitverletzung.**

*Weichteil- und Gesichtsverletzungen sind meistens, sofern keine spritzende arterielle Blutung vorliegt, kein Grund für eine Kreislaufinstabilität. Beim Polytrauma sind dafür eher Begleitverletzungen verantwortlich, die nicht übersehen werden dürfen, wie:*

- *Frakturen (Beckenfraktur)*
- *stumpfes oder penetrierendes Bauchtrauma mit intraabdomineller Blutung*
- *Thoraxtrauma mit Hämatothorax/Spannungspneumothorax*
- *Abriss größerer Gefäße (Aorta)*

## Frage 891

Ein 11 Monate alter Säugling hat zuhause von seiner 3-jährigen Schwester im Rollenspiel kleine Kügelchen (WC-Reiniger) erhalten. Im Bereich von Mundschleimhaut und Zunge fallen Ihnen schwärzliche Punkte auf, der Säugling schreit, im Haus herrscht große Unruhe.

Wie schätzen Sie die Situation ein?

**Offensichtlich oropharyngeale Verätzungen. Da tiefer liegende Strukturen vorerst nicht beurteilt werden können, ist eine sofortige Krankenhausaufnahme indiziert.**

***Symptome*** *bei Verätzung:*

- *Hypersalivation*
- *Schmerzen*
- *Übelkeit und Erbrechen*

***Maßnahmen*** *und* ***Therapie*** *bei einer Verätzung:*

- *Substanz inkl. Verpackung asservieren, Kontakt mit Giftnotrufzentrale aufnehmen.*
- *Präklinisch kann versucht werden, durch Trinken von Wasser eine Verdünnung zu erreichen.*
- *Nicht erbrechen lassen!*
- *Keine Gabe von Aktivkohle.*
- *Bei Flusssäure: Cave Kontaktgift, das Ausmaß der Verätzung wird häufig unterschätzt. Therapie: Kalziumglukonat.*

*Die prophylaktische Gabe von Steroiden wird kontrovers diskutiert.*

*Mögliche* ***Komplikationen*** *einer Verätzung sind:*
- *Schwellungen mit Atemnot*
- *Perforationen im oberen Gastrointestinaltrakt*
- *Strikturenbildung*

### Frage 892

Sie werden mit dem Stichwort „akute Atemnot" zu einem Patienten in eine Pflegeeinrichtung gerufen. Der Patient ist nach einem früheren SHT tracheotomiert und atmet über die Trachealkanüle an der feuchten Nase. Sie sehen jetzt einen schwer dyspnoeischen, zyanotischen Patienten vor sich. An welche möglichen Ursachen denken Sie?

- **Kanülenfehllage**
- **Sekretverhalt**
- **Blutung**

*Ursachen der Atemnot können sein:*
- *Kanülenfehllage, Dislokation*
- *Sekretborken in Kanüle oder Trachea, verstopftes Kanüleninlay*
- *Blutung aus Granulationen*
- *Stenose in tieferen Tracheal-/Bronchialabschnitten*

*Therapie:*
- *Sauerstoffgabe*
- *ggf. Borken anlösen mit 0,9 % NaCl, Abhusten durch Patienten oder Absaugen*
- *korrekte Kanülenplatzierung bei Fehllage oder Kanülenwechsel bei Verstopfung*
- *bei Blutung blockbare Kanüle verwenden*

## 5.7 Urologische Notfälle

*Erol Cavus*

### Frage 893

In der Klinik gebräuchliche apparative Methoden der urologischen Diagnostik stehen in der präklinischen Notfallversorgung i. d. R. nicht zur Verfügung. Welches ist daher das wichtigste diagnostische Mittel des Notarztes bei urologischen Notfällen?

**Eine exakte körperliche Untersuchung mit Berücksichtigung des Unfallhergangs bzw. der Klinik. Der geübte Anwender kann auch präklinisch sonografisch im Sinne der FAST-Untersuchung suprapubisch nach freier Flüssigkeit suchen sowie den Füllstand der Harnblase beurteilen.**

*Schmerz als Leitsymptom spielt eine überragende Rolle. Verdachtsdiagnosen basieren oft auf Kenntnissen über:*
- *die Art des Schmerzbeginns*
- *die Schmerzbeschreibung*
- *die Schmerzlokalisation*
- *die Ausstrahlung des Schmerzes*

*Ergänzend kann die genaue Betrachtung einer frischgelassenen Harnprobe weiterführend sein. Therapiemaßnahmen und Entscheidungen, die bereits am Unfallort oder in der Wohnung des Patienten gefällt werden, stellen oft die Weichen für den Erhalt der Fertilität oder Potenz, oder auch zur Abwendung einer drohenden Urosepsis.*

### Frage 894

Ein 62-jähriger Mann klagt über einen akuten linksseitigen Flankenschmerz mit Ausstrahlung in den Mittelbauch. Der Patient ist kaltschweißig und wirkt sehr unruhig. Welche Verdachtsdiagnose haben Sie?

**(Nieren-)Ureterkolik.**

*Typische Symptome einer (Nieren-)Ureterkolik sind:*
- *akuter Flankenschmerz, häufig stechend, schneidend und wellenartig; von Frauen oft auch als wehenförmig umschrieben*
- *zusätzliche vegetative Symptome: Übelkeit und Brechreiz, Darmatonie bis zur Obstipation, Schweißausbruch und Kollapsneigung*
- *Besonders typisch für eine Kolik der Harnwege ist die motorische Unruhe des Patienten.*

### Frage 895

Ihnen erscheint die Klinik des Patienten charakteristisch für eine Nierenkolik zu sein. Was müssen Sie, v. a. bei subakutem Verlauf, trotzdem tun?

**Differenzialdiagnosen abklären.**

*Nicht-urologische Differenzialdiagnosen einer Nieren-/Ureterkolik sind:*

- *Myokardinfarkt*
- *Aortendissektion*
- *Ruptur eines Aortenaneurysmas*
- *Gallenkolik*
- *Perforation eines Hohlorgans (Magen-/Darmperforation)*
- *Erkrankungen des Gastrointestinaltraktes (Ileus, Divertikulitis, Appendizitis)*
- *gynäkologische Ursachen (Adnexitis, Extrauteringravidität [EUG])*

## Frage 896

Welche Therapie ist bei einer Nierenkolik angezeigt?

**Vordringlichste Maßnahme ist eine suffiziente Analgesie.**

*Es sollte eine Analgesie mit Metamizol (bis 30 mg/kgKG), ggf. Opioiden und Antiemetika erfolgen.*

*Metamizol wirkt am Ort der Schmerzentstehung und senkt den Druck im Nierenbecken. Alleinige Spasmolytika, wie z. B. N-Butylscopolamin, sind häufig weniger wirksam. Bei unzureichender Analgesie ist deshalb zusätzlich der Einsatz von Opioiden (z. B. Tramadol, Piritramid) zu erwägen.*

*Als Antiemetika kommen heute in Betracht:*

- *Dimenhydrinat (Vomex)*
- *Ondansetron (Zofran)*
- *Dehydrobenzperidol (DHB)*

*Die endgültige Diagnose erfolgt in der Klinik anhand von Urinstatus und radiologischer Diagnostik (Sonografie, natives Abdomen-CT, ggf. Ausscheidungsurogramm).*

## Frage 897

Nennen Sie urologische Differenzialdiagnosen des akuten Unterbauchschmerzes bzw. des akuten Abdomens.

- **Nieren-/Ureterkolik**
- **akuter Harnverhalt**
- **inkarzerierte Hernie**

*Urologische Differenzialdiagnosen des akuten Unterbauchschmerzes sind:*

- *Nieren-/Ureterkolik*
- *postrenale Anurie, akuter Harnverhalt*
- *Blasentamponade*
- *Skrotalhernie (bei Inkarzerierung von Darm)*

## Frage 898

Sie werden in ein Pflegeheim zu einer 79-jährigen Patientin aufgrund unklarer Bewusstlosigkeit gerufen. Die eigentlich als agil beschriebene Patientin reagiert nicht adäquat auf Ansprache, ist hypoton und tachykard. Die Haut fühlt sich warm an. Der Pflegekurve entnehmen Sie eine Medikation mit einem Gyrasehemmer aufgrund eines Harnweginfektes.

Welche Diagnose liegt nahe?

**Urosepsis mit septischem Schock.**

*In einem hohen Anteil führt eine Urosepsis zum septischen Schock (bis zu 40 %), der wiederum eine sehr hohe Letalität (bis zu 50 %!) hat. Prädisponierende Faktoren für eine Urosepsis mit septischem Schock sind:*

- *Alter*
- *Abwehrschwäche*
- *Immunsuppression*
- *Diabetes mellitus*
- *Harnstau*

## Frage 899

Welche Therapie ist bei der o. g. Patientin mit Urosepsis und septischem Schock präklinisch dringend angezeigt?

**Eine Schocktherapie.**

*Maßnahmen zur Schocktherapie sind:*

- *großlumiger i. v.-Zugang*
- *Volumengabe*
- *Sauerstoffgabe, ggf. Intubation und Beatmung*
- *ggf. Katecholamine (Vasopressoren, ggf. Inotropika)*
- *frühzeitige Gabe von Antibiotika*
- *Intensivstation*

## Frage 900

Nennen Sie das führende klinische Zeichen der Hodentorsion.

**Akuter Schmerz, meist aus dem Schlaf heraus.**

*Weitere **Symptome** einer Hodentorsion sind:*
- *Hodenhochstand*
- *Rötung oder livide Verfärbung*
- *unveränderte Schmerzintensität bei Anheben des Hodens (negatives Prehn-Zeichen)*
- *Altersgipfel: < 2. Lebensjahr oder 15.–20. Lebensjahr*

***Differenzialdiagnosen** einer Hodentorsion sind:*
- *Hydatidentorsion*
- *Epididymitis*
- *Epididymoorchitis*
- *inkarzerierte Leistenhernie*

*Die **Therapie** einer Hodentorsion erfolgt durch:*
- *Schmerzreduktion (darunter gelegentlich spontane Detorquierung)*
- *ggf. manuelle Detorquierung (nach lateral) bei sehr langer präklinischer Zeit (> 6 h), da sonst ein irreversibler Parenchymschaden droht*
- *operative Hodenfreilegung in der Klinik*

## Frage 901

Nennen Sie Erkrankungen des Penis mit notfallmedizinischer Relevanz.

- **Paraphimose**
- **Priapismus**
- **Kavernitis**

*Ohne zeitnahe Therapie sind langfristige Schäden möglich (Ischämie/Gangrän/Sepsis, Impotenz, Unfruchtbarkeit)*

## Frage 902

Was ist eine Paraphimose?

**Eine Einklemmung der Vorhaut hinter der Glans penis mit Vorhautödem (meistens bei Phimose).**

*Durch die Behinderung des venösen Abstroms aus der Glans kann es zur Gangrän der Glans kommen. Ein Zurückstülpen der Glans durch die verengte Vorhaut nach Kompression von Glans und Penisschaft ist in diesem Fall dringend angezeigt.*

## Frage 903

Was ist ein Priapismus?

**Eine schmerzhafte Erektion des Penis ohne sexuelle Stimulation für über 2 h.**

*Die Ursachen eines Priapismus können sein:*
- *überwiegend idiopathisch*
- *neurologisch (Querschnittsyndrom)*
- *hämatologisch (Leukämie)*
- *pharmakologisch (unerwünschte Medikamentenwirkung)*
- *autoerotisch (Injektion vasoaktiver Substanzen in den Schwellkörper)*
- *bedingt durch SKAT-Therapie (Schwellkörper-Autoinjektion) bei erektiler Dysfunktion*

## Frage 904

Was sind urologische Begleitverletzungen einer Beckenfraktur?

**Blasen- und Harnröhrenverletzungen.**

*Bis zu 60 % der Patienten mit Beckenfrakturen haben begleitende Verletzungen von Blase und/oder Harnröhre. Ursachen dieser Verletzungen sind:*
- *penetrierende Verletzungen durch Knochenfragmente (extraperitoneale Blasenruptur)*
- *Vergleiche intraperitoneale Blasenruptur durch Druckerhöhung (Sicherheitsgurt bei gefüllter Blase, z. B. alkoholisierte Patienten)*
- *Abscherverletzungen der Blase*
- *Harnröhrenabriss*

## Frage 905

Nennen Sie die klassische Symptomtrias für urogenitale Verletzungen beim Polytrauma.

- **Hämaturie**
- **Harndrang**
- **Schmerzen**

*Symptome und Befunde bei traumatischen Verletzungen des Urogenitaltraktes sind:*
- *Hämaturie*
- *imperativer Harndrang bei Harnverhalt*
- *Unterbauchschmerzen*
- *ggf. Hämatome oberhalb der Symphyse oder perineal*
- *Prellmarken*

## Frage 906

Welche Therapie führen Sie bei einem Polytrauma durch?

**Im Wesentlichen die Versorgung des Polytraumas, ggf. Schocktherapie.**

***Cave*** *urethrale Katheterisierung: Wenn überhaupt, sollte eine Katheterisierung nur sehr vorsichtig erfolgen, um nicht aus einem teilweisen Urethraeinriss einen vollständigen Abriss zu induzieren.*

## Frage 907

Bei einem Patienten mit Fahrradsturz und Prellmarken linksthorakal bzw. in der linken Flanke können Sie keine Hämaturie feststellen. Schließen Sie dadurch eine Nierenverletzung aus?

**Nein.**

*Bei einem stumpfen oder offenen Abdominaltrauma ist in bis zu 10% der Fälle auch mit einer Nierenbeteiligung zu rechnen. Eine Hämaturie tritt nur bei Verletzung von Hohlräumen auf und wird häufig komplett übersehen.*

*Bei Verletzungen des Nierenparenchyms ist das ableitende Harnsystem nicht notwendigerweise mit betroffen. Die Einschätzung erfolgt anhand Unfallmechanismus, körperlicher Inspektion sowie Kreislaufparametern.*

## Frage 908

Welches ist die häufigste urogenitale Verletzung beim stumpfen Abdominaltrauma im Kindesalter?

**Das Nierentrauma.**

*Zur* ***Diagnostik****:*
- *Nierenverletzungen sind bei Kindern häufiger als bei Erwachsenen (im Verhältnis große Organmasse).*
- *Die Notfalldiagnostik ist erschwert, da Kreislaufparameter im Kindesalter nur wenig Aussagekraft haben.*
- *Eine Hämaturie ist selten; bei Auftreten: Korrelation mit der Schwere der Nierenverletzung.*

*Die* ***Therapie*** *eines Nierentraumas erfolgt:*
- *symptomatisch (Analgesie, Schocktherapie).*
- *nach sorgfältiger Unfallanamnese (entscheidend), um eine Nierenverletzung als mögliche Verdachtsdiagnose nicht zu übersehen.*
- *klinisch nach Möglichkeit konservativ.*

## Frage 909

Welche diagnostischen Möglichkeiten haben Sie im Schockraum?

**Sonografie, CT, Urogramm. ggf. MRT**

*Zur urologischen Diagnostik im Schockraum:*
- *Das CT ist als Goldstandard zu bezeichnen.*
- *Die Sonografie gibt erste Hinweise auf größere Mengen freier abdominaler Flüssigkeit.*
- *Ein i. v.-Urogramm kann bei fehlender CT-Verfügbarkeit sinnvoll sein.*
- *Bei Kindern und Schwangeren kann ersatzweise eine MRT-Untersuchung erfolgen.*

## Frage 910

Der vom Fahrrad gestürzte Patient (s. o.) gibt Schmerzen im Bereich des Perineums an. Ihre Untersuchung zeigt ein perineales Hämatom. Welche Verdachtsdiagnose haben Sie?

**Uretharuptur.**

***Ursache:*** *Ruptur der bulbären Harnröhre durch Fall auf das Perineum (sog. „Straddle-Injury", z. B. Fall auf die Fahrradstange).*

***Versorgung:*** *Der Patient sollte kein Wasser lassen, um eine oberflächliche Extravasation von Urin zu vermeiden. Eine Blasenkathetereinlage sollte erst in der Klinik durch Urologen erfolgen.*

## Frage 911

Sie werden nach einem Einsatz im Pflegeheim von einer Schwester gebeten, bei einem anderen, anurischen Patienten mit V. a. Harnverhalt einen Dauerkatheter zu legen. Der Patient hat hohes Fieber und gibt perineale Schmerzen an.

Wie reagieren Sie?

**Untersuchung des Patienten, ggf. Analgesie. Danach Einweisung in die Klinik.**

*Der Grund für den akuten, fieberhaften Infekt ist wahrscheinlich eine Prostatitis. Symptome der Prostatitis sind:*

- *perineale Schmerzen*
- *starke Schmerzen bei der rektalen Palpation*

*Zur **Therapie** der Prostatitis:*

- *Eine urethrale Katheterisierung ist kontraindiziert, da zusätzlich zu den Schmerzen auch das Risiko einer Bakteriämie besteht.*
- *Es besteht eine Indikation für die Anlage eines suprapubischen Katheters in der Klinik.*

*Weitere Differenzialdiagnosen des akuten Harnverhalts sind:*

- *Harnblasentumor, Harnblasenstein*
- *(benigne) Prostatahyperplasie*
- *Prostatakarzinom*

*Alternativ zu den genannten postrenalen obstruktiven Möglichkeiten einer Anurie muss auch an eine intrarenale (z. B. Nephritis) oder prärenale (z. B. Hypovolämie, Elektrolytstörungen) Ursache gedacht werden.*

## Frage 912

Präklinische Maßnahmen bei partiellen oder kompletten Abtrennungen von Penisanteilen sind:

**Kompression, Verband.**

*Ursachen für offene Traumata des äußeren Genitales sind:*

- *meistens Arbeitsunfälle mit Schindungs-/Scherverletzungen*
- *seltener sexuelle Praktiken (z. B. „Staubsaugerverletzung").*

*Therapie:*

- *manuelle Kompression bei starker Blutung*
- *steriler Verband*

# 5.8 Notfälle bei terminal niereninsuffizienten Patienten

*Imola Gräsner*

## Frage 913

Welche anamnestischen Fragen sind als Notarzt für Sie bei dialysepflichtigen Patienten relevant?

- **Art des Dialyseverfahrens**
- **Zeitpunkt der letzten Dialyse und die Dialysefrequenz**
- **Art des Dialysegefäßzuganges und Lokalisation**
- **Restausscheidung**
- **Sollgewicht**
- **Ernährungsbesonderheiten, Trinkmenge**
- **febrile Infektionen**
- **Begleiterkrankungen**

*Besonderheiten der **Anamnese** bei dialysepflichtige Patienten sind:*

- *Die Anamnese des Dialysepflichtigen sollte über das übliche Maß hinausgehen. Die Art des Dialyseverfahrens (Hämodialyse, kontinuierliche ambulante Peritonealdialyse, sonstige Verfahren) sowie die Dialysefrequenz (üblicherweise 3 × /Woche für 4–5 h) können Auskünfte über die Effektivität der Entgiftung geben. Eine ineffektive Nierenersatztherapie kann z. B. häufig zu Elektrolytentgleisungen führen.*
- *Eine klassische AV-Fistel bei einem dialysepflichtige Patienten wird durch eine operative Verbindung der A. radialis und der V. cephalica am distalen Unterarm hergestellt. Je nach Gefäßsituation ist diese Verbindungsmöglichkeit aber nur weiter proximal möglich, manchmal sogar erst in der Ellenbeuge; oder es müssen Kunststoffprothesen (sog. PTFE-Loops) angelegt werden.*
- *Das Blut fließt von der Arterie über die Verbindung in die Vene, die sich dadurch kräftig herausbildet und somit zur Punktion für die Hämodialyse eignet.*

- *Als Soll- und/oder Trockengewicht bezeichnet man in der Nephrologie das individuelle Körpergewicht des Patienten, bei dem der Flüssigkeitshaushalt ausgeglichen ist. Zusammen mit der Restausscheidung und der Trinkmenge des Patienten können diese Angaben Hinweise auf eine Über- oder Unterwässerung geben.*
- *Dialysepflichtige Patienten haben ein abgeschwächtes Immunsystem. Harnwegsinfektionen, Dialysekatheterinfektionen, Shuntinfektionen und auch pulmonale Infektionen können auftreten.*
- *Sehr häufig bestehen bei den Patienten Begleiterkrankungen, wie z. B. Diabetes mellitus, arterielle Hypertonie, KHK, periphere arterielle Verschlusskrankheit sowie zerebrale Insulte.*

## Frage 914

Was müssen Sie bei einem Gefäßzugang eines dialysepflichtigen Patienten wissen und worauf müssen Sie achten?

- **Gibt es eine AV-Fistel (Shunt) oder einen Vorhofkatheter?**
- **wenn möglich alle venösen Zugänge nur auf den Handrücken legen**
- **Die AV-Fistelpunktion sollte nur in extrem äußersten Notfall durchgeführt werden.**
- **Die Punktionen zentralvenöser Gefäße sollten präklinisch unterbleiben.**
- **Eine intraossäre Punktion ist auch beim Erwachsenen als Alternative zu erwägen**

*Gefäßzugänge bei dialysepflichtigen Patienten gestalten sich oft schwierig, da zur Anlage eines Dialyseshunts unter Umständen bereits mehrere Gefäßoperationen im Bereich der oberen Extremitäten durchgeführt worden sind. Ein venöser Zugang sollte immer an der kontralateralen Seite zum Shunt gelegt werden.*

*Da es im Laufe der Jahre bei einem dialysepflichtigen Patienten zu einer Shuntdysfunktion oder auch einem Shuntverschluss kommen kann, die erneute Gefäßoperationen zur Folge haben, sollten die Venen im Bereich des Unter- und Oberarms für venöse Gefäßzugänge geschont werden. Wenn irgendwie möglich, sollte nur der Handrücken punktiert werden.*

*Generell sind Shuntpunktionen außerhalb der Dialyse möglichst zu vermeiden. Denn die Gefahr bei einer Dislokation des Zuganges ist eine erhebliche Blutungskomplikation mit vitaler Bedrohung des Patienten. Ebenfalls besteht die Gefahr des akuten Shuntverschlusses. Nur bei akuter vitaler Bedrohung des Patienten mit extrem schlechten peripheren Venenverhältnissen sollte eine direkte präklinische Punktion in Erwägung gezogen werden.*

## Frage 915

Welche schnellen klinischen Untersuchungen der AV-Fistel sollten Sie bei einem dialysepflichtigen Patienten durchführen?

- **Inspektion**
- **Palpation**
- **Auskultation**

*Jede AV-Fistel sollte auch präklinisch orientierend untersucht werden. Dazu sollte zunächst eine Inspektion erfolgen, die Auskunft über ein Aneurysma, eine Infektion oder auch eine mögliche Blutung/Verletzung geben kann.*

*Anschließend kann die Palpation einen wichtigen ersten Hinweis für einen akuten Shuntverschluss geben. Bei einer offenen AV-Fistel kann man ein pulsatiles Schwirren über der Verbindungsstelle palpieren, das sich auch gelegentlich nach proximal fortleiten lässt.*

*Manche AV-Fisteln liegen in der Tiefe und sind kaum zu palpieren. Hier ist die Auskultation entscheidend. Bei einer funktionierenden AV-Fistel kann man ein pulsatiles Maschinengeräusch längerstreckig über der Shuntvene auskultieren.*

## Frage 916

Nennen Sie mögliche akute AV-Fistelkomplikationen.

- **Shuntvenenthrombose**
- **Shuntinfektion**
- **Shuntblutungen/Shuntverletzungen**

*Eine klassische AV-Fistel bei einem dialysepflichtigen Patienten wird durch eine operative Verbindung der A. radialis und der V. cephalica am distalen Unterarm hergestellt. Je nach Gefäßsituation kann diese Verbindung aber erst weiter proximal angelegt werden, manchmal sogar erst in der Ellenbeuge. Oder aber es müssen Kunststoffprothesen (PTEF-Loops) angelegt werden.*

*Das Blut fließt von der Arterie über die Verbindung in die Vene, die sich dadurch kräftig herausbil-*

*det und somit zur Punktion für die Hämodialyse eignet.*

*Die Shuntvenenthrombose ist häufig das Resultat einer vorbestehenden Shuntstenose. Klinisch zeigen sich das fehlende klassische „Schwirren" bei der Palpation und Auskultation sowie eine Verhärtung im Shuntvenenverlauf. Breitet sich die Thrombose von peripher bis nach zentral aus, imponiert das Bild einer oberen Einflussstauung.*

*Präklinisch kann die Gabe von 5 000 IE Heparin i. v. beim Erwachsenen das weitere appositionelle Thrombuswachstum verhindern.*

*Shuntinfektionen imponieren durch Rötung, Schwellung und Schmerzen im Bereich der AV-Fistel. Sie können lokal begrenzt auftreten, aber auch Ursache einer Sepsis sein.*

*Shuntblutungen aus dem ehemaligen Stichkanal können nach der Dialyse auftreten. Aber auch Shuntverletzungen können mit erheblichen Blutverlusten verbunden sein, da sie fast wie eine arterielle Blutung bluten können. Primäres Behandlungsziel ist die Blutungskontrolle. Dies erreicht man mit einer Kompression des Gefäßes und konsequenter Hochlagerung der betroffenen Extremität. Die weit verbreitete Meinung, ein Shunt dürfe niemals komprimiert werden, gilt natürlich nicht im Falle einer akuten Shuntblutung.*

*Den Blutverlust kann man durch Volumentherapie mittels kristalloider oder kolloidaler Infusionslösungen therapieren.*

## Frage 917

Welchen weiteren Gefäßzugang (außer einer AV-Fistel) gibt es für dialysepflichtige Patienten und was ist seine häufigste Komplikation?

**Zugang: zentralvenöser Vorhofkatheter.**
**Komplikation: Kathetersepsis.**

*Bei Patienten, bei denen eine AV-Fistelanlage aufgrund von multiplen Gefäßproblemen oder bei schwerer Herzinsuffizienz nicht möglich ist, wird ein zentralvenöser Katheter getunnelt unter der Haut in die V. subclavia oder V. jugularis interna gelegt. Deren Spitze sollte im oberen Drittel des rechten Vorhofs liegen.*

*Bei unklarem Fieber sollte bei diesen Patienten v. a. an eine Kathetersepsis durch einwandernde Hautkeime an der Austrittsstelle gedacht werden.*

*Spezifische Maßnahmen präklinisch sind nicht möglich. Eine Antibiotikatherapie (z. B. mit Vancomycin 1 g i. v.) ist häufig das Mittel der 1. Wahl in der Klinik. Hierfür ist eine Einweisung des Patienten in eine entsprechende Klinik indiziert.*

## Frage 918

Welche primäre apparative Diagnostik ist bei niereninsuffizienten Patienten erforderlich?

**12-Kanal-EKG.**

*Ein 12-Kanal-EKG sollte auch unter Notfallbedingungen immer abgeleitet werden. Neben den Informationen zum Rhythmus und Ischämiezeichen bietet es besonders bei dialysepflichtigen Patienten oft die Möglichkeit, lebensbedrohliche Entgleisungen des Elektrolythaushalts (z. B. Hyperkaliämie) nachzuweisen, bevor die Möglichkeit einer Laborkontrolle besteht.*

*Morphologisch sind zunächst hohe „zeltförmige T-Wellen" in den Brustwandableitungen erkennbar. Beim weiteren Fortschreiten der Hyperkaliämie sieht man die Abnahme der R-Zacke, eine Verbreiterung des QRS-Komplexes (Rechts- oder Linksschenkelblock ähnlich), eine Verlängerung des PQ-Intervalls und das Verschwinden und Abflachen der P-Welle. So kann bei bestehendem Sinusrhythmus ein AV-Knotenrhythmus vorgetäuscht werden. Schließlich ist das EKG „sinuswellenförmig", der QRS-Komplex geht in die T-Welle über (s.* ▸ *Abb. 5.1).*

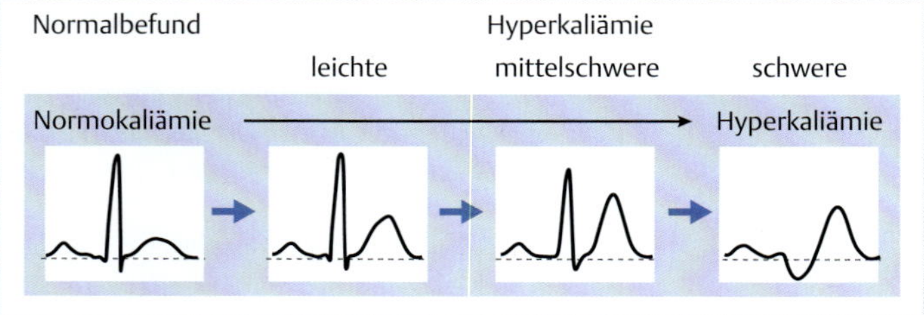


**Abb. 5.1 12-Kanal-EKG bei einem dialysepflichtigen Patienten mit Hyperkaliämie.**

## Frage 919

Nennen Sie 2 typische Notfälle bei dialysepflichtigen Patienten, insbesondere nach einem langen Intervall.

- **Elektrolytentgleisungen, v. a. Hyperkaliämie**
- **akute Überwässerung mit Lungenödem**

*Die Hyperkaliämie ist bezüglich der Höhe des Kaliums nicht einheitlich definiert. Im Allgemeinen gelten Serumkaliumwerte über 5–5,5 mmol/l als erhöht. Dialysepflichtige Patienten haben jedoch häufig einen chronisch erhöhten Serumkaliumspiegel bis 6 mmol/l und sind daran adaptiert, sodass erst Werte über 6 mmol/l zur klinischen Manifestation führen können.*

*Prinzipiell liegen der Entstehung einer Hyperkaliämie 3 Mechanismen zugrunde:*

- *eine zu hohe Kaliumzufuhr,*
- *eine relativ zur Kaliumzufuhr verminderte Kaliumexkretion,*
- *eine Verschiebung von Kalium von Intra- in den Extrazellulärraum.*

*Die Hyperkaliämie ist bei dialysepflichtigen Patienten entweder alimentär durch Diätfehler (Zufuhr kaliumreicher Nahrungsmittel wie z. B. Nüsse, Obst/Trockenobst, Schokolade, Pommes etc.) oder durch eine inadäquate Kaliumelemination im Rahmen der Dialysebehandlung (meist auf dem Boden von Rezirkulation bei Shuntstenose) bedingt.*

*Die akute Überwässerung mit Lungenödem tritt klassischerweise bei diesen Patienten mit reduzierter Restdiurese und mangelnder Trinkmengenrestriktion auf. Aber auch kardiale Ursachen, wie z. B. ein akuter Myokardinfarkt oder eine akute hypertensive Krise, können ein Lungenödem auslösen.*

## Frage 920

Welche klinischen Symptome treten bei einer akuten Hyperkaliämie und einem Lungenödem auf?

**Bei akuter Hyperkaliämie:**

- **neuromuskuläre Beschwerden**
- **kardiale Symptome mit EKG-Veränderungen und Herzrhythmusstörungen**

**Bei akutem Lungenödem:**

- **Dyspnoe**
- **Ortopnoe**
- **Tachypnoe**
- **feuchte Rasselgeräusche über der Lunge**
- **schaumiger Auswurf**
- **Hypoxämie**

*Die Hyperkaliämie führt zu kardialen und neuromuskulären Symptomen. Dies ist durch die depolarisierenden Effekte der erhöhten extrazellulären Kaliumkonzentration bedingt.*

*Die neuromuskulären Beschwerden äußern sich häufig durch:*

- *Muskelschwäche, besonders in den unteren Extremitäten*
- *distal beginnende Parästhesien*
- *eine atonische Paralyse (in Extremfällen)*

*Die kardialen Symptome lassen sich mithilfe des EKG gut ableiten. Das EKG stellt eine zuverlässige Hilfe bei der Einschätzung der Hyperkaliämie dar. Es kommt zu:*

- *Störungen des Herzrhythmus*
- *ventrikulären Blockbildern (Rechts- oder Linksschenkelblock)*
- *Überleitungsstörungen (AV-Blockierungen, sinusatriale Bradykardien)*

*Morphologisch sind zunächst hohe zeltförmige T-Wellen in den Brustwandableitungen erkennbar. Bei Fortschreiten der Hyperkaliämie folgen die Abnahme der R-Zacke, eine Verbreiterung des QRS-Komplexes (Rechts- oder Linksschenkelblock ähnlich), die Verlängerung des PQ-Intervalls und das Verschwinden und Abflachen der P-Welle. Bei bestehendem Sinusrhythmus kann so ein AV-Knotenrhythmus vorgetäuscht werden. Zuletzt ist das EKG sinuswellenförmig, der QRS-Komplex geht in die T-Welle über (▶ Abb. 5.1).*

*Ventrikuläre Arrhythmien, Bradykardien, Kammerflimmern und Herzstillstand können daraus resultieren und sind eine nicht seltene gefürchtete Komplikation.*

*Bei der akuten Überwässerung mit Lungenödem haben die Patienten primär die klassischen o. g. pulmonalen Symptome. Die Ursache ist eine Herzinsuffizienz bei Volumenüberladung. Bei der körperlichen Untersuchung finden sich meist auch Zeichen der Hyperhydration, wie ein erhöhter Blutdruck, periphere oder generalisierte Ödeme, ein deutlich über das Trockengewicht hinaus erhöhtes Körpergewicht und evtl. eine obere Einflussstauung.*

*Pathologische Auskultationsbefunde können bei dialysepflichtigen Patienten fehlen, da sich initial nur ein interstitielles Lungenödem ausbildet. Erst im fortgeschrittenen Stadium sind fein- bis grobblasige Rasselgeräusche, typisch für ein alveoläres Lungenödem, auskultierbar. Im ausgeprägten Stadium können diese auch ohne Stethoskop wahrgenommen werden (Distanzrasseln).*

## Frage 921

Welche therapeutischen Möglichkeiten bestehen präklinisch bei einer akuten Hyperkaliämie?

- **Antagonisierung des membrantoxischen Effekts**
- **Stimulation der zellulären Aufnahme von Kalium**
- **Entfernung des Kaliums aus dem Organismus**

*Alle Maßnahmen müssen unter laufender EKG-Überwachung durchgeführt werden.*

*Zur Antagonisierung des membrantoxischen Effekts steht zur Verfügung:*

- *Kalziumglukonat/Kalziumchlorid i. v.: Es ist zwar das am schnellsten wirksame Mittel, sollte aber nur bei einer akuten, lebensbedrohlichen Hyperkaliämie mit HRST eingesetzt werden, da es nur einen antagonisierenden Effekt auf das Myokard hat und keine aktive Senkung des Kaliumspiegels (wie $\beta_2$-Agonisten oder Natriumbicarbonat) bewirkt. Zudem kann bei einem Patienten, der digitalisiert ist, die i. v. Applikation von Kalzium einen toxischen Digitaliseffekt auslösen. Deswegen sollte die Gabe von Kalziumglukonat/Kalziumzitrat nur bei vorheriger Sichtung des Medikamentenplans gegeben werden. Die Dosierung beträgt 30 ml Kalziumglukonat oder 10 ml Kalziumchlorid einer 10 %igen Lösung, die über 5 min i. v. (oder bei Einnahme von Digitalis über eine Kurzinfusion über 20 Minuten) verabreicht werden kann. Die Wirkung setzt nach ca. 3 Minuten ein und hält ca. 30–60 Minuten an.*
- *Zur Stimulation der zellulären Kaliumaufnahme stehen zur Verfügung:*
- *$\beta_2$-Agonisten: z. B. Suprarenin (Boli von 5–10 µg), Salbutamol (2,5–5 mg p. i. mittels Verneblermaske) und Terbutalin (Bricanyl) (100–150 µg/kgKG sehr langsam i. v. oder 7 µg/kgKG s. c.). Der Wirkungseintritt ist schon nach 2–5 Minuten i. v. oder 30 Minuten s. c. vorhanden; die Wirkungsdauer beträgt etwa 60 Minuten.*
- *Natriumbicarbonat 8,4 %: 50 bis maximal 100 ml über 3 min i. v. Der Wirkungseintritt ist nach ca. 5–10 Minuten vorhanden, die Wirkdauer beträgt ca. 2 h. Allerdings sollte bei der Anwendung eine metabolische Azidose bestehen.*
- *Zur Elimination des Kaliums aus dem Organismus kann man medikamentös bei einer erhaltenen Restdiurese ein Schleifendiuretikum applizieren, z. B. Furosemid 1 mg/kgKG, d. h. 60–100 mg i. v. Die Wirkung tritt nach ca. 10 Minuten ein und hält etwa 2 h an.*

*Da alle medikamentösen Akuttherapien der Hyperkaliämie nur vorübergehend eine Senkung erzielen und potenziell reversibel sind, besteht die effiziente Therapie der schweren Hyperkaliämie in einer Akutdialyse in einem entsprechenden Dialysezentrum. Daher sollte jeder Patient mit einer Hyperkaliämie, der präklinisch medikamentös behandelt wurde, auf alle Fälle in ein Krankenhaus mit einer Dialyseeinheit gebracht werden.*

*Die gleichzeitige Insulin-Glukose-Infusion besitzt präklinisch keinen Stellenwert – ebenso wenig wie die Therapie mit Austauscherharzen. Diese werden ggf. in der Klinik relevant.*

## Frage 922

Welche präklinischen Therapiemaßnahmen beim Lungenödem eines terminal niereninsuffizienten Patienten gibt es?

- **Lagerung**
- **Oxygenierung**
- **Vor- und Nachlastsenkung**
- **ggf. Therapie des kardiogenen Schocks**

*Therapiemaßnahmen beim Lungenödem sind:*

- *Oberkörperhochlagerung mit abgesenkten Beinen („Herzbettposition")*
- *Oxygenierung:*
  - *Sauerstoffinsufflation, je nach Sättigung mittels Nasensonde oder Maske mit Sauerstoffreservoir*
  - *bei zunehmender respiratorischer Insuffizienz nichtinvasive Beatmung, z. B. CPAP-Maske, oder Intubation und kontrollierte Beatmung.*
- *Vor- und Nachlastsenkung bei Hypertonie mit:*
  - *Nitroglycerin-Spray: 0,8–1,6 mg (2–4 Hübe) s. l., ggf. wiederholen*
  - *und/oder Urapidil: 10 mg i. v., ggf. wiederholen*

- *Cave: Die Kombination beider Medikamente kann zu drastischen synergistischen Effekten führen!*
  - *ggf. Schleifendiuretika 40–120 mg i. v. bei noch vorhandener Harnausscheidung*
- *Opioide (z. B. Morphin 3–5 mg i. v.) zur Verbesserung der subjektiven Atemnot, Sedierung und Dämpfung des Sympathikotonus*
- *bei kardiogenem Schock: Empfehlung von rasch wirkenden und gut steuerbaren positiv inotropen Sympathomimetika (z. B. Dobutamin)*

*Generell sollte der terminal niereninsuffizienten Patient mit einer Hyperhydratation und Lungenödem nach der präklinischen Versorgung umgehend in eine Klinik mit einer Dialyseeinheit gebracht werden.*

## 5.9 Notfälle aus den Bereichen Geburtshilfe und Gynäkologie

*Alexander Strauss*

### Frage 923

Welche therapeutischen/prophylaktischen Maßnahmen sind bei schwerer Präeklampsie prähospital möglich?

- **RR-Messung**
- **Blutdruckeinstellung ≤ 160/100 mmHg ohne akute Absenkung des systolischen Wertes > 20 %**
- **Mittel der Wahl zur unmittelbaren Bluthochdrucksenkung einer Schwangeren ist Dihydralazin.**
- **ggf. Sicherung der Atemwege und Sauerstoffgabe**
- **Magnesium i. v. zur Krampfprophylaxe (Eklampsie); Dosierung: initial 4–6 g i. v. über 15–20 min als Bolus, danach i. v.-Erhaltungsdosis 1–2 g/h (angestrebter Blutspiegel: 2–3 mmol/l; Cave: Überdosierungsgefahr bei eingeschränkter Nierenfunktion!)**

- *Der Bluthochdruck bei Präeklampsie ist schrittweise und nicht zu brüsk zu senken, um keine Minderperfusion der Plazenta und damit einhergehend eine fetale Hypoxie auszulösen.*
- *Die Reduktion des gesteigerten renalen Eiweißverlustes stellt kein primäres Therapieziel dar.*
- *Zum geburtshilflichen Vorgehen bei Präeklampsie in Abhängigkeit vom Gestationsalter s. ▶ Tab. 5.1.*

5

**Tab. 5.1** Geburtshilfliches Vorgehen bei Präeklampsie in Abhängigkeit vom Gestationsalter.

| Gestationsalter in Schwangerschaftswochen (SSW) | Geburtshilfliches Vorgehen |
|---|---|
| ≥ 37 + 0 SSW | Umgehende Einleitung der Entbindung, unabhängig vom Schweregrad der Präeklampsie. |
| 34 + 0 bis 36 + 6 SSW | Umgehende Entbindung bei schwerer Präeklampsie. |
| | Umgehende Entbindung bei fetaler Wachstumsrestriktion < 5. Perzentile, Fruchtwassermengenverminderung und/oder höhergradiger Dopplerpathologie, auch unabhängig von mütterlichen Symptomen. |
| 24 + 0 bis 33 + 6 SSW | Betreuung an einem Perinatalzentrum:<br>antenatale Steroidprophylaxe erwägen<br>konservative Betreuung nur unter kontinuierlicher Überwachung von Mutter und Fetus, solange Zeichen einer höhergradigen Plazentainsuffizienz und/oder substanziellen mütterlichen Gefährdung fehlen<br>umgehende Schnittentbindung bei Verschlechterung des mütterlichen und/oder fetalen Zustandes |
| < 24 + 0 SSW | Bei dieser ungewöhnlich frühen Manifestationsform der Erkrankung ist mit einem progredienten Krankheitsverlauf (hohe mütterliche und perinatale Morbidität/Mortalität) zu rechnen. Daher individuelle Entscheidung, ggf. Schwangerschaftsbeendigung auch vor Erreichen der fetalen Lebensfähigkeit ex utero aus mütterlicher Indikation |

Tab. 5.2 Medikamente zu pharmakologischen Durchbrechung eines Krampfanfalles während der Schwangerschaft.

| Wirkstoff (Medikament) | Wirkungsmechanismus | Dosierung | Nebenwirkung |
|---|---|---|---|
| Midazolam | Sedierung (Gruppe der Benzodiazepine) | 2 ml = 10 mg (0,2–0,4 mg/kgKG) intranasal, jeweils 1 ml pro Nasenloch langsam appliziert | ggf. antagonisierbar mit Flumazenil |
| Magnesiumsulfat (Medikament wird auch zur Anfallsprophylaxe [Dauerinfusion] eingesetzt) | Antikonvulsion | initial 4–6 g i. v. über 15–20 Minuten als Bolus, danach i. v.-Erhaltungsdosis 1–2 g/h (angestrebter Blutspiegel: 2–3 mmol/l; **Cave:** Überdosierungsgefahr bei eingeschränkter Nierenfunktion!) | bei Intoxikation (> 5 mmol/l):<br>• Atemdepression (Atemfrequenz < 12/min)<br>• Verlust der Sehnenreflexe<br>• Herzrhythmusstörungen (> 7 mmol/l)<br><br>Antidot: Kalziumglukonat 10 % (10 ml i. v. als Bolus über 3 Minuten) |
| Diazepam | allosterische $GABA_A$-Rezeptormodulation | 10–20 mg langsam i. v. | Vigilanzstörung |
| Phenytoin | Antikonvulsion | 250 mg i. v. | Übelkeit, Schwindel |

## Frage 924

Mit welchen klinischen Symptomen ist im Rahmen eines HELLP-Syndroms zu rechnen?

- **rechtsseitige Flanken-/Oberbauchschmerzen: 90 %**
- **Kopfschmerzen, Augenflimmern: 90 %**
- **Hyperreflexie**
- **Hypertonie (≥ 160/100 mmHg): 50 %**
- **Leber- und Nierenversagen: 8 %**
- **Lungenödem: 6 %**
- **subkapsuläres Leberhämatom/Leberruptur: 1–2 %**

- *Schwere Präeklampsie und HELLP-Syndrom zählen zu den häufigsten Ursachen für Müttersterbefälle.*
- *Das HELLP-Syndrom tritt in 7–30 % erst postpartal auf.*
- *Ein Wiederholungsrisiko besteht in 3–8 %.*

## Frage 925

Sie werden abseits einer Klinik zu einer tonisch-klonisch krampfenden (aktuell nicht ansprechbaren) Patientin gerufen, die sich aufgrund des Eindrucks ihres Abdomens in einem fortgeschrittenen Schwangerschaftsstadium befindet. Sie vermuten einen eklamptischen Anfall.

Welche Erstmaßnahmen sind zu ergreifen?

- **Sicherung der Atemwege und ggf. Sauerstoffgabe**
- **unmittelbare medikamentöse Durchbrechung des Krampfanfalles mit Midazolam i. v./intranasal oder Magnesiumsulfatgabe i. v. (Vermeidung/Verminderung der Verletzungsgefahr der Schwangeren)**
- **raschest möglicher Transport in ein geburtshilfliches Zentrum**

- *Während des Krampfanfalls kein Einsatz eines Gummikeils zur Vermeidung des Zungenbisses!*
- *In der Klinik erfolgt nach Durchbrechung des Krampfanfalls in Abhängigkeit des Gestationsalters und aufgrund der mit den Konvulsionen verbundenen Gefahr der Kompromittierung der kindlichen Versorgung durch vorzeitige Plazentalösung i. d. R. die zeitnahe Entbindung (Notsectio).*
- *Sonografische Kontrollen dürfen in einer solchen Akutsituation den Ablauf nicht verzögern.*
- *Die pharmakologische Durchbrechung eines Krampfanfalles während der Schwangerschaft erfolgt mithilfe der in ▶ Tab. 5.2 gelisteten Medikamente.*

Tab. 5.3 Blutungsursachen während der fortgeschrittenen Schwangerschaft.

| | vorzeitige Plazentalösung | Placenta praevia |
|---|---|---|
| Blutung | dunkle Schmierblutung nach außen, ggf. starke Blutung nach innen | helle, meist mehrfache (Anamnese!) Blutung nach außen |
| Dynamik der Symptome | perakut | protrahiert |
| Schmerzen | heftige Uterusdruckschmerzen | keine |
| Uterustonus | erhöht (bretthart) | unverändert |
| Wehentätigkeit | vorhanden, mit Dauertonus | keine |
| Kardiotokografie | pathologisches Herztonmuster | meist (lange Zeit) normal |
| mütterliche Kreislaufverhältnisse | Diskrepanz: geringer Blutverlust nach außen und mütterlicher Schockzustand | gute Übereinstimmung zwischen Blutverlust und mütterlichem Zustand |
| Blutgerinnung | häufig gestört | meist normal |

## Frage 926

? Sie werden im Notdienst zu einer schwangeren Patientin mit vaginaler Blutung gerufen. Welche spezifisch geburtshilflichen Ursachen können einem solchen Blutungsgeschehen zugrunde liegen?

!
- **Plazenta praevia totalis**
- **vorzeitige Plazentalösung**
- **Fehlgeburt**
- **ektope Schwangerschaft**
- **Uterusruptur**

i *Häufigste Blutungsursachen in der Spätschwangerschaft sind Plazenta praevia und vorzeitige Plazentalösung. Solche, mitunter heftigen geburtshilflichen Blutungen gehören zu den häufigsten mütterlichen Todesursachen im 3. Schwangerschaftsdrittel.*

*Zur Unterscheidung von Blutungsursachen während der fortgeschrittenen Schwangerschaft s. ► Tab. 5.3.*

## Frage 927

? Welche Vorgehensweise bei prä-/intrapartaler vaginaler Blutung ist für die Präklinik sinnvoll?

!
- **Kontrolle und ggf. Stabilisierung der Kreislaufsituation der Schwangeren in Linksseitenlagerung**
- **vaginale Inspektion zur Bestimmung der Blutungsquelle, ggf. situationsadaptierte Maßnahmen (z. B. bei unaufhaltsamer Geburt: Geburtshilfe leisten)**
- **Da eine kausale Therapie der Blutung prähospital meist nicht möglich ist, steht ein schnellstmöglicher Transport der kreislaufüberwachten (bei Bedarf kreislaufunterstützten) Patientin in die nächstgelegene, der Risikosituation angepasste geburtshilfliche Abteilung an.**

i
- *Bei einer starken uterinen Blutung im letzten Schwangerschaftsdrittel oder unter der Geburt ist eine vaginale Tamponade kontraproduktiv.*
- *Blutungen während der Schwangerschaft können nicht nur für die Mutter, sondern auch für Embryo/Fetus lebensbedrohlich sein (u. U. Blutung [auch] aus dem kindlichen Gefäßbett). Hierbei kann die äußerlich wahrgenommene Blutungsstärke nicht als Indikator für das Ausmaß der kindlichen Kompromittierung herangezogen werden.*
- *Der wahrgenommene Blutverlust wird i. d. R. deutlich unterschätzt.*

## Frage 928

? 3 Tage nach dem errechneten Entbindungstermin wird eine 41-jährige Patientin, nach Kinderwunschbehandlung schwanger mit Zwillingen, vormittags im Supermarkt von einem andauernden Unterbauchschmerzereignis überrascht. Der von Ihnen vor Ort erhobene Befund umfasst neben einem stark druckschmerzhaften abwehrgespannten Abdomen eine mäßig starke vaginale Blutung. Kindsbewegungen können von der Patientin seit dem Beginn der Schmerzen nicht mehr wahrgenommen werden.

Welche Diagnose stellen Sie und welche weiteren Symptome erwarten Sie bei diesem Krankheitsbild?

- **vorzeitige Plazentalösung**
- **akutes Ereignis eines stark schmerzhaften Uterus mit abdomineller Abwehrspannung (bretthartes Abdomen)**
- **(schwere) Blutung nach außen und/oder innen (retroplazentares Hämatom)**
- **mütterlicher hypovolämischer Schockzustand**
- **in 30 % entwickelt sich eine mütterliche Gerinnungsstörung mit Verbrauchskoagulopathie (DIC).**
- **pathologisches fetales Herztonmuster (ggf. intrauteriner Fruchttod)**

*Je nach Symptomatik der vorzeitigen Plazentalösung wird diese in Schweregrade eingeteilt:*

- *Grad 0: keine Symptome*
  - *Diagnose sonografisch oder postpartal*
  - *keine fetale Beeinträchtigung*
- *Grad I: geringe Blutung nach außen (und)/oder innen*
  - *geringer Druckschmerz*
  - *geringe Tonisierung des Uterus*
  - *keine Beeinträchtigung der mütterlichen Kreislaufverhältnisse*
  - *fetale Beeinträchtigung selten, allerdings möglich*
- *Grad II: mittelschwere Blutung nach außen (und)/oder innen*
  - *kompensierte mütterliche Kreislaufverhältnisse*
  - *Zeichen fetaler Gefährdung*
- *Grad III: schwere Blutung nach außen (und)/oder innen*
  - *stark schmerzhafter Uterus mit abdomineller Abwehrspannung*
  - *mütterlicher Schockzustand (30 % mit Gerinnungsstörung)*
  - *intrauteriner Fruchttod (IUFT)*

## Frage 929

Eine II-Gravida/I-Para in der 35. Schwangerschaftswoche wird mit ausgeprägtem Schwindelgefühl in die Notaufnahme gebracht. Es besteht eine deutlich überperiodenstarke, hellrote vaginale Blutung. Das mütterliche Abdomen tastet sich schmerzfrei und weich. Anamnestisch wird angegeben, die Blutung hätte aus heiterem Himmel vor 30 Minuten begonnen. Daneben wird über abnehmende Kindsbewegungen berichtet.

Aus dem Mutterpass entnehmen Sie, dass vor 2 Jahren eine Konisation durchgeführt worden war. Im vergangenen Jahr war die 1. Schwangerschaft der Patientin durch sekundäre Sectio bei Geburtsstillstand in der Eröffnungsperiode beendet worden. Über den bisherigen Schwangerschaftsverlauf (in Betreuung der Hebamme) werden Ihnen keine Auffälligkeiten berichtet.

Welche Diagnose ist die wahrscheinlichste und stellt einen geburtshilflichen Notfall dar?

**Placenta-praevia-Blutung.**

*Die (starke) Blutung erfolgt bei Placenta praevia schmerzlos. Zur Symptomatik einer Placenta-praevia-Blutung s.* *► Tab. 5.3.*

*Differenzialdiagnostisch kommen als Blutungsursache infrage:*

- *Zeichnungsblutung*
- *vorzeitige Plazentalösung*
- *Kontakt-/Ektopieblutung*
- *dysplastische Veränderung/Malignom*

## Frage 930

Eine Schwangere in der 32. Schwangerschaftswoche wird als Beifahrerin in einen schweren Verkehrsunfall auf der Bundesautobahn verwickelt. Welche Folgen inkl. ihrer zugehörigen Symptomatik erwarten Sie?

- **direkte mütterliche Traumafolgen:**
  - **Knochenbruch**
  - **Verletzung parenchymatöser Organe**
  - **intraabdominelle/intrathorakale Blutung**
  - **Harnblasenverletzung (Makrohämaturie, Unterbauchschmerzen, Peritonitis, Anurie, Anstieg der Retentionsparameter)**
- **vorzeitiger Blasensprung; Symptomatik s. Frage 933** (S. 284).
- **vorzeitige Plazentalösung; Symptomatik s. Frage 928** (S. 281)
- **Uterusruptur; Symptomatik s. Frage 931** (S. 283)

*Weitere Hinweise:*

- *Die meisten Traumata in graviditate (50 %) ereignen sich im letzten Schwangerschaftsdrittel durch Verkehrsunfälle und Stürze.*

- *Bis zur 12. Schwangerschaftswoche (SSW) ist der Uterus durch den knöchernen Beckenring vor Traumafolgen noch gut geschützt.*
- *Bei der Akutversorgung hat die mütterliche Betreuung Vorrang vor den kindlichen Bedürfnissen.*
- *Direkte kindliche Verletzungen sind selten (guter Schutz durch das mütterliche Becken und die Flüssigkeitspolsterung im Uterus). Das dominierende Akutrisiko für den Fetus sind die mütterlichen Verletzungsfolgen und eine akute Versorgungseinschränkung, u. a. durch vorzeitige Plazentalösung/Uterusruptur.*
- *Schwangere nach Trauma sind stets zeitnah in einer geburtshilflichen Fachabteilung vorzustellen.*
- *Abgesehen vom 1. Schwangerschaftstrimenon (SSW 1–12) ist die mütterlich erforderliche Bildgebung (Röntgen, MRT ggf. CT) ohne Zurückhaltung durchzuführen.*

## Frage 931

Wie diagnostizieren Sie klinisch eine Uterusruptur?

**Symptome einer Uterusruptur sind:**

- **bretthartes extrem schmerzhaftes Abdomen**
- **(hellrote) vaginale Blutung**
- **Unter der Geburt tritt schlagartig Wehenlosigkeit und uteriner Tonusverlust auf.**
- **vorzeitige Plazentalösung (als komplizierender Folgezustand)**
- **mütterliche Hypovolämie, Kreislaufeffekte durch die intraabdominelle Blutung**
- **Brady-/Tachykardie, (späte) Dezelerationen, verminderte Oszillation der fetalen Herzfrequenz (CTG)**

*Eine Uterusruptur tritt meist traumatisch und am häufigsten bei uteriner Vorschädigung (Sectionarbe, Z. n. Ruptur) auf. Rupturen ohne Risikoanamnese sind selten, allerdings nicht ausgeschlossen.*

*Ursachen der Uterusruptur können sein:*

- *Überdehnungsruptur:*
  - *kephalopelvines Missverhältnis, fetale Makrosomie, hoher Geradstand*
  - *kindliche Querlage*
  - *Armvorfall sub partu*
  - *Polysystole, hypertone Wehentätigkeit (Wehensturm)*
  - *Weichteildystokie*
  - *fetale Fehlbildung (z. B. Hydrozephalus, Tumor)*
- *Narbenruptur:*
  - *Z. n. Kaiserschnitt*
  - *Z. n. (transmuraler) Myomenukleation*
  - *Z. n. traumatisierender Kürettage (Perforation)*
- *violente Ruptur:*
  - *geburtshilfliche Operation*
  - *Unfall (z. B. Kfz)*
  - *stumpfes oder scharfes (Unter-)Bauchtrauma*
- *Spontanruptur:*
  - *Plazentationsstörung (Plazenta per-/increta)*
  - *Uterusfehlbildung*
  - *Endometriose/Adenomyosis*
  - *intramurale Abszessbildung*

5

## Frage 932

Wie betreuen Sie eine prähospital auftretende atonische postpartale Blutung?

**Insbesondere prähospital können transabdominelle Kontraktionsreize für den Uterus durch mechanische Stimulation des Hohlorgans zur Vermeidung einer postpartalen Atonieblutung hilfreich sein. Hierzu gehören:**

- **der Credé-Handgriff (alternativ Halten und Anreiben des Uterus)**
- **die transabdominelle Kühlung der Gebärmutter (Ice-Pack auf dem unteren Abdomen)**
- **die hormonelle Stimulation des glattmuskulären Myometriums (Anlegen des Neugeborenen)**

**Zur situationsgerechten medikamentösen Behandlung stehen neben Oxytocin (5 IE i. v. als Kurzinfusion, bei Blutungspersistenz Wiederholung nach 10 Minuten) auch Prostaglandine (Sulproston i. v.) zur Verfügung.**

**Teil des Behandlungskonzeptes sind außerdem:**

- **die Entleerung der Harnblase mittels (Einmal-)katheterismus**
- **Tranexamsäure 1–2 g i. v. (bei Blutungspersistenz > 1500 ml)**
- **ggf. intrauterine Tamponade (u. a. Chitosan)**

**Bei ausbleibendem Erfolg der konservativen Maßnahmen ist die Indikation zur operativen Intervention rechtzeitig zu stellen und umzusetzen (Gefahr des hypovolämischen Schocks [Blutverlust > 1000 ml], Verbrauchskoagulopathie). Ein Transport der Patientin in die nächstgelegene geburtshilfliche Klinik ist dringlich.**

*Differenzialdiagnostisch muss bei einer verstärkten postpartalen Blutung darüber hinaus auch eine Geburtsverletzung der Scheide/Zervix uteri erwogen und ausgeschlossen werden (differenter Behandlungsalgorithmus). Derartige Verletzungsblutungen der Geburtswege können mit vaginalen Tamponaden behandelt werden.*

## Frage 933

Eine 31-jährige V-Gravida/IV-Para in der 39+4 SSW alarmiert um 03:21 Uhr die Rettungsleitstelle. Sie sei aus unbeeinträchtigtem Schlaf aufgewacht und habe reichlichen vaginalen klaren Flüssigkeitsabgang („Das ganze Bett ist nass") bemerkt. Schmerzen, regelmäßige Wehen oder Blutung bestünden nicht. Sie sind 10 Minuten später vor Ort und können die beschriebenen Befunde bestätigen.

Welche Verdachtsdiagnose stellen Sie und wie gehen Sie mit der Patientin um?

- **Vorzeitiger Blasensprung bei Multiparität nahe dem errechneten Entbindungstermin.**
- **Bei fehlender Wehentätigkeit bestehen keine Anzeichen der unmittelbar bevorstehenden Geburt.**
- **Liegendtransport mit 30° (Links-)Seitenlagerung in die nächstgelegene geburtshilfliche Abteilung.**

*Ein rascher Geburtsfortschritt ist bei der Vorgeschichte der Patientin (Multiparität) möglich. Eine vaginale Tastuntersuchung ist bei fehlender Wehentätigkeit (kein Pressdrang) weder erforderlich noch für das Notfallteam sinnvoll durchführbar.*

## Frage 934

Wie ist die Patientin aus dem o. g. Beispiel im Falle eines Nabelschnurvorfalles zu lagern und ggf. zu transportieren?

- **Die Patientin ist zwingend liegend „Becken hoch" zu lagern.**
- **Der vorangehende Kindsteil ist zusätzlich manuell transvaginal hochzuschieben (Druckentlastung der potenziell komprimierten Nabelschnur).**
- **Cave: Auch zur Umlagerung darf diese Position nicht verändert werden!**
- **Der raschest mögliche Transport der Patientin in die nächstgelegene geburtshilfliche Abteilung hat unter strenger Beibehaltung dieses Settings zu erfolgen.**

*Ein Nabelschnurvorfall in fortgeschrittenen Schwangerschaftswochen ist ein seltener geburtshilflicher Notfall (nur 0,01 % der Schwangeren sind betroffen). Voraussetzung: Blasensprung.*

*Eine Reposition der Nabelschnur ist nicht möglich und daher der Versuch kontraindiziert.*

## Frage 935

Welche Regeln gelten für die Reanimation während der Schwangerschaft?

- **Grundsätzlich gelten die Empfehlungen der Erwachsenenreanimation anhand der Algorithmen BLS/ALS.**
- **Modifikationen betreffen vor allem Maßnahmen zur Verbesserung des zentralvenösen Rückstroms zum Herzen wie auch der funktionellen Herzleistung und Adaptationen des Atemwegmanagements.**

- *Unverändert kommt der ABCDE-Algorithmus der CPR mit einem Thoraxkompression-/Beatmungs-Verhältnis von 30:2 zum Einsatz.*
- *Die Kompressionstiefe der Herzdruckmassage soll 5–6 cm betragen.*
- *Der Druckpunkt der Herzdruckmassage ist identisch zur nicht schwangeren Patientin zu wählen.*
- *In fortgeschrittenen Gestationswochen ist die Linkskippung der Trage/Unterlage (Vermeidung eines V.-cava-Kompressionssyndroms) während der Herzdruckmassage aufzuheben, um die Qualität der Thoraxkompressionen nicht zu vermindern.*
- *Während diesen Reanimationsmaßnahmen in Rückenlage (auf harter Unterlage) ist der Uterus im späten 2. und 3. Schwangerschaftsdrittel zur Entlastung der Vena cava manuell auf die linke Seite zu verlagern.*
- *Die Indikationen zur Intubation von Schwangeren in der Notfallsituation erfolgen anhand vergleichbarer Kriterien wie bei nicht schwangeren Notfallpatientinnen (**Cave:** „schwieriger Atemweg" durch laryngeale/tracheale Schwangerschaftsveränderungen [Schleimhautödem, Verletzlichkeit]).*

- *Medikamentöse Interventionen im Rahmen der Herzkreislaufunterstützung erfolgen in Qualität und Quantität analog zur nicht schwangeren Patientin.*
- *Defibrillation und Kardioversion sind entsprechend den Vorgaben bei der Nicht-Schwangeren vorzunehmen.*
- *Nach Ausschluss aller erkennbaren reversiblen Ursachen des Herzkreislaufstillstands (BEAU-CHOP) und nach 4 Minuten noch immer frustranen Reanimationsmaßnahmen ist die Patientin durch perimortale Sectio caesarea (Kindsentwicklung nach 5 Minuten) zu entbinden.*

## Frage 936

Welche Bedeutung kommt dem V.-cava-Kompressionssyndrom bei der Notfallbetreuung schwangerer Patientinnen zu?

- **In der Spätschwangerschaft werden die Symptome eines V.-cava-Kompressionssyndroms (in Rückenlage) von einer größeren Zahl der Schwangeren wiederholt und subjektiv als unangenehm bis bedrohlich erlebt.**
- **Bei einem V.-cava-Kompressionssyndrom treten einem Volumenmangel entsprechende Symptome (Schwindel, Schwitzen, Tachykardie, Unruhe, Übelkeit, Ohnmacht) auf.**
- **Zur Vermeidung eines V.-cava-Kompressionssyndroms sollten die Notfallversorgung (außer bei CPR) und der Transport einer Schwangeren in höherem Schwangerschaftsalter in (Links-) Seitenlage erfolgen.**
- **Nach adäquater Therapie (Umlagerung der Schwangeren in (Links-)Seitenlage) tritt eine rasche Beschwerdebesserung ein.**
- **Bei anhaltendem/unbehandeltem V.-cava-Kompressionssyndrom sind kindliche Minderversorgungserscheinungen nicht ausgeschlossen.**

*Ursache eines V.-cava-Kompressionssyndroms: In Rückenlage bewirkt der größer werdende Uterus eine Kompression der V. cava inferior gegen die Wirbelsäule. Die dadurch auftretende Drosselung des zentralvenösen Rückflusses aus den unteren Körperpartien verursacht über eine Reduktion des HZV und eine Hypotonie die Symptomatik eines i. d. R. gut reversiblen V.-cava-Kompressionssyndroms.*

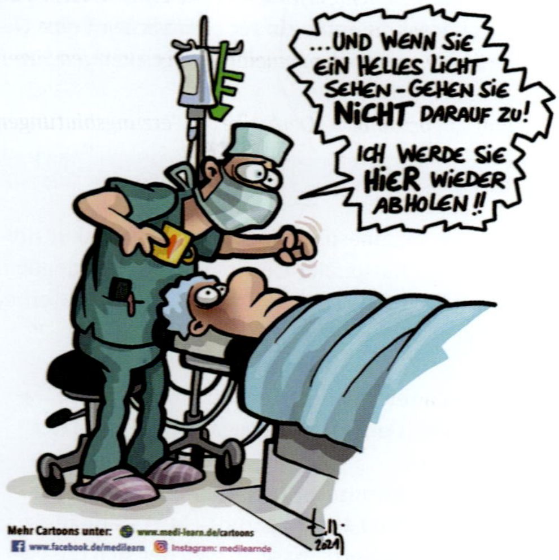


*Bei der Herzdruckmassage einer Schwangeren in Rückenlage ist zur Vermeidung einer derartigen V.-cava-Kompression, insbesondere während der Spätschwangerschaft, der Uterus durch einen Helfer manuell nach links zu verlagern.*

## Frage 937

Welche Primärmaßnahmen sind nach Ihrer Ankunft am Einsatzort bei drohender prähospitaler Geburt obligat vorzunehmen?

- **Überprüfung/Sicherung der mütterlichen Vitalparameter.**
- **Anamnestische Orientierung über die geburtshilflichen Eckdaten/Risiken.**
- **Inspektion und Abtasten des mütterlichen Abdomens (Ertasten von Wehentätigkeit, Höhe des Uterusfundus, Pathologien).**
- **Falls erforderlich: z. B. bei regelmäßigen Wehen/Pressdrang Inspektion von Vulva und Damm (Beurteilung des Geburtsfortschritts).**

*Stellen Sie eine intimitätswahrende Atmosphäre für den Fall der außerklinisch ungeplanten Geburt her. Eine vaginale Tastuntersuchung ist nicht vonnöten, da:*

- *sie zur Beurteilung des Geburtsfortschritts prähospital nicht erforderlich ist.*
- *Ihnen die ausreichende Praxis zur Erhebung eines korrekten Palpationsergebnisses fehlt.*

- *die klinisch nicht erforderliche diagnostische Invasivität für die Patientin zur zusätzlichen Belastung in einer bereits maximal angespannten Situation wird.*

## Frage 938

Welche anamnestischen Daten sind bei akut drohender prähospitaler Geburt von entscheidendem klinischem Interesse und somit obligat zu erheben?

- **Errechneter Geburtstermin.**
- **Anzahl (Dauer) vorausgegangener vaginaler Geburten.**
- **Ziel: Prähospitale Abschätzung der noch verbleibenden Latenz bis zur Geburt – abhängig von der Geburtsphase, in welcher sich die Patientin befindet, und der geburtshilflichen Anamnese.**

*Die mittlere Zeitdauer einzelner Geburtsphasen beträgt:*

- *bei Erstgebärenden:*
  - *Eröffnungsperiode: 6–8 h*
  - *Austreibungsperiode: 2 h*
- *bei Mehrgebärenden:*
  - *Eröffnungsperiode: 0,5–2 h*
  - *Austreibungsperiode: < 0,5 h*

*Diese Zeitdauern haben Konsequenzen für die Entscheidung zur Betreuung einer außerklinisch unvermeidlichen vaginalen Geburt vs. des raschest möglichen Transports der nichtentbundenen Schwangeren (unter Wehen) in die nächstgelegene geburtshilfliche Abteilung.*

*Bei akut drohender prähospitaler Geburt nur fakultativ zu erhebende Daten sind:*

- *Geburtsmodus vorausgegangener Geburten*
- *Komplikationen vorausgegangener Geburten*
- *geburtshilfliche Voroperationen*
- *mütterliche Vorerkrankungen*

## Frage 939

Welche klinischen Zeichen weisen in der Präklinik auf eine unmittelbar bevorstehende Geburt hin?

- **regelmäßige Wehentätigkeit alle ≤ 3–5 min**
- **Uterus während der Wehe nicht (mehr) eindrückbar**
- **unwillkürlicher Pressdrang der Patientin**
- **Sichtbarwerden des vorangehenden Kindsteils im Scheideneingang**
- **klaffender Anus**

*Bei geburtshilflichen Notfällen im Sinne einer drohenden außerklinischen Geburt stellt sich für das Rettungsteam stets die Frage, inwiefern die Patientin noch unentbunden in stationäre perinatologische Betreuung zu transportieren ist oder die Entbindung vor Ort erfolgen muss. Anhand der charakteristischen Symptome der späten Austreibungsperiode/Pressperiode lässt sich diese differenzialdiagnostische Einschätzung klinisch (und damit ohne transvaginale Tastuntersuchung) treffen.*

## Frage 940

Welche Betreuungsoptionen stehen im Zuge der präklinischen Kindsentwicklung zur Verfügung?

**Zur Einschätzung des Geburtsfortschritts werden die Wehenfrequenz und ein ggf. bestehender Pressdrang palpatorisch/klinisch registriert. Zu beachten ist:**

- **Geburtsvorbereitende Maßnahmen sind in der Notfallsituation möglich und erforderlich.**
- **keine Traktion an kindlichen Körperteilen!**
- **Die Abnabelung des Neugeborenen erfolgt zeitnah.**
- **Die Durchführung eines Dammschutzes ist auch präklinisch essenziell.**

*Die Indikation zum Dammschutz entspringt primär einer kindlichen (Vermeidung von SAB) und erst in 2. Linie einer mütterlichen Morbiditätsprophylaxe (Scheiden-/Dammverletzungen).*

## Frage 941

Welche Kenntnisse zur ektopen Schwangerschaft sind für die Notfallsituation entscheidend?

- **Jede Implantation einer befruchteten Eizelle außerhalb der Gebärmutterhöhle definiert eine ektope Schwangerschaft.**
- **Die häufigste Lokalisation einer ektopen Schwangerschaft ist der Eileiter (99 %).**

- **Wegweisend bei ektoper Schwangerschaft sind:**
  - **die charakteristische Symptomatik (Schmerzen, akutes Abdomen, [mäßig starke] Blutung)**
  - **subjektive Schwangerschaftszeichen**
  - **Schockgeschehen**
  - **positiver Schwangerschaftstest**
- **Jede ektope Schwangerschaft stellt durch das innere Blutungsrisiko ein für die Frau potenziell lebensbedrohliches Ereignis dar.**

*Die Inzidenz einer ektopen Schwangerschaft beträgt 0,3–3% aller Schwangerschaften, das Wiederholungsrisiko 10% (nach wiederholter ektoper Schwangerschaft bis zu 50%).*

*Risikofaktoren sind:*
- *Kinderwunschbehandlung (20–30%)*
- *(rezidivierende) Adnexitiden/Appendizitis (25%)*
- *liegende Spirale (8–10-fache Risikoerhöhung)*
- *Z. n. Tubensterilisation oder Tubenoperation*
- *Endometriose*

*Symptome einer ektopen Schwangerschaft sind:*
- *sekundäre Amenorrhöe 6–8 Wochen*
- *schwache vaginale Blutung*
- *ggf. akutes Abdomen*
- *bei Tubarabort: wellenförmiger einseitiger Unterbauchschmerz*
- *bei Tubarruptur: stärkster, plötzlicher Unterbauchschmerz*

*Zu den Befunden einer ektopen Schwangerschaft zählen:*
- *positiver Schwangerschaftstest*
- *aufgelockerter, für das Schwangerschaftsalter zu kleiner Uterus*
- *freie Flüssigkeit im Douglas-Raum oder betont einseitig im Adnexbereich*

*Maßnahmen bei einer ektopen Schwangerschaft sind:*
- *intravenöser Zugang und Flüssigkeitssubstitution*
- *Stabilisierung der Vitalparameter*
- *β-hCG-Bestimmung*
- *Blutbild, Gerinnung (Kreuzblut)*
- *Laparoskopie (wenn möglich organerhaltendes Vorgehen)*
- *bei Rezidiv oder zerstörter Tubenarchitektur und makroskopisch einwandfreier Gegenseite bzw. bei operativer Notwendigkeit: Salpingektomie; alternativ: medikamentöse Therapie (Methotrexat) oder Observanz, Rhesusprophylaxe (falls erforderlich)*

*Differenzialdiagnosen einer ektopen Schwangerschaft sind:*
- *Ovarialtorsion*
- *Tuboovarialabszess*
- *Ovarialzystenruptur*
- *intakte/gestörte intrauterine Schwangerschaft*

5

## Frage 942

Welche frauenärztlichen Krankheitsbilder führen zu starken vaginalen Blutungen bei gynäkologischen Patientinnen?

- **Hypermenorrhöe, Meno(metro)rrhagie**
- **Endometriumhyperplasie**
- **hormonell bedingte Blutung (endogen, exogen)**
- **Uterus myomatosus**
- **Gebärmutterhalskrebs**
- **dysplastische Gebärmutterhals-/Scheidenveränderung**
- **Endometriumkarzinom**
- **vaginale Verletzung**
- **(ektope Gravidität)**

*Gynäkologische Blutungen (akut oder chronisch, singulär oder rezidivierend) kommen in jedem Lebensalter vor. Diese sind für 12% aller gynäkologischen Krankenhauseinweisungen verantwortlich. Allerdings erfordert nur ein kleiner Prozentsatz die akute frauenärztliche Intervention. Das klinische Geschehen entwickelt sich dabei sequenziell und ist durch zeitnahe adäquate Intervention in der Regel reversibel. Das symptomatische Behandlungserfordernis (Anämie, hämorrhagischer Schock) entspringt den Blutungsursachen und/oder deren Komplikationen.*

## 5.10 Pädiatrische Notfälle (Neugeborenen-Erstversorgung)

*Bernd Mitzlaff, frühere Bearbeitung: Holger Hauch**

### Frage 943

Welche Patientengruppe bezeichnet man als „Neugeborene"?

**Ein Neugeborenes ist ein Kind (Baby) im 1. Lebensmonat.**

*Kinder und Jugendliche teilt man allgemein in folgende Gruppen ein:*

- *Säugling > 1. Lebensjahr*
- *Kleinkind > 2–6 Jahre alt*
- *Schulkind > 6 Jahre*
- *Jugendliche oder Heranwachsende: variable Altersbezeichnungen ab Einsetzen der Pubertät bis zur Volljährigkeit, meist also 12–18 Jahre*

***Cave:*** *In den Reanimationsleitlinien nach ERC und ILCOR bezieht sich die „Neugeborenenreanimation" nur auf Kinder in den ersten Stunden nach der Geburt, solange sie im Kreißsaal sind. Danach werden sie nach dem PLS-Algorithmus (Pediatric Life Support, Kinder-Reanimationsalgorithmus) behandelt.*

### Frage 944

Welche physiologische Atemfrequenz zeigen Kindergartenkinder im Alter von 5 Jahren?

**Sie atmen in Ruhe 17–30 × /min (▶ Tab. 5.4).**

*Die Lebensumstände (Körpergröße und -gewicht etc.) und der Trainingszustand beeinflussen wie bei allen Menschen diese Werte.*

### Frage 945

Welche Herzfrequenzen erwarten Sie in Ruhe beim 2-jährigen Kind?

**Die physiologische Herzfrequenz bei 2-Jährigen bewegt sich zwischen 90 und 160/min (▶ Tab. 5.5).**

*Die Lebensumstände (Körpergröße und -gewicht etc.) und der Trainingszustand beeinflussen wie bei allen Menschen diese Werte. Ein einzelner absoluter Messwert allein ist nicht sehr aussagekräftig – der Verlauf mehrerer Werte und die Tendenz/der Trend geben einen guten Eindruck vom Zustand des Patienten wieder.*

**Tab. 5.4** Altersspezifische Normwerte: Atemfrequenz (wissenschaftliche Quelle: Van de Voorde, Turner NM, Djakow et al. Lebensrettende Maßnahmen bei Kindern (Paediatric Life Support, PLS). Leitlinien des European Resuscitation Council. Notfall Rettungsmed 2021; 24:650–719).

| Alter | 1 Monat | 1 Jahr | 2 Jahre | 5 Jahre | 10 Jahre |
|---|---|---|---|---|---|
| Obergrenze des Normbereichs (1/min) | 60 | 50 | 40 | 30 | 25 |
| Untergrenze des Normbereichs (1/min) | 25 | 20 | 18 | 17 | 14 |

**Tab. 5.5** Altersspezifische Normwerte: Herzfrequenz (1/min) (wissenschafltiche Quelle: Van de Voorde, Turner NM, Djakow et al. Lebensrettende Maßnahmen bei Kindern (Paediatric Life Support, PLS). Leitlinien des European Resuscitation Council. Notfall Rettungsmed 2021; 24:650–719).

| Altersspezifische Herzfrequenz | 1 Monat | 1 Jahr | 2 Jahre | 5 Jahre | 10 Jahre |
|---|---|---|---|---|---|
| Obergrenze des Normbereichs | 180 | 170 | 160 | 140 | 120 |
| Untergrenze des Normbereichs | 110 | 100 | 90 | 70 | 60 |

**Tab. 5.6** Altersspezifische Normwerte: Systolischer und mittlerer arterieller Blutdruck (MAD) (wissenschafltiche Quelle: Van de Voorde, Turner NM, Djakow et al. Lebensrettende Maßnahmen bei Kindern (Paediatric Life Support, PLS). Leitlinien des European Resuscitation Council. Notfall Rettungsmed 2021; 24:650–719).

| Altersspezifischer Blutdruck (mmHg) | 1 Monat | 1 Jahr | 5 Jahre | 10 Jahre |
|---|---|---|---|---|
| p50 für systolischen Blutdruck | 75 | 95 | 100 | 110 |
| p5 für systolischen Blutdruck | 50 | 70 | 75 | 80 |
| p50 für MAD | 55 | 70 | 75 | 75 |
| p5 für MAD | 40 | 50 | 55 | 55 |

5. (p5) und 50. (p50) altersspezifische Perzentile.



## Frage 946

Sie messen bei einem 10 Jahre alten Kind den Blutdruck nach Riva-Rocci. Welche Werte sind physiologisch?

**Erwartet werden 50–75 mmHg systolisch sowie ein MAD zwischen 40 und 55 mmHg. Bei Kindern ist meist der MAD (mittlerer arterieller Druck) aussagekräftiger als die systolisch-diastolischen Wertepaare.**

*Die altersspezifischen Normwerte des systolischen und mittleren arteriellen Blutdruckes fasst ▸ Tab. 5.6 zusammen.*

## Frage 947

Nach welchen Regeln behandeln und versorgen Sie ein Kind in einer akut lebensbedrohlichen Situation?

**Die Reanimationsleitlinien des ERC 2021 beschreiben die Reanimationsleitlinien und skizzieren Handlungspfade zu verschiedenen Störungen bzw. Krankheitsbildern.**

*Dem Kapitel zum „Pediatric Life Support" (PLS) in der Leitlinie sind 5 Kernaussagen vorangestellt:*

- *Das ABCDE-Schema soll als gemeinsame Sprache verwendet werden.*
- *Empfohlen wird eine Titration der Sauerstoffgabe auf eine Ziel-$S_pO_2$ von 94–98 %. Die Applikation von 100 % High-Flow-Sauerstoff wird nur empfohlen, wenn die periphere Sauerstoffsättigung nicht gemessen werden kann und Zeichen eines respiratorischen bzw. hämodynamischen Versagens vorhanden sind.*
- *Bei Kindern im Kreislaufversagen sollen ein oder mehrere Flüssigkeitsboli von jeweils 10 ml/kgKG gegeben werden – bevorzugt eine balancierte Vollelektrolytlösung. Nach jedem Bolus soll eine Reevaluation erfolgen, um eine Volumenüberladung zu vermeiden. Die Therapie mit vasoaktiven Medikamenten (Katecholamine) soll frühzeitig erwogen werden. Begrenzen Sie bei einem hämorrhagischen Schock die kristalloiden Boli und geben Sie Blutprodukte, sobald diese verfügbar sind (Vollblut oder Erythrozytenkonzentrate mit Plasma und Thrombozytenkonzentraten).*
- *Jede Person, die im pädiatrischen Basic Life Support (PBLS) geschult ist, soll den spezifischen PBLS-Algorithmus verwenden.*
- *Für geschulte Personen wie EPALS-Helfer (EPALS: European Pediatric Advanced Life Support) wird noch mehr Wert auf die aktive Suche nach reversiblen Ursachen des Kreislaufstillstands (und deren Behandlung) gelegt. Die 2-Personen-Beutel-Masken-Beatmung ist die Beatmungsunterstützung der 1. Wahl während der Herz-Lungen-Wiederbelebung für alle kompetenten Helfer. Nur wenn ein Patient endotracheal intubiert ist, empfehlen wir eine asynchrone Beatmung mit einer altersgerechten Beatmungsfrequenz (10–25 pro min).*

## Frage 948

Welches ist der Zugangsweg der 1. Wahl für die Applikation von Medikamenten bei der Notfallversorgung Neugeborener?

**Der Nabelvenenkatheter.**

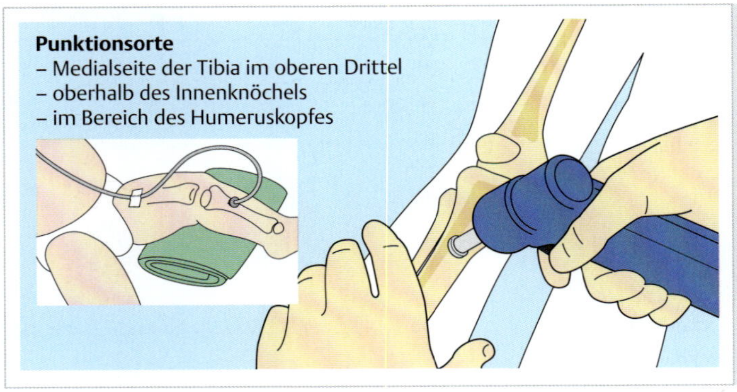


**Abb. 5.2 Intraossärer Zugang.** (Quelle: Adams H, Flemming A, Friedrich L, Ruschulte H. Intraossärer Zugang. In: Adams H, Flemming A, Friedrich L, Ruschulte H, Hrsg. Taschenatlas Notfallmedizin. 2. überarbeitete Auflage. Stuttgart: Thieme; 2011.)

*Innerhalb der ersten 7 Lebenstage ist es möglich, im Notfall über den Nabel mittels Nabelvenenkatheter (Reaniamtions-)Medikamente zu applizieren. Weitere Möglichkeiten sind der venöse Zugang, typischerweise an den Extremitäten oder am Kopf, oder ein intraossärer Zugang, z. B. an der Tibia (Loco typico).*

## Frage 949

Wie viel Zeit räumt Ihnen die aktuelle Leitlinie zur Venenpunktion bei der Kinderreanimation ein?

**60 s, dann wird als Alternative die intraossäre Punktion (▸ Abb. 5.2) empfohlen.**

*Bei fehlender Erfolgsaussicht kann gleich der i.o.-Zugang gewählt werden.*

## Frage 950

Wie viel Zeit bleibt ihnen zur Venenpunktion bei einem Kind in kritischem Zustand?

**2 Punktionsversuche venös an den typischen Stellen oder maximal 5 min, dann wird die i.o. Punktion empfohlen.**

*Als „kritisch krankes Kind" wird ein Patient (Kind aller Altersgruppen) bezeichnet, dem ein respiratorisches Versagen oder ein zirkulatorisches Kreislaufversagen (z. B. durch einen Volumenmangelschock nach schwerem Trauma) droht, wenn nicht unverzüglich gehandelt wird.*

## Frage 951

Sie haben ein 5-jähriges Kind notärztlich und begleiten Mutter und Kind in die Klinik. Das Kind möchte auch im RTW weiter auf dem Arm der Mutter bleiben. Gestatten Sie dies?

**Nein, sowohl Mutter als auch Kind müssen unterwegs angeschnallt sein.**

*(Klein-)Kinder können auf der Patientenfahrtrage transportiert werden, wenn es entsprechende Rückhalte-/Anschnallsysteme gibt. Entweder sind diese fest an dem Tragesystem verbaut oder müssen unmittelbar vor dem Transport fachkundig installiert werden.*

*Der sicherste Platz für den Notfallpatienten ist die Trage mit den genormten Anschnall-/Rückhaltesystemen, liegend oder sitzend. Lokale Protokolle und Handlungsanweisungen geben hier detailliert Auskunft. In der Praxis stellt uns dies immer wieder vor Herausforderungen, wenn die kleinen Menschen nur bei Mama oder Papa auf dem Arm zu „bändigen" sind, aber:*

*Verantwortlich für die Ladungssicherung und die Sicherung aller Passagiere/Fahrzeuginsassen (inklusive Notärztin/Notarzt!) ist und bleibt in juristisch letzter Konsequenz der Fahrzeugführer, also der Fahrer hinter dem Steuerrad.*

## Frage 952

? In der Krippe ist ein Baby vom Wickeltisch gefallen. Die Betreuerin begleitet das Kind nach Absprache mit den Eltern ins Krankenhaus. Sie hat das inzwischen schlafende Baby auf dem Arm. Wie transportieren Sie beide?

! **Neugeborene und Säuglinge in kritischem Zustand sollten in einem Transportinkubator (mit zugelassenen Rückhaltesystemen) transportiert werden. Meist erfolgt dies dann durch spezialisierte Teams aus den Kinderkliniken im sogenannten Baby-NAW. Gemäß lokalen Absprachen erfordert dies einen entsprechenden zeitlichen Vorlauf.**

i *Alternativ kann ein Transport in der (Auto-)Transportschale (z. B. MaxiCosi) erfolgen, wenn diese vorschriftsgemäß auf der Rettungsdiensttrage oder einem Betreuersitz fixiert werden kann.*

## Frage 953

? Aus welcher Quelle bekommen Sie objektive Informationen über kindliche Notfallpatienten?

! **Aus dem sogenannten Gelben Heft: Hier werden regelmäßige Vorsorgeuntersuchungen dokumentiert.**

i *Im Vorsorgeheft („Gelbes Heft") werden nach Vorgaben des G-BA Vorsorgeuntersuchungen bei den Kindern und Jugendlichen in festgelegten Zeitkorridoren dokumentiert: U1 bis U9, dann J1 – zusätzlich noch U10 und U11 sowie J2. Für die Mehrzahl dieser Vorsorgeuntersuchungen gibt es nach Landesvorgaben eine Meldepflicht für Eltern oder Ärzte über die Teilnahme an der entsprechenden Untersuchung.*

*Ergänzt wird dieses Vorsorgeheft durch den Impfpass und meist durch ein Zahnmedizinisches Vorsorgeheft.*

*Natürlich geben Ihnen die Bezugspersonen (Eltern, Kinderbetreuerin, Lehrer) oder auch altersabhängig die pädiatrischen Patienten selbst Informationen zu medizinischen Belangen. Stellen Sie gezielte Fragen zu den notfallmedizinischen Aspekten (Akronym SAMPLER), verwenden Sie einfache und direkte Fragen.*

## Frage 954

? Die Beutel-Masken-Beatmung (BMV) ist die primär empfohlene Therapie zur Beatmungsunterstützung. Worauf achten Sie beim Kind zuerst?

! 
- **korrekte Kopfposition**
- **Maskengröße und -sitz**
- **Atemzeitvolumen**
- **2-Helfer-Methode**
- **ggf. Atemwegshilfen (Wendl-Tubus, Guedel-Tubus)**

i *Stellen Sie eine korrekte Kopfposition sicher (Neutralposition, Schnüffelstellung) – keine Überstreckung!*

*Benutzen Sie eine dem Patientenalter angemessene Maskengröße und sorgen Sie für einen dichten Sitz der Maske am Gesicht.*

*Um ein angemessenes Atemzeitvolumen zu gewährleisten, soll die Inspirationszeit ausreichend lang sein (etwa 1 s), eine Überbeatmung soll vermieden werden.*

*Verwenden Sie die 2-Helfer-Methode zur Beutel-Maske-Ventilation, insbesondere wenn die Beatmung schwierig ist. Erwägen Sie den Einsatz weiterer Atemwegshilfen (Wendl-Tubus, Guedel-Tubus).*

*Kompetente Anwender sollen das frühzeitige Platzieren einer supraglottischen Atemwegshilfe (SGA) oder eine endotracheale Intubation in Betracht ziehen, wenn die Beutel-Maske-Beatmung die Oxygenierung und/oder Ventilation nicht verbessert oder eine lange Beatmungsdauer erwartet wird.*

## Frage 955

? Die plötzliche rasche Verschlechterung der Beatmungssituation eines Kindes (über eine Maske oder einen Endotrachealtubus [ET]) ist ein zeitkritisches Ereignis, das sofortiges Handeln erfordert.

Wie gehen Sie systematisch vor?

! **Mithilfe des Akronyms DOPES finden Sie die Ursachen heraus.**

i 
- *D – Dislokation (ET, Maske)*
- *O – Obstruktion (ET, Atemwege, Kopfposition)*
- *P – Pneumothorax (z. B. durch Beatmung)*
- *E – Equipment/Geräte (Sauerstoff, Beatmungsschläuche und -anschlüsse, Ventile, Beatmungsregime etc.)*
- *S – Stomach (Überblähung des Magens)*

5

## Frage 956

Was machen Sie als erste medizinische Maßnahme bei einem Kind mit dekompensiertem Kreislaufversagen aufgrund einer supraventrikulären (SVT) oder ventrikulären Tachykardie (VT)?

**Sofortige synchronisierte elektrische Kardioversion mit einer initialen Energiedosis von 1 J/kgKG. Verdoppeln Sie die Energiedosis für jeden weiteren Versuch bis auf maximal 4 J/kgKG.**

*Wenn möglich, soll dies in Kooperation mit Experten erfolgen. Sorgen Sie bei Kindern, die noch bei Bewusstsein sind, für eine angemessene Analgosedierung gemäß einem lokalen Protokoll. Überprüfen Sie nach jedem Kardioversionsversuch, ob weiterhin Lebenszeichen vorhanden sind.*

## Frage 957

Welche Medikamente applizieren Sie beim stabilen Kind mit SVT?

**Adenosin als intravenöser Bolus: 0,1–0,2 mg/kgKG (schnell).**

*Bei Kindern mit einer vermuteten SVT, die noch nicht dekompensiert ist, können Vagusmanöver versucht werden (Eisapplikation, modifizierte Valsalva-Techniken), dann soll bei Erfolglosigkeit die Gabe von Adenosin i. v. erfolgen. Verabreichen Sie möglichst zügig einen schnellen Bolus von 0,1–0,2 mg/kgKG (maximal 6 mg) mit sofortiger 09 %iger NaCl-Spülung über einen möglichst stammnah gelegten Venenzugang.*

*Stellen Sie dabei sicher, dass ein EKG-Rhythmusstreifen für eine spätere Expertenbewertung aufgezeichnet wird.*

*Insbesondere bei jüngeren Kindern ist eine höhere Initialdosis vorzuziehen. Bei persistierender SVT soll die Gabe von Adenosin nach mindestens 1 min in einer höheren Dosis (0,3 mg/kgKG, maximal 12–18 mg) wiederholt werden.*

***Cave:** Vorsicht mit der Gabe von Adenosin bei Kindern mit bekannter Erkrankung des Sinusknotens, einem Präexzitationssyndrom, nach Herztransplantation oder bei schwerem Asthma.*

## Frage 958

Sie werden zu einem 4-jährigen Kind gerufen unter dem Alarmstichwort „Atemnot“. Das Kind läuft um den Vater herum, dabei hustet es stark, ist sehr aufgeregt und agitiert. Sie hören einen inspiratorischen Stridor.

Wie lautet Ihre Verdachtsdiagnose? Was tun Sie?

**Verdacht auf Fremdkörperaspiration (FBAO).**

*Ihre wichtigste Aufgabe: Ruhe bewahren. Solange das Kind effektiv hustet (also voll ansprechbar ist, laut husten kann, vor dem Husten Luft holen kann, immer noch weint oder spricht), ist kein Eingreifen erforderlich.*

*Ermuntern Sie das Kind zum Husten und überwachen kontinuierlich.*

*Begleiten Sie das Kind in eine geeignete Klinik mit der Möglichkeit zur Bronchoskopie (HNO, Pädiatrische Pneumologie) – Voranmeldung nicht vergessen!*

## Frage 959

Welche Maßnahmen ergreifen Sie, wenn der Hustenstoß des Kindes ineffizient wird (Unfähigkeit zu atmen oder zu sprechen, schwere Zyanosezeichen, heiserer Husten) oder sich die Vigilanz des kleinen Patienten verschlechtert?

**Solange das Kind noch bei Bewusstsein ist, aber ineffektives Husten zeigt, applizieren Sie 5 Schläge mit der flachen Hand auf den Rücken des Kindes.**

*Falls diese Schläge auf den Rücken die Fremdkörperverlegung nicht beseitigen, verabreichen Sie bei Kindern (> 1 Jahr) 5 abdominelle Kompressionen (sogenannte Heimlich-Manöver), bei Säuglingen nehmen Sie 5 Thoraxkompressionen vor.*

*Wenn der Fremdkörper nicht ausgehustet wurde und sich der Zustand nicht verbessert hat und der Patient noch bei Bewusstsein ist, setzen Sie die Abfolge von Rückenschlägen und Thoraxkompressionen (für Säuglinge) oder abdominelle Kompressionen (für Kinder) fort.*

*Falls der Fremdkörper erfolgreich ausgehustet wird oder der Zustand sich bessert, beurteilen Sie den klinischen Zustand des Kindes neu. Unter Umständen sind Teile des Fremdkörpers noch in den Atemwegen verblieben und können weitere Komplikationen verursachen. Nach der Behandlung mit thorakalen oder abdominellen Kompressionen ist eine medizinische Untersuchung (z. B. Sonografie) dringlich indiziert.*

*Wenn das Kind mit Bolusgeschehen bzw. Fremdkörperaspiration bewusstlos ist oder wird, fahren Sie gemäß dem pädiatrischen BLS-Algorithmus fort. Entsprechend trainierte Helfer sollen die Verwendung einer Magill-Zange erwägen, um den Fremdkörper zu entfernen.*

## Frage 960

? Welche Besonderheiten gibt es nach Ingestion von Batterien und Akkus, insbesondere den sog. Knopfzellen, zu beachten?

! **Eine Vorstellung in der Kinderklinik oder einer Klinik mit Bronchoskopie-/Endoskopieabteilung (HNO?) ist zeitkritisch und dringlich empfohlen.**

i *Durch die Stromflüsse in Nahbereich um diese Knopfzellen herum entstehen rasch lokale Gewebe- und Schleimhautschädigungen – bis hin zu Perforationen in Ösophagus und dem weiteren Gastrointestinaltrakt oder den Atemwegen.*

## Frage 961

? Wo tasten Sie beim Baby/Kind am sichersten den Puls?

! 
- **am Hals: A. carotis (einseitig!)**
- **am Oberarm: A. brachialis am ausgelagerten Arm**
- **in der Leiste: A. femoralis (Cave: Windelbereich = Gefahrenbereich)**

i *Das Fühlen des Pulses beim Kleinkind zeigt* *▸ Abb. 5.3.*

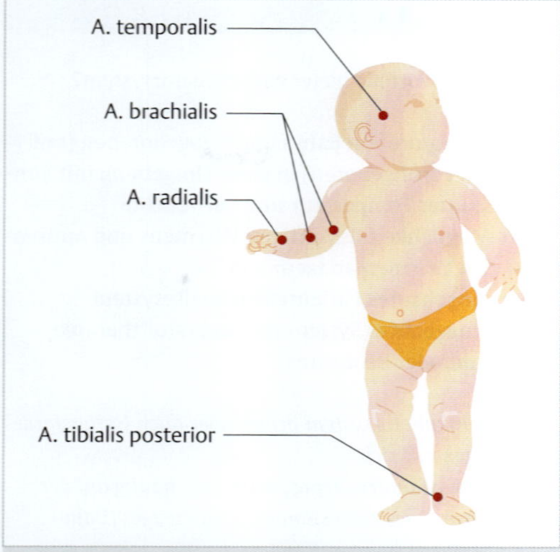


**Abb. 5.3 Fühlen des Pulses beim Kleinkind.** (Quelle: Hoehl M. Fühlen des Pulses. In: Hoehl M, Kullick P, Hrsg. Gesundheits- und Kinderkrankenpflege. 5., aktualisierte Auflage. Stuttgart: Thieme; 2019. doi:10.1055/b-006-163248)

## Frage 962

? Wie beurteilen Sie schnell und zuverlässig den Kreislauf?

! **Sie messen die Rekapillarisierungszeit, z. B. über dem Sternum oder am Handrücken – so können Sie u. U. sogar die zentrale und die periphere Kreislaufsituation beurteilen.**

i *Die Rekapillarisierungszeit (Rekap-Zeit) messen Sie wie folgt:*

*Druck auf das Kapillarbett z. B. des Fingernagels für 5 s – das Nagelbett ist nahezu weiß und wird nach dem Loslassen wieder perfundiert – es färbt sich wieder rosig.*

*Eine Rekap-Zeit von ≤ 2 s gilt als normal, eine Zeit von 2–3 s gilt als auffällig und verlangt weitere Überwachung und kurzfristige Reevaluation. Werte mit > 3 s Zeit bis zur Perfusion der Kapillaren gelten als pathologisch und geben den Hinweis auf einen intravasalen Volumenmangel.*

## Frage 963

Welche Vorteile bietet ein Inkubatorsystem?

- **Transport von Babys und Neugeborenen (reif oder frühgeboren) in einer Umgebung mit konstanter Temperatur und Luftfeuchte**
- **Möglichkeit des aktiven Wärmens und optimalen Wärmemanagements**
- **eingebautes Patientenrückhaltesystem**
- **eingebautes System zur Sauerstofftherapie und/oder Beatmung**

*Das Inkubatorsystem bringt aber auch Herausforderungen mit sich:*

- *Eigenständiges Transportmodul, häufig auf der Basis eines eigenständigen Fahrzeuges (Baby-NAW).*
- *Die Benutzung dieser Medizingeräte (Beatmungsgerät, Wärmeplatte etc.) bedarf einer Einweisung (MedProdG) und umfangreiches Training in der Bedienung.*
- *Hygieneregeln und Vorgehen nach lokalen Protokollen.*
- *Anbindung an entsprechend spezialisierte Kinderklinik (z. B. Level-1-Kinderklinik gemäß G-BA).*
- *Fachpersonal (neonatologisch erfahrene Pflegekraft und Ärztin) erforderlich.*
- *Es bestehen Gewichts- und Größenlimitationen nach oben und nach unten seitens der Patienten.*

## Frage 964

Welche Qualitäten beurteilen Sie initial beim Neugeborenen?

- **Muskeltonus und Hautkolorit**
- **Qualität der Spontanatmung**
- **Herzfrequenz**

*Ein gesundes vitales Kind zeigt Spontanbewegungen und Muskeltonus. Mit der Geburt setzt physiologisch die Atmung ein und wird binnen Minuten suffizient.*

*Die Herzfrequenz beim gesunden Reifgeborenen liegt normalerweise zwischen 120 und 180 Schlägen pro Minute und ist mittels Pulstasten (Nabelgrund oder A. brachialis oder A. femoralis) oder per Auskultation einfach zu ermitteln. Eine EKG-Ableitung ist ebenfalls hilfreich.*

*Eine niedrigere Herzfrequenz (Grenze 100/min in den ersten Lebensminuten) ist meist ein Hinweis auf einen Sauerstoff-Mangel bzw. unzureichende (Spontan-)Atmung. Die Herzfrequenz ist der Parameter, welcher am schnellsten den Erfolg der suffizienten Beatmung anzeigt. Bei der eingeschränkten Mikrozirkulation unter der Kreislauf-Umstellung des frisch geborenen Kindes ist die Pulsoxymetrie anfangs weniger aussagekräftig.*

## Frage 965

Wie erfassen und dokumentieren Sie den Zustand des Neugeborenen in den ersten min nach der Geburt?

**Mithilfe des APGAR-Scores nach 1 min, nach 5 und nach 10 min (▸ Tab. 5.7).**

*Dieses Werkzeug hilft bei der Beurteilung reifgeborener Kinder. Der Score wurde 1952 von der US-amerikanischen Anästhesistin und Chirurgin Virginia Apgar auf der Jahrestagung der US-amerikanischen Anästhesisten vorgestellt und später nach ihr benannt. Die erste Publikation erfolgte 1953,ein zweiter Bericht mit einer größeren Zahl von Patienten wurde 1958 veröffentlicht.*

*Als Merkhilfe hier die Parameter mit deutschsprachigen Bezeichnungen (s. a. ▸ Tab. 5.7):*

- *A – Aussehen (Hautfarbe)*
- *P – Puls (Herzaktion)*

Tab. 5.7 APGAR-Score.

| Parameter | | | 0 Punkte | 1 Punkt | 2 Punkte |
|---|---|---|---|---|---|
| A | Appearance | Hautfarbe | blau oder weiß | Akrozyanose | rosig |
| P | Pulse | Herzaktion | keine | Puls < 100 | Puls > 100 |
| G | Grimace | Absaugreflexe auch: Grundtonus (Muskeltonus) | keine | Gesichtsbewegungen, Grimassen | schreit |
| A | Activity | Muskeltonus | schlaff | träge, leichte Flexion | aktive Bewegung |
| R | Respiration | Atmung | keine | unregelmäßig, langsam | gut und regelmäßig |

- *G – Gesichtsbewegungen (Grimassieren), auch: Grundtonus (Muskeltonus)*
- *A – Aktivität*
- *R – Respiration (Spontanatmung)*

## Frage 966

? Wie können Sie im Zuge einer Erstversorgung eines Neugeborenen die Herzfrequenz am sichersten ermitteln?

! **Ableitung eines EKG.**

i *Alternativ bietet sich die Auskultation des Thorax mit dem Stethoskop an. Das Pulstasten am Nabelgrund führt häufig zu falsch-niedrigen Messergebnissen und ist fehlerbehaftet. Auch am Hals (A. carotis) und in den Leisten (A. femoralis) ist der Puls gut zu ertasten.*

## Frage 967

? Welche „Botschaft" vermittelt Ihnen in der Erstversorgung eines Neugeborenen die Herzfrequenz?

! **Eine schnelle Herzfrequenz zeigt eine adäquate Oxygenierung an.**

i *Die Messung der Herzfrequenz (Puls am Nabelgrund, Auskultation, EKG-Ableitung) ist schnell und zuverlässig. Wissenschaftlich betrachtet ist die Herzfrequenz der sensitivste Parameter zur Beurteilung des Kreislaufs und der durchgeführten Maßnahmen (Beatmung).*

*Siehe auch 964!*

## Frage 968

? Sie messen bei einem Neugeborenen in der 5. Lebensminute eine periphere Sättigung ($S_pO_2$) von 89 %. Welche Werte sind normal nach 5 min?

! **Eine periphere Sauerstoffsättigung am rechten Arm von 85 % ist ausreichend.**

i *Nach 2 min sind 65 % akzeptabel, erst nach 10 min sollen $S_pO_2$-Werte von 90 % erreicht werden.*

## Frage 969

? Wo messen Sie beim Neugeborenen in den ersten Lebensminuten die Sauerstoffsättigung $S_pO_2$?

! **An der rechten Hand, also präduktal.**

i *Auf diese Weise lässt sich am ehesten eine Aussage treffen über die Sauerstoffversorgung des Gehirns.*

## Frage 970

? Welches Vorgehen ist für reife Neugeborene bei Anpassungsstörung unmittelbar nach der Geburt empfohlen?

! 
- **Trocknen, Stimulieren, Wärmen**
- **Beatmung mit 30 $cmH_2O$ und Raumluft** (**5 initiale Atemhübe**)

i *Nur ein warmes Kind kann funktionieren. Die Thermoneutralzone (Temperatur-Bereich mit dem geringsten Sauerstoff- und Energie-Verbrauch) beim Neugeborenen liegt deutlich höher bei geringeren Reserven. Darüber hinaus bedeutet eine kühle Umgebung unter Umständen eine Surfactant-Inaktivierung in der Babylunge und damit zusätzliche (Be-) Atmungsprobleme.*

*Die Rekrutierung der initial vollständig Flüssigkeits-gefüllten Lunge mittels Beatmungshüben (initiale fünf Beatmungen, „Bläh-Hübe") unterstützt die Umstellung des kindlichen Kreislaufes von fetal nach adult, verdrängt Fruchtwasser aus den kleinen und großen Atemwegen und vergößert die Residualkapazität der Lunge.*

## Frage 971

? Welches Vorgehen ist für unreife Kinder (Frühgeborene, anders als bei Reifgeborenen) bei Anpassungsstörung unmittelbar nach Geburt empfohlen?

! **Frühgeborene < 32 + 0 SSW ohne Trocknen in Plastikfolie hüllen und unter Wärmestrahler platzieren**
- **Beatmung (Gestationsalter ≥ 32 + 0 SSW) mit $F_iO_2$: 0,21**
- **Beatmung (Gestationsalter zwischen 28 + 0 und 31 + 6 SSW) mit $F_iO_2$: 0,21–0,30**

- **Beatmung (Gestationsalter < 28 + 0 SSW) mit $F_iO_2$: 0,30**
- **initialer Spitzendruck beim Beatmen: 25 cm $H_2O$**

*Frühgeborene haben eine deutlich eingeschränkte Thermoregulations-Fähigkeit, darüber hinaus ist je nach Gestationsalter die Haut sehr dünn (unreif) und vulnerabel. Auch der Flüssigkeitsverlust über die Haut kann kaum gesteuert werden. Hier hilft die Plastikfolie als Flüssigkeits- und Temperatur-Barriere sowie als Infektionsschutz.*

*Aufgrund der Unreife sind die Atemwege kleiner, die Wände dünner und vulnerabler – deshalb ist die Anwendung eines geringeren Beatmungsdruckes sinnvoll.*

*Zu hohe und zu niedrige Sauerstoffpartialdrücke verschlechtern das (neurologische) Outcome der Frühgeborenen, deshalb sind hier unterschiedliche $FiO_2$-Vorgaben berücksichtigt.*

## Frage 972

Die meisten Neugeborenen benötigen nur einfache Maßnahmen zum Öffnen der Atemwege und zum Unterstützen der Atmung. Welches ist die erste der Maßnahmen?

**Sie beatmen initial mit 5 vertieften Atemhüben (etwa 2 s Inspiration, 1 s Exspiration, Spitzenbeatmungsdruck bis 30 mbar 0 $cmH_2O$) mit Beatmungsbeutel (oder entsprechendem Gerät wie dem Perivent) und Maske.**

*Bei Schwierigkeiten helfen die 2-Helfer-Beutel-Masken-Beatmung und der Esmarch-Handgriff.*

*Nutzen Sie die Optionen mit zusätzlicher Verwendung eines Wendl- oder Guedel-Tubus sowie der Applikation einer Larynxmaske oder der endotrachealen Intubation.*

*Bei ausbleibender Thoraxexkursion unter Ihrer Beutel-Masken-Beatmung korrigieren bzw. variieren Sie die Kopflagerung.*

## Frage 973

Während der Neugeborenenreanimation nach Hausgeburt verschlechtert sich der Zustand des Babys zunehmend, die Beatmung wird immer schwieriger und fordert stetig steigende Beatmungsdrücke. Das Abdomen des Kindes ist eingefallen.

Was vermuten Sie?

**Naheliegend ist das Vorliegen einer angeborenen Zwerchfellhernie (CDH, congenital Diaphragm Hernia).**

*Bei der CDH rutschen die Bauchorgane durch die Zwerchfelllücke (je nach Lokalisation des Defektes Leber, Magen und Dünndarm, Milz) hoch in den Thorax und schränken die ohnehin schon unterentwickelte (hypoplastische) Lunge zusätzlich ein.*

*Bei der (Erst-)Versorgung des Kindes mit CDH ist die Beutel-Masken-Beatmung unter Umständen insuffizient oder auch nicht möglich, wenn die Kapazität der unterentwickelten Lungen durch die im Thorax liegenden Bauchorgane zusätzlich eingeschränkt wird.*

## Frage 974

Welche Maßnahmen ergreifen Sie bei einem kritisch kranken Neugeborenen unter der Geburt bei der Verdachtsdiagnose „angeborenen Zwerchfellhernie (CDH)“?

**Vertiefung der Narkose und neuromuskuläre Relaxierung.**

*Auf diese Weise ermöglichen Sie eine suffiziente Beatmung mit Beutel und Maske und vermeiden ein weiteres Aufblähen des Magens, der ja möglicherweise ebenfalls intrathorakal liegt und damit eine Beatmung konterkariert.*

*Anschließend sind die endotracheale Intubation und invasive Beatmung indiziert.*

*Nach der Atemwegssicherung und bei suffizienter Beatmung soll ein rascher Transport in ein Zentrum für Kinder- und Jugendheilkunde mit PICU (Kinderintensivstation) plus Kinderkardiologie erfolgen.*

*Wünschenswert ist dazu die ECMO-Bereitschaft.*

## Frage 975

Welchen Endotrachealtubus fordern Sie an bei der Versorgung des kritisch kranken Kindes?

**Einen dem Alter und der Größe des Patienten entsprechenden Endotrachealtubus mit Cuff.**

*Dazu erfolgt eine regelmäßige Cuffdruckmessung bei geblocktem Cuff.*

*Die Formel zur Berechnung der Tubusgröße (Innendurchmesser ID) ab 2 Jahren:*

Tubus-ID (mm) = 4,5 + Alter/4

- *Neugeborenes bis 6 Monate: 3–3,5 mm ID*
- *Säugling > 6 Monate: 3,5–4,0 mm ID*
- *1–2 Jahre: 4,5–5,0 mm ID*

*Benutzen Sie den Kleinfinger des Patienten als Referenz für die Tubusgröße.*

## Frage 976

Welche Energie verwenden Sie bei einem kritisch kranken Kind unter der Reanimation mit defibrillierbarem Rhythmus?

**4 J/kgKG, maximal aber die Dosis für Erwachsene.**

*Gemäß den Reanimationsleitlinien 2021 kann nach dem 6. erfolglosen Schock inklusive der regelrechten Medikamentengabe (Adrenalin und Amiodaron) die Energie u. U. gesteigert werden bis maximal 8 J/kgKG.*

## Frage 977

Bei einem Kind im schweren Asthmaanfall sorgen Sie durch Ihr besonnenes Auftreten für Ruhe. Welches Medikament setzten Sie zuerst ein?

**Sauerstoff.**

*Sie applizieren Sauerstoff (z. B. über eine Inhalationsmaske mit Reservoir) und streben dabei $S_pO_2$-Werte von 94–98 % an.*

*Geben Sie kurzwirksame $\beta_2$-Agonisten (z. B. Salbutamol 2,5–5 mg oder 0,15 mg/kgKG) inhalativ mit Spacer.*

*Geben Sie kurzwirksame Anticholinergika (Ipratropium-Bromid 0,25–0,5 mg) inhalativ.*

## Frage 978

Welche Medikamente setzen Sie im weiteren Verlauf ein?

**Ein Kortikoid, z. B. Prednisolon 1–2 mg/kgKG p. o. oder i. v.**

**Erwägen Sie die Gabe von Magnesium i. v. (50 mg/kgKG als Kurzinfusion über 20 min).**

*In schweren Fällen können Sie – mit entsprechender Erfahrung – auch Aminophylline applizieren, seltener auch mit (Es-)Ketamin agieren.*

## Frage 979

Das Management einer anaphylaktischen Reaktion erfordert systematisches Herangehen. Welches Medikament ist als Erstes zu verabreichen gemäß den aktuell geltenden Leitlinien?

**Gabe von Adrenalin intramuskulär (10 µg/kgKG i. m.).**

*Patienten mit entsprechender Vorgeschichte haben häufig einen Adrenalininjektor*

- *0,15 mg bis 6 Jahre,*
- *0,30 mg 6–12 Jahre,*
- *> ab 12 Jahre 0,45 mg oder 10 µg/kgKG.*

*Je nach Befund und bei erkennbarer Ursache lassen Sie mit kurzwirksamen β-Mimetika inhalieren*

*Etablieren Sie einen venösen oder einen intraossären Zugang.*

*Applizieren Sie kristalloides Volumen in Boli von 10 ml/kgKG.*

*Nehmen Sie pharmakologisch eine $H_1$- und $H_2$-Blockade vor.*

## Frage 980

Nach der Alarmierung wegen eines „Fieberkrampfes" treffen Sie am Einsatzort auf ein etwa 3 Jahre altes Kind. Die Eltern sind sehr aufgeregt, das Kind ist postiktal, atmet suffizient spontan.

Welche Strategie verfolgen Sie?

**Sorgfältiges Erheben der Vitalparameter.**

**Ruhiges Auftreten und eine strukturierte Anamneseerhebung beruhigen die angespannte Situation. Etablieren Sie für den Transport ein sicheres Monitoring.**

**Bei suffizienter Atmung des Kindes bringen Sie es in die stabile Seitenlage unter engmaschiger Überwachung.**

*Gegebenenfalls durchbrechen Sie einen persistierenden Krampf mit Lorazepam, sollte das nicht erfolgreich sein, leiten Sie eine Intubationsnarkose ein.*

## Frage 981

Ein Kind hat eine rektal gemessene Temperatur von 40,6 °C. Wie geht es weiter?

**Senken Sie das Fieber, z. B. mit Paracetamol 15 mg/kgKG oder mit Ibuprofen 10 mg/kgKG.**

*Anamneseerhebung nicht vergessen: Haben die Eltern schon antipyretische Medikamente gegeben? Was? Wann?*

*Begleiten Sie das Kind in eine Kinderklinik.*

## Frage 982

Nach einem Sturz mit dem Fahrrad ohne Fremdeinwirkung beklagt ein 10-jähriges Mädchen Bauchschmerzen. Bei der klinischen Untersuchung stellen Sie eine Abwehrspannung im Oberbauch fest, eine kreisrunde Prellmarke ist unter dem linken Rippenbogen sichtbar. Das Mädchen gibt einen Druckschmerz im linken Oberbauch an und berichtet auf Nachfrage, dass sie den Lenker „im Bauch" gehabt habe.

Wie lautet Ihre Verdachtsdiagnose?

Wie ist das weitere Vorgehen?

**Stumpfes (Ober-)Bauchtrauma mit V. a. Milzbeteiligung.**

**Engmaschiges Monitoring und Etablieren von idealerweise zwei peripheren Venenzugängen**

**Nach kurzer Anamnese (SAMPLER) melden Sie das Mädchen in einer Klinik mit Kinderchirurgie/Allgemein- und Viszeralchirurgie oder/und Pädiatrischer Intensivstation an und transportieren Sie schnell.**

*Gegebenenfalls Sonografie durch Sie, wenn der Transport dadurch nicht verzögert wird.*

## Frage 983

Was erwartet die junge Patientin im Krankenhaus?

**Bettruhe.**

*Unter engmaschiger Überwachung der Laborwerte (Hb/Hkt, plasmatische Gerinnung) wird das konservative Vorgehen favorisiert: Gerinnungssubstitution, Transfusion von Blutprodukten.*

*Unter Umständen bleibt der Patientin die primäre Laparotomie±Milzexstirpation erspart.*

## Frage 984

Zusätzlich zur Untersuchung und Anamneseerhebung sollten Sie welchen Aspekt nicht vernachlässigen?

**Eine erweiterte Traumauntersuchung („Gibt es noch weitere Verletzungen?").**

*Die nächste Herausforderung ist das Sicherstellen der Oxygenierung und der Kreislauffunktion (Volumenstatus → Rekap-Zeit!) Bei Anzeichen einer Kreislaufdepression erwägen Sie die Volumengabe (10 ml/kgKG kristalloider Lösung wie z. B. Ringeracetat), dann Wiederbeurteilung).*

*Die Patientin hat nach ihrem Sturz auf den Fahrradlenker eine hohe Transportpriorität, präklinisch haben Sie keine kausalen Therapieoptionen.*

## Frage 985

Im Freibad wird ein 4-jähriger Junge leblos im Schwimmerbereich treibend aufgefunden und vom Schwimmmeister herausgezogen. Bei Ihrem Eintreffen sehen Sie eine lehrbuchmäßige (Laien-) Reanimation.

Welche Maßnahmen leiten Sie ein?

**Fortsetzen der Basismaßnahmen (HDM plus Beatmung mit Beutel-Masken-Beatmung).**

- *Atemwegssicherung nach Goldstandard (endotracheale Intubation) und Beatmung*
- *systematisches Abarbeiten der 4 H und HITS (reversible Ursachen des Herz-Kreislauf-Stillstands)*
- *EKG-Beurteilung (initialer Rhythmus: Asystolie)*

## Frage 986

Nach der erfolgreichen Atemwegssicherung bemerken Sie unter der Reanimation eine EKG-Veränderung. Was müssen Sie ausschließen?

**Pulslose elektrische Aktivität (PEA) mittels Pulskontrolle, EKG und ggf. Echokardiografie.**

*Analog zur Erwachsenen-Reanimation muss eine Überprüfung des Kreislaufes erfolgen.*

## Frage 987

Bei der Kontrolle der Vitalparameter nach ROSC fallen Ihnen beidseits weite, lichtstarre und entrundete Pupillen auf. Wie erklären Sie diesen Befund?

**Die weiten Pupillen haben ihre Ursachen in Hypoxie, langer Reanimation und natürlich auch in der Adrenalingabe unter der CPR (maximale Sympathikusaktivierung).**

*Die Gabe von Adrenalin stimuliert den Sympathicus und hemmt den Parasympathicus, daraus resultiert eine Mydriasis. Anhaltender Sauerstoffmangel schädigt nach kurzer Zeit die zentralen Nervenzellen, zum Beispiel in Mittelhirn und Stammhirn, welches in Form weiter Pupillen imponiert.*

## Frage 988

Unter dem Einsatzstichwort „bewusstlose Berson" werden Sie in eine Shisha- Bar nachgefordert. Das Team des RTW vor Ort berichtet Ihnen von einem 12-jährigen Jungen, der mit älteren Jugendlichen Wasserpfeife geraucht hatte und dann bewusstlos geworden war. Bei Ihrem Eintreffen finden Sie einen somnolenten Jungen vor, der mehr und mehr aufklart.

Woran denken Sie?

**V. a. CO-Vergiftung mit Bewusstseinsverlust.**

*Sorgen Sie für ein hohes Sauerstoffangebot! Ziel ist es, das intrazelluläre CO zu verdrängen und damit die toxischen Effekte zu reduzieren. CO hat eine 300 × höhere Affinität zum Hämoglobin als Sauerstoff. Gegebenenfalls Schutzintubation.*

*Kommunikation mit der Rettungsleitstelle, diese stellt eine Verbindung her zur Rettungsleitstelle Wiesbaden, welche einen nationalen Bettennachweis für HBO-/Druckkammerzentren (analog zum Bettennachweis für Brandverletzte (Leitstelle Hamburg) führt.*

*Weiteres Verfahren nach Abstimmung mit der Leitstelle und vor allem dem aufnahmebereiten Druckkammerarzt.*

## Frage 989

Welche Therapieansätze verfolgen Sie im o. g. Fall?

- **Sauerstofftherapie ($F_iO_2$ 1,0, Frischgasfluss > 15 l/min, also High-Flow)**
- **pVK-Anlage**
- **Unverzüglicher Transport (zeitkritisch!)**

*Organisation des unverzüglichen Transportes (zeitkritisch!) in ein geeignetes Zentrum (Sekundärverlegung!) zur hyperbaren Sauerstofftherapie.*

## Frage 990

Sie werden alarmiert zu einem 16 Monate alten Kind, welches Verbrühungen im Gesicht (beide Wangen) und am Hals sowie am oberen Thorax einschließlich der Brustwarzen hat. Beim Aufrichten am Tisch hatte das Kind an der Decke gezogen und die Tasse frisch gebrühten Tees über sich ergossen.

Wo sollte dieses Kind medizinisch behandelt werden?

**Wegen der Beteiligung von Gesicht und Hals sowie der Mamillen ist die Behandlung in einer spezialisierten Klinik empfohlen.**

*Den nationalen Bettennachweis über Verbrennungsbetten führt die Rettungsleitstelle Hamburg. Auf Nachfrage stellt die regionale RLS die Verbindung nach Hamburg her und unterstützt bei der (Sekundär-)Verlegung.*

*Abhängig vom Ausmaß der Verbrühung kann auch wegen der Größe der betroffenen KOF die Aufnahme in ein spezialisiertes Zentrum nötig werden. Im Zweifelsfall nehmen Sie großzügig Kontakt mit den Kollegen dort auf und lassen sich beraten. Eine Fotodokumentation kann auch hier hilfreich sein.*

## 5.11 Notfälle bei Patienten mit COVID-19-Infektion

*Leonie Hannappel*

### Frage 991

Welche Hygienemaßnahmen sind im Rettungsdienst für den Umgang mit Patienten mit einer (angenommenen) COVID-19 Infektion notwendig?

- **mindestens FFP2-Maske ohne Ausatemventil für Personal**
- **bei Risikomaßnahmen und erhöhter Expositionsgefahr FFP3-Maske für Personal**
- **nach Möglichkeit MNS für Patient**
- **Schutzbrille**
- **Einweghandschuhe**
- **Kittel**
- **Abstand halten, sofern möglich**
- **Hygiene beachten (Händedesinfektion)**
- **regelmäßig lüften**
- **Desinfektionsmaßnahmen**

*Im Rahmen der SARS-CoV-2-Pandemie sind in Abhängigkeit von der epidemiologischen Situation im Rettungsdienst zusätzliche, über die Basishygiene hinausgehende Maßnahmen erforderlich, um das Risiko der Verbreitung des Erregers durch unerkannt Infizierte einzudämmen.*

*Bei der direkten Versorgung von Patienten mit bestätigter oder wahrscheinlicher COVID-19 Infektion müssen gemäß den Arbeitsschutzvorgaben mindestens FFP2-Masken ohne Ausatemventil getragen werden. Bei allen Tätigkeiten, die mit Aerosolbildung bzw. Risikomaßnahmen oder erhöhter Expositionsgefahr einhergehen können (z. B. Intubation), wird das Tragen einer FFP3-Maske empfohlen. Das Tragen von medizinischem Mund-Nasen-Schutz durch die Patienten in Situationen, soweit dies toleriert werden kann, wird empfohlen sowie die Verwendung von weiterer persönlicher Schutzausrüstung (PSA) bestehend aus Schutzkittel, Einweghandschuhen und Schutzbrille für das Personal. Die PSA ist vor Betreten des Patientenzimmers/Transportmittels anzulegen und vor Verlassen des Zimmers/Transportmittels dort zu belassen.*

*Die bekannten Indikationen für die Händehygiene (Händedesinfektion bzw. Handschuhwechsel) gemäß den 5 Momenten der Händehygiene sind zu beachten. Die Händedesinfektion hat mit einem Desinfektionsmittel mit nachgewiesener, mindestens begrenzt viruzider Wirksamkeit nach Ausziehen der Handschuhe und vor Verlassen des Zimmers/Transportmittels zu erfolgen.*

*Tägliche Wischdesinfektion der patientennahen (Handkontakt-)Flächen (z. B. Tür- und Tragegriffe) bzw. direkt nach Kontakt sind mit einem Flächendesinfektionsmittel mit nachgewiesener, mindestens begrenzt viruzider Wirksamkeit durchzuführen. Bei Bedarf sind die Desinfektionsmaßnahmen auf weitere kontaminationsgefährdete bzw. kontaminierte Flächen auszudehnen.*

*Alle Medizinprodukte mit direktem Kontakt zum Patienten (z. B. EKG, Stethoskop etc.) sind patientenbezogen zu verwenden und müssen nach Gebrauch desinfiziert werden.*

### Frage 992

Welche Besonderheiten sind beim Airway-Management bei COVID-19-Verdacht zu beachten?

- **Minimierung der Entstehung von und Exposition gegenüber virushaltigen Aerosolen**
- **Vermeidung potenziell aerosolbildender Maßnahmen**
- **geplante und elektive Durchführung endotrachealer Intubationen unter Einhaltung spezieller, kommunizierter und trainierter Protokolle (einschließlich Vorbereitung und Hygiene)**
- **adäquate persönliche Schutzausrüstung aller beteiligten Personen**
- **Begrenzung der im Raum bzw. Fahrzeug befindlichen Personen auf das notwendigste medizinische Personal**
- **Positionierung einer mit MNS-Maske und PSA-geschützten Person außerhalb des aerosolbehafteten Bereichs (Kommunikation und Hilfeleistungen)**

*Maßnahmen zur Minimierung von Aerosolbildung und Exposition sind:*

- ***Endotracheale Intubation:*** *Notfallintubation vermeiden, Intubation durch den Erfahrensten, Rapid Sequence Induction, optimale Vorbereitung und Briefing, Videolaryngoskop, endotrachealer Tubus mit Führungsstab, „Armlänge" Abstand zwischen Laryngoskop und Auge*
- ***Präoxygenierung*** *(Anästhesie, Intensiv- und Notfallmedizin): dicht abschließende Gesichtsmaske, bimanuelle Maskenfixation, PEEP maximal + 5 cm $H_2O$, alle $F_iO_2$ 1,0, 3 min Spontanatmung mit Ge-*

*sichtsmaske oder 1 min 8–12 tiefe Atemzüge oder CPAP/ASB 5/15 cm $H_2O$, Gerät „standby" zur Intubation*
- ***Absaugung:*** *geschlossene Systeme*
- ***Tracheotomie:*** *Durchführung durch Erfahrensten, starke Aerosolbildung bei allen Verfahren, ggf. postponieren bis negative PCR-Testung vorliegt*
- ***Diskonnektion Tubus:*** *HME-Filter auf Tubus belassen, abklemmen, Respirator „standby"*
- ***Reanimation:*** *PSA anlegen, supraglottischer Atemweg initial, Intubation konsekutiv mit adäquater Vorbereitung*

## Frage 993

Nennen Sie Beispiele für notfallmedizinische Komplikationen bei Patienten mit COVID-19.

- **Dyspnoe, Hypoxie, Atemnot bis hin zu akutem Atemversagen**
- **Pneumonie**
- **Pneumothorax**
- **Acute Respiratory Distress Syndrome (ARDS)**
- **Multiorganversagen (akutes Leberversagen, akutes Herzversagen, akutes Nierenversagen)**
- **bakterielle Superinfektion**
- **septischer Schock**
- **disseminierte intravaskuläre Koagulation**
- **Thrombembolien**
- **Multisystem Inflammatory Syndrome bei Kindern**
- **akute Rhabdomyolyse**
- **Guillain-Barré-Syndrom**

*Risikofaktoren für Komplikationen sind z. B. Immunsuppression, relevante chronische Grunderkrankungen, Komorbiditäten oder hohes Alter. Risikofaktoren wie Herz-Kreislauf-Erkrankungen, Diabetes, Erkrankungen des Atmungssystems, der Leber, der Niere, Krebserkrankungen oder Faktoren wie Adipositas (insbesondere bei männlichen Patienten und jüngeren Bevölkerungsgruppen) und Rauchen begünstigen Komplikationen und einen schweren Verlauf. Auch für Schwangere mit Vorerkrankungen/vorbestehenden Risikofaktoren (Adipositas, chronischer Bluthochdruck, vorbestehender Diabetes) ist das Komplikationsrisiko erhöht.*

## Frage 994

Welche Besonderheiten sind während der Pandemie im Rahmen von Reanimationsmaßnahmen durch Laien empfohlen?

- **kein Hören und Fühlen von Atemtätigkeit bei unklarer Infektlage**
- **Verdacht auf eine mögliche COVID-19 Infektion beim Notruf angeben**
- **Abdeckung von Mund und Nase des Patienten (z. B. mit Kleidungsstücken)**
- **keine Mund-zu-Mund- bzw. Mund-zu-Nase-Beatmung bei unklarer Infektlage**

*Laien sollten weiterhin nach dem Konzept Prüfen-Rufen-Drücken verfahren und unverzüglich mit Thoraxkompressionen beginnen.*

*Bei der Überprüfung der Vitalfunktionen wird die Reklination des Kopfes und das Beobachten von evtl. vorhandenen Thoraxbewegungen empfohlen. Auf die Überprüfung der Atemtätigkeit durch Hören und Fühlen soll bei unklarer Infektionslage oder bei mit COVID-19 infizierten Patienten im Sinne der Vermeidung eines Kontaktes des Helfers mit potenziell kontagiösen Aerosolen verzichtet werden.*

*Der Notruf unter 112 soll vor Beginn von weiteren Maßnahmen wie bisher erfolgen, wobei Hinweise oder der Verdacht auf eine mögliche SARS-CoV-2-Infektion direkt mit angegeben werden sollen.*

*Den Leitstellen wird empfohlen, aktuell nur Thoraxkompressionen durch den Laien anzuleiten.*

*Die Reduktion des reanimationsfreien Intervalls hat weiterhin die höchste Priorität nach dem Eigenschutz des Helfers. ERC, GRC und AHA geben eine Empfehlung zur Abdeckung von Mund und Nase des Patienten während der Thoraxkompressionen. Diese kann z. B. mit Kleidungsstücken erfolgen.*

*Für die COVID-19-Pandemielage wird die Beatmung im häuslichen Umfeld eher unkritisch gesehen, da Patient und Ersthelfer bereits vorher engen Kontakt hatten und hier keiner zusätzlichen Gefahr ausgesetzt sind.*

*Bei nicht in einem Haushalt lebenden Personen sollten Ersthelfer aktuell auf eine Beatmung verzichten.*

## Frage 995

Welche Auswirkungen hat die Corona-Pandemie auf Reanimationsergebnisse?

- **weniger ROSC**
- **weniger Patienten lebend ins Krankenhaus eingewiesen**
- **weniger 24-h-Überleben**

*Auswirkungen der Pandemie verdeutlichende Ergebnisse der Erst- und Weiterversorgung von reanimierten Patienten im Jahr 2019 (ohne COVID-19) versus 2020 (mit COVID-19):*

- *jemals ROSC beobachtet: 45,82 % versus 41,30 %*
- *ROSC bei Krankenhausaufnahme: 37,52 % versus 33,12 %*
- *24-h-Überleben: 21,42 % versus 19,51 %*
- *lebend entlassen: 11,54 % versus 10,53 %*
- *CPC (Cerebral Performance Category) 1/2: 7,71 % versus 6,80 %*

## Frage 996

Während eines aktiven COVID-19- oder vergleichbaren Pandemiegeschehens beginnt Ihr Kollege auf dem NEF während des Dienstes über Kopfschmerzen, Husten und Erkältungssymptome zu klagen. Beschreiben Sie das weitere Vorgehen.

- **falls noch nicht erfolgt, FFP2-Masken aufsetzen (Sie und Ihr Kollege)**
- **Kontakt zur Leitstelle aufnehmen und „nicht einsatzbereit" melden**
- **je nach aktuell geltenden Regeln jeweils einen Schnell- oder PCR-Test machen (lassen)**
- **in Isolation begeben**
- **ggf. weitere Maßnahmen entsprechend der aktuellen lokalen Vorgehensweise**

*Die häufigsten Symptome von COVID-19 sind Fieber über 38 °C, Husten, Schnupfen, Kopf- und Gliederschmerzen, Abgeschlagenheit sowie Kratzen im Hals. Bei einigen Personen kommt es zu einem vorübergehenden Verlust des Geruchs- und Geschmackssinns.*

*Beachten Sie die AHA + A + L-Formel und setzen Sie beide spätestens jetzt dauerhaft eine FFP2-Maske auf, während Sie gemeinsam im NEF sitzen. Der Kollege soll auch bei leichten Symptomen unbedingt nach Hause gehen. Melden Sie sich bei der Leitstelle „Status 6 – nicht einsatzbereit".*

*Weitere Vorgehensweisen wie Testung (Selbsttest oder PCR-Test) oder Absonderung (Isolation) richten sich nach den aktuellen, vom Arbeitgeber vorgegebenen und zum jeweiligen Zeitpunkt gültigen Regelungen.*

## Frage 997

Nennen Sie ein technisches Isolationsgerät für den Transport von Patienten mit COVID-19.

**EpiShuttle.**

*EpiShuttle ist ein Transportsystem für infektiöse Patienten. Es ist ein modular aufgebautes, wiederverwendbares Isolationssystem, welches für den außerklinischen Patiententransport eingesetzt werden kann.*

*Entwickelt wurde EpiShuttle für Hochrisikoeinsätze (z. B. bei Patienten mit hämorrhagischem Fieber) sowie für den Transport von Patienten mit multiresistenten Erregern. Die Einheit schützt im Überdruckmodus entweder den Patienten vor einer kontaminierten Umgebung oder im Unterdruckmodus die Umgebung vor einem kontaminierten Patienten. Die feste Abdeckung stellt einen luftdichten Verschluss sicher. EpiShuttle ist mit 8 Öffnungen (Zugangsmöglichkeiten zum Patienten) ausgestattet, welche mit dichten Handschuhen, Schleusen oder Spül- und Abfallbeuteln versehen werden können. Eine Intensivbehandlung mit Überwachung, Infusionstherapie und maschineller Beatmung während des Transports ist damit gewährleistet. Das System kann durch Akkubetrieb für einen Zeitraum von bis zu 24 h betrieben werden.*

## Frage 998

Beschreiben Sie mögliche Nachteile des Einsatzes von einem EpiShuttle.

- **längere Umlagerungszeiten**
- **eingeschränkter Zugang zum Patienten**
- **eingeschränkte Therapiemöglichkeit**
- **wenn wach, ggf. unruhiger bzw. psychisch beeinträchtigter Patient**

*EpiShuttle werden nicht sehr häufig angewendet, weswegen der Umgang trainiert werden muss. Als eher unbekanntes bzw. selten genutztes Tool entstehen längere Umlagerungs- und somit Einsatz- bzw. Transportzeiten. Die Sicherheit, die EpiShuttle einer-*

*seits bietet, geht andererseits einher mit einem eingeschränkten Zugang zum Patienten und somit eingeschränkten Therapiemöglichkeiten durch die 8 Öffnungen (z. B. bei Intubation).*

*Insbesondere bei wachen Patienten löst eine Lagerung in einem luftdicht abgeschlossenen, engen Behältnis häufig Beklemmung und möglicherweise eine damit einhergehende Reaktion aus (Unruhe, Angst, Aggression etc.). Eine zu starke Sedierung z. B. steht jedoch im Kontrast zur Versorgungsmöglichkeit bei akuter Vigilanzminderung bzw. Verschlechterung der Vitalfunktionen und ist daher kritisch zu diskutieren.*

## Frage 999

Welche Struktur wurde zum Ausgleich von Versorgungskapazitäten bei Intensivpatienten mit COVID-19 für Deutschland entwickelt?

**Das Kleeblattkonzept.**

*Kapazitäten im Bereich der stationären Versorgung von Intensivpatienten sind limitiert und können aufgrund der notwendigen speziellen Expertise und Ausstattung nicht beliebig erhöht werden. Das kann zu einer Überlastung einzelner Krankenhäuser, aber auch, je nach Patientenaufkommen, ganzer Regionen oder Bundesländer führen.*

*Um regional überlastete Intensivstrukturen während der Corona-Pandemie zu entlasten und schwer kranken Patienten weiterhin eine intensivmedizinische Versorgung zu ermöglichen, haben Bundesbehörden und Ländergremien, das Robert Koch-Institut (RKI) und Vertreter der Fachgruppe Intensivmedizin, Infektiologie und Notfallmedizin (Fachgruppe COVRIIN) das Kleeblattkonzept zur strategischen Verlegung von Intensivpatienten erarbeitet. Dabei wurden 5 Kleeblätter definiert, die sich jeweils aus 1–5 Bundesländern zusammensetzen und an einer zentralen Stelle, dem Single Point of Contact (SPoC), koordiniert werden:*

- *Süd: Bayern*
- *Südwest: Baden-Württemberg, Saarland, Rheinland-Pfalz und Hessen*
- *West: Nordrhein-Westfalen*
- *Ost: Thüringen, Sachsen, Sachsen-Anhalt, Brandenburg und Berlin*
- *Nord: Niedersachsen, Bremen, Hamburg, Schleswig-Holstein und Mecklenburg-Vorpommern*

*Die SPoC stehen in regelmäßigem Austausch mit ihren Bundesländern und stimmen sich untereinander ab. Bei drohender Überlastungssituation in einem oder mehreren Kleeblättern kann das Kleeblattsystem aktiviert werden.*

## Frage 1000

Nennen Sie mögliche medizinische Ein- und Ausschlusskriterien für die Auswahl von Intensivpatienten, die aus strategischen Gründen verlegt werden sollen.

**Empfehlungen für medizinische Einschlusskriterien zur Auswahl von Intensivpatienten für einen strategischen Transport sind:**

- **COVID-19-Nachweis (PCR)**
- **Intubiert oder tracheotomiert**
- **$F_iO_2 < 80\,\%$**
- **PEEP < 15 cm $H_2O$**
- **keine Verschlechterung der Beatmung in den letzten 24 h**
- **keine ECMO**
- **Horovitz-Index > 100 in Rückenlage**
- **$pCO_2 < 80$ mmHg**
- **pH > 7,30**
- **Kreislaufstabilisierung seit > 24 h**
- **Keine Steigerung der Katecholamine (> 10 µg/min in den letzten 12 h)**
- **arterielle Druckmessung vorhanden**
- **maximal 1 Drainage mit Sog**
- **kompensiert in Rückenlage > 8 h vor Transportbeginn**

**Empfehlungen für medizinische Ausschlusskriterien zur Auswahl von Intensivpatienten für einen strategischen Transport sind:**

- **kein COVID-19-Nachweis**
- **Highflow- oder NIV-Beatmung**
- **$F_iO_2 \geq 80\,\%$**
- **PEEP ≥ 15 cm $H_2O$**
- **Verschlechterung der Beatmung in den letzten 24 h**
- **ECMO vorhanden**
- **Horovitz-Index ≤ 100 in Rückenlage**
- **Hyperkapnie unter protektiven Beatmungseinstellungen**
- **nicht kompensierbare Azidose**
- **keine Kreislaufstabilisierung oder ≤ 24 h**
- **Steigerung der Katecholamine (> 10 µg/min in den letzten 12 h)**
- **keine arterielle Druckmessung vorhanden**

5

- **> 1 Drainage mit Sog**
- **Bauchlage oder Rückenlage ≤ 8 h vor Transportbeginn**

*Die Empfehlungen für Kriterien zur strategischen Patientenverlegung dienen den abgebenden und aufnehmenden Behandlungseinrichtungen als Anhaltspunkte für strategische Verlegungen. Sie ersetzen nicht die individuelle Patientenbeurteilung durch die abgebende und die aufnehmende Klinik oder die Einschätzung des Teams, welches den Transport vornehmen soll.*

*Die Kriterien beinhalten ausdrücklich nicht die individuellen Verlegungskriterien zur Therapieausweitung, z. B. im Bereich einer ECMO-Therapie, zur Therapiereduktion oder die Verlegung in eine geringere Versorgungsstufe. Auf die Besonderheiten für den Transport in Rettungshubschraubern wird hier ebenfalls nicht eingegangen.*

## Frage 1001

Welche Vorteile der Luftrettung mit einem Intensivtransporthubschrauber bzw. Nachteile zum bodengebundenen Intensivtransport kennen Sie hinsichtlich des Transports von Intensivpatienten mit COVID-19?

**Vorteile:**

- **schnell größere Distanzen möglich (> 150 km)**
- **schonender Transport**
- **geringeres Risiko für Transporttrauma (sofern kein mehrfaches Umlagern bei Flügen mit Zubringertransporten notwendig ist)**

**Nachteile:**

- **eingeschränkter Platz (≤ 120 kg, ≤ 190 cm Körpergröße, wenig Medizintechnik)**
- **teilweise keine Verfügbarkeit von Landeplätzen beim abgebenden und aufnehmenden Krankenhaus und damit zusätzliche Umlagerungen sowie Wechsel von z. B. Beatmungsgeräten notwendig**
- **Wetterbedingungen**

*Dem Intensivtransporthubschrauber (ITH) kommt in der Bewältigung der Pandemie eine wesentliche Rolle zu. Ohne ein leistungsfähiges Luftrettungssystem hätte ein Großteil der schwer kranken Patienten nicht einer adäquaten intensivmedizinischen Behandlung zugeführt werden können. ITH haben einen klaren Vorteil, wenn es darum geht, Patienten schnell und schonend über weite Strecken zu transportieren. Als nachteilig erweisen sich teilweise die Landemöglichkeiten, erhebliche Einschränkungen durch Wetterbedingungen und eingeschränkte Versorgungs- bzw. Therapiemöglichkeiten während des Transports.*

*Bei der Auswahl des Transportmittels ist darüber hinaus zu beachten, ob*

- *notwendiges Equipment (z. B. ECMO, NO) mitgeführt werden kann,*
- *Ergänzungen der Instrumentierung erforderlich sind (z. B. Thoraxdrainage),*
- *die Stabilität des Patienten möglicherweise gefährdet ist (z. B. häufiges Absaugen im Hubschrauber schwierig),*
- *die Anzahl der Umlagerungen dem Patienten zugemutet werden kann, insbesondere im Rahmen von Zubringertransporten bei Flügen (z. B. Wechsel der Beatmungsgeräte, PEEP-Verlust, Transporttrauma)*

## Frage 1002

Beschreiben Sie Besonderheiten bei Ankunft von Patienten mit COVID-19 im Rahmen des Transports mit dem Rettungsflieger MedEvac.

- **mehrere infektiöse, ggf. beatmete Patienten zeitgleich**
- **z. T. lange Liegezeiten der Patienten, während andere Patienten ein-/ausgeladen werden**
- **Führungsstruktur Rettungsdienst (viele Transportmittel und Einsatzkräfte) sowie Triage am Flughafen**
- **(witterungs-)geschützte Umlagerungsmöglichkeit (z. B. Hangar)**
- **Koordination der Patientenzuteilung auf Zielkrankenhäuser und Transportmittel bei durch die Flugbesatzung vorgegebener Reihenfolge der Entladung**
- **wenn möglich Patienten klar kennzeichnen (z. B. nummerieren) und zugeteilten Transportmitteln vorab Patienten-Nr. kommunizieren**
- **evtl. mehrsprachige Kommunikation notwendig**
- **hoher Zeitdruck: Koordination des gesamten Entlade- und Abtransportprozesses im Rahmen der vom Flughafen vorgegebenen Zeitspanne (i. d. R. bis zu 120 min bei bis zu 50 Patienten)**
- **mediale Begleitung**

*Patiententransporte mit dem Rettungsflieger MedEvac der Bundeswehr waren innerhalb Deutschlands bis vor der COVID-19-Pandemie undenkbar und sind nicht durchgeführt worden. Auch die Zusammenarbeit zwischen Bundeswehr und Rettungsdienst war bis dahin unbekannt und nicht trainiert/geübt. Die während der Pandemie durchgeführten Intensivverlegungen im Rahmen des Kleeblattkonzepts haben wichtige Erkenntnisse geliefert. Aktiv erlebte Herausforderungen konnten optimiert und MedEvac-Transporte besser vorbereitet werden.*

*Die inzwischen komplikationsarme Zusammenarbeit ermöglicht die Übertragung und Anwendung auf andere Fälle bzw. Lagen außerhalb der COVID-19-Pandemie (z. B. regelmäßige Transporte von Verletzten und Erkrankten aus dem Kontext des Ukraine-Kriegs nach Deutschland) und bereichert so das deutsche Rettungssystem.*

## 5.12 Sonstige Notfälle – Cardiac-Assist-Systeme, Notfall bei Patienten mit Kunstherz

*Ulrich Stock*

### Frage 1003

Wie unterscheidet sich die ECMO von der ECLS?

**ECMO ist die Abkürzung für „extracorporeal Membrane Oxygenation“ und ECLS die Abkürzung für „extracorporeal Life Support“.**

*ECMO wird bei einem primär führenden Lungenversagen mit insuffizienter Oxygenierung und/oder Dekarboxylierung angewendet. Bei Patienten mit kardiopulmonalem Versagen wird das grundsätzlich gleiche Pumpengerät in einem venoarteriellen Modus als ECLS verwendet.*

### Frage 1004

Welcher Zugangsweg wird für die ECMO-Therapie verwendet?

**Der Standardzugang für die ECMO-Therapie ist ein venovenöser (v.v.) Zugangsweg.**

*Hierzu werden i. d. R. 2 einzelne femorofemorale Kanülen gewählt. Die Einlage der Kanülen erfolgt über eine Punktion mittels Seldinger-Technik und transösophagealer Echokontrolle, um die korrekte Positionierung der zuführenden Kanüle im rechten Vorhof zu bestimmen.*

*Die abnehmende Kanüle wird i. d. R. 30 cm eingeführt und kommt in Höhe oder knapp oberhalb der Iliakalbifurkation zum Liegen. Bei Patienten mit limitierten Gefäßzugängen kann alternativ auch eine venöse Zweilumenkanülierung mit einem afferenten und efferenten Schenkel erfolgen. Einlage und Lagekontrolle erfolgen ebenfalls TEE-gesteuert.*

### Frage 1005

Wie schnell reagieren die Patienten auf den Beginn der ECMO-Therapie?

**Mit Beginn der v.v.-ECMO kommt es i. d. R. innerhalb von 3–5 min zu einer raschen Verbesserung der Oxygenierung und Dekarboxylierung mit konsekutiver Kreislaufstabilisierung.**

*Die übliche Vasopressorentherapie kann i. d. R. schnell reduziert werden. Der Pumpenfluss wird meistens bis zum Ansaugen der venösen Kanüle erhöht und dann um 0,5 l reduziert. Mit einer Zweilumenkanüle wird durch den etwas geringeren Durchmesser meistens ein etwas niedriger Pumpfluss erzielt.*

### Frage 1006

Welche arterielle Zugangswege werden für die ECLS-Therapie verwendet?

**Als arterieller Zugang für die ECLS-Therapie wird entweder ein femoraler oder axillärer Zugang gewählt. In Ausnahmesituationen, wie bei zu kleinen peripheren Gefäßen oder nach herzchirurgischen Eingriffen (post Kardiotomie) wird auf einen direkten, zentral aortalen Zugang zurückgegriffen.**

*Die Leistengefäße können direkt (ggf. Ultraschall assistiert) punktiert werden. Bei einem hohen Zugang über dem Leistenband sind distale Malperfusionen selten (10 %) und bedürfen bei Auftreten einer distalen Perfusionskanüle, die entweder mit Ultraschall, Durchleuchtung oder Freilegung in die A. femoralis superficialis eingelegt wird.*

*Bei Patienten mit peripherer arterieller Verschlusskrankheit kann eine Gefäßprothese an die freigelegten Gefäße (Schornstein-Technik) anastomosiert und über diese die Kanüle eingebracht werden. Um eine distale Hyperperfusion zu verhindern, wird bei großen Gefäßen der distale Abstrom mit einem entfernbaren Band auf 3 mm reduziert.*

*Sind die Femoralgefäße nicht zugänglich, kann die A. axillaris oder die A. subclavia als Zugangsweg mit chirurgischer Freilegung gewählt werden.*

## Frage 1007

Was sind typische Zeichen eines Volumenmangels unter ECMO/ECLS-Therapie und wie kann man ihn behandeln?

**Typisches Zeichen eines Volumenmangels unter ECMO/ECLS-Therapie ist ein Ansaugen, welches sich als Vibrieren (Wackeln) des venösen Abflussschlauches bemerkbar macht.**

*Insbesondere bei zu schneller Reduktion der Vasopressoren und bei septischen Patienten kommt es zum typischen Ansaugphänomen, das mit kurzfristiger Trendelenburg-Lagerung und nachfolgender Volumensubstitution behandelt werden kann. Es empfiehlt sich grundsätzlich, die Patienten nach Etablierung der ECMO/ECLS für 60 min zu stabilisieren und erst dann mit einem möglichen Intra- oder Interhospitaltransfer zu beginnen.*

## Frage 1008

Wie machen sich Gefäßverletzungen bemerkbar?

**Gefäßverletzungen werden meist unmittelbar nach Beginn der ECMO/ECLS-Perfusion mit Zeichen eines Volumenmangels und Zeichen eines akuten Abdomens offensichtlich.**

*Als gefürchtetste Komplikationen sind Gefäßverletzungen des venösen oder arteriellen Systems durch Punktion, den Führungsdraht, Dilatatoren oder die Kanülen zu nennen. Neben der Volumensubstitution ist eine unmittelbare Umkanülierung und gefäßchirurgische Versorgung notwendig. Bei Patienten mit distal arterieller Perfusionskanüle ist diese besonders sorgfältig zu fixieren. Insbesondere bei Mobilisierung und Lagerung besteht die Gefahr der Kanülendislokation mit massivem Blutverlust in den Oberschenkel.*

## Frage 1009

Was mache ich bei einer Kanülendislokation?

**Kanülendislokationen gehen i. d. R. mit erheblichen Blutverlusten und einem Pumpenstopp einher. Ihre Therapie besteht wie bei allen starken Blutungen aus Massivvolumensubstitution.**

*Durch nicht ausreichende Fixierung der Kanülen an der Haut sind Kanülendislokationen die am meisten gefürchteten Komplikationen bei der ECMO/ECLS-Therapie. Ein Zurückschieben der Kanülen ist aus Sterilitätsgründen und einem Verletzungsrisiko der Gefäße ohne Führungsmandrin nicht oder nur als Ultima Ratio zu empfehlen.*

*Kommt es unter normal platzierten Kanülen zu einem Ansaugphänomen, so kann die ECMO/ECLS-Pumpe angehalten und nach 30 Sekunden die venöse Kanüle 5–10 mm zurückgezogen werden. Nachfolgend ist auf eine erneute sorgfältige Fixierung zu achten. Die proximale und ggf. die distale Perfusionskanüle zeigen bei Malfunktion hohe Perfusionsdrücke und sollten nur unter Bildgebung (am besten im Katheterlabor mit Kontrastmittelgabe) repositioniert werden. Blinde Repositionen bergen das Risiko von Gefäßverletzungen wie Perforationen oder Dissektionen.*

## Frage 1010

Wie erkenne ich eine distale Hyper- oder Malperfusion der Extremitäten?

**Hyperperfusionen zeigen sich i. d. R. im arteriellen Stromgebiet mit Überwärmung und Anschwellen – Malperfusionen dagegen mit ischämischen Extremitäten.**

*Hyperperfusionen können mit einer distalen Gefäßreduktion (chirurgisch anzulegen) und bei der oberen Extremität durch eine Hochlagerung des Armes verbessert werden.*

*Malperfusionen dagegen sind, wenn nicht durch Knickstenosen oder -verschlüsse der distalen Perfusionskatheter bedingt, i. d. R. mit einer Umkanülierung und Gefäßrekonstruktion zu behandeln.*

## Frage 1011

Was ist die Ursache für eine akute Verschlechterung der Oxygenierung und Dekarboxylierung bei ansonsten normalem Pumpfluss an der ECMO/ECLS?

**Eine Pumpen- oder Oxygenatorthrombose.**

*Trotz antithrombogener Beschichtung der aktuellen ECMO/ECLS-Systeme sind diese i. d. R. für die klinische Anwendung für 7–14 Tage zugelassen. Bei Gerinnungsaktivierung kann es allerdings zu einer Thrombosierung des Oxygenators kommen. Hier sind bei gleichem Pumpfluss eine zunehmende oder akute Verschlechterung der Oxygenierung oder Dekarboxylierung zu beobachten. Ist mit Erhöhung des Gas- oder Sauerstoffflusses keine Verbesserung zu erzielen, muss der Oxygenator ausgetauscht werden.*

## Frage 1012

Was verstehe ich unter einem LVAD?

**LVAD ist die Abkürzung für „left ventricular assist device".**

*Die moderne Kunstherztherapie, i. d. R. als Linksherzunterstützung (LVAD) verwendet, hat sich in den letzten Jahren von einem pulsatilen zum kontinuierlichen Unterstützungssystem weiterentwickelt. Die mit diesen Systemen erzielten Langzeitergebnisse erlauben darüber hinaus, nach intitialer Verwendung und zur Überbrückung der Zeit bis zur Transplantation, nun auch eine Langzeitunterstützung (Destinationstherapie) ohne spätere Transplantation.*

## Frage 1013

Wie werden LVAD-Systeme implantiert?

**In der Regel wird dieses über eine volle oder partielle Sternotomie mit linkslateraler Thorakotomie implantiert. Das LVAD wird mit einer Inflowkanüle im linksventrikulären Apex und einer Outflowprothese in der Aorta ascendens anastomosiert.**

*Die Steuerung und Batterieversorgung erfolgt mit einem durch die Bauchdecke ausgeführten Systemkabel (Driveline). Hiermit können die Patienten komplett ambulant versorgt werden. Über einen nur vom Implantationszentrum zu programmierenden Controller erfolgt die Stromzufuhr entweder über 2 Batterien oder eine Netzversorgung.*

*In der Regel werden die Patienten mit niedrig dosierten Thrombozytenaggregationshemmern und einer systemischen Antikoagulation mit einem Ziel von INR 2–3 behandelt.*

## Frage 1014

Sie werden zu einem Patienten mit LVAD gerufen. Der Patient hat septische Temperaturen und eine eiternde Austrittstelle des Systemkabels in der Bauchdecke. Welche Diagnose stellen Sie und wie behandeln Sie den Patienten?

**Es handelt sich am wahrscheinlichsten um eine Drivelineinfektion. Diese wird wie alle systemischen Infektionen symptomatisch behandelt und der Patient direkt in die Implantationsklinik transferiert.**

*Die Austrittsstelle des Steuerkabels aus der Bauchdecke ist trotz maximaler Sorgfalt bei den Verbandswechseln einem steten Risiko für Kontaminationen und Infektionen ausgesetzt. Sowohl lokale als auch systemische Infektionen bis zur Sepsis werden symptomatisch wie alle Infektionen behandelt. Da diese Behandlungen auch ein chirurgisches Debridement und Vakuumtherapien beinhalten, sollte hier stets eine Versorgung im Implantationszentrum erfolgen.*

## Frage 1015

Ein junger Patient mit LVAD stürzt beim Skateboardfahren und beschädigt seine Driveline.

Was tun Sie?

**Bei einer Komplettdurchtrennung und resultierendem Pumpenstopp ist der Patient wie alle Patienten mit akuter kardialer Dekompensation**

- **zu stabilisieren,**
- **ggf. zu reanimieren.**

**Dann folgt die unmittelbare Kontaktaufnahme und Verlegung in die Implantationsklinik.**

5

*In der Regel können durch Traumata bedingte Drivelinedefekte in den Implantationszentren von speziell geschultem Personal repariert werden. Kommt es zur Komplettdurchtrennung mit einem konsekutiven Pumpenstopp, kann versucht werden, bei erhaltener Restfunktion des nativen Herzens diese durch eine Katecholamintherapie zu unterstützen. Da es bei einem Pumpenstopp ohne Pumpenthrombose zu einem retrograden Shuntfluss von Aorta zur Apexkanüle kommt, ist dies jedoch meist nicht erfolgreich. Gleiches gilt für eine grundsätzlich mögliche, aber meist frustrane mechanische Reanimation.*

## Frage 1016

Ein 58-jähriger Patient ruft Sie bei einem Pumpenalarm und akuter kardialer Dekompensation. Er schildert bei Ihrem Eintreffen einen gesteigerten hohen Energiebedarf des LVAD mit dunkelbraunem/schwarzem Urin. Was vermuten Sie?

**Pumpenthrombose.**

*Bei ca. 10 % aller Patienten kommt es im Verlauf zu einer Pumpenthrombose. Diese macht sich an einer reduzierten Pumpleistung mit Anstieg des Stromverbrauchs und bei gleichbleibender Umdrehungszahl auch an einer kalkulierten erhöhten Flussrate bemerkbar. Klinisch wird dies mit klinischen Hämolysezeichen (freies Plasmahämoglobin, LDH und Hämaturie) begleitet.*

*Bei subtherapeutischer Antikoagulation ist eine Bolusheparinisierung mit 10 000 IE Heparin und eine unmittelbare Verlegung in das Implantationszentrum vorzunehmen. Kommt es zum Pumpenstopp, kann bei erhaltener Restfunktion des nativen Herzens diese durch eine Katecholamintherapie verbessert werden. Unter intensivmedizinischer Überwachung ist eine intravenöse oder intraventrikuläre Thrombolyse in 60–70 % der Fälle erfolgreich.*

## Frage 1017

Ein 45-jähriger Patient erleidet unter LVAD-Therapie eine schwere obere gastrointestinale Blutung. Wie behandeln Sie diesen Patienten?

**Es ist eine symptomatische Behandlung zu beginnen und die unmittelbare Verlegung in die Implantationsklinik vorzunehmen.**

*Ebenfalls bei 10 % der LVAD-Patienten kommt es zu Blutungskomplikationen im HNO- oder gastrointestinalen Bereich. Bei lebensbedrohlichen Blutungen ist neben der Blutsubstitution eine Antagonisierung der Antikoagulation mit PPSB oder FFP vorzunehmen.*

*Bei isoliert erhöhten INR-Werten ist eine Antagonisierung mit Konakion, FFP oder PPSB nur nach Konsultation des Implantationszentrums zu empfehlen.*